― カラー版 ―

現場で役立つ

小児救急アトラス

● 編 集 ●

内山 聖　安次嶺 馨

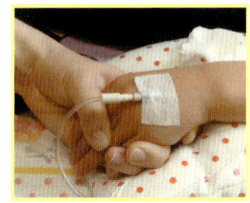 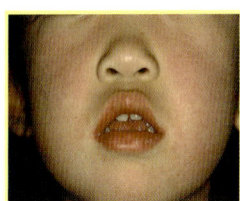 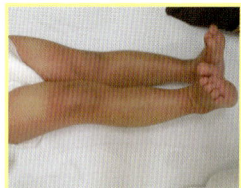 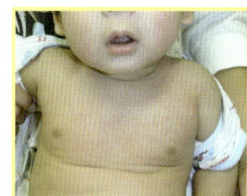

西村書店

序　文

　現在、救急外来を訪れる小児患者は大半が軽症疾患であることに加え、小児科医のマンパワー不足などもあり、小児科医以外の医師が小児救急医療に協力している地域や医療施設も多い。

　小児救急医療に関する書物はこれまでにも数多く出版されているが、そのほとんどが小児科医だけを対象にした内容であったと思う。本書は写真や図表をふんだんに用い、小児救急の現場でよくみられる症状や疾患を視覚的にわかりやすく示すことで、小児救急の実地診療に役立つことを主眼とした。医療の多くの分野がそうであるように、小児救急医療も経験が大きく物をいう世界であり、職人芸にも似たところがある。実際、本を読むより、先輩医師について知識や技術を吸収した方が血となり肉となるが、如何せん、時間がかかるだけでなく、いつまでも先輩医師に付いて回れる立場は続かない。

　本書はどのページを開いても、救急外来を訪れる小児患者に対する最新かつ適切な診断方法と対応が、写真や図表とともにわかりやすく解説してあり、小児科医は無論のこと、小児救急医療の経験が乏しい医師であっても、即座に適切な対応がとれるようになっている。

　本書は、なんらかのかたちで小児救急にかかわるすべての医師のためにつくられたものであるが、医学生、看護師や保健師、その他、小児救急について関心のある方たちにもふさわしい本であるといえる。小児救急医療の現場で、大いに役立つことを切に願っている。

内山　聖　　安次嶺　馨

目 次

序 文 iii
執筆者一覧 ix

1章　輸液, 輸血　　1

1 輸液療法 ... 2
2 輸血療法 ... 4

2章　基本手技　　7

1 蘇生法, 呼吸管理 ... 8
2 採血 ... 11
3 静脈路確保 ... 15
4 胸腔穿刺, 腹腔穿刺 ... 17
5 腰椎穿刺 ... 20
6 胃洗浄 ... 23
7 導尿 ... 25
8 浣腸 ... 27
9 吸入療法 ... 29

3章　症状からみた鑑別と救急処置　　33

1 発熱 ... 34
2 ショック ... 36
3 意識障害 ... 39
4 けいれん ... 41
5 失神 ... 44
6 頭痛 ... 47
7 歩行障害 ... 50
8 関節痛, 関節腫脹 ... 52
9 鼻出血, 出血傾向 ... 54
10 発疹, 紅斑 ... 56
11 体重増加不良, やせ ... 60
12 貧血 ... 63
13 胸痛 ... 66
14 動悸 ... 68
15 チアノーゼ ... 71
16 喘鳴, 呼吸障害 ... 74

17	吐血, 下血	78
18	嘔吐, 下痢	80
19	腹痛	83
20	黄疸	85
21	血尿	88
22	浮腫	91
23	眼痛, 充血	93
24	高血圧	95
25	咽頭痛, 喉頭痛	98
26	頸部腫瘤	101
27	精巣痛, 精巣腫脹	104
28	腹部腫瘤	106

4章　感染症　109

1	麻疹	110
2	風疹	113
3	伝染性紅斑	115
4	水痘	117
5	帯状疱疹	119
6	突発性発疹	121
7	手足口病, ヘルパンギーナ	123
8	単純ヘルペス感染症	125
9	流行性耳下腺炎（ムンプス）	127
10	インフルエンザ, インフルエンザ脳症	129
11	咽頭結膜熱	134
12	溶連菌感染症	136
13	急性中耳炎	139
14	伝染性単核球症	142
15	伝染性膿痂疹	144

5章　アレルギー　147

1	気管支喘息	148
2	食物アレルギー	152
3	蕁麻疹	156
4	薬物アレルギー, アナフィラキシー	160
5	接触皮膚炎	165

6章　免疫疾患, 膠原病　167

1	リウマチ熱	168
2	若年性特発性関節炎	170
3	全身性エリテマトーデス	172
4	ヘノッホ・シェーンライン紫斑病	176
5	川崎病	178

7章　呼吸器疾患, 胸部疾患　　181

1. 扁桃炎 ... 182
2. クループ ... 184
3. 急性気管支炎 ... 186
4. ウイルス性肺炎 ... 189
5. マイコプラズマ肺炎 ... 191
6. 細菌性肺炎 ... 194
7. ニューモシスチス肺炎 ... 198
8. 真菌肺炎 ... 200
9. 急性呼吸窮迫症候群 ... 203
10. 先天性喘鳴 ... 206
11. 無気肺 ... 209
12. 気胸 ... 211

8章　循環器疾患　　213

1. 不整脈 ... 214
2. 先天性心疾患 ... 218
3. 心不全 ... 225
4. 低酸素発作 ... 227
5. 心筋症 ... 230
6. 心筋炎 ... 232
7. 感染性心内膜炎 ... 235

9章　血液・悪性腫瘍　　241

1. 特発性血小板減少性紫斑病 ... 242
2. 播種性血管内凝固 ... 244

10章　消化器・腹部疾患　　247

1. 急性下痢症 ... 248
2. 食中毒 ... 251
3. 食道閉鎖 ... 253
4. 腸重積症 ... 255
5. 潰瘍性大腸炎 ... 257
6. 胆嚢炎, 膵炎 ... 259
7. 急性虫垂炎 ... 262
8. 臍ヘルニア ... 264
9. 臍肉芽腫, 臍炎 ... 265

11章　腎・尿路疾患　267

1. ネフローゼ症候群 ... 268
2. 急性糸球体腎炎 ... 273
3. 溶血性尿毒症症候群 ... 275
4. 急性腎不全 ... 277
5. 尿路感染症 ... 280
6. 尿路結石 ... 282

12章　神経・筋疾患　285

1. 顔面神経麻痺 ... 286
2. 熱性けいれん ... 289
3. てんかん ... 291
4. 憤怒けいれん ... 296
5. もやもや病 ... 297
6. 重症筋無力症 ... 299
7. ギラン-バレー症候群 ... 301
8. 細菌性髄膜炎 ... 303

13章　内分泌・代謝性疾患　307

1. 尿崩症 ... 308
2. 甲状腺機能亢進症 ... 310
3. 甲状腺機能低下症 ... 313
4. 副甲状腺機能低下症（テタニー）... 315
5. 急性副腎不全 ... 317
6. 褐色細胞腫 ... 320
7. 糖尿病（糖尿病性ケトアシドーシス）... 322

14章　精神疾患　325

1. ヒステリー ... 326

15章　外性器疾患　329

1. 鼠径ヘルニア ... 330
2. 亀頭包皮炎 ... 332

16章　眼疾患　333

1. 眼瞼炎 ... 334
2. 結膜炎 ... 335
3. 角膜炎 ... 336
4. ヘルペス眼炎 ... 337

17章　事故, 外傷　　339

1. 四肢の外傷 ... 340
2. 頭部外傷 ... 348
3. 溺水 ... 354
4. 急性中毒 ... 357
5. 熱傷 ... 362
6. 咬傷 ... 365
7. 異物誤飲 ... 367
8. 被虐待児症候群 ... 370
9. 小児のスポーツ外傷 ... 374
10. 歯の外傷 ... 379
11. 歯肉の外傷 ... 382

トピックス　　385

1. 北米の「小児救命救急」と日本のいわゆる"小児救急" ... 386
2. 小児救急に関する診療ガイドライン ... 390

索引 392

執筆者一覧

編集者

内山	聖	新潟大学大学院医歯学総合研究科小児科 教授
安次嶺	馨	前 沖縄県立南部医療センター・こども医療センター 院長
		沖縄県小児保健協会 理事

執筆者（執筆順／初出のみ）

吉村	仁志	沖縄県立南部医療センター・こども医療センター小児腎臓科
松本	雅則	奈良県立医科大学附属病院輸血部
吉岡	章	奈良県立医科大学 学長
黒澤	茶茶	静岡県立こども病院救急総合診療科
中川	聡	国立成育医療センター手術集中治療部
岩島	覚	浜松医科大学小児科
田原	卓浩	たはらクリニック
山田	至康	順天堂大学医学部附属順天堂浦安病院救急診療科
長村	敏生	京都第二赤十字病院小児科
木野	稔	中野こども病院
村上	直樹	村上こどもクリニック
進藤	静生	しんどう小児科医院
縣	裕篤	愛知医科大学小児科
鶴澤	正仁	愛知医科大学小児科
下村	国寿	下村小児科医院
植田	育也	静岡県立こども病院小児集中治療センター
洲鎌	盛一	国立成育医療センター総合診療部
伊藤	昌弘	都立墨東病院小児科
田中	英高	大阪医科大学小児科
山下	裕史朗	久留米大学医学部小児科
久保	実	石川県立中央病院小児内科
草川	功	聖路加国際病院小児科
白川	嘉継	福岡新水巻病院小児科
臼井	千絵	藤田保健衛生大学医学部小児科
浅野	喜造	藤田保健衛生大学医学部小児科
田辺	卓也	市立枚方市民病院小児科
玉井	浩	大阪医科大学小児科
百名	伸之	沖縄県立南部医療センター・こども医療センター小児血液腫瘍科
岩佐	充二	名古屋第二赤十字病院小児科
鈴木	博	新潟大学医歯学総合病院小児科
脇	研自	倉敷中央病院小児科
渡部	誠一	土浦協同病院小児科
熊谷	秀規	常陸大宮済生会病院小児科
米沢	俊一	もりおかこども病院小児科
内田	正志	社会保険徳山中央病院小児科
新井	勝大	国立成育医療センター消化器科
田澤	雄作	国立病院機構仙台医療センター小児科
池住	洋平	新潟大学医歯学総合病院小児科
内山	聖	新潟大学大学院医歯学総合研究科小児科
阿部	達也	くろさき眼科

阿部　春樹	新潟大学大学院医歯学総合研究科眼科
安田東始哲	あいち小児保健医療総合センター循環器科
藤本　　保	大分こども病院
船曳　哲典	藤沢市民病院こども診療センター
黒田　達夫	国立成育医療センター外科
仲間　　司	沖縄県立南部医療センター・こども医療センター小児外科
知念　正雄	知念小児科医院
寺田　喜平	川崎医科大学小児科
峯　　真人	峯小児科
安次嶺　馨	前 沖縄県立南部医療センター・こども医療センター／沖縄県小児保健協会
松尾　光馬	東京慈恵会医科大学皮膚科
伊東　秀記	東京慈恵会医科大学皮膚科
本田まりこ	東京慈恵会医科大学附属青戸病院皮膚科
崎山　　弘	崎山小児科
竹田　　弘	竹田こどもクリニック
太田　文夫	おおた小児科・循環器科
細矢　光亮	福島県立医科大学小児科
原　三千丸	原小児科
城　　裕之	横浜労災病院小児科
大宜見　力	埼玉県立小児医療センター感染免疫科
国富　泰二	くらしき作陽大学子ども教育学部
多田　讓治	香川県立中央病院皮膚科
向山　徳子	同愛記念病院小児科
海老澤元宏	国立病院機構相模原病院臨床研究センターアレルギー性疾患研究部
有田　昌彦	ありた小児科・アレルギー科クリニック
狩野　博嗣	東京大学医学部附属病院小児科
豊田　雅彦	うるおい皮ふ科クリニック
玉那覇榮一	敬愛会中頭病院小児科
横田　俊平	横浜市立大学大学院医学研究科発生成育小児医療学
森　　雅亮	横浜市立大学附属市民総合医療センター小児科
金子　一成	関西医科大学小児科
土屋　恵司	日本赤十字社医療センター小児保健科
薗部　友良	日本赤十字社医療センター小児保健科
坂田　　宏	旭川厚生病院小児科
関　　一郎	都立墨東病院小児科
門井　伸暁	愛育こどもクリニック
岡田　賢司	国立病院機構福岡病院小児科
尾内　一信	川崎医科大学小児科学
岩田　　敏	国立病院機構東京医療センター小児科
川﨑　一輝	国立成育医療センター呼吸器科
中野　孝子	東海大学医学部付属八王子病院小児科
小原崇一郎	聖路加国際病院麻酔・集中治療科
清水　直樹	君津中央病院救命救急センター救急・集中治療科
小泉　武宣	群馬県立小児医療センター総合周産期母子医療センター
小田嶋　博	国立病院機構福岡病院小児科
有吉　孝一	佐賀大学救命救急センター
芳本　　潤	日本赤十字社和歌山医療センター心臓小児科
中村　好秀	日本赤十字社和歌山医療センター心臓小児科
安河内　聰	長野県立こども病院循環器科
我那覇　仁	沖縄県立南部医療センター・こども医療センター小児循環器科
佐地　　勉	東邦大学医療センター大森病院小児科
吉永　正夫	国立病院機構鹿児島医療センター小児科
牛ノ濱大也	福岡市立こども病院循環器科
赤木　禎治	岡山大学病院循環器疾患集中治療部
外松　　学	群馬県立小児医療センター血液腫瘍科
林　　泰秀	群馬県立小児医療センター
白幡　　聡	産業医科大学小児科

執筆者一覧

山城雄一郎	順天堂大学大学院 プロバイオティクス研究講座
上村　克徳	国立成育医療センター救急診療科
羽鳥　文麿	国立成育医療センター手術集中治療部
里見　　昭	埼玉医科大学小児外科
谷水　長丸	防衛医科大学校病院小児外科
高橋　正彦	茨城西南医療センター病院小児外科
永田　　智	順天堂大学医学部小児科
嵩原　裕夫	徳島大学病院小児外科・小児内視鏡外科
伊藤　泰雄	国際医療福祉大学熱海病院小児外科
岩中　　督	東京大学大学院医学系研究科小児外科
星野　陸夫	神奈川県立こども医療センター新生児科
斉藤　　陽	聖マリアンナ医科大学小児科
小板橋　靖	聖マリアンナ医科大学小児科
五十嵐　隆	東京大学大学院医学系研究科小児科
高木　信明	兵庫医科大学小児科
谷澤　隆邦	兵庫医科大学小児科
服部　元史	東京女子医科大学腎臓小児科
和賀　　忍	国立病院機構青森病院
鈴木　俊明	新潟大学医歯学総合病院小児科
遠藤　文香	岡山大学大学院医歯薬学総合研究科 発達神経病態学
大塚　頌子	岡山大学大学院医歯薬学総合研究科 発達神経病態学
横田俊一郎	横田小児科医院
杉本　健郎	すぎもとボーン・クリニーク
吉永陽一郎	吉永小児科医院
泉　　達郎	大分大学医学部小児科学講座
奈良　隆寛	宮城県立こども病院リハビリテーション科
水口　　雅	東京大学大学院医学系研究科発達医科学
後藤　善隆	熊本地域医療センター小児科
有阪　　治	獨協医科大学小児科
原田　正平	国立成育医療センター研究所 成育医療政策科学研究室
田中　敏章	たなか成長クリニック
宮本　茂樹	聖徳大学短期大学部保育科
河野　　斉	福岡市立こども病院・感染症センター 内分泌代謝科
山田　　浩	大阪市立総合医療センター 小児医療センター小児内科
藤田敬之助	大阪市立総合医療センター 小児医療センター小児内科
佐々木　望	埼玉医科大学小児科
田中　　篤	長岡中央綜合病院小児科
仁尾　正記	東北大学大学院医学系研究科 小児外科学分野
鈴木　順造	福島県立医科大学生命科学部門病態機能学
粟國　敦男	沖縄県立南部医療センター・ こども医療センター小児整形外科
神薗　淳司	北九州市立八幡病院小児救急センター
市川光太郎	北九州市立八幡病院小児救急センター
石原　高信	大分こども病院
木下　博子	大分こども病院医療技術部薬局
宮市　功典	大阪市立総合医療センター 救命救急センター
小濱　守安	沖縄県立中部病院小児科
森本　高広	すこやか小児科
泉　　裕之	板橋区医師会病院小児科
上原　健志	沖縄県立中部病院整形外科
高木　律男	新潟大学大学院医歯学総合研究科 顎顔面口腔外科
飯田　明彦	新潟大学大学院医歯学総合研究科 顎顔面口腔外科

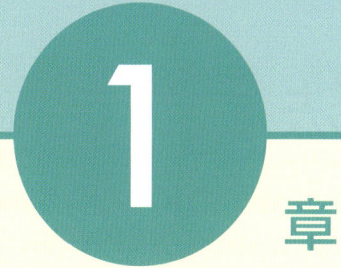

輸液, 輸血

1 輸液療法 2
2 輸血療法 4

1章 輸液，輸血

1 輸液療法

[著] 吉村 仁志

概念

輸液療法（fluid replacement therapy）の基本は，①維持輸液，②治療開始までの体液喪失量の補正，③治療開始後も体外，正確には血管外に喪失が続く場合の補正の3つのコンポーネントからなる。

それぞれのコンポーネントについて，輸液する量とその組成を計算していくことになる。この場合，最も大切なことは，輸液療法とは細胞外液，特に血管内液の治療である点を理解することである。従って，体外へ体液が異常に漏出することも輸液療法の対象になるし，手術・外傷・敗血症などで体液の血管外漏出が生じるような場合もその対象となる。

また，なにを補うかという点であるが，基本的にナトリウム，カリウム，糖がその中心であることを銘記する。カルシウム，マグネシウム，重炭酸イオン，リンなどの補正は重要なことではあるが，特殊な状況下に限定されるので本稿では触れない。

適応

- 経口不可，あるいは絶食が少なくとも6時間以上続く場合
- 脱水，血管内容量減少

下痢，嘔吐，腎性の喪失（利尿薬の過剰投与，マンニトール投与や高血糖などの浸透圧利尿，低形成腎などの多尿性腎不全），多量の発汗・熱射病，水・電解質へのアクセス遮断（虐待）などの水・電解質の喪失，骨折を含む多発外傷（虐待を含む），頭蓋内出血（特に新生児），消化管出血（胃・十二指腸潰瘍，胆道閉鎖による門脈圧亢進症，メッケル〈Meckel〉憩室など），術後などの出血，アナフィラキシー，敗血症，熱傷，ネフローゼ症候群，腸閉塞，急性膵炎などの血漿漏出（redistribution），尿崩症，糖尿病性ケトアシドーシス，副腎不全（先天性副腎皮質過形成，脳腫瘍術後）などの内分泌代謝異常があげられる。

方法（図1）

- 絶食，経口摂取不可の場合は，以下の脱水の項目

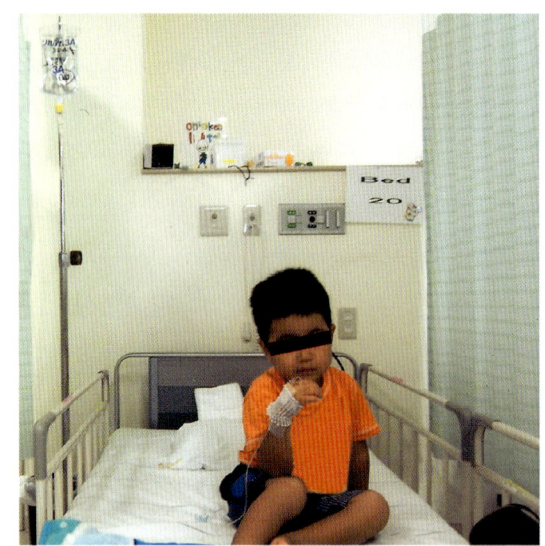

図1 輸液療法

で述べる維持輸液の投与を行う
- 体液の喪失による脱水

脱水の評価についてのピットフォール

前後の体重差による評価では，体重計が違う，着衣の差，またロタウイルスによる乳幼児嘔吐下痢症の場合など，腸管腔内に貯留した腸液（下痢便）が体重に含まれてしまうことがあるなどで不正確となる。正確な脱水の評価は，病歴聴取と理学的所見による判断が最も大切である。

脱水の程度の評価

・軽度脱水（mild dehydration）

体重の3～5%の体液喪失である。意識は清明または多少不機嫌（restless）。母親との目線はあう（eye contact 良好）。血圧，心拍数，呼吸数は正常。末梢循環良好で capillary refill——手掌・足蹠の指圧を数秒行い，血流の回復をみる——2秒未満。皮膚・粘膜の乾燥はあるが，眼瞼や大泉門の陥没はない。

・中等度脱水（moderate dehydration）

体重の6～10%の体液喪失である。軽度脱水と以下の高度脱水の中間。

・高度脱水（severe dehydration）

体重の10％以上の体液喪失である。意識レベルは幼少児では傾眠/昏睡。チアノーゼ，血圧低下（生後1カ月未満で収縮期圧は60 mmHg未満，それ以上1歳未満で70 mmHg未満，その後10歳まで70＋2×年齢，それ以上は90 mmHg未満，また全年齢で脈圧が20 mmHg以下）あり。頻拍。多呼吸または呼吸抑制。末梢循環不良（手足は冷汗，網状斑，capillary refill 3秒以上）。眼瞼/大泉門の陥没著明。

脱水補正の実際

脱水補正の実践的アプローチを患者到着から経時的に述べる。

1）まず静脈路を確保する。必要なら大量輸液のための中心静脈確保も辞さない。

2）迅速に病歴，理学的所見をとり，脱水の程度を評価する。

3）まったく検査結果が不明な状態でショック（低血圧や末梢循環不良の徴候あり）なら，20 mL/kg/doseの生理食塩水か乳酸リンゲル液を5～10分で急速静注。3回まで可（この際，これら以外の低張液を用いないこと，心不全の場合は5～10 mL/kgを30～60分で，また糖尿病性ケトアシドーシスの場合も10 mL/kgの急速投与とする）。

4）続いてとりあえずナトリウム濃度75～90 mEq/Lでカリウムを含まない開始液を用いる。維持輸液量は，2,000 mL/M^2/日または10 kgまで100 mL/kg/日，10～20 kgでは1,000 mL＋50 mL×（体重－10），20～30 kgでは1,500 mL＋20 mL×（体重－20）である。維持量の内訳は不感蒸泄40％/尿量60％で，これに体液喪失量（前出）を加える。

体液喪失量補正は，8時間で喪失量の半分，残り16時間で喪失量の半分を加える方法で計算してもよいし，状態が安定している場合，現場を混乱させたくなければ単純化して均等割りしてもよい。たとえば10 kgの児の高度脱水であれば，喪失量は10％以上であり，維持量2,000 mL×0.5＝1,000 mL＋喪失量10 kg×10％＝1,000 mLで，計2,000 mL，24時間均等割りで80 mL/時間。

5）検査結果で等張性または低張性脱水，すなわち血清ナトリウム濃度150 mEq/L未満なら，維持ナトリウム50 mEq/M^2/日あるいは2～3 mEq/kg/日に喪失ナトリウム140 mEq/L（細胞外液）×喪失量×10％で計算する。

6）高張性脱水（血清ナトリウム濃度150 mEq/L以上）なら，体液喪失量（自由水喪失量）は，（現在の血清ナトリウム－145 mEq/L）/145×体重（kg）で求める。急速補正による脳浮腫予防のため，48～72時間で補正する。

7）ongoing loss：入院してからの体液喪失（下痢，嘔吐，ドレナージ，5 mL/kg/時間以上の多尿など）は重症度に応じて，喪失量を実測して逐次補正する（1～8時間ごと）。通常おおまかには細胞外液組成の補充でよい。

8）血清カリウムの補正：輸液開始時は，腎機能についての情報がないので，原則としてカリウムを含まない輸液を行う。腎機能が正常と評価され，尿量が確保されたら，維持量の2～3 mEq/kg/日のカリウムを補充する。カリウムは，40 mEq/L以下の濃度，10 mEq/時間または0.5 mEq/kg/時間以下の速度でしか投与できない。また血清カリウムが2.5 mEq/L以下のときは，腎機能が正常なら維持量に加え，1 mEq/L上昇させるのに1 mEq/kg/日の喪失分を加えて補正する。

9）グルコース：高血糖・浸透圧利尿による脱水助長を防ぐため，輸液速度が10 mL/kg/時間以上になるときは，1～2.5％のグルコース濃度とする（0.5 g/kg/時間以下とする）。

● 術後，敗血症・低酸素血症などの集中治療下の重症疾患

血管壁が脆弱でmaldistributionによる血管内脱水があり，また組織の低酸素の状態で抗利尿ホルモンが過剰であることが知られているので，医原性低Na血症を回避するために，等張性のナトリウム濃度の輸液製剤を用いる。

参考文献

1 吉村仁志：輸液療法—新しい知見．小児内科 38：1000-1003，2006
2 吉村仁志：脱水．小児科診療 69：719-724，2006
3 Moritz ML et al：Prevention of Hospital-Acquireed Hyponatremia：A case for Using Isotonic Saline．Pediatrics 111：227-230，2003

2 輸血療法

[著] 松本 雅則・吉岡 章

概念

輸血療法(blood transfusion therapy)は，血液成分の欠乏やその機能異常による重大な病態や症状に対して行われるべきであり，単なる検査異常値の補正に使用することは無意味である。また，血液製剤は他の医薬品とは異なり，献血者から採取されたヒト由来であることから，感染症や免疫反応など一定の副作用のリスクを避けることができない。従って，輸血による効果が副作用のリスクを上回る場合にのみ行うべき治療法である。特に，小児に対する輸血の副作用や後遺症は，その後の患者の長い人生のみならず，次世代へも影響を及ぼす可能性がある。

小児に対する輸血療法は，病態はもちろん体重・血液量の相違や免疫能の未発達など，小児の特有な生理機能を考慮して行われるべきであるが，小児一般に対する血液製剤の投与基準については，十分にコンセンサスが得られているわけではない。平成17年9月に改訂された「血液製剤の使用指針」[1]では，新生児・小児に対する輸血療法という項目が新たに設けられた。同時に改訂された「輸血療法の実施に関する指針」[2]とともに必ず確認しておくべきである。

血液製剤の種類

血液製剤には，献血者から得られた血液をほぼそのまま使用する狭義の血液製剤と，そこから血漿成分を精製した血漿分画製剤とがある。狭義の血液製剤は都道府県の日本赤十字血液センターから供給されるが，全血製剤と成分製剤とに分類される。現在は，患者に必要な成分のみを輸血する成分輸血が原則となっており，全血製剤を救急現場で使用することはほとんどない。

成分製剤は赤血球製剤(red cells concentrates：RCC)，血小板製剤(platelet concentrate：PC)，血漿製剤(fresh frozen plasma：FFP)に分類される(表1)。これらの製剤は，平成19年1月から保存前白血球除去が行われ，LR(leukocytes reduced)製剤として供給されている。

LR製剤使用時に注意すべき点として，ベッドサイドでの白血球除去フィルターの使用が不要となったこと，FFP-LR 1単位の容量が約120 mL，2単位が約240 mLと，従来の約1.5倍となったことである(1単位は血液200 mLに由来する製剤)。

また，平成19年11月からPCの有効期限が延長され，以前は採血後72時間であったものが4日間となった。これによって，従来は日中に有効期間が切れることがあり不都合であったが，その日の24時まで使用が可能となった。わずか半日程度の延長であるが，使用現場での利便性が高まるとともに，高価なPCの廃棄が減ることが期待されている。

血液製剤の適応

各製剤には使用指針[1]が作成されている。救急時の血液製剤の使用に関しては，検査所見のみではなく，出血量や血圧・脈拍などの臨床所見を参考にして決定すべきである。

RCCは，ヘモグロビン10 g/dL以上ではほとんど適応とはならないが，6 g/dL以下ではほぼ必須となる。PCは，血小板数5万/μL以上では活動性出血以外では適応となることはほとんどないが，1万/μL以下では適応となることが多い。PCの適応は出血症状などを確認しながら行うが，血栓性血小板減少性紫斑病(TTP)やヘパリン起因性血小板減少症(HIT)など，PCが禁忌である病態や疾患が存在するので，注意を要する。

FFPの使用に際しては，プロトロンビン時間(PT)，活性化部分トロンボプラスチン時間(APTT)，フィブリノゲンを測定することを原則とする。FFPは凝固因子の補充，凝固阻害因子や線溶因子，線溶阻害因子の補充，血漿因子の補充を目的として使用されるが，減少した循環血漿量を増加する目的での使用は不適切であり，人工膠質液などを用いるべきである。

救急現場で使用する血漿分画製剤としてアルブミン製剤があるが，日本の使用量が欧米と比較して非

表1　日本赤十字社より供給されている主な血液製剤

血液成分	商品名	効能・効果	保存温度	有効期間	外見
赤血球	赤血球濃厚液-LR「日赤」* RCC-LR	赤血球不足、またはその機能廃絶	2～6℃	採血後21日間	
血小板	濃厚血小板「日赤」* PC	血小板減少症を伴う疾患	20～24℃で振盪	採血後4日間	
血漿	新鮮凍結血漿-LR「日赤」 FFP-LR	・血液凝固因子の補充 ・血漿因子の補充 （PT、APTTが正常な場合）	−20℃以下	採血後1年間。ただし溶解後は3時間以内に使用	

*これらの製剤には、血液センターで放射線照射済み（irradiated：IR）の製剤も供給されている

常に多いことから、適正使用が求められている。集中治療室（ICU）入院中の循環血漿量減少患者に対するアルブミン投与は、生理食塩水に比して有用性が確認できなかったとの報告もあり、救急現場といえども安易なアルブミン製剤使用は慎まなければならない。

輸血療法の実際

輸血療法実施には、日本輸血学会が作成した輸血実施手順書[3]を参考にする。輸血に際しては、輸血の必要性、リスクなどについて患者または家族に説明し、必ず輸血同意書を得ることが必要である。実際には、まずABOとRho（D）血液型の確定を行う（図1）。

ABO血液型は、オモテ試験（抗A試薬、抗B試薬で患者血球の抗原を調べる）とウラ試験（A血球、B血球を用いて患者血清中の抗A抗体、抗B抗体を調べる）とが一致することが必要である。さらに、同一患者から2回採血・検査して、ABO血液型を確定することが重要である。確定前に輸血を行う場合、ABO不適合輸血による即時型溶血を避けるため、赤血球製剤はO型のRCC-LRを輸血し、血漿製剤は等張アルブミンを使用する。

生後4カ月以下の乳児では、母親由来の移行抗体が残存することや抗A抗体、抗B抗体の産生が不十分であることから、ABO血液型はオモテ試験のみの判定でよい。

抗A抗体、抗B抗体（規則抗体）以外の赤血球血液型抗原に対する同種抗体を不規則抗体と呼ぶ。輸血を行う可能性のある患者では不規則抗体の有無を

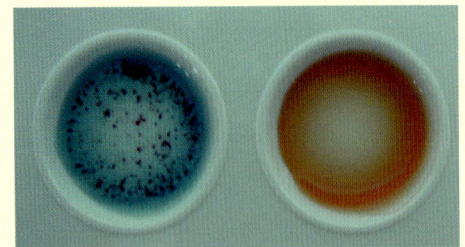

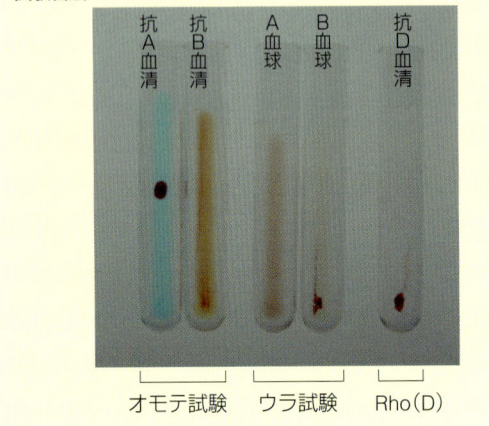

図1 A型Rho(D)(+)患者の血液型判定

前もってスクリーニングする必要がある。また，輸血前には交差適合試験（クロスマッチ）を行う。交差適合試験には，患者血清と供血者血球で反応させる主試験と患者血球と供血者血清の反応を判定する副試験とがある。

　実際の輸血に際しては，23Gより太い注射針を使用する。低出生体重児では24Gでもやむをえない場合があるが，輸血ポンプで無理に加圧して溶血を起こす場合がある。最も使用頻度の高い赤血球輸血（RCC-LR）は，通常1回の輸血量として10〜20 mL/kgとし，1〜2 mL/kg/時間の速度で輸血する。しかし，低出生体重児では1回量を投与するのに6時間以上を要することがあり，この場合は無菌的に分割して使用するまで4℃で保存する。

　小児，特に新生児で問題となるのは，輸血による高K血症である。赤血球製剤は，採血後や放射線照射後の時間経過とともに保存血液中のカリウムが上昇する。そのため，できるだけ照射後早期，できれば3日以内の血液を使用する。

参考文献

1 厚生労働省医薬食品局血液対策課：血液製剤の使用指針 改訂版，平成17年9月（http://www.mhlw.go.jp/new-info/kobetu/iyaku/kenketsugo/5tekisei3b.html）
2 厚生労働省医薬食品局血液対策課：血液療法の実施に関する指針 改訂版，平成17年9月（http://www.mhlw.go.jp/new-info/kobetu/iyaku/kenketsugo/5tekisei3a.html）
3 日本輸血学会（現 日本輸血・細胞治療学会）：輸血実施手順書，平成13年3月（http://www.yuketsu.gr.jp/manual/main.html）

第2章 基本手技

1 蘇生法, 呼吸管理 8
2 採血 11
3 静脈路確保 15
4 胸腔穿刺, 腹腔穿刺 17
5 腰椎穿刺 20
6 胃洗浄 23
7 導尿 25
8 浣腸 27
9 吸入療法 29

1 蘇生法，呼吸管理

[著] 黒澤 茶茶・中川 聡

概念

心肺蘇生(cardiopulmonary resuscitation：CPR)とは，心肺停止に対する人工呼吸と心臓マッサージのための胸骨圧迫を意味する．さらに広い意味での救急蘇生(cardiopulmonary resuscitation and emergency cardiovascular care)は，心肺停止のみならず，心肺停止にいたる可能性のある患者に対して行われる処置，治療なども含んでいる．

救急蘇生法は，緊急時にただちに行われる一次救命処置(basic life support：BLS)とその後医療従事者によって行われる二次救命処置(advanced life support：ALS)に分けられる．

2005年，国際的な協議のもと新たに心肺蘇生に関するガイドラインが発表され，それに基づいて日本における救急蘇生法の指針が作成された．

適応

心肺停止の患者あるいは心肺停止にいたる可能性がある患者．

乳児とは1歳未満で，小児とは1歳から思春期前までを対象とする．

方法

図1に日常的に蘇生を行う者のBLSアルゴリズムを示す．

乳児・小児の心停止では，呼吸原性の心停止が80～90％を占めるため，除細動よりも，CPR，つまり気道確保─人工呼吸─胸骨圧迫をすみやかに開始することが重要である．

気道確保

小児，特に乳児は舌が大きく，頸部が短いという解剖学的特性があり，容易に気道閉塞をきたすため，頭部後屈顎先挙上の際に肩の下にタオルなどを置くと，気道を確保しやすい．頸椎損傷が疑われる場合は，下顎挙上法を用いる．

人工呼吸

気道確保に続いてすみやかに人工呼吸を開始する．適切な大きさのマスクと自己膨張式バッグ(アンビューバック)あるいは流量膨張式バッグ(ジャクソンリース)を用いてバッグ・マスク換気を行う．1回の換気には約1秒かけ，胸郭がしっかり上がるのを確認できる量を送気する．

バッグ・マスク換気ができていれば，気管挿管を急ぐ必要はなく，むしろ気管挿管を行う際には，必要器具および十分な人手が確保された状態で，気管挿管に習熟した医師が行うのが望ましい．

胸骨圧迫

十分な強さ(胸郭の1/3の深さまで)と，十分な速さ(100回/分のペース)で，絶え間なく胸骨圧迫を行う．また，次の圧迫(心拍出)のために，圧迫後は，胸郭が元の高さに戻るまでしっかりと圧迫を解除する．

乳児では，両乳頭を結ぶ線より少し足側で胸骨を圧迫する．1人で蘇生を行う場合には二本指圧迫

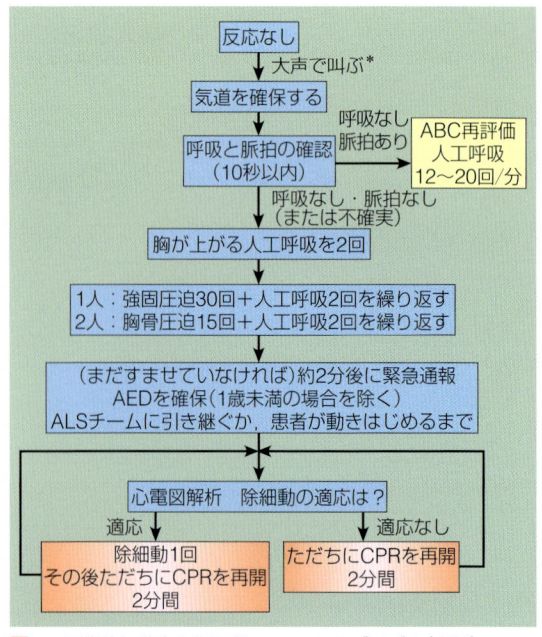

図1　日常的に蘇生を行う者のBLSアルゴリズム(小児)
＊突然の卒倒もしくは他に救助者がいる場合は緊急通報・AED
(文献1を改変)

1 蘇生法，呼吸管理

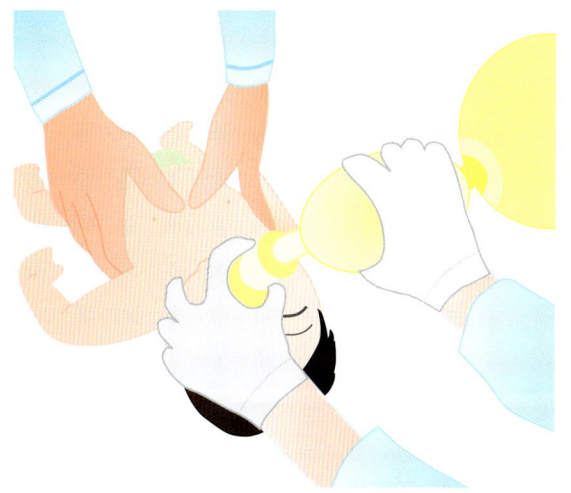
胸郭包み込み両母指圧迫法

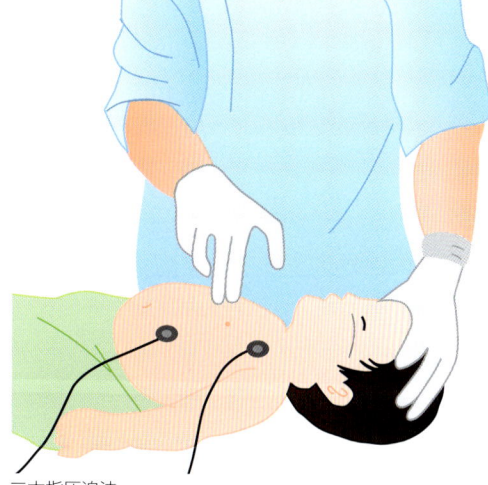
二本指圧迫法

図2 胸骨圧迫

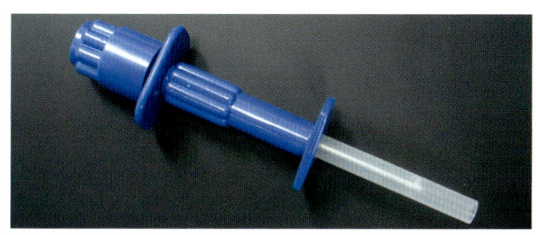
図3 骨髄針

法，2人の場合は胸郭包み込み両母指圧迫法を用いる(図2)。

小児では，両乳頭を結ぶ線上で胸骨を片手あるいは両手を用いて圧迫する。

1人で蘇生を行う場合は，30回の胸骨圧迫に対して2回の人工呼吸，2人で蘇生を行う場合には，15回の胸骨圧迫に対して2回の人工呼吸を行う。

輸液路確保と薬剤投与

乳児および小児の蘇生時に末梢静脈路を確保することは非常に困難である。そのような場合には，骨髄針(図3)による輸液路確保を選択する。静脈内投与できるすべての薬剤は骨髄内投与が可能であり，骨髄内投与は静脈内投与と同等の効果が確認されている。

穿刺部位は，脛骨前面を第1選択とし，上前腸骨棘なども使用される。骨髄針は乳児から成人まですべての年齢に使用可能であるが，1度穿刺した骨，骨折した骨の使用は禁忌である。

蘇生時の第1選択薬はアドレナリン(0.01 mg/kg)で，3〜5分ごとに繰り返し投与可能である。高用量のアドレナリン(0.1 mg/kg)は特殊な状況(アドレナリン持続投与中やβ遮断薬中毒など)以外では推奨されない。

電気的治療

乳児・小児の心停止アルゴリズムを図4に示す。反応のない乳児および小児において，心電図の波形が，心室細動(VF)/心室頻拍(VT)の際には，除細動(2〜4 J/kg)が必要である。除細動を行ったあとはすみやかにCPRを再開し，約2分後に波形の確認を行う。

気管挿管と呼吸管理

用手的に気道確保が可能であれば，気管挿管を急ぐことによってCPRや除細動を遅らせてはならないが，気道確保が困難な場合には，気管挿管を行う。気管挿管に必要な器具の準備と適切なサイズの気管チューブの選択が必要である。

● 必要器具

バッグ・マスク，酸素，吸引，モニター，喉頭鏡，気管チューブ(使用予定サイズとその前後のサイズあわせて3本)，聴診器，呼気二酸化炭素検知器(気管挿管の確認)，固定テープ

● 気管チューブのサイズ選択

・6カ月未満：3〜3.5 mm(内径)
・6カ月〜1歳未満：3.5〜4 mm(内径)
・1歳以上：4＋年齢/4 mm(内径)

加圧した際にリークを認めない場合は，喉頭浮腫の予防のために1サイズ細いものを選択する。8歳未満の小児に対してカフつきチューブは，蘇生時に

2章 基本手技

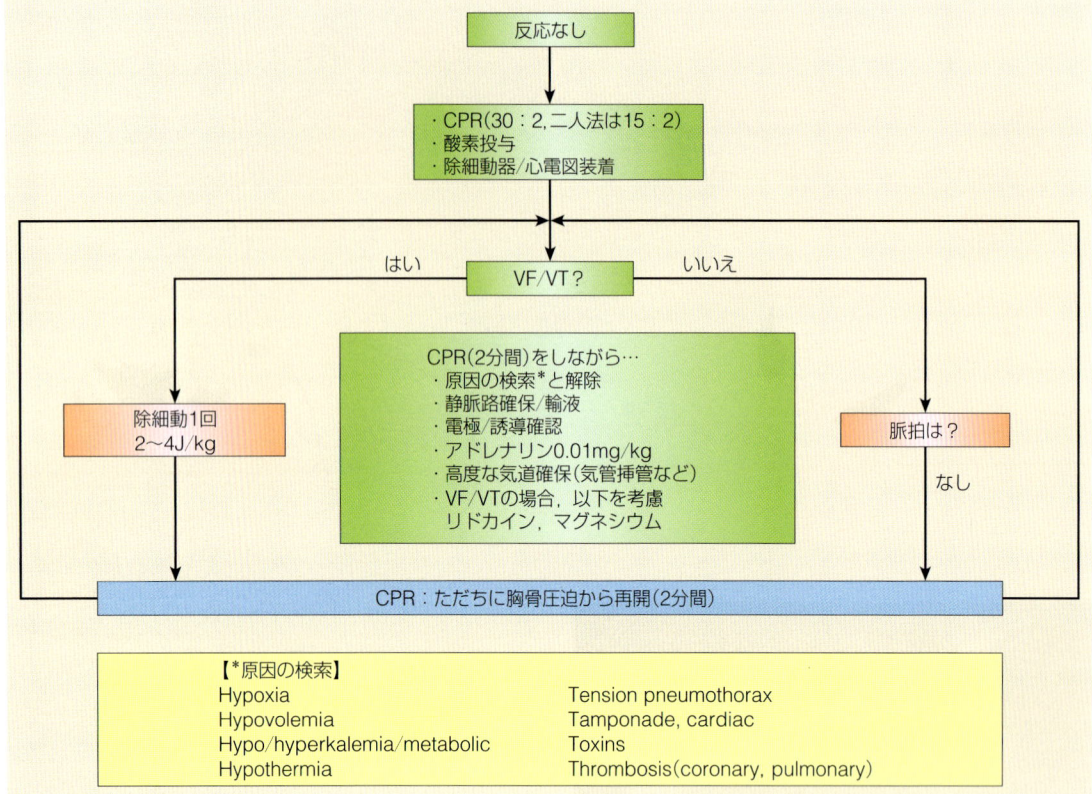

図4 心停止アルゴリズム
(文献1を改変)

は原則使用しない。

　気管挿管後は，胸骨圧迫と人工呼吸を非同期で行ってよいため，胸骨圧迫を中断しない。人工呼吸は約10回/分で行う。このとき，呼吸数と1回換気量が多くなりがちであるが，過換気になることによって，胸腔内圧が上昇すると静脈還流が減少する。その結果として心拍出量が減少してしまうため，過換気を避ける必要がある。

参考文献

1 日本救急医療財団心肺蘇生委員会監修，日本版救急蘇生ガイドライン策定小委員会編著：救急蘇生法の指針 2005 改訂3版 医療従事者用, へるす出版, 2007
2 Hazinski MF et al ed：Pediatric Advanced Life Support：Provider Manual, American Academy of Pediatrics, American Heart Association, 2000
3 Ralston M, Hazinski MF et al eds：Pediatric Advanced Life Support：Provider Manual, American Academy of Pediatrics, American Heart Association, 2006

2 採血

[著] 岩島 覚

概念

　小児にとって採血（blood withdrawal）は苦痛を伴う処置であり，医師は採血にあたり，目的，必要性を家族やできれば本人にも十分説明し，できるだけ不安，苦痛を少なくする努力を怠ってはならない。

　協力の得られない児に対しての採血に要する労力，時間は，協力の得られた児に対する場合の数十倍を要する。このため採血に伴う不安，苦痛を軽減するシステム，環境を構築することは重要である。これには技術的な方法とともに患児の不安，苦痛をどのように取り除くか，または軽減するかなどにも配慮しなくてはならない。不安，苦痛を伴う採血が，発達，成長期にある小児に与える影響はまだ十分に理解されていないが，不安や苦痛に配慮しない採血が，医療の質を損なう可能性があることは十分考えられる。

採血の実際

採血前

　採血前には患児の病態を十分に評価し，検査項目を十分検討するとともに，小児においては十分な検体量が採取できない場合もあるため，必要な検体量を把握しておく。特に新生児期は成人ほど検体量がとれないため，検査に必要な最小限の検体量を把握しておく。

　採血方法も成人と異なる採血方法があり，体格，血管の形態を検討し，適した方法で採血する。採血部位は消毒用アルコール綿にて十分消毒する。全身状態のよくない患児においては，長時間に及ぶ採血処置によりさらに病態を悪化させることがあるため，注意が必要である。

　小児の採血に際し，苦痛をできるだけ最小にする方法を検討することは重要である。小児の安心感は外来受診中，入院期間中脅かされている。最初に採血に対し恐怖心が芽生えるとなかなか改善せず，採血に際し協力が得にくくなるため，初期に行う採血は十分な配慮が必要である。

　採血はできるだけ採血室，処置室など決まった場所で行い，病室，診察室では原則行わない配慮が必要である。これは，病室，診察室では苦痛を伴う行為がなされないことを児が理解すれば，児の緊張を

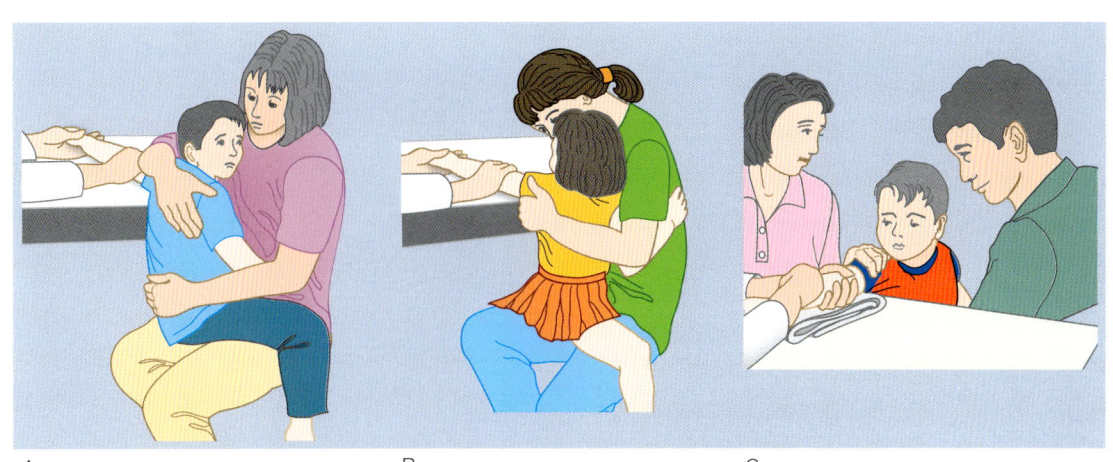

図1　採血手技時の抑制方法
A：親と一緒にすわり，身体を抑制する。採血に協力できれば採血による苦痛は緩和される
B：子どもの顔がみえるように親が抱きかかえて抑制すると苦痛が緩和される
C：採血の手技には協力できるが，上肢のみの抑制のために親や大人の補助が必要となることがある

2章 基本手技

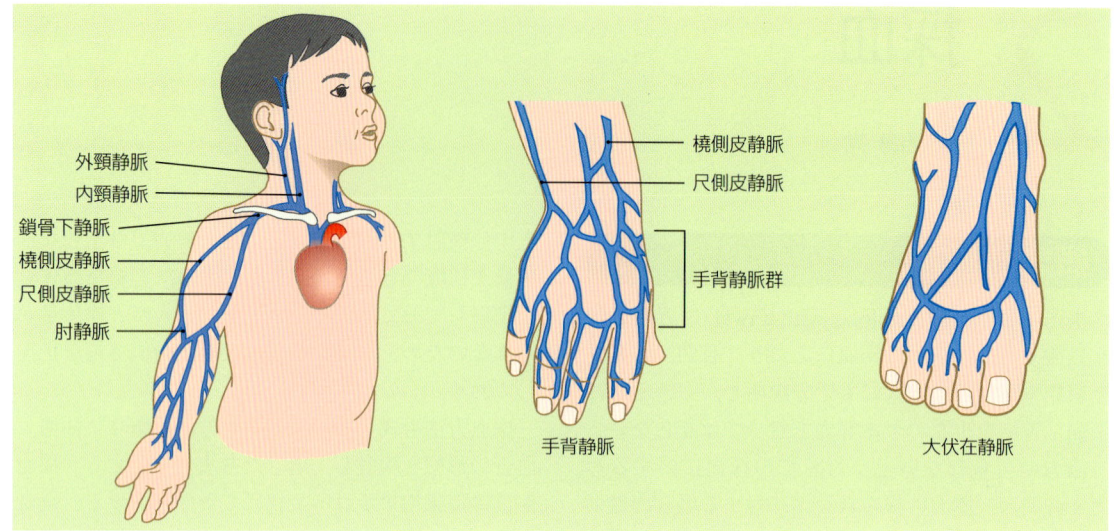

図2 採血部位
新生児，乳児期，幼児期に用いられる採血部位は肘静脈以外に手背静脈，大伏在静脈などが用いられる

ほぐし安心感を与える場所ができ，診察もよりしやすくなる可能性があるからである。

また採血をする前にはできるだけ激励し，終わればできうるかぎり褒めてあげることも大切である。小児であっても採血前には，年齢にふさわしい言葉で，採血の必要性，採血方法をわかりやすく説明することにより，採血への理解，不安，苦痛の緩和が得られることもあり，配慮が必要であろう。成人同様，なにをされるか知っている方が恐怖心は少なくなる。

また採血に対する個々の気持ちを十分に理解することも重要である。幼児を採血や点滴確保のために無理に寝かせようとする行為は大声で泣き出し，起き上がろうとする抵抗を生み，寝かせようとすればするほど起き上がろうともがき，声を上げて抵抗することとなる。安全に手技を終えることができるような抑制方法を検討することが重要である（図1）。

採血部位

小児おける採血部位は成人同様，基本的には肘静脈からの採血である。しかし肘静脈が触知困難なことや血管が細いことなどもあり，様々な血管からの採血が行われる。採血部位の血管が採血により損傷し，採血および静脈路確保時に使えなくなることは，血管の細い児や新生児期には治療にも影響することがあるため，十分に検討してから血管を選択する（図2）。

新生児期においては手背静脈，大伏在静脈などから静脈路確保時に採血することも多い。採血部位の同定が困難な場合，外頸静脈，大腿静脈などが用いられる場合もあるが，感染，動脈誤穿刺などに十分注意する。

毛細管採血

検査項目によっては検査値がやや不安定で正確でないこともあるが，新生児集中治療室（NICU）において積極的に採用されており，有用な方法である。採取する容器は種々あるが，最近ではマイクロテナー（Becton Dickinson 社）など足底採血に適した容器がある。

手技的には足首を片手で保持し，踵の内側足底動脈もしくは外側足底動脈周辺の外側を十分充血させ，消毒し，ランセット針もしくは注射針にて皮膚を裂き，出てきた血液を採取する（図3）。

最初の血液は，組織液や消毒の影響を受けるため拭き取る。クベース内における毛細管採血においては，血液による汚染や針の置き忘れによる針刺し事故が起きる可能性があり，細心の注意が必要である。足底採血における採血部位から感染，頻回の採血による皮膚損傷に関してはまだ十分に理解されていない点もあるため，これらの問題には十分に配慮しておく。

針滴下法

手技は比較的容易で針先がずれにくく，確実に必要量採血でき，毛細管採血に比べ検体が凝固することも少なく，検査値も安定している。

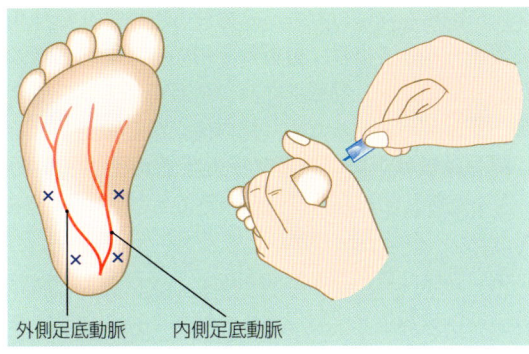

図3 毛細管採血
新生児期に好んで用いられる方法で、手技が比較的容易なため確実に短時間で採血できる。検査項目によっては検査値がやや不安定で正確でないこともある

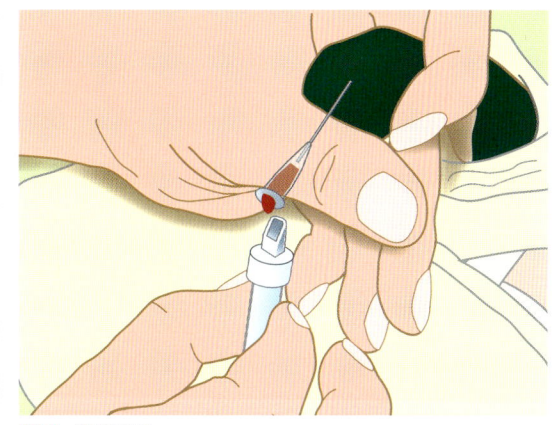

図4 針滴下法
新生児期、乳幼児期、幼児期まで比較的幅広く用いられている採血方法で、検体量も十分採取できる。手背静脈が用いられ、点滴確保時に留置針（22～24G）を用いて採血されることも多い。最初に逆血のあったところで針先は固定する

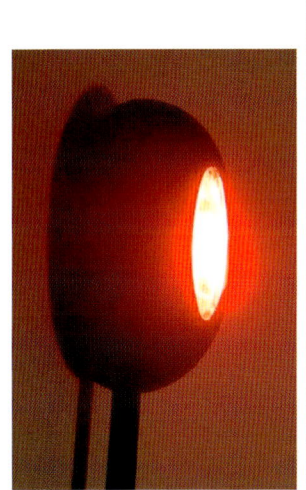
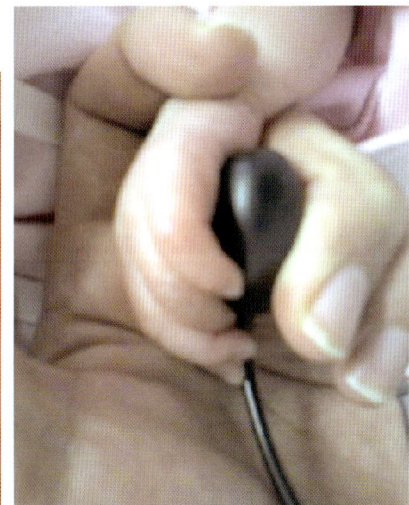
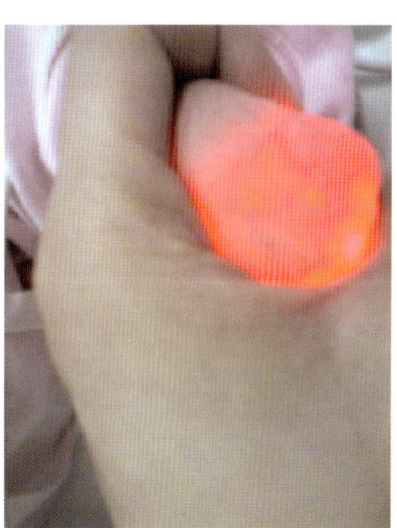

図5 赤色LEDライト、ESUトランスイルミネーターによる新生児の血管透下

　手背の静脈が用いられることが多い（図4）。片手で採血する針を持ち、もう片方は固定兼駆血用とする。点滴確保時に留置針を用い採血することも多い。最初血液の流出が少なくても駆血を強めたり弱めたりすることにより、徐々に流出量が増加してくることも多い。

　手技上、周辺への血液汚染が起こりやすいため、血液感染の可能性のある場合の採血には注意する。駆血が強すぎると、血液の流出が滞ることがある。最近はLEDライトなどにて血管を透下させ、血管の走行を確認し、採血、静脈路確保を行う方法も考案された（図5）。

肘静脈からの採血

　肘静脈からの採血は検体量も十分に採取でき、安定した検査値も得られ、年長児以上で可能である。最初に駆血し、血管の走行を確認してから行う。皮膚を十分緊張させて穿刺し、逆血のあったところから針先を固定し、注射器の内筒をゆっくり引く。

　針先の固定が十分でないと、動いたときに針先がずれ、採血できないことがあるので注意が必要である。翼状針は針先の固定性がよく、小児の採血に用いられることも多い。

真空採血管による採血

　真空採血管による採血は、小児科領域においても

2章　基本手技

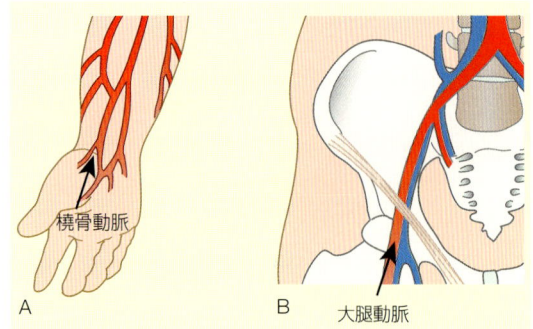

図6　橈骨動脈，大腿動脈の走行

年長児以上で十分可能である。2004年7月に日本臨床検査標準協議会より「標準採血法ガイドライン（第1版）」が発行され，真空採血管による採血の方法が標準化される方向となった。

動脈採血（橈骨動脈，大腿動脈）

　動脈採血は血液ガス分析，血液培養，静脈からの採血が困難な際に行われる。何度も動脈採血を行う必要のあるときには，留置針を用い，動脈路を確保したうえで行う。動脈採血時に止血が不十分の場合は，出血量が増えるため，採血後止血を確認する。

　橈骨動脈は上肢を進展させた手首の第1指側約1/3を走行しており，拍動がみえるときもある（図6 A）。

　大腿動脈は鼠径部に触知されることが多く，採血時には鼠径靱帯を頭側に越えて採血すると止血が困難となるため，鼠径部の頭側を越えた採血は行ってはならない（図6B）。

　固定した動脈路からの採血は，ロック式の三方活栓を用いた逆流採血が一般的であったが，最近は三方活栓を用いない閉鎖回路での方法が普及しつつある。

3 静脈路確保

[著] 田原 卓浩

概念

循環動態維持（補液・輸血），薬物療法（経静脈的投与）などのために必要な経路。

適応

脱水症・ショック・経静脈的薬物療法など。

方法

静脈の選択
- 末梢静脈
  - 静脈路確保の第1段階：背側中手静脈（手背）・橈骨皮静脈（手関節）。
- 中心静脈
  - 末梢静脈路確保が不可能な場合。
  - 詳細な循環動態の把握が必要な場合：内頸静脈・外頸静脈・大伏在静脈。

使用する留置針
サーフロー®留置針（22 G，24 G），ジェルコプラス®（24 G）など。

末梢静脈路確保
- 適切な静脈を選択する。
- 四肢が冷えている場合は蒸しタオルや保温具（電子レンジで加熱）で温める。ただし，熱傷に留意する。
- 選択した静脈の中枢側を駆血帯（STRETCH®など）で駆血する。
- 片手で患児の手背の皮膚が十分に緊張するように

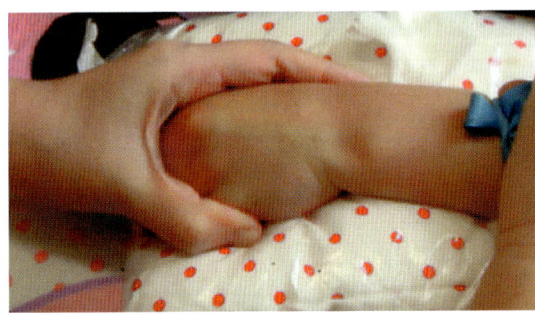

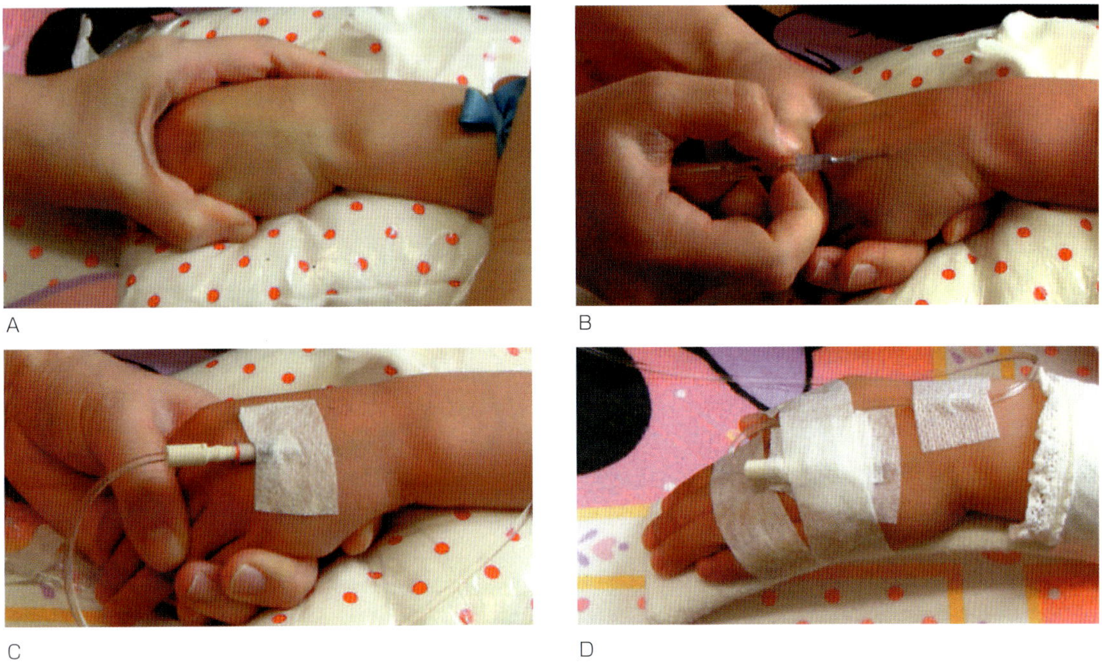

A   B

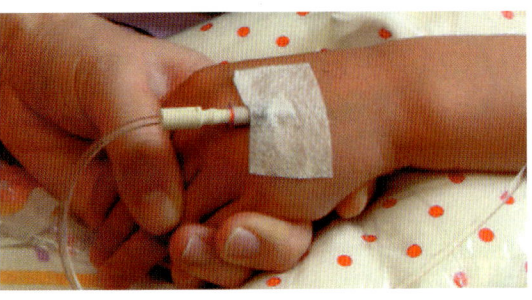   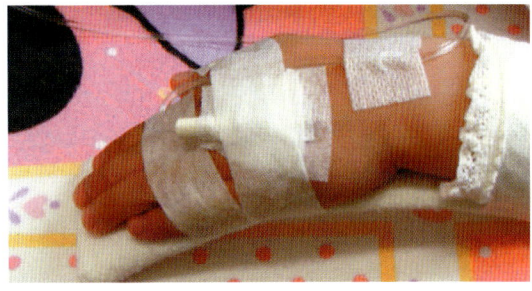

C   D

図1 末梢静脈路の確保
A：術者の手で患児の四肢の角度を変えながら，静脈がよくみえて皮膚が十分に張る位置に固定する
B：留置針が皮膚を貫通したあと，ゆっくりと針を進める。親指や手掌を針の尾部にあてて進めると血管壁貫通の感触を得やすい
C：外筒が十分に血管内に挿入されたら，すみやかに補液ラインを接続し外筒を固定する。外筒をすべて皮下に挿入することはしない（外筒と補液ライン接続部との離脱事故予防のため）
D：補液ラインならびにその周囲（関節も含めて）の固定を行う

2章　基本手技

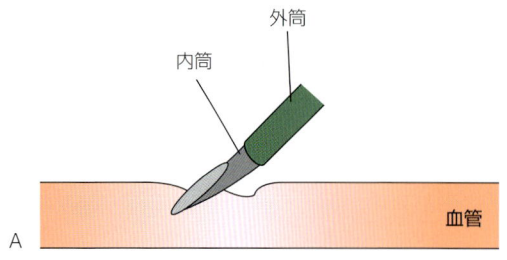
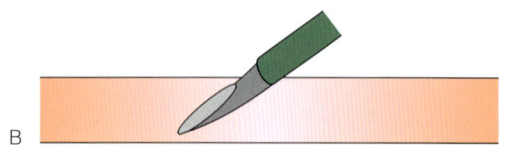
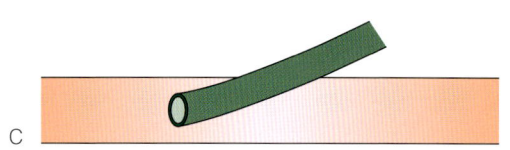

図2　留置針と血管との位置関係
A：留置針の内筒の先端と外筒の先端との間にはギャップがあり，血液の逆流を認めた時点で，外筒が血管内に入っている確約はない
B：逆流を認めたら針をさらに寝かせて押し進める。外筒が血管内に入る感触を得ることもある
C：外筒を十分に血管内に挿入できたら補液ラインを接続する

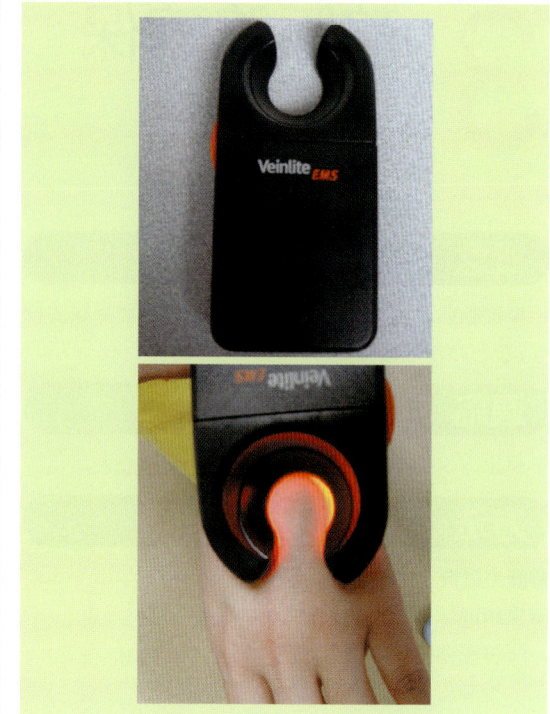

図3　適切な静脈が視認・触知できない場合の補助器具
Veinlite™ EMS（TransLite, LLC：TX USA）

固定し消毒する（図1A）。
- 介助者による患児の固定が十分であることを確認する。
- 20〜30°の角度で皮膚を穿刺し，さらに留置針を寝かせてゆっくりと静脈へ進める（図1B）。
- 留置針の内筒が血管壁を貫通すると血液の逆流を認める。細い血管・張りの弱い血管の場合は，この時点で針を押す力をわずかにゆるめて，血管壁の反張を待ったうえで再び針を押す（図2A）。
- 外筒が血管内に入る感触を得たあとに内筒を手前に抜きながら，外筒を血管内に押し込む（図2B，図2C）。
- 外筒がスムーズに進まない場合は，外筒が血管を貫通しているか，血管に入らずに血管外壁をすべっている可能性がある。前者の場合は，外筒のみをゆっくり抜きながら，逆流を認めた瞬間に外筒をすみやかに血管内に挿入することにより，静脈路を確保できることもある。
- 補液ラインを接続し（図1C），近位関節を含めて固定を行う（図1D）。
- 適切な静脈が視認・触知できない場合の補助器具（図3）：静脈路を確保しようとする部位の皮膚にあてて，黒く描出される静脈に向けて留置針で穿刺する。

4 胸腔穿刺，腹腔穿刺

[著] 山田 至康

胸腔穿刺・胸腔ドレナージ

適応
胸腔穿刺（thoracentesis）の適応は救急領域においては緊張性気胸であり，一般領域においては気胸，胸膜炎（胸水貯留），血胸，膿胸などによる呼吸障害，循環不全をきたしている病態の改善のために行う。胸腔ドレーンを前提とする場合が多いが，各々穿刺する部位が異なる（胸腔穿刺は第2肋間・鎖骨中線，胸腔ドレーンは第4肋間・中腋窩線）[1]。

禁忌
播種性血管内凝固（DIC）などの出血傾向。

用具
消毒薬（イソジン®），ガーゼ，手袋，絆創膏，穴あき四角巾，局所麻酔薬（1%キシロカイン），10 mLディスポ注射器，注射針23 G，トロッカーアスピレーションキット®，サーフロ®針18 G，排液ビン，ドレーンの場合はメス，曲ペアン鉗子，針（角針5

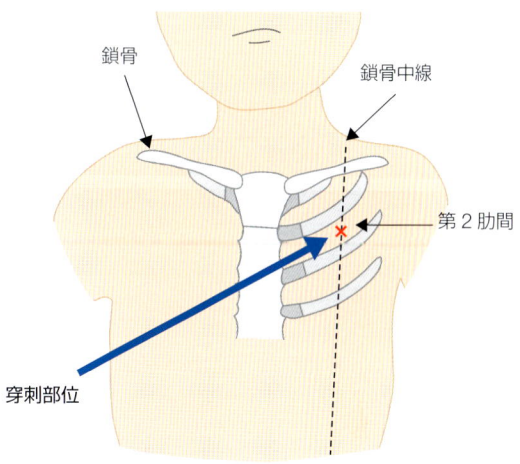

図2　胸腔穿刺の穿刺部位

号），絹糸（1-0），ディスポーザル胸腔ドレナージセットが必要である。

手技
● 胸腔穿刺：末梢静脈路を確保ののち，患者を座位にし，患側の手掌を頭部に置く体位をとらせ，介助者が固定する（図1）。

疾患の重症度から座位にできないときは，仰臥位で行う。穿刺部位は図2のように第2肋間・鎖骨中線であるため，同部に油性マジックインキでマーキングしたあとに消毒，浸潤麻酔（局所麻酔）を行う。サーフロ®針18 Gにディスポ注射器をつけ，第3肋骨上縁をすべらせるように皮膚に直角に穿刺する。

胸膜を貫くとわずかな抵抗があり，注射器のシリンジが上がってくることで，胸腔内に針が達したことを確認する。サーフロ®針をこころもち進め，内筒を抜き去り，外筒を十分に胸腔内に入れ，吸引チューブと接続後皮膚に固定する。穿刺が不成功に終わった場合は，第3肋間に追加穿刺を行う。

● 胸腔ドレナージ：図3のように第4または第5肋間・中腋窩線前方で前腋窩線との間を穿刺部位とし，患側上肢を挙上した仰臥位で消毒する。穿刺

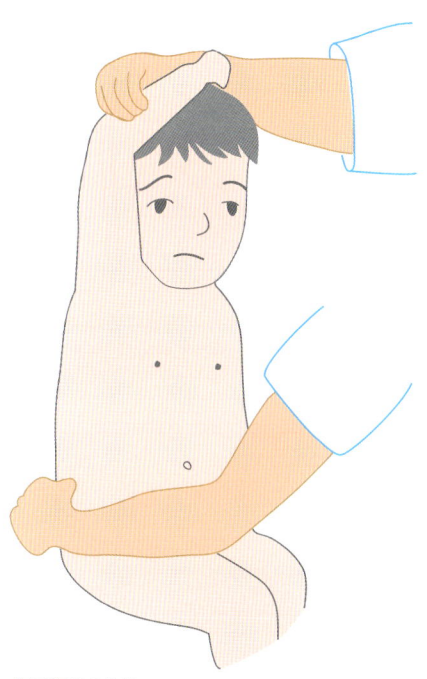

図1　胸腔穿刺の体位

17

2章　基本手技

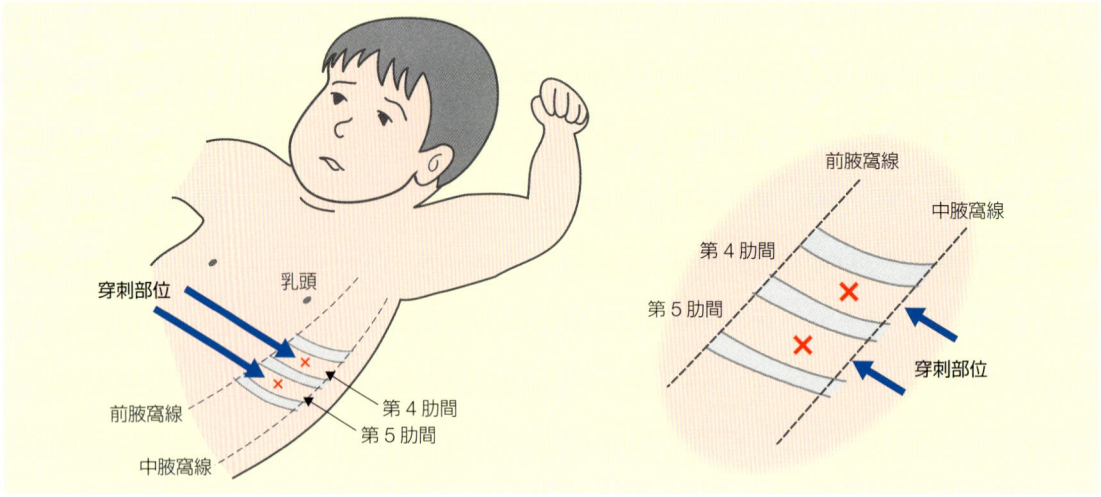

図3　胸腔ドレーンの穿刺部位1

部位に関して，以前は肋骨直上が安全とされていたが，図4にあるように中腋窩線の領域では肋間中央であるとされている[1]。

局所麻酔を穿刺部位のやや下方の皮下，肋骨周囲，肋骨上縁，筋層にかけて浸潤麻酔を行う。続いて第4または第5肋間のやや下方の皮下に2〜3cm横切開を置き，曲ペアン鉗子で皮下組織，筋層を上方に壁側胸膜にあたるまで剥離していく。胸膜を確認後，切開部よりトロッカー®カテーテルを挿入する。カテーテルの球状のハンドルを右手で持ち，先端近くを左手で支え，穿刺を進めていく。胸膜にあたったら右手に力を込めて一気に押し進める。抵抗が急に弱くなることが胸膜を通過した目安となる。さらにカテーテルを数cm挿入し，外筒を肺尖・背側へ十分送りこんだあと，内筒を抜き去る。コッフェルで外筒をクランプする。チューブの曇り（fogging）や胸水の流出により胸腔内に入っていることを確認し，持続吸引バッグに接続する。

日本外傷学会や日本救急医学会によるJATEC™では，胸膜の穿破においては鈍的に行い，指を胸腔内に挿入し，癒着のないことを確認後，チューブを曲ペアン鉗子にて挿入するとしている[2]。

合併症

- 血胸：肋間動静脈，内胸動脈を損傷する場合があるため，胸腔穿刺では第2肋間・鎖骨中線で第3肋骨の直上を，胸腔ドレナージでは第4または第5肋間・中腋窩線前方で前腋窩線との間を確認後に実施すること。少量の出血は止血剤にて経過観

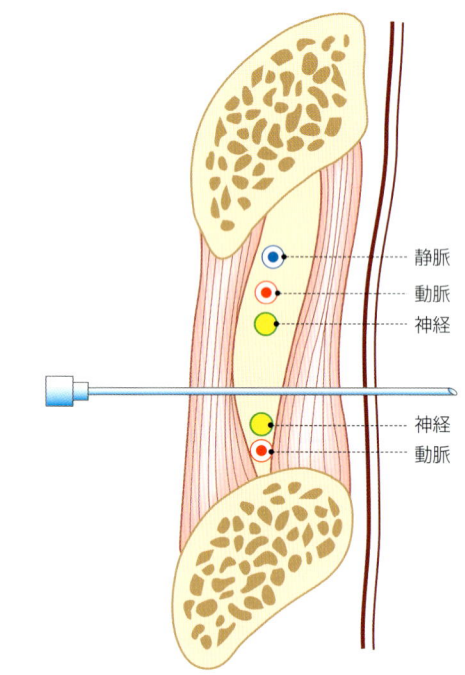

図4　胸腔ドレーンの穿刺部位2
目標肋間の下位の肋骨上縁に沿って穿刺することが原則とされているが，中腋窩線では第4〜第6肋骨の直上にも肋間動脈，肋間神経が存在するという報告があり，安全域は肋間中央で下位肋骨寄りとされる

察し，中等量以上では胸部外科医に連絡または転送を考える。
- 肺損傷：血性泡沫液の吸引や喀血をきたすことがある。対応は血胸と同様である。
- 再膨張性肺水腫：肺虚脱が高度な場合，肺の膨張が急激に行われると肺水腫をきたすことがあるた

め，吸引開始導入時は間欠的に吸引をかける。中等症以上では呼吸管理を行う。
- その他：皮下気腫，脱水，感染をきたすことがある。

ポイント

胸腔穿刺，胸腔ドレナージは小児と成人，緊急搬送患者と入院患者の違いによっても対応や手技が異なる。さらに施設間によってもかなりの開きがあるため，外傷治療においてはJATEC™として標準化されている。

いずれの場合も処置適応の迅速な判断と確実な手技（穿刺部位の決定，胸膜穿孔の的確さ），経時的処置効果の評価が要求される。

腹腔穿刺

腹腔穿刺（abdominocentesis）は救急領域においては腹部エコー検査による出血などのスクリーニングFAST（Focused Assessment with Sonography for Trauma）の定着化により，臨床的意義は低くなりつつある。

適応

外傷性の消化管破裂に伴う腹膜炎の診断，新生児の胃破裂や腸管穿孔による腹水の排除が適応となる。

禁忌

高度の腸管拡張，複数の腹部手術の既往，妊婦など。

用具

サーフロ®針18 G，21 G，23 G，ディスポ注射器2 mL，10 mL，20 mL，延長チューブ，三方活栓，消毒薬（イソジン®），ガーゼ，手袋，絆創膏，穴あき四角巾，局所麻酔薬（1％キシロカイン）。

手技

腹腔穿刺は以前では図5にある4カ所の穿刺点（peritoneal four quadrant tap）から行っていたが，FASTの普及から腹部エコーで液体貯留を確認し，安全な場所・方向で穿刺を行うようになっている[3]。

術前処置として胃内チューブ，膀胱留置カテーテルにて腹腔内の減圧をはかる。仰臥位で穿刺部位を

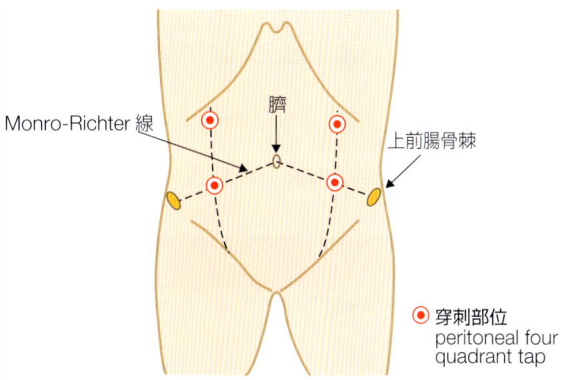

図5 腹腔穿刺の穿刺部位

腹部エコーで確認後，マーキング，消毒，局所麻酔を行う。穿刺専用プローブがない場合も，腹部エコーで部位，方向，距離を確認する。

サーフロ®針に2 mL注射器をつけ，穿刺部位から皮膚に直角に針を進める。腹膜を穿破するときの抵抗と虚脱から腹腔内に入ったことがわかる。注射器で吸引すると液体が引けることを確認後，内筒を抜去し，外筒をさらに進め，三方活栓をつけ延長チューブを介し，20 mL注射器で吸引する。

合併症

- 腸管損傷：穿刺・吸引の中止と絶食，輸液，抗生剤投与を行う。
- 出血：下腹壁動脈の損傷による場合が多い。圧迫固定を行う。
- 膀胱穿刺：腸管損傷と同様に行う。

ポイント

FASTをはじめとする腹部エコーの診断的精度を上げることと，処置適応の迅速な判断と確実な手技が要求される。

参考文献

1 新井正康：胸腔穿刺・胸腔ドレナージ．救急医学 30：1199-1210，2006
2 日本外傷学会外傷研修コース開発委員会編：外相初期診療ガイドライン 改訂版，p81-83，へるす出版，2004
3 加藤一良：腹腔穿刺・腹腔洗浄．救急医学 30：1351-1359，2006

5 腰椎穿刺

[著] 長村 敏生

概念

髄液は脳室とくも膜下腔を循環して，脳内環境の恒常性を維持するとともに脳や脊髄を衝撃から保護する作用もある。さらに，髄液の産生・吸収部位には血液髄液関門が存在するため，血液髄液間の物質移行は一定の制限を受ける。従って，中枢神経系に関する情報を直接得たり，中枢神経系への治療を行うためには腰椎穿刺(lumbar puncture)が不可欠となる。

適応／禁忌

適応

診断：主な疾患とその髄液所見を**表1**に示した。特に，化膿性髄膜炎，ヘルペス脳炎，インフルエンザ脳炎・脳症などでは治療開始の遅れが予後の悪化につながるため，髄液検査による早期診断が重要である。
治療：脳圧亢進時の除圧(脳室内出血後水頭症)，薬物の髄液内投与(中枢神経白血病)など。

禁忌

1) CT・MRI 所見やうっ血乳頭により頭蓋内占拠病変や脳圧亢進症状が疑われる場合(特に腫瘍，膿瘍などの片側病変には注意，急性脳炎・脳症では高張浸透圧液を点滴しながら穿刺する)。
2) 頭蓋内出血。
3) 穿刺部に感染巣がある。
4) 腰仙椎部の奇形，変形。
5) 出血傾向が強い(血友病，抗凝固薬服用中など)。
6) 呼吸・循環不全のため全身状態が不良。

方法

処置前の準備

1) 検査前 2 時間は絶飲食とする。吸引・酸素吸入を準備して，手技中はパルスオキシメーターでモニターする。
2) 穿刺部位には 30 分前に局所麻酔貼布薬(ペンレス®)を貼っておく。
3) 穿刺針は通常 22，23 G のディスポーザブル腰椎穿刺針(スパイナル針)を用いる。ただし，新生児・乳児ではスパイナル針は長すぎるので，23，25 G の翼状針(チューブを 1〜2 cm 残して切る)や 22，23 G の注射針(ショートベベル)を使用することが多い。

穿刺部位と固定

1) 右利きの術者では左側臥位にさせる。固定は脊椎が十分屈曲して椎間腔が広がり，体幹(両肩と腰)は処置台に対して垂直にすることが重要で，腰椎穿刺の成否は固定の巧拙で決まる。
2) 乳幼児では患児の肩と両大腿部を固定して，腰背部を術者に突き出すようにする(**図 1A**)。
3) 年長児では固定者は処置台に乗り，その両足で患児の両足をはさみ，右手で児の頭頸部を押さえて固定する。さらに，左前腕で児の腹部を圧迫しながら腰を押し出すようにして処置台の端を把持する(**図 1B**)。児が暴れるときには他の介助者に頭部と両手を押さえてもらう。

穿刺部位と消毒

1) 両側の後腸骨稜上縁を結ぶ線(ジャコビー〈Jacoby〉線)と脊椎の交差点が第 4 腰椎(L_4)棘突起の目安である(実際のジャコビー線は触診より頭側にずれていることが多い)。新生児では L_3 以下，幼児以上では L_2 以下で十分開いている椎間腔を穿刺する。
2) 消毒はポビドンヨード(イソジン液®)綿球で穿刺部を中心に，内から外へ円を描くように広い範囲まで 2 回以上行う(綿球のポビドンヨード〈イソジン液®〉が多すぎると，上から下へ流れてきて不潔になるので注意する)。年長児には「少し冷たいけど大丈夫」と声かけをする。
3) ポビドンヨード(イソジン液®)が乾燥するまで待って，やはり穿刺部から滅菌ハイポアルコールで拭きとる(ポビドンヨード〈イソジン液®〉が髄腔内に入ると化学性髄膜炎を生じる)。

表1　腰椎穿刺適応疾患とその髄液所見

	細胞数	増加する細胞	糖	蛋白	その他
正常値	5/mm³以下 (新生児は30/mm³以下)		40〜80 mg/dL	20〜40 mg/dL	
化膿性髄膜炎	増加 1,000〜15,000/mm³程度のことが多い	多核球優位 ごく初期は単核球優位のこともある	減少 血糖値の40%以下となり，0 mg/dLになることもある	増加 100〜700 mg/dL程度に上昇する	グラム染色またはラテックス凝集反応による抗原迅速診断を行う 生後4カ月未満ではGBS，大腸菌が多い 生後4カ月以降ではインフルエンザ菌，肺炎球菌が多い
結核性髄膜炎	増加 30〜500/mm³程度	単核球優位	減少	中等度増加	PCR法で抗酸菌DNAを検出する
ウイルス性髄膜炎	増加 50〜1,000/mm³程度	単核球優位 発症12〜48時間以内では多核球優位になることがある	正常	正常か軽度増加	エンテロウイルス(エコー，コクサッキーなど)とムンプスウイルスによるものが多い
真菌性髄膜炎	増加	単核球優位	減少	中等度増加	多くは細胞性免疫能低下を基盤に発症する クリプトコッカスによるものが80〜90%を占める
急性脳炎	軽度増加 通常150/mm³程度まで (検査の時期によっては髄液所見に変化がみられない場合もある)	単核球優位	正常	軽度増加 100 mg/dL程度まで	インフルエンザ，単純ヘルペス，エンテロ71ウイルスなどを除くと比較的予後良好 ヘルペス脳炎では発症早期の髄液PCR陽性，発症10〜14日以降はPCR陰性，髄液抗体陽性となる
急性脳症	正常		正常	正常か軽度増加	予後不良(神経細胞の代謝障害)

- 多発性硬化症(MS)，急性散在性脳脊髄炎(ADEM)：ミエリン塩基性蛋白(MBP)・オリゴクローナルIgGバンド陽性
- ギラン-バレー(Guillain-Barré)症候群，フィッシャー(Fisher)症候群：細胞数の増加を伴わない蛋白増加(蛋白細胞解離)
- ミトコンドリア脳筋症：髄液中乳酸・ピルビン酸増加
- 脱髄疾患(MS，ADEMなど)，白質ジストロフィー(副腎皮質ジストロフィーなど)：中枢神経系のIgG産生(IgG index)増加
- 遅発性神経細胞死(低酸素性脳症，新生児仮死など)：神経特異性エノラーゼ(NSE)上昇
- 各種の炎症病態：髄液中のサイトカイン上昇(TNF-α，IL-2など)
- CTでははっきりしないくも膜下出血：血性髄液を認める
- 腫瘍，白血病，MCLS，膠原病，大量γグロブリン療法，反復性腰椎穿刺など：髄液細胞数(単核球)が増加することあり

穿刺方法

1）術者は滅菌手袋を着用し，左拇指で棘突起を押さえながら，右手で持った穿刺針を棘突起直下の尾側に沿わせるようにして，皮膚に対して垂直に穿刺する。

2）針先の切り口が上向きの状態で刺入すると，硬膜線維の断裂が少ないので，穿刺後の髄液漏出が少なくなる。

3）皮膚刺入はすばやく，その後はゆっくりと針を進め，硬膜を貫通するときに手ごたえを感じ，以後抵抗感がなくなる(乳幼児はわかりにくいこともある)。この時点で針を止めて内筒針を抜き，髄液の流出を確認する。内筒針が髄液で濡れていても，圧が低ければ流出に時間を要すること

2章 基本手技

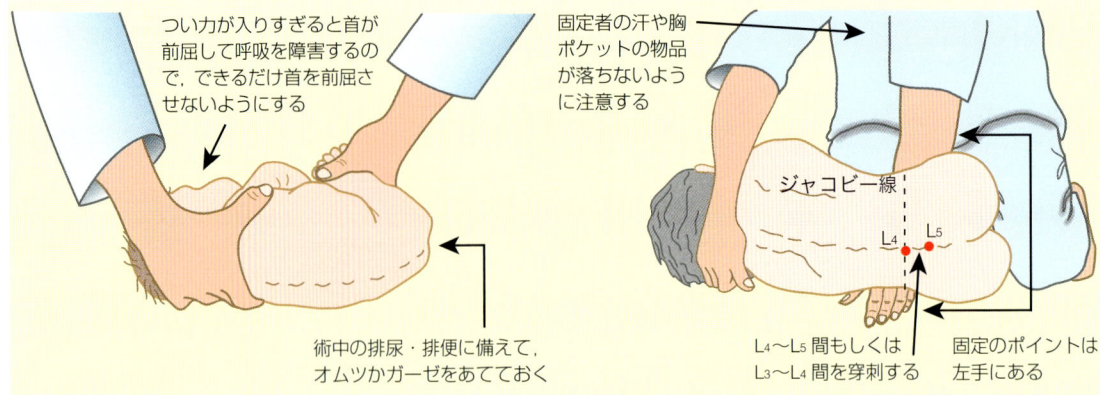

A 乳幼児　　　　　　　　　　　　　　　　　　B 年長児
図1　腰椎穿刺の固定法

もある。
4）髄液の流出がなければ針を回転してみるか，わずかに引き戻す。それでも出なかったら再度内筒針を入れて少しずつ進める。針が進みすぎると椎体にあたり，硬膜外腔静脈叢より出血する。少しの出血なら髄液の流出につれて次第に透明になっていくが，純粋な血液が出てくる場合はすぐに針を抜き圧迫止血をしたあとに，1つ分頭側の椎間腔を再穿刺する。

髄液採取

1）髄液圧をみてから，自然流出に任せて髄液を採取する。最初の検体は細菌培養に用い，2～3本目は一般検査，それ以外の検査または保存用とする。1滴がほぼ0.05 mLで，採取量は新生児で2 mLまで，小児で3～5 mL（最大10 mL）程度とする。
2）採取後はすみやかに針を抜き，消毒後穿刺部を圧迫する。採取後1～2時間は頭部を挙上しないようにして仰臥位安静，絶飲食とする。
3）髄液細胞は崩壊しやすいので，細胞数測定は30分以内に行う（室温保存の場合，髄液の細胞数は1時間で32％，2時間で50％減少する）。

穿刺後合併症

頭痛（髄液圧低下が原因，数日続くこともあるが頭を低くして安静臥床により改善），腰痛（多くは一過性だが，1週間以上続くこともある），脳ヘルニア，出血，感染，類皮腫など。

参考文献

1　田角勝：腰椎穿刺，脳室穿刺．小児内科 31（増刊号）：120-122，1999
2　五十嵐隆，渡辺博ほか編：小児科研修医ノート 医のこころ，診断と治療社，2003
3　Steele RW, Marmer DJ et al：Leukocyte survival in cerebrospinal fluid. J Clin Microbiol 23：965-966，1986

6 胃洗浄

[著] 木野 稔

概念

小児の誤飲事故で最も多いのはタバコであり、洗剤などの家庭用品、医薬品(医療用、一般用)と続く。胃洗浄(gastric lavage)は、誤飲に際して胃内に存在する内容物を胃管により回収する手段である。比較的容易な手技だが、個々の事例における適応、その効果判定は厳格になされなければいけない。

1997年のアメリカとヨーロッパの中毒学会での客観的研究報告、2003年の日本中毒学会における指針があり、胃洗浄の適応は大きく見直され、施行頻度は少なくなった。薬物毒物の回収率は、摂取からの時間、摂取した量、吸収速度や腸蠕動などの臨床的状況などに影響されるが、そのうち最も大事な指標は摂取からの時間で、1時間を過ぎると回収率はかなり低下するとされている。また、胃洗浄手技では、誤嚥性肺炎、喉頭けいれん、消化管損傷、水・電解質異常など重篤な合併症が起こりうるので、他の方法(催吐、希釈、活性炭投与など)と効果を比較検討したうえで選択する。

液体の中毒物質であれば、服用から時間が経っていないかぎり、胃洗浄の方がトコンシロップによる催吐よりも有効である。胃内に塊がある場合は、太い胃管を用いることができない小児では催吐を選ぶべきである。しかし、トコンシロップを投与すると、催吐作用が数時間続くので、活性炭投与の効果が期待できるときには胃洗浄の方が有利である。

適応

毒物を経口的に摂取したのち1時間以内で、毒性のある物質を大量に摂取したか毒性の高い物質を摂取した疑いのある症例に対して胃洗浄の適応がある。ただし、サリチル酸や抗コリン薬など、腸蠕動を抑制して胃内容物の停滞が考えられる場合は、数時間を経過していても胃洗浄で回収できる可能性があるとされる。禁忌を表1に示す。

タバコ誤飲について、日本小児科学会の指針では、タバコの葉を2cm以上あるいは滲出液を飲んだ場合は、中毒作用が強く胃洗浄することが原則である。

表1 胃洗浄の禁忌

1) 意識状態が低下、けいれんを起こしているとき(気管挿管下では可能)
2) 石油製品、有機溶剤など揮発性で化学性肺炎を起こす可能性があるもの
3) 強酸や強アルカリなどの腐食性毒物は基本的に禁忌である(気管挿管下では可能)。鋭利な物体を同時に呑み込んでいる場合は穿孔の可能性があるので禁忌
4) 胃手術を受けた直後で出血や穿孔の危険がある場合、胃切除後の患者
5) 出血性素因、血小板減少症がある場合

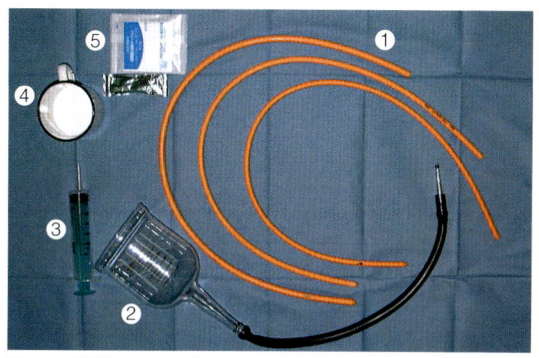

図1 胃洗浄に用いる物品
①胃管カテーテル(径9mm、10mm、11mm)、②漏斗(目盛つき)、③カテーテル用シリンジ50mL、④計量カップ、⑤カテーテルゼリー

方法

胃洗浄に用いる物品を図1に示す。胃管はできるかぎり太めのものを用いる。成人で34〜36 Fr、乳幼児では16〜28 Frを目安とする(1 Fr=0.33 mm)。洗浄液は生理食塩水を38℃程度に温めて用いる。

小児の場合、水道水では低Na血症が、冷水では低体温の恐れがある。胃管挿入から洗浄液の注入、排液について表2に示す。

2章 基本手技

表2 胃洗浄の方法・手技

	手技	注意点
胃管の挿入	体位は仰臥位として身体をバスタオルなどで固定する 鼻翼から剣状突起までの距離を目安として，胃管先端にゼリーを塗布して経口から愛護的に挿入する．かむ場合には，バイトブロックを用いることもある	吸引装置を用意しておく
先端の確認と吸引	目安にした位置まで来たら，シリンジで胃内容を吸引する．吸引されないときは送気音を心窩部で聴取する．胃内容はできるかぎり排出し，保存しておく．胃管を口角で固定する	咳き込んだり，チアノーゼがあるときは気管に入っている可能性がある
洗浄	体位を左側臥位とし，下肢はやや屈曲して固定する．1回の注入量は，成人で200～300 mL，乳幼児では10～20 mL/kgとする．洗浄液を計量カップで漏斗に注入し，漏斗の液がなくならないうちに漏斗を下げ，胃内容物をバケツ内に排液する（サイフォンの原理を利用）．洗浄排液がきれいになるまで繰り返す．1～2 Lの洗浄液が必要である	漏斗の高さは落差を40 cm程度としてゆっくり注入する
終了時	活性炭や吸着剤が使えるときは終了時に注入する．活性炭25～50 g（1歳以下では1 g/kg）を10～20 mL/kgの生理食塩水に溶解し，胃洗浄終了後に注入する．35%程度に希釈したソルビトール溶液（0.5～1.0 g/kg）を併用する．胃管を抜くときは内液を誤嚥しないように管を挟んで抜く	活性炭注入時はできるかぎり胃内容を排出しておく．吸着活性炭を体外へ早く出すために緩下剤を併用する

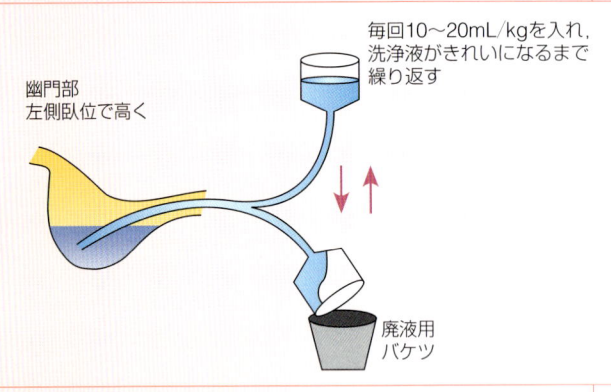

参考文献

1 日本小児科学会こどもの生活環境改善委員会報告：タバコの誤飲に対する処置について．日本小児科学会雑誌 102：613, 1998
2 Position statement: Gastric Lavage. American Academy of Clinical Toxicology; European Association of Poisons Centers and Clinical Toxicologists. J Toxicol Clin Toxicol 35：711-719, 1997
3 日本中毒学会学術委員会：消化管除染 ①胃洗浄．中毒研究 16：79-82, 2003
4 上條吉人：イラスト＆チャートでみる急性中毒診療ハンドブック，医学書院，2005

7 導尿

[著] 村上 直樹

概念

　小児の尿検査では，採尿法が重要である．排尿が自立していない乳幼児では採尿バッグを用いる（図1，図2）．外陰部を清拭乾燥させたあとにバッグを貼る．この方法ではもちろんある程度の汚染は避けられないが，臨床的には十分役に立つ．年長児では中間尿の採取が理想的であり，特別な救急症例や集中治療中以外は，導尿や膀胱穿刺は必要ない[1]．

1）導尿は細い滅菌チューブまたは尿道カテーテルを尿道から膀胱に挿入し，排尿あるいは尿量測定を行う際に用いる手技である．
2）特殊な場合には，経皮的膀胱穿刺による導尿を行うこともある[2]．

適応

　上記2つの方法は，単なる採尿目的のためには通常適応とはならない．

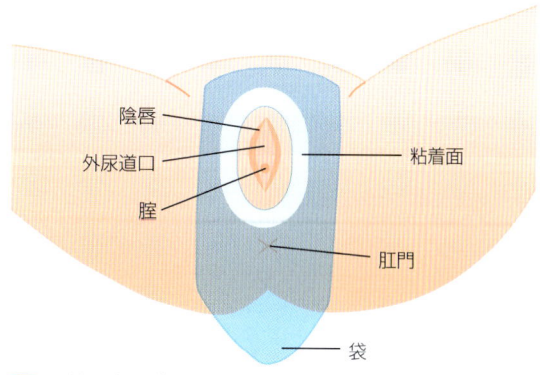

図2　採尿バッグ（女児の場合）
（文献3を改変）

カテーテル導尿の適応

1）重症患児の全身管理のために正確な時間尿量測定を必要とする場合．
2）尿閉と無尿を鑑別したい場合．
3）残尿量を測定するとき．

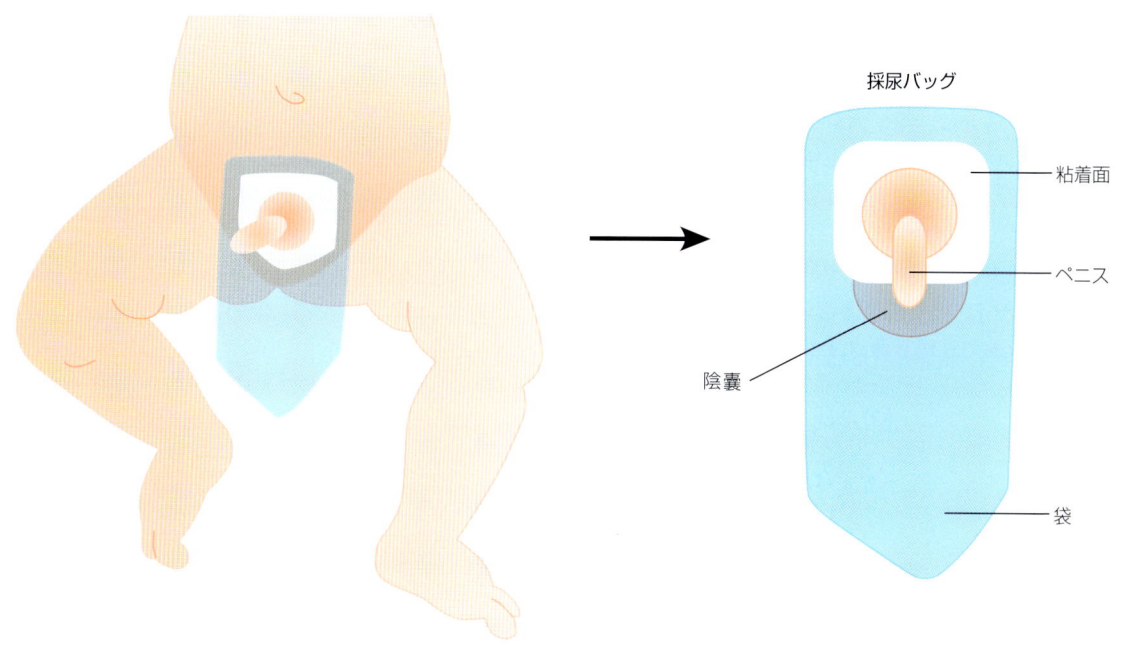

図1　採尿バッグ（男児の場合）
（文献3を改変）

2章　基本手技

4）腎生検後の合併症や腎外傷後などで肉眼的血尿が高度な場合。
5）逆行性膀胱造影を行う場合。

経皮的膀胱穿刺の適応
1）完全尿閉で尿道カテーテルが挿入できないとき。
2）2歳以下の乳幼児における尿路感染症で，確実に起因菌を検出したい場合。

*本法での採取尿は汚染の可能性はなく，尿の細菌培養の結果は信頼性が高い。

方法／手順

カテーテル導尿の方法と手順
1）準備品目は尿道カテーテル，カテーテル先端をつまむための摂子または滅菌手袋，消毒液，綿球，潤滑剤兼麻酔薬としてのキシロカインゼリー，カテーテルのバルーンをふくらませるための滅菌蒸留水を満たした注射器，固定用絆創膏など。
2）男児の体位は，乳幼児では仰臥位にし，膝と股関節を屈曲し下肢を外転させる。年長男児の場合は仰臥位で軽く足を開かせ，包皮を陰茎根部側に引っ張り亀頭を露出させる。
3）男児の挿入手順は，カテーテルの先端から3 cmくらいのところをつまみ，ゆるやかに外尿道口よりカテーテルを挿入していく。包茎で亀頭が露出しない場合には，亀頭先端の6時方向からカテーテルを挿入する。呼気のはじまりに最も尿道括約筋が弛緩するので，そのタイミングを見計らって通過させるのがよい。
4）女児の場合は，指で大陰唇と小陰唇を開いて外尿道口を確認し，そこを中心に外陰部を広く消毒する。あとは尿道口より丁寧にカテーテルを挿入する。男児に比べるとかなり容易である。新生児や乳幼児の女児で外尿道口が確認できない場合には，処女膜付着部前縁の正中部にカテーテルをあて，尾骨側にすべらせるようにすると挿入できる[3]。
5）禁止事項と注意点：カテーテル挿入に際しては，力の入れすぎや無理な操作は尿道損傷の原因となるので，絶対に避けるべきである。尿道裂傷を起こさないためには，カテーテルの膀胱到達後，十分に深く挿入し，バルーンが尿道を越えて膀胱内にあることを確認したうえでバルーンをふくらませるべきである。常に無菌的操作を心がける。カテーテルの挿入が困難な場合には，1サイズ細いカテーテルに替えてもよい。

経皮的膀胱穿刺の方法と手順
1）準備品目は滅菌手袋とイソジン消毒液®，注射器，滅菌コップである。
2）安全確実に行うための留意点は，前回の排尿から少なくとも1時間は経過し，超音波エコーを用いて膀胱内の尿の貯留状態や膀胱の位置を確認することである。
3）体位は患児を仰臥位とし，両膝を屈曲して股関節を開き，腰部が動かないようにしっかりと固定する。
4）穿刺手順は，恥骨結合直上を中心にイソジン消毒液®で最低3回消毒し，術者は滅菌手袋を着用する。
5）禁止事項と注意点：患児の出血傾向が強いとき，穿刺部付近に感染病巣がある場合には禁忌である。合併症としては，顕微鏡的ないし肉眼的血尿，腸管穿刺，腹壁の感染などが起こりうる[2]。

参考文献
1　寺島和光：症候論と診断学．小児泌尿器科学書，川村猛，小柳知彦編，p57，金原出版，1998
2　笠原多加幸，相川務：採尿法．小児内科 31：141-144，1999
3　平岡政弘：小児尿路感染症の外来診療マスターブック，p14-16，p63，医学書院，2003

8 浣腸

[著] 進藤 静生

概念

　腹痛を主訴に救急外来を受診する患児をよく経験する。このような場合にはまず浣腸（enema）を行う。その結果，排ガスや排便により症状が軽快することが多い。

　また，浣腸により排出された便を観察することにより，腸重積などの診断に有用な情報がもたらされるとともに，排ガスなどにより腹痛の軽減がもたらされるという治療的側面もみられる。

浣腸の実際

目的

　便秘や腹痛時に直腸から大腸へ液体を注入することで腸の蠕動運動を高め，排便と排ガスを促進し，また排出された便の観察や腹痛軽減の目的で行う。

方法

　薬液の取り違えなどを起こさないためにも，数社より発売しているディスポーザブルの50％グリセリン浣腸液®を使用することが安全であり便利である。使用量の目安は2〜3 mL/kgで，使用前に体温程度（37〜40℃）に温め，チューブにキシロカインゼリーや（家庭などでは）オリーブオイルを塗り，ゆっくり（5〜15 cm）と挿入し液を注入する。乳児では，図1のように仰臥位で，オムツ換えのように膝を曲げて両足を持ち行う。幼児以上では，図2のように左側臥位で，膝を抱え込むような姿勢をとらせ行う。一度の浣腸で十分な量の排便がみられないときには，もう一度同量の浣腸を行ってみることも必要である。

種類

　現在発売されているグリセリン浣腸液®は以下のように，多くの会社から発売されているので，このなかから体重にあったものを選べばよい。

● グリカンチョー液®50％（40・60・120・150 mL）

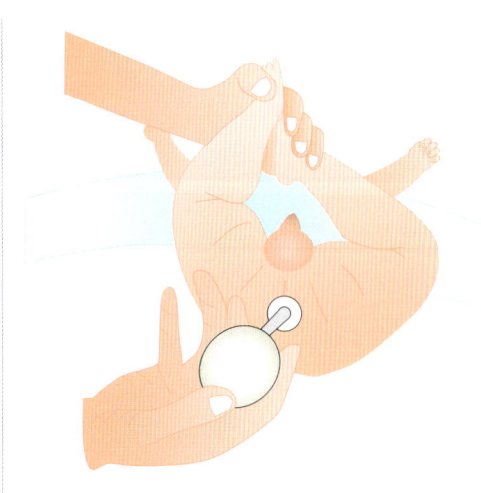

図1　浣腸（乳児の場合）

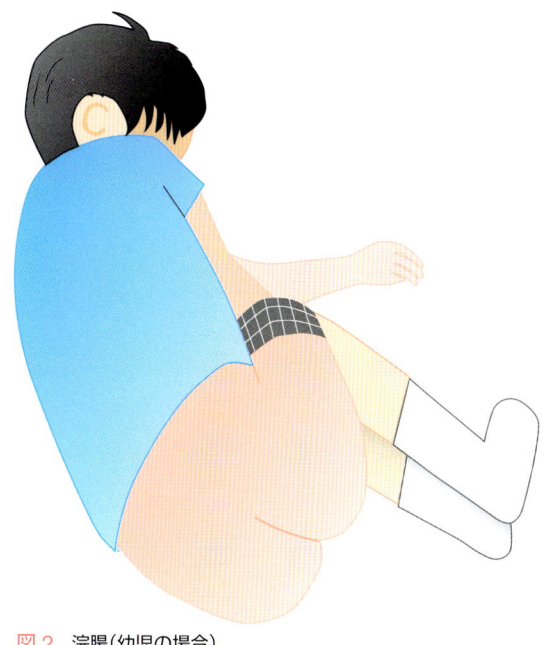

図2　浣腸（幼児の場合）

（明治薬品＝メルク製薬）
- グリセリン浣腸液®50％（40・60・110・150 mL）（東豊＝堀井＝吉田製薬）
- グリセリン浣腸液®50％（30・60・120・150 mL）（太田＝テイコク，ムネ＝丸石＝日興製薬）
- グリセリン浣腸液®50％（30・60・120 mL）（山善）
- グリセリン浣腸液®50％（40・60・120・150 mL）（月島薬品）
- オリエンタル浣腸液®50％（30・60・120 mL）（オリエンタル＝日医工）
- グリセリン浣腸液®50％（10 mL）（吉田製薬）
- ケンエーG浣腸液®59％（Sタイプ30・50 mL，Lタイプ30・40・60・90・120・150 mL）（健栄）
- JD浣腸液®50％（30・60・120・150 mL）（ジェイドルフ）

禁忌

腹膜炎，消化管の穿孔，または虫垂炎の穿孔やショックなどが疑われる場合は，原則として禁忌である．

9 吸入療法

[著] 縣 裕篤・鶴澤 正仁

概念

　救急での吸入療法(inhalation therapy)は，呼吸器疾患に対する治療のうち，すみやかに呼吸困難を取り除くための危急的治療が主であるが，応急処置後の症状発現を予防する，あるいは悪化させないための予防的治療も含まれる。前者にはクループ症候群の喉頭浮腫による呼吸困難や，気管支喘息発作時の気管支狭窄による呼吸困難がある。一方，気管支喘息発作が終息したあとの吸入療法は後者にあたり，以後の発作出現を予防する長期管理として位置づけられる。

　吸入する薬剤には，電動式ネブライザーが必要な薬剤(液体)と，定量式吸入器に薬品がすでに組み込まれている薬剤(霧状あるいは粉末)とがある。電動式ネブライザーには，ジェット式，超音波式，メッシュ式があり，定量式吸入器は，加圧噴霧式定量吸入器(pressurized metered-dose inhaler：pMDI)とドライパウダー定量吸入器(dry powder inhaler：DPI)がある。

　ネブライザーによる吸入は，意識的にゆっくり大きく吸い込むという動作と薬剤噴霧という動作とを同調する必要がなく，通常呼吸をしているだけでよいので，呼吸困難が強い患児や乳幼児でも確実に行え，危急的治療に使用される。また，年齢や症状により薬剤投与量を調節できるという利点もある。一方，機器は一般に大きく，乾電池が使用できるものもあるが，通常は電源を必要とすることから，使用場所に制限があり，機動性は低くなる。

　定量式吸入器はこれらの点が全く逆で，すなわち，呼吸と薬剤噴霧を同調させる必要から，呼吸困難が強い患児や乳幼児では使用しにくく，細かい薬剤投与量は設定できない。また，乳幼児に使用する場合は，必ずフェイスマスクあるいはマウスピースが装着された，スペーサーと呼ばれる吸入補助器具を必要とする。機動性は高いため，旅行先などでの危急的治療にも使用できるが，一般的には，気管支喘息長期管理薬での使用となる。

適応

危急的治療(表1)

クループ症候群

　クループ症候群は，喉頭の炎症により引き起こされる，喉頭浮腫による気道閉塞であり，吸気性の呼吸困難が主体である。多くは，乳幼児にみられるウイルス性喉頭炎であり，エピネフリン(ボスミン®液)を吸入することで喉頭の炎症性浮腫を改善し，呼吸困難をすみやかに取り除くことが吸入療法の目的である。10～30分で効果が現れ，30分間隔で反復吸入が可能である。また，さらなる抗炎症効果を期待して，副腎コルチコイドのデキサメタゾン(デカドロン®注射液)も吸入で併用することがある。

　ウイルス性喉頭炎よりも比較的年齢が高く，高熱や咽喉頭痛による嚥下困難のために流涎がひどい急性喉頭蓋炎では，進行が急速で重症化しやすく，窒息死の危険性が高いので，吸入療法を行う場合は，血管確保，挿管の準備をしたうえで行う。

気管支喘息急性発作

　気管支喘息の急性発作では，気管支平滑筋の収縮による狭窄のみならず，気管支上皮の分泌亢進による粘液の増多，気管支粘膜下組織の浮腫による肥厚が認められる。そのため，β刺激薬(塩酸プロカテロール〈メプチン®吸入液〉，硫酸サルブタモール〈ベネトリン®吸入液〉など)による気管支拡張のほか，disodium cromoglycate(DSCG〈インタール®吸入液〉)を同時に吸入することで気道を湿潤化し，粘液の排泄を促進する，あるいは抗炎症効果から粘膜の浮腫を軽減することが吸入療法の目的となる。

　β刺激薬吸入は15～30分後に効果判定し，20～30分間隔で3回まで反復可能である。重症の大発作，呼吸不全状態では，より気管支拡張作用の強いイソプロテレノール(アスプール®液，プロタノール®-L注)の持続吸入を行い，発作の早期改善に努める。

　この治療は，効果が強い一方，心臓への影響が強いため，入院したうえで行うことはもちろん，心電

表1 吸入療法の危急的治療

適応疾患	吸入機器		使用薬剤	備考
クループ症候群	ネブライザー	<1歳	生理食塩水2mL＋ボスミン®液0.1mL （＋デカドロン®注射液0.2mL）	ステロイドを除いた薬剤で反復吸入可
		≧1歳	生理食塩水2mL＋ボスミン®液0.2mL （＋デカドロン®注射液0.2〜0.5mL）	
気管支喘息	ネブライザー	<2歳	生理食塩水かインタール®吸入液2mL ＋メプチン®かベネトリン®吸入液0.1〜0.2mL	反復吸入可
		2〜5歳	生理食塩水かインタール®吸入液2mL ＋メプチン®かベネトリン®吸入液0.2〜0.3mL	
		6〜15歳	生理食塩水かインタール®吸入液2mL ＋メプチン®かベネトリン®吸入液0.2〜0.4mL	
	*イソプロテレノール持続吸入は，小児気管支喘息の治療に精通した小児科医のもとで行う			
アナフィラキシー	ネブライザー		喉頭浮腫によるものは，クループ症候群に準ずる 気管支攣縮によるものは，気管支喘息に準ずる	
気管支炎・肺炎	ネブライザー	<1歳	生理食塩水2mL＋ベネトリン®吸入液0.1mL ＋ビソルボン®吸入液0.3〜0.5mL	1日3回
		≧1歳	生理食塩水2mL＋ベネトリン®吸入液0.2mL ＋ビソルボン®吸入液0.5〜1mL	

図，呼吸，酸素飽和度，血圧のモニター監視下で，喘息治療に精通した小児科医のもとで施行するようにする．

アナフィラキシー

食物アレルギーあるいは薬物アレルギーにより，放出された化学伝達物質（chemical mediator）が引き起こした標的臓器での種々の症状を呈するのがアナフィラキシーであり，喉頭浮腫や気管支攣縮による気道狭窄で，呼吸困難が出現することがある．この呼吸困難が，喉頭浮腫によるものでは，クループ症候群に準じたエピネフリンを，気管支攣縮によるものでは，気管支喘息急性発作に準じたβ刺激薬を使用する．

しかし，吸入療法はあくまで気道局所での反応を治療するものであり，呼吸器症状が出現している状態では，全身性反応が起きていると判断し，血管確保・輸液，エピネフリン皮下注射の処置を優先して行う．

その他

急性気管支炎や急性肺炎では，気道分泌物が多いため，気道を湿潤化し，また気管支を拡張させることで粘液の排泄を促進するのを目的として，吸入療法を施行する場合が臨床現場ではしばしばみられる．ただし，この場合は，保険適応の関係上，生理食塩水と塩酸ブロムヘキシン（ビソルボン®吸入液），硫酸サルブタモールを使用することになる．

予防的治療

気管支喘息長期管理

『小児気管支喘息治療・管理ガイドライン2005』によれば，気管支喘息の長期管理での薬物療法は，重症度に応じた治療ステップから開始するが，各ステップでの基本治療と追加治療に分かれ，コントロール不良時にはステップアップ，良好時にはステップダウンするようになっている．DSCGは各年齢ともステップ1の追加治療から使用され，ステップ2と4では基本治療の1つである．吸入ステロイド薬（inhaled corticosteroids：ICS）は，年齢により導入時期に多少の差があり，2歳以上ではすでにステップ2で基本治療であるが，2歳未満の乳児喘息では，ステップ2は追加治療，ステップ3から基本治療となる．

日本で使用できるICSには，ブデソニド（budesonide：BUD），プロピオン酸フルチカゾン（fluticasone：FP），プロピオン酸ベクロメタゾン（beclomethasone：BDP）の3種がある．ディバイスには前述したように，pMDIとDPIがあり，pMDIでは噴射剤のフロン規制により，現在では代替フロンであるハイドロフルオロアルカン（hydrofluoroalkane：HFA）を用いている．薬品とディバイスの組

表2 小児適応のある吸入ステロイド薬の種類（2007年5月現在）

薬剤名	DPI（ドライパウダー定量吸入器）	pMDI（加圧噴霧式定量吸入器）	ネブライザー（吸入器）
BDP（ベクロメタゾン）	×	HFA-BDP（キュバール™）	
FP（フルチカゾン）	FP-DPI（フルタイド®ディスカスほか）	HFA-FP（フルタイド®エアー）	
BUD（ブデソニド）	×		BIS（パルミコート®）

×：販売されているが，小児適応がない
BIS：ブデソニド吸入用懸濁液，HFA：ハイドロフルオロアルカン
（文献4を改変）

み合わせから，日本ではBDP-DPI（タウナス®），FP-DPI（フルタイド®ディスカスほか），BUD-DPI（パルミコート・タービュヘイラー®），HFA-BDP（キュバール™），HFA-FP（フルタイド®エアー）と，ジェット式ネブライザーで吸入するBUD吸入用懸濁液（BIS〈パルミコート®吸入液〉）の6種のICSが販売されているが，このうちBDP-DPIとBUD-DPIは小児適応がない。

2007年5月末現在，日本で小児適応のあるICSを表2に示す。ICSの使用量は，ガイドラインでステップ別に規定されているが，BISはガイドライン発刊後の発売であるため，現在のところ，その使用量ははっきりとは決まっていない（治験で用いた使用量と効果，安全性から推定した量を表3に示す）。また，使用する薬品と投与方法については，患児の年齢と薬品の特性，吸入方法を考慮して選択する必要がある（表4）。

方法

電動式ネブライザーの場合

1) 薬杯あるいは嘴管に薬液を入れる。
2) 電源を入れ，噴霧口に口を近づけるか，マウスピースをくわえ，噴霧された薬を自然呼吸で吸う。このとき，薬液面を水平に保たないと薬剤は噴霧されないし，末梢気道への到達を考えると，背すじを伸ばし，ゆっくり大きな呼吸をするのが理想である（図1）。しかし，呼吸困難が強いとき，あるいは乳児では座位をとらせるのが困難な場合もある。現在のところ仰臥したままでも吸入が可能なのは，メッシュ式ネブライザーNE-U22（オムロン株式会社）のみである。

スペーサーを使ったpMDIの場合

1) HFA-FPを使用する場合は，なかの薬剤が均一になるように，よく振る（HFA-BDPを使用する場合は必要なし）。
2) ボンベをアダプターにしっかりはめ込む。
3) スペーサーにアダプターをはめ込み，ボンベを押して，スペーサーに薬剤を噴霧する。
4) 息をはいた状態で，スペーサーのマウスピースに口をつけ（マスクは口と鼻を覆い），スペーサーのなかの空気をゆっくり大きく吸い込む（図2）。
5) 最大吸気で息止めをし，3秒を目安に息を止める。息止めができない乳幼児は，通常呼吸で4～5回呼吸する。
6) マウスピースあるいはマスクから口をはずし，息をゆっくりはく。
7) ICSを吸入した場合は，うがいをする。うがいができない乳幼児は，水分を飲ませる。

表3 吸入ステロイド薬のステップ別使用量（2～5歳）

薬剤名	ステップ1	ステップ2	ステップ3	ステップ4
HFA-BDP	×	50～100μg/日	100～150μg/日	150～300μg/日
HFA-FP	×	50～100μg/日	100～150μg/日	150～300μg/日
FP-DPI	×	50～100μg/日	100～150μg/日	150～300μg/日
BIS*	×	(250μg/日)	(500μg/日)	(500～1,000μg/日)

BIS：ブデソニド吸入用懸濁液，BDP：ベクロメタゾン，BUD：ブデソニド，DPI：ドライパウダー定量吸入器，FP：フルチカゾン，HFA：ハイドロフルオロアルカン
*2005年のガイドラインには未収載であり，治験での使用量から推定したため（ ）で示した
（文献4を改変）

表4 吸入ステロイド薬の年齢別使い分け

年齢	薬剤名・吸入補助具
0歳〜2歳	BIS + フェイスマスクつきネブライザー / HFA-BDP + フェイスマスクつきスペーサー
2歳〜4歳	BIS + フェイスマスクつきネブライザー / HFA-FP + フェイスマスクつきスペーサー
4歳〜6歳	HFA-BDP or HFA-FP + マウスピースつきスペーサー
6歳〜10歳	HFA-BDP or HFA-FP + マウスピースつきスペーサー / HFA-BDP or HFA-FP
10歳〜12歳	HFA-BDP or HFA-FP + マウスピースつきスペーサー / HFA-BDP or HFA-FP / FP-DPI
12歳〜15歳	HFA-BDP or HFA-FP / FP-DPI

BIS：ブデソニド吸入用懸濁液，BDP：ベクロメタゾン，BUD：ブデソニド，DPI：ドライパウダー定量吸入器，FP：フルチカゾン，HFA：ハイドロフルオロアルカン
（文献4を改変）

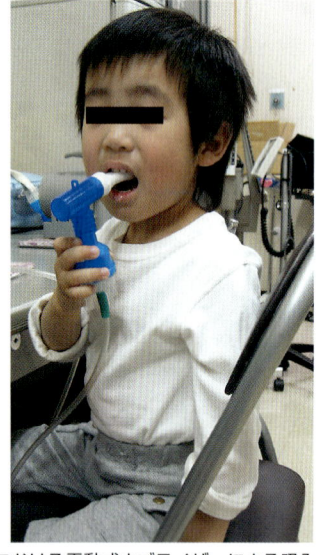

図1 幼児における電動式ネブライザーによる吸入
・背すじを伸ばすのが理想
・薬液面は水平に保つ

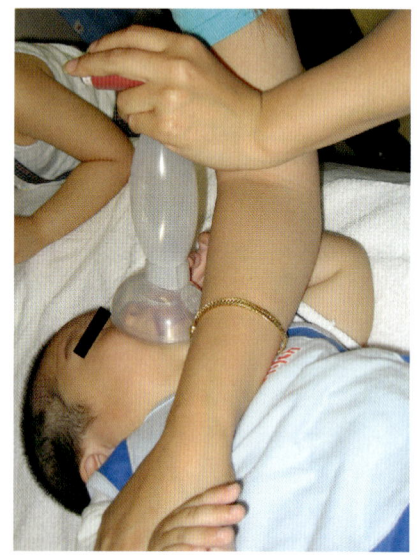

図2 乳児におけるマスクつきスペーサーを使った加圧噴霧式定量吸入器による吸入
・マスクは口と鼻をしっかり覆う
・自然呼吸で4〜5回

参考文献

1. 川村尚久：クループ症候群．「小児の治療指針」小児科診療 69（増刊号）：411-414，2006
2. 阿部時也：クループ症候群．今日の小児治療指針 第13版，大関武彦，古川漸ほか編，p269-270，医学書院，2003
3. 日本小児アレルギー学会作成，森川昭廣，西間三馨監修：小児気管支喘息治療・管理ガイドライン 2005，協和企画，2005
4. 縣裕篤，竹内三奈ほか：吸入ステロイド薬の剤型別特徴と使い分け．小児科臨床 59：1307-1315，2006

3章

症状からみた鑑別と救急処置

1	発熱	34
2	ショック	36
3	意識障害	39
4	けいれん	41
5	失神	44
6	頭痛	47
7	歩行障害	50
8	関節痛, 関節腫脹	52
9	鼻出血, 出血傾向	54
10	発疹, 紅斑	56
11	体重増加不良, やせ	60
12	貧血	63
13	胸痛	66
14	動悸	68
15	チアノーゼ	71
16	喘鳴, 呼吸障害	74
17	吐血, 下血	78
18	嘔吐, 下痢	80
19	腹痛	83
20	黄疸	85
21	血尿	88
22	浮腫	91
23	眼痛, 充血	93
24	高血圧	95
25	咽頭痛, 喉頭痛	98
26	頸部腫瘤	101
27	精巣痛, 精巣腫脹	104
28	腹部腫瘤	106

1 発熱

[著] 下村 国寿

概念

救急の場における発熱(pyrexia)の管理としては，重症細菌感染症を見逃さないことが重要であり，診断を正確につけることは求められていない。診断と対応の難しい発熱初期の対応について考えてみる。

臨床症状

小児科外来の受診理由で最も多いのが発熱であるが，発熱の対応に関して，現時点で日本における診療ガイドラインは存在しない。多くはウイルス感染症であるが，まれに存在する細菌性髄膜炎などの細菌感染症を見逃さないことが重要である。全身状態と検査所見を組み合わせて判断する必要がある。

全身状態

問診では，母乳やミルクを飲まないか，ぐずって眠れないか，動きが鈍いかなどを聴き，診察ではぐったりして動かないか，目がうつろか(周囲をみる余裕がない)，などをみる。

検査所見

C反応性蛋白(CRP)を参考にする。CRPは発熱6〜12時間以内は増加しないこともあるが12時間以降は感受性・特異性ともに高い。発熱24時間以内は2.0 mg/dL以上，24時間以降は3.0 mg/dL以上を細菌感染の目安とする。白血球数は参考にするが，ウイルス感染でも初期は増加することがあり，逆に細菌感染でも増加しないことがある。

診断の進め方／治療／救急処置

発熱への対応は年齢別に考える(図1)。

3カ月未満児

細菌性髄膜炎，敗血症，骨髄炎，上部尿路感染症などの細菌感染症であるリスクが他の年齢に比して高く，約15%程度に存在する。このうちの約半数は尿路感染症であるが，全身感染の一症状のこともあるので注意する。

この年齢は感染免疫能が未熟で重症化しやすいため，早期に正確な診断を行い抗生剤の非経口投与を行うことが必要になる。ただ，多くの場合に発熱以外に特徴のある症状はなく，診断が難しい。

具体的な対応

1カ月未満児と3カ月未満児を分ける。全員に検尿・血液検査を行う。

- 1カ月未満児：入院管理を行う。入院直後よりsepsis work-up(血液培養，髄液検査などを含む)を行うことが多いが，ウイルス感染や環境による発熱も多い。全身状態の注意深い観察と6〜8時間ごとのCRP検査を行い，細菌感染が疑われればsepsis work-upを行う選択肢もある。
- 1〜3カ月未満児：ウイルス感染が増加してくるので，きめ細かい診療が可能であれば全身状態の観察と8〜12時間ごとのCRP検査を指標に外来診療を行い，細菌感染が疑われれば入院させsepsis work-upを行う。きめ細かい診療が困難であれば入院させ，1カ月未満児と同様に管理する。
- 月齢によらず発熱24時間経過後もCRPが2.0 mg/dL以下であれば，細菌感染症はほぼ否定できる。ただ，解熱するまでは毎日診察する[1]。

3カ月〜3歳未満児

3カ月を過ぎると発熱児は急増するが，ほとんどは全身状態のよいウイルス感染症である。突発性発疹だけでも，顕性発症が30％と推定して年間30万人以上が高熱を出すことになる。他のウイルス性疾患でも高熱を出すことは多い。

ただ，この年齢はインフルエンザ菌b型(*Haemophilus influenzae* type b：Hib)および肺炎球菌による細菌性髄膜炎への注意が必要である。Hib髄膜炎は近年増加しており，年間約600例が発病しているが，発熱初日に確実に発見する有効な手段はない。しかし，1日あたり全国で1.5人程度しか発病しておらず，過度におそれる必要はない。39℃以上の発熱児は多く，全員を検査することは不可能であり，検査するか否かの判断は全身状態による。

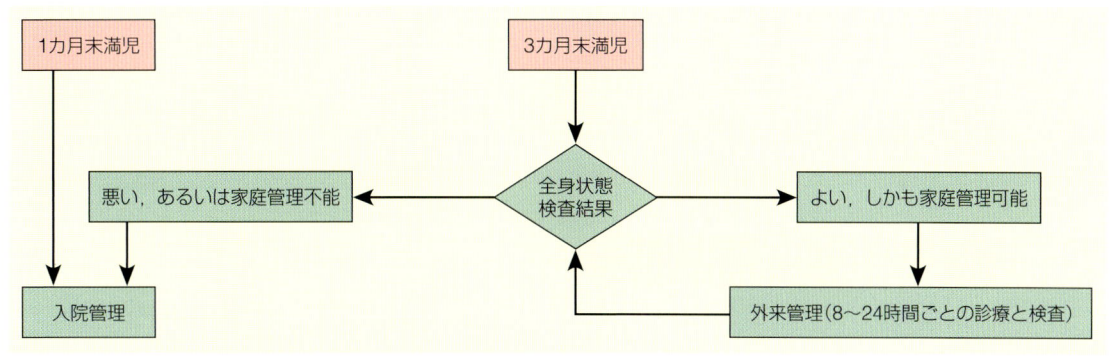

図1 3カ月未満の発熱児の管理―重症細菌感染症を見逃さないために

具体的な対応

発熱初日と2日目以降を分けて考える。検尿・血液検査は状態をみて。

● 発熱初日

1) 症状や所見がそろっておらず，感染源の把握が困難な場合が多い。溶連菌感染や突発性発疹，アデノウイルス感染でも咽頭所見がないことがある。顔つきや目つき，全身状態をみながら診察する。
2) ほとんどの症例は全身状態がよいので，症状に応じた薬を処方して帰宅させる。ただ状態が悪化した場合は必ず受診するように説明しておく。
3) まれに全身状態が悪い例がある。検尿・白血球数・CRP検査を行うとともに，必要があれば輸液を行う。CRPがまだ上昇していないことが多いので判断は難しいが，検査結果および輸液後の状態がよい場合は，状態悪化時の受診を説明し帰宅させる。検査結果に異常があり，しかも全身状態が悪い場合は入院管理する。検査結果に異常はあるが全身状態がよい場合は，8〜24時間後の受診を約束させて帰宅させるが，不安があれば入院管理を行う。入院後は全身状態の観察と12〜24時間ごとのCRP検査を続ける。状態の悪化およびCRPが急激に増加する場合は，細菌性髄膜炎も考慮する。

● 発熱2日目以降

それぞれの疾患特有の所見が出てくるので診断しやすくなる。診断ができず，しかも状態が悪ければ，検尿・血液検査を行う。高熱が続いていてもCRPが2.0 mg/dL以下であれば，細菌感染症はほぼ否定できる。細菌感染症であればCRPが3.0 mg/dL以上，細菌性髄膜炎であればほとんどの例が5.0 mg/dL以上，多くは10 mg/dL以上になる。症状・所見に応じて診断および治療を進めていく。

3歳以上の児

まれに細菌性髄膜炎も存在するが，多くは急変する可能性の少ない疾患である。ウイルス性感染症が中心だが，溶連菌感染やマイコプラズマ感染，川崎病に注意する。マイコプラズマ感染も病初期は咳が存在しないこともある。

解熱剤

種類と使用法

小児に使用できる解熱剤はアセトアミノフェンとイブプロフェンである。

1) アセトアミノフェン：細粒，坐剤，錠剤がある。使用量は1回10〜15 mg/kg，投与間隔は4〜6時間とし，1日総量として60 mg/kgを限度とする。ただし成人の1日最大用量1,500 mgを超えない。
2) イブプロフェン：顆粒，坐剤，錠剤がある。使用量は1回3〜6 mg/kg，投与間隔は8時間以上とし，1日2回を限度とする。

使用目的

保護者は「体温が何度あれば解熱剤を使いますか？」と体温を目安にしたがるが，解熱剤を使用する目的は食欲を出させたり，ぐっすり眠らせて体力を保持するためである。そのため38℃で使用することがあるし，39℃でも使用しないことがある。

参考文献

1 下村国寿，青木知信ほか：3カ月未満の発熱児の一次医療施設での管理．日児会誌 102：885-892，1998

2 ショック

[著] 植田 育也

概念

ショック(shock)とは何か？ まず，この質問に対し，「血圧が低いこと……」と答えたら誤りである。ショックとは，身体の各臓器に必要とする酸素を供給できない状態のことである。明らかな低血圧を呈さないショックはいくらでも存在する。血圧が正常だからショックではないと安心してはならない。

原因

ショックの原因を考えるうえで，簡単にショックを分類してみる。本書の性質上，非常に簡単な病因分類を試みた(表1)。

臨床症状

ショックの診療で大事なのは，迅速に患者の心肺機能を評価し，ショックを発見することである。代表的なショックのそれぞれに対する病歴/身体所見を表2に示した。

capillary refill の測定は末梢循環不全の評価に有用である。患者の指先や足底を検者の指先で圧迫し褪色させたあと解除し，色調が戻るまでの秒数を測る。正常では2秒以下。それ以上時間がかかる場合は末梢循環不全を意味する。

診断の進め方

ショックの初期症状は活気の低下，多呼吸，頻脈，末梢循環障害(capillary refill 延長)，乏尿である。この時点では血圧はまだ正常に保たれている。心拍出量減少による血圧低下を，末梢血管抵抗の上昇で代償していることから，この時期を「代償性ショック」という。

代償性ショックは立派なショックであり，発見したらすぐに治療をしなければならない。治療が遅れると血圧が下がりはじめ，低血圧となり，脈拍が微弱になり，最後には徐脈となり心停止にいたる。この状態を「低血圧性ショック」という。

このように「低血圧」は，ショックの「手遅れサイン」である。くれぐれも低い血圧の測定値にこだわらず，活気の低下，多呼吸，頻脈，末梢循環障害，乏尿といった症候に注意することが重要である(図1)。

表1 ショックの病因分類

	循環血液量	末梢血管抵抗	病因
低容量性ショック	減少	上昇	脱水，出血
心原性ショック	増加	上昇	うっ血性心不全
敗血症性ショック	減少	低下	敗血症
神経原性ショック	不変	低下	頸髄損傷

表2 病歴と身体所見からみるショック

	病歴	身体所見	検査所見
低容量性ショック	発熱，下痢，嘔吐 外傷	皮膚・粘膜の乾燥 ツルゴール陽性 体重減少	BUN，Cr 上昇 脱水：Hb/Ht 上昇 外傷：Hb/Ht 低下
心原性ショック	心疾患の既往 心筋炎の先行感染	浮腫，肝腫大 異常心音	胸部X線所見：心拡大 肺うっ血 心エコー所見
敗血症性ショック	発熱 新生児の無呼吸	出血傾向 末梢冷感/温感	WBC，CRP 上昇 凝固障害

すべてのショックに共通する所見：活気の低下，多呼吸，頻脈，網状チアノーゼ，末梢冷感，乏尿，代謝性アシドーシス

2 ショック

正常	代償性ショック	低血圧性ショック
	活気の低下，多呼吸，頻脈，末梢循環障害，末梢冷感，乏尿	低血圧，脈拍微弱化，意識障害，徐脈，心停止

図1 循環の状態（ショックの病態分類）

治療／救急処置

低血圧でなくとも代償性ショックであると判断したならば，ショックの治療を開始しなければならない。即座に静脈路確保，急速輸液療法，血管作動薬の使用へと進む。

静脈路確保

心肺停止など末梢静脈路確保が困難と判断した場合は骨髄内ルート確保を行う。いつまでも末梢静脈路確保に固執しない（詳細は2章3「静脈路確保」〈15ページ〉参照）。

急速輸液療法

生理食塩水か乳酸リンゲル液（lactate Ringer solution）などの細胞外液型輸液を用いる。日本の小児科領域では，糖を含みNa濃度が血清中に比し低いソリタ-T1号®が伝統的に用いられてきたが，急速輸液には不適切である。重症のショックの場合は，膠質浸透圧の上昇を期待して5％アルブミンなどの血漿蛋白製剤を使用することがある。新鮮凍結血漿（fresh frozen plasma：FFP）は血漿蛋白製剤よりもさらに輸血による感染のリスクが高まるため，凝固障害がないかぎり使用を慎むべきである。

投与量

1回10～20 mL/kg静注。明らかなショックなら手押しで急速静注する。それほどでなければ15～30分で持続静注する。ショックと診断した場合，これを2回まで繰り返してよい。ただしはじめの1～2回のボーラス投与を行いながらショックの病因鑑別を行い，心原性ショック（cardiogenic shock）の場合にはそれ以上の過剰輸液を避け，早期に利尿薬，血管拡張薬を用いる。しかし，心不全によるうっ血や肺水腫をおそれるあまり急速輸液を全く行わないのは誤りである。心原性ショックであっても，通常は経口摂取低下により低容量性ショック（hypovolemic shock）を伴うことが多く，急速輸液の適応

表3 血管作動薬の分類

ドパミン系	
ドパミン（イノバン®）	2～4γ：腎血流増加，利尿作用 5～10γ：β_1＋弱いβ_2＋α 15γ以上：α優位
エピネフリン（ボスミン®）	ドパミンより10～20倍強力 0.1～0.5：β_1＋弱いβ_2＋α 1.0以上：α優位 蘇生量は1回10μg/kg
ノルエピネフリン（ノルアドレナリン®）	エピネフリンよりα優位，β弱い 0.05γ～ 年長児，ST-T変化があるとき，頻脈時によい適応

ドブタミン系	
ドブタミン（ドブトレックス®）	β_1，ごく弱いβ_2
イソプロテレノール（プロタノール®）	ドブタミンの強力版

PDE Ⅲ阻害薬（cAMPを分解疎外し細胞内レベル上昇させる。心筋収縮力増加，末梢血管拡張）	
アムリノン（カルトニック®）	5～10γ 血小板減少（数～10％の症例で数日のうちに出現） 生理食塩水単ルートで投与
ミルリノン（ミルリーラ®）	アムリノンより10倍強力 アムリノンに比し，心筋収縮力増強作用は強く，血管拡張作用は弱い 0.3～1.0γ 心室性不整脈
オルプリノン（コアテック®）	ミルリノンより不整脈を誘発しにくい 上記2剤より血中半減期が短い 0.1～0.4γ

カテコールアミン
・α作用：末梢血管抵抗増加
・β_1作用：心筋収縮力増加
・β_2作用：末梢血管拡張作用
・γ：投与量（μg/kg/分）

となる。

金言

急速輸液をしてはいけないショックはない。

血管作動薬の使用

急速輸液を行いながら前述したショックの病因診断を行い，以後はそれに沿って治療を進めていく。

血管作動薬の分類を表3に示す。

低容量性ショック

病態の首座は循環血液量の減少なので，血管作動薬には頼らず急速輸液によりこれを補う。循環血液量が回復するまで急速輸液をすれば必ず利尿はつく。少しの補液で反応しないからと利尿薬を使ってはならない。

心原性ショック

10～20 mL/kgの輸液で，身体所見の変化，利尿を観察することは有意義である。しかし基本の病態はうっ血による循環血液量の増多なので，過剰輸液は避ける。心拍出量増加および末梢血管拡張による後負荷軽減のため，ドブタミン(dobutamine)系かホスホジエステラーゼ(phosphodiesterase：PDE)Ⅲ阻害薬を用いる。ドパミン(dopamine)系の薬剤は血圧が著しく低い場合にのみ用いる。また利尿薬を用いる。

分布性ショック(distributive shock)のうちの敗血症性ショック

種々のサイトカインの作用による末梢血管の透過性亢進と血管抵抗低下が主なる病態である。大量の輸液をしなければ利尿はつかず，100 mL/kgもの輸液が必要となることもまれではない。カテコールアミンは，α作用で失われた血管抵抗を補助する目的で使用するのでドパミン系を用いる。PDEⅢ阻害薬など末梢血管拡張作用の強い薬剤は第1選択としては用いない。

分布性ショックのうちの神経原性ショック

ドパミン系を用いて，α作用で失われた血管抵抗を補助する。血管内容量の減少はないが，当座急速輸液でしのいでもかまわない。

閉塞性ショック(obstructive shock)

心嚢や胸腔穿刺により原因病態を解除するのが第1である。

一般に，ドパミンとドブタミンを同時に同量使うというプラクティスがショックの種類にかかわらず

表4　不応性ショック―6つのHと5つのT

hypoxia	低酸素症
hypovolemia	循環血液量減少
hypothermia	低体温症
hypo-/hyperkalemia	高K血症
hypoglycemia	低血糖症
hydrogen ion(acidosis)	水素イオン(アシドーシス)
tamponade	心タンポナーデ
tension pneumothorax	緊張性気胸
toxins	薬物中毒
thromboembolism	血栓塞栓症
trauma	外傷

よく行われている。しかし，ショックの病態が表1にあげたように違い，またカテコールアミンの性質が表3に示したように異なる以上，すべてのショックに同じやり方というのは合理的ではない。

急速輸液療法と適切な血管作動薬の使用でも症状の改善がみられない場合は，不応性ショックとして取り扱う。気道・呼吸が確保されているかどうかもう一度確認するとともに，6つのHと5つのT(表4)の有無をチェックする。低Na，高K，低血糖がみられる場合は副腎皮質機能不全の合併を考え，ストレス量のステロイドを補充する。

ヒドロコルチゾン(hydrocortisone) 2 mg/kg ivの使用が推奨される。メチルプレドニゾロン(methyl-prednisolone) 10 mg/kgやその他のステロイドの使用に医学的根拠はなく，鉱質コルチコイド作用をも期待し，免疫抑制を起こさないヒドロコルチゾンの上記量の投与を行う。

以上，ショックの診断と初期治療について述べた。初期にはショックの病態診断をしつつ迅速な急速輸液療法を行い，続いて病因診断に基づく適切な輸液療法の継続と血管作動薬の使用が大切である。

参考文献

1　American Heart Association：PALS provider manual, 2006

3 意識障害

[著] 洲鎌 盛一

原因

意識障害（consciousness disturbance）の原因を大別すると脳内（中枢神経の一次性病変）と脳外（全身疾患による二次性中枢神経抑制）に分けられる。

原因は多岐にわたるため漏れのないよういくつかの記憶法が考案されている。そのなかの1つに「アイウエオチップス（AIUEO TIPS）」がある（表1）。

臨床症状

意識障害は，覚醒度障害（日本昏睡尺度〈Japan coma scale：JCS〉やグラスゴー昏睡尺度〈Glasgow coma scale：GCS〉で評価できる）と，意識変容（せん妄，もうろう状態，夢幻状態，アメンチアなど）に分けられる。

また臨床的には一過性，発作性，反復性意識障害と持続性，慢性意識障害に分けられる。前者にはてんかん，低血糖，血管迷走神経反射性失神などがあり，後者には脳炎・脳症，脳血管障害などがある。神経学的局在徴候は姿勢，瞳孔，眼球運動，人形の目現象が重要である。

病歴聴取

基礎疾患の有無を聴く。初発か反復性か，急性発症かまたは慢性進行性か，外傷の有無，薬歴，薬物誤嚥の可能性について聴く。

身体診察

まずはバイタルサインの評価をする。バイタルサインが安定していないと意識障害の評価が不確かと

表1 意識障害の原因

A	alcoholism/abuse	急性アルコール中毒，ウェルニッケ脳症，虐待
I	insulin/hypoglycemia	低血糖，糖尿病性昏睡
U	uremia	尿毒症，電解質異常，内分泌異常
E	encephalopathy	脳炎，脳症，脳血管障害
O	opiate	鎮静薬，向精神薬，麻薬などの薬物中毒
T	trauma/tumor	頭部外傷後の出血，脳腫瘍
I	infection	敗血症，髄膜炎，重症肺炎
P	psychiatric/poisons	精神疾患，薬物中毒，化学物質中毒
S	syncope/seizures/shock	不整脈，けいれん，ショック

表2 小児用 Japan coma scale（JCS）[2]

			点数
		刺激しなくても覚醒している	
I	0	正常	0
	1	あやすと笑う。ただし不十分で，声を出して笑わない	1
	2	あやしても笑わないが，視線はあう	2
	3	母親と視線があわない	3
		刺激すると覚醒する状態（刺激をやめると眠り込む）	
II	1	飲み物をみせると飲もうとするあるいは乳首をみせればほしがって吸う	10
	2	呼びかけると開眼して目を向ける	20
	3	呼びかけを繰り返すとかろうじて開眼する	30
		刺激しても覚醒しない状態	
III	1	痛み刺激に対し払いのけるような動作をする	100
	2	痛み刺激で少し手足を動かしたり，顔をしかめる	200
	3	痛み刺激に反応しない	300

表3 小児用 Glasgow coma scale（GCS）[3]

E	開眼	自発開眼	4
		声かけで開眼	3
		痛み刺激で開眼	2
		開眼せず	1
V	発語	機嫌よく喃語をしゃべる	5
		不機嫌	4
		痛み刺激で泣く	3
		痛み刺激でうめき声	2
		発声せず	1
M	運動	正常な自発運動	6
		触れると逃避反応	5
		痛み刺激で逃避反応	4
		異常な四肢の屈曲反応	3
		異常な四肢の伸展反応	2
		動かさない	1

3章　症状からみた鑑別と救急処置

表4　バイタルサインからの鑑別[4]

体温	上昇	髄膜炎，脳炎，重症感染症，熱中症，悪性症候群
	低下	甲状腺機能低下症，急性アルコール中毒，薬物中毒
脈拍	頻脈	発作性頻拍，脱水，バセドウ病クリーゼ，低血糖，薬物中毒
	徐脈	アダムス-ストークス(Adams-Stokes)症候群，頭蓋内圧亢進症，甲状腺機能低下症，迷走神経反射性失神
	不整脈	不整脈に伴う循環不全
血圧	低血圧	脱水，出血，ショック，副腎不全，低血糖，薬物中毒
	高血圧	高血圧性脳症，バセドウ病クリーゼ，頭蓋内圧亢進症，尿毒症
呼吸	低下	薬物中毒，脳幹障害
		クスマウル(Kussmaul)呼吸(糖尿病性昏睡，サリチル酸中毒，中脳-橋被蓋の障害)
	不整脈	チェーン-ストークス(Cheyne-Stokes)呼吸(間脳障害)
		失調性呼吸(延髄障害)
		群発呼吸(橋障害)

なる．身体診察で呼吸障害，循環障害の有無を確認しこれを認めたら，ただちに治療を開始する．全身状態が不良と判断した場合は重症感染症も考慮し，ただちに抗菌薬投与を行ってもかまわない．

神経学的な評価は意識障害のレベルの評価，局所徴候(筋緊張，瞳孔，対光反射，前庭動眼反射，深部腱反射，表在反射)，髄膜刺激症状，頭蓋内圧亢進症状(後弓反張，大泉門膨隆，うっ血乳頭)をみる．

意識障害の程度の評価は小児用JCS(表2)，小児用GCS(表3)がある．

診断の進め方

意識障害患者では，バイタルサインが治療のみでなく鑑別診断にも重要である．呼吸パターンや体温，脈拍，血圧の値に多くの鑑別疾患の手がかりが含まれている(表4)．

次に上記の神経学的評価を行い，表5の所見とあわせて局在徴候を確認する．これに病歴を組み合わせて鑑別診断を行う．

治療／救急処置

意識障害患者をみたらすぐにバイタルサインのチェックを行い，心肺蘇生のABC(気道確保〈airway〉，人工呼吸〈breathing〉，循環維持〈circulation〉)の処置を優先する．呼吸心拍，SpO₂モニターを行い，初期治療を行いつつ原因検索をする．血糖測定後にブドウ糖の投与，必要に応じて塩酸チアミン(ビ

表5　症状と病巣

瞳孔・対光反射	病変
瞳孔左右同大，対光反射正常	代謝性意識障害
針先大瞳孔(pinpoint pupil)，対光反射消失・減弱	橋被蓋部病変
両側散瞳，対光反射消失	延髄病変

姿勢異常	病変
除皮質硬直	大脳半球の広範囲病変
除脳硬直	中脳，橋の広範囲病変
緊張性頸反射	橋の障害

タミンB₁欠乏)，抗菌薬投与(重症感染症)を行う．その間に必要な情報を集め，原因疾患の治療に移行する．

バイタルサイン，意識障害程度，瞳孔などの神経学的評価は頻回に行い，改善，不変，増悪しているのか判断しながら治療の修正を行う必要がある．

参考文献

1 Fenichel GM：Altered states of consciousness. In Clinical Pediatric Neurology：A signs and symptoms approach. 5th ed, p47-76, Saunders, 2005
2 坂本吉正：小児神経診断学，金原出版，1978
3 James HE, Trauner DA：Brain insults in infants and children. Grune and Stratton, 1985
4 洲鎌盛一：意識障害 小児疾患の診断治療基準．小児内科 33：533-537，2001

4 けいれん

[著] 伊藤 昌弘

原因

けいれん（seizure）は，中枢神経系の異常興奮によって全身や一部の筋が急激で不随意的に収縮するconvulsion，有痛性強直性筋収縮のcramp，1つの神経によって支配される筋や筋群が収縮するspasmの3つを含む。

原因は様々であるが，熱性けいれん（febrile convulsion：FC）や年齢依存性てんかん性脳症（大田原症候群，点頭てんかん，レノックス-ガストー〈Lennox-Gastaut〉症候群）のように，年齢によって頻度が相違する疾患がある。また，新生児仮死により低酸素性虚血性脳症，低血糖や低Ca血症を呈するなど，1つの病態が多くのけいれんの原因を有することがある。

発熱の有無は重要で，6カ月以降になるとFCが多くなるが，3歳までは細菌性髄膜炎，脳炎・脳症が比較的多く注意が必要である。アミノ酸・脂肪酸・有機酸代謝異常は新生児期だけではなく，乳児期に感染を契機に発症することがある。頭蓋内出血は年齢によって原因が異なるが，虐待を見逃すことがないようにしなければならない。脳形成異常，染色体異常，神経皮膚症候群などは新生児期ではわからないこともあり，のちにけいれんや発達遅延で診断されることもある。3カ月以降では憤怒けいれん，乳幼児期に自慰による下肢の硬直，テオフィリンや抗ヒスタミン薬による薬剤関連性けいれん，幼児期後半では転換症状（ヒステリー）などもみられる。その他，QT延長症候群などの不整脈や迷走神経反射性失神・けいれんもある（表1）。

臨床症状

けいれんには，強直けいれん，間代けいれん，強直間代けいれんがあるが，乳幼児では細かく震えることが多く，前述したものに振動性を加えることもある。時に発熱時など，けいれん前に何度か全身の短い「ぴくつき」がみられることがあるが，けいれんにいたらない場合もある。けいれんが30分以上続

表1 けいれんの原因

【新生児期〜3カ月期】
発熱あり
- 中枢神経感染症（髄膜炎，脳炎・脳症）
- 頭蓋内出血（主に成熟児）

発熱なし
- 周産期障害（低酸素性虚血性脳症，分娩時外傷による頭蓋内出血，糖・電解質異常）
- 内分泌代謝異常による低血糖，低Ca，低Mg，低Naや高Naなどの電解質異常
- 頭蓋内出血（血管奇形，虐待，ビタミンK欠乏，先天性胆道閉鎖症）
- 脳形成異常（滑脳症や厚脳回症，小頭症），染色体異常症
- 神経皮膚症候群（結節性硬化症，スタージ-ウェーバー〈Sturge-Weber〉症候群，色素失調症）
- 先天性感染症（サイトメガロウイルス，トキソプラズマなど）
- 先天性代謝異常（有機酸・尿素サイクル・アミノ酸）
- てんかん性脳症，良性新生児けいれん（家族性，非家族性）
- 薬物禁断症候群（母親が抗けいれん薬や抗精神病薬などを服用中）

【4カ月期〜幼児早期】
発熱あり
- 熱性けいれん
- 中枢神経感染症（髄膜炎，脳炎・脳症，脳膿瘍）

発熱なし
- 脳形成異常，脳損傷後遺症（周産期障害，疾病，事故），神経皮膚症候群，染色体異常症
- 頭蓋内出血（血管奇形，外傷・虐待）
- 内分泌代謝異常による低血糖，低Ca，低Mg，低Naや高Naなどの電解質異常
- 中毒・薬物誘発性（テオフィリン，抗ヒスタミン薬）
- 先天性代謝異常（有機酸・尿素サイクル・アミノ酸）
- てんかん・良性乳児けいれん・胃腸炎関連性けいれん，憤怒けいれん

【幼児期以降】
発熱あり
- 熱性けいれん
- 中枢神経感染症（髄膜炎，脳炎・脳症，脳膿瘍）

発熱なし
- 脳形成異常，脳損傷後遺症，神経皮膚症候群，染色体異常症
- 頭蓋内出血・梗塞（外傷・虐待，水痘などの感染）
- 脳血管障害（動静脈奇形，もやもや病）
- 神経変性疾患（白質変性症，SSPEや代謝異常症など）
- 内分泌代謝異常による低・高血糖，低Ca，低Naや高Naなどの電解質異常
- 中毒・薬物誘発性（テオフィリン，抗ヒスタミン薬）
- てんかん（特発性，異所性灰白質，脳腫瘍を含む），転換症状（ヒステリー）
- 循環器疾患（房室ブロック，QT延長，迷走神経性，高血圧）
- 腎疾患（溶連菌感染症後急性糸球体腎炎，溶血性尿毒症症候群）

41

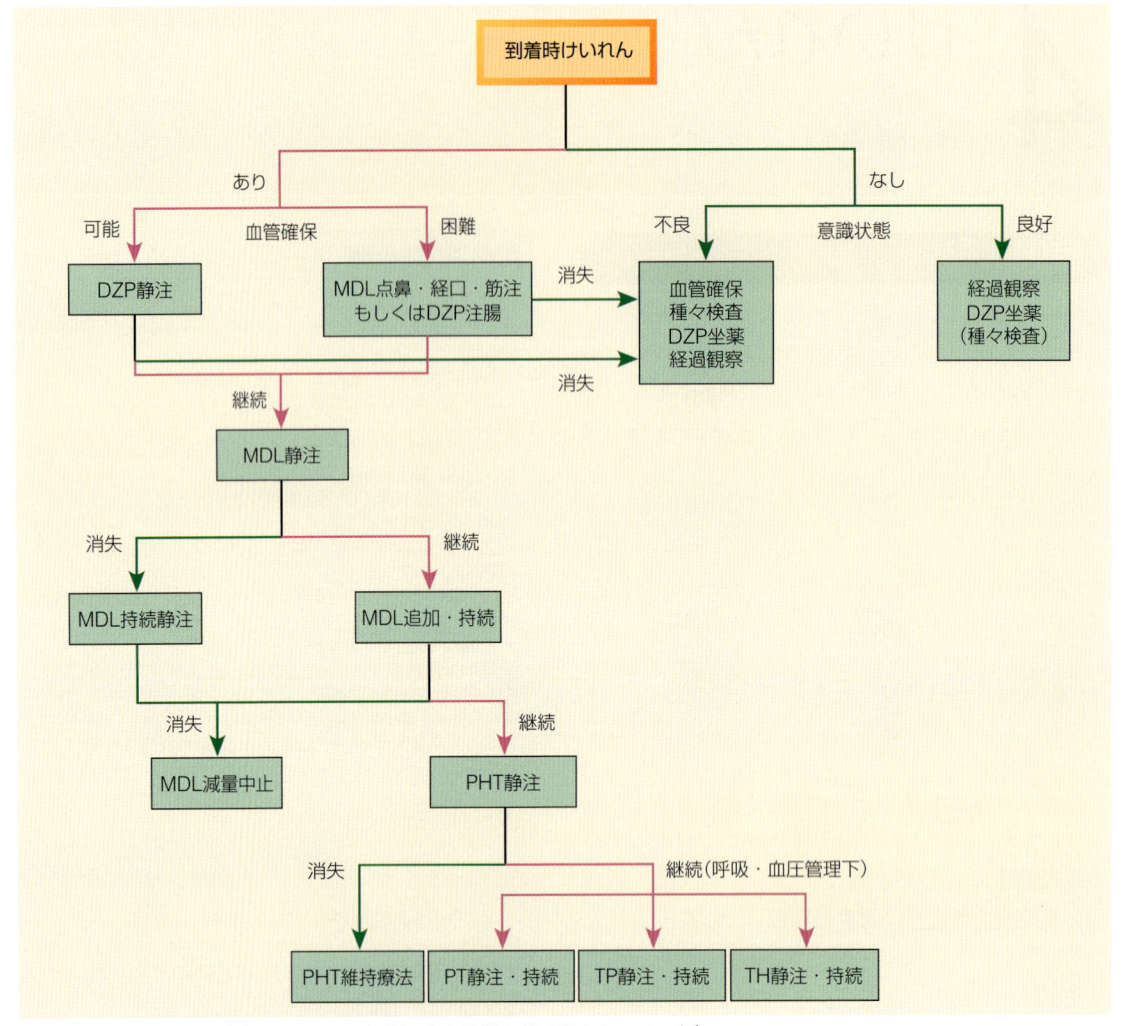

3章 症状からみた鑑別と救急処置

図1 けいれん出現時の治療フローチャート(けいれん重積のガイドライン2005年)
DZP：ジアゼパム(0.3〜0.4mg/kg/回)
MDL：ミダゾラム(0.1〜0.3mg/kg/回，持続0.2〜0.5mg/kg/時間)
PHT：フェニトイン(18〜20mg/kg/回，維持5〜8mg/kg/日，分2)
PT：ペントバルビタール(3〜5mg/kg/回，持続1〜5mg/kg/時間)
TP：チオペンタール(3〜5mg/kg/回，持続2〜10mg/kg/時間)
TH：チアミラール(3〜5mg/kg/回，持続2〜5mg/kg/時間)
(文献1を改変)

く場合や意識の回復がなくけいれんが繰り返される場合を重積とし，一定期間内にけいれんが繰り返される場合を群発という．新生児期には手で抑えると消失するjitterinessや叩くと誘発されるテタニー，制吐薬などによる薬剤誘発性ジストニアはけいれんに類似する．

診断の進め方

病歴聴取は重要で，誘因，前兆，発作型と部位，持続時間，意識状態の変化，発作後の状態(会話可能か)などを聴取する．

けいれん出現前の状態も重要で，下痢，発熱，嘔吐は参考になり，ぐったりしていれば細菌性髄膜炎，脳炎・脳症が，発熱しても遊んでいたり坐位や立位でけいれんしていればFCの可能性が高い．また，家族歴(代謝異常，FC，てんかん〈Epi〉)，既往歴(周産期障害，外傷)，発達歴(精神運動発達遅滞，退行)も参考となる．

けいれん中やけいれん後でもチアノーゼがあれば酸素飽和度(心拍数)を測定しながら酸素を投与し，

静脈路確保や治療の準備を行いながら体温，意識，呼吸，四肢，麻痺，瞳孔などを観察する。てんかんの場合は発作型が治療にも反映される。

身体所見として，大泉門の状態，髄膜刺激症状，皮膚所見，眼底所見，肝脾腫や外傷の有無をチェックする。新生児期は，採血や頭部超音波，頭部CT検査を行う。脳波でてんかん症候群の診断や状態を評価する。ビタミンB_6値はすぐに判明しないため，診断的治療で塩酸ピリドキシン50 mgを静注する。4カ月以降になると，発熱があれば多くはFCであるが，髄膜炎，脳炎・脳症もあり注意が必要である。まれではあるが代謝性疾患もあり，血液ガス分析や尿ケトンから推察する。

けいれん持続時間や意識障害が長い場合には頭部CT検査を行い，占拠性病変の有無を確認し髄液検査を行う。発熱のない場合は，まず採血や頭部CTを行う。継続する麻痺があり単純CTで異常がない場合は，可能であればperfusion CTやdiffusion MRIを行う。なお，診察時のモニターから不整脈に気がつくこともある。

治療／救急処置

発熱があり，けいれんが消失していれば，診察後に年齢に応じたジアゼパム坐薬(0.4〜0.5 mg/kg/回，おおよそ0.5〜1.5歳は4 mg，1.5〜3歳は6 mg，3〜9歳は8 mg，9歳以上は10 mg)を使用する。けいれんが持続していれば，静脈路確保を行いジアゼパムを静注する。確保しにくい場合は，ミダゾラムを筋注，点鼻または経口投与か，ジアゼパム注射液か坐薬を直腸内に入れる。

2005年にけいれん重積のガイドラインが報告された(図1)。特殊な場合として，新生児けいれん，胃腸炎関連性けいれん，FC群発型の一部は保険適応はないが，リドカイン(1〜2 mg/kgで静注し，その後1〜2 mg/kg/時間)が有効である。けいれんが消失しEpiが疑われる場合，救急時に特別な治療は必要なく，脳波検査後に治療してもかまわない。

参考文献

1 大澤真木子，林北見ほか：けいれん重積の治療ガイドライン．小児内科 38：236-243, 2006

5 失神

[著] 田中 英高

原因

失神（syncope）は，子どもの約 2〜4 割が成人になるまでに一度は経験する頻度の高い病態である[1]。特に思春期においてその発症頻度は増加する。小児突然死の 25％は失神発作の既往歴を持っているといわれるが，莫大な検査費用をかけても原因疾患が同定されるケースは 14％[2]であり，心疾患がみつかる頻度は小児では 2％[3]とかなり少ない。

失神を引き起こす基礎疾患[2]では，80％は神経調節性失神（NMS），9％は神経疾患，残りが心因性，心原性，中毒，代謝異常である（表1）。小児失神では起立耐性の低下による循環調節障害や自律神経反射に伴う NMS が圧倒的に多い。従ってここでは，NMS を中心に述べる。

臨床症状

神経調節性失神（neurally-mediated syncope：NMS）は，欧米では小児領域を含めて 1 つの疾患概念として確立されている。しかし，syncope in otherwise healthy children[4]（失神がある以外では健康な子ども）という記載が多くみられるように，普段の日常生活において起立失調症状が問題になることは少ないようである。

一方，日本では NMS を 1 つの疾患概念としてとらえてこなかった。40 年以上も前から起立性調節障害（orthostatic dysregulation：OD）という概念があり，NMS は OD の部分症状ととらえられてきたようである。実際に日本の若年失神患者の多くは，失神以外に様々な OD 症状を伴っていることから，日本では NMS は OD の部分症状と理解されている。

NMS では，起立中に突然に収縮期，拡張期のいずれも血圧低下と起立失調症状が出現し，脳貧血状態となる。下半身からの静脈還流の低下やそれに伴う頻脈によって心臓が空打ち状態となり，C 線維（C fiber）が興奮して反射的に生じるとされている。発作時に心拍数の低下を伴うものと，伴わないものもあり，それぞれ cardioinhibitory，vasodepressor syncope と呼んで区別する場合もある。

起立性調節障害のサブタイプについて

近年，能動的起立試験（AS）において非侵襲的連続血圧・心拍測定装置が導入された結果，循環反応の異なる数種類のサブタイプが明らかにされたが，それには，起立直後性低血圧（instantaneous orthostatic hypotension：INOH），体位性頻脈症候群（postural tachycardia syndrome：POTS），NMS，遷延性起立性低血圧がある。INOH では，起立直後に一過性の強い血圧低下を認め，その後の血圧回復が遅延し 20〜25 秒以上を要するタイプである[5]。同時に眼前暗黒感などの強い立ちくらみを伴う。OD のなかで最も多い。血圧が回復した時点でも脳血流は著しく低下している場合もある。POTS は，起立時に血圧低下を伴わず頻脈が生じる。日本の小児の診断基準は，起立時の心拍数が 115 拍/分以上，または心拍増加 35 拍/分以上である。

われわれは，失神発作のある OD 患者 51 人に対

表1 失神をきたす原因疾患

1 **NMS，またそれを引き起こす病態（80％）**
   OD（INOH，POTS，遷延性起立性低血圧） ── OD を伴う NMS
   脳虚血性失神，慢性疲労症候群，自律神経障害による起立性低血圧
   環境・状況性失神（咳失神，排尿時失神），頸動脈洞反射，暑気，驚愕反射 ── OD を伴わない NMS
2 **神経疾患（9％）**
   てんかん発作，外傷，髄膜炎，偏頭痛，脳卒中
3 **心臓疾患（2％）**
   不整脈，左室流出路閉塞性疾患（腫瘍，大動脈狭窄，冠動脈奇形，肺高血圧，心タンポナーデ，心筋炎）
4 **心因性・精神疾患（6％）**
   転換性障害（ヒステリー），抑うつ，パニック障害，憤怒けいれん
5 **中毒（2％）**
   薬物副作用，薬物中毒，一酸化中毒
6 **その他**
   低血糖，低 Ca 血症，貧血，低酸素，閉塞性呼吸障害

（　）内は，2004 年ベルギーリード大学救急部小児 226 人の頻度を示す。分類は，Pratt，Massin の報告をもとに修正を加えた。最も多い NMS には，OD を伴うものと，伴わないものがある

して起立試験を行ったところ，15人が失神を起こしたが，そのうちINOHが5人，POTSが7人であり，いずれでもない者は3人だけだった[6]。NMS患者の多くは発作直前に起立性頻脈を生じており，これが唯一の発作予測因子であった。INOHやPOTSでは起立時頻脈を生じるため，NMSを起こしやすく，NMSがODの部分症状としてとらえられてきた理由が理解できる。

診断の進め方

失神の基礎疾患には致命的なものも含まれることから，過剰な検査が実施される傾向にある。電気生理学的検査を含んだ心臓カテーテル検査を実施して確定診断をしたケースも報告されているが，NMSのほとんどは詳細な問診，診察，起立試験で診断が可能である。

問診

NMSはたびたび特殊な状況下で起こることから，発作の状況について詳細に問診することが大切である。長時間起立，不安や驚愕，運動後，暑い場所，睡眠不足，脱水状態で起こりやすい。問診では，「発作時にはどのような姿勢であったか（臥位？　起立直後？　起立中？）」という質問は重要であり，目撃した人から聴取することも大切である。NMSでは通常，発作の前兆（蒼白，立ちくらみ，血の気が引く感覚，嘔気）を伴っている。

日常の身体症状も参考になる。われわれは10～15歳の885人を対象に健康調査を行った結果，失神を起こしやすい子どもでは，嘔気，動悸，胸痛の頻度が有意に高かった。また乗り物酔いとも関連があったが，同様の報告がフランスからなされた[7]。さらにこれらに加えてODのサブタイプに特徴的な症状がみられる。

INOHでは，臥位や座位からの起立直後10～20秒で最も血圧が低下し，同時に立ちくらみや眼前暗黒感が生じる。さらに頭痛，全身倦怠感，動悸を伴うことが多い。起き上がって歩きはじめた直後に失神が生じた場合にはINOHを疑う。INOH重症型にみられる失神は起立直後にかぎらない。遷延性起立性低血圧やPOTSによる失神では，起立直後よりも起立数分後に気分不良，頭痛，動悸が増強し，発汗，嘔気，顔面蒼白，振せんなども伴うようになる。

一般的にNMSはその数秒～約1分前になんらかの前兆を自覚することが多いが，突然に失神発作をきたす症例もある。転倒時の受傷部位に特徴があり，NMSでは顔面や頭部に受傷していることが多いとされる[8]。

検査手順（図1）

問診によってある程度診断を絞ったうえで，最少限度の検査を行う[9]。一般血液検査（血算，生化学，副腎，甲状腺機能など），12誘導心電図，胸部X線，脳波検査を実施し，基礎疾患を除外する。異常がみられなければNMSを考慮して起立検査を行う。

起立試験

日常診療では簡便で価格効率のよい検査法として起立試験がよく実施されている。これは患者を臥位から体位変動させて起立位に保ち，NMSが生じるかどうかを調べる方法である。

この方法には傾斜台を使用した受動的起立試験（passive head-up tilt：HUT）と，みずからが起き上がる能動的起立試験（active standing test：AS）がある。以前にはイソプロテレノール静注を併用したHUTが行われていたが，偽陽性が多いことから小児ではほとんど併用されなくなった。

HUTと比較してASでは，起立に伴う大きな血圧低下と起立時心拍増加がより強く現れることがその理由と考えられる。ASは一般小児科外来でも実施可能であり，その有用性は高い（INOHを正確に診断するための新起立試験法は，「日本小児心身医学会小児起立性調節障害ガイドライン」参照）[10]。

鑑別の難しい疾患

転換性障害（conversion disorder）

過去にはヒステリーと呼ばれていた。失神発作を繰り返すが，脳波や起立試験において異常がみられない場合に疑う。発作転倒時においてケガをしないことが特徴とされる。しかしNMSと転換性障害が合併すると両者の鑑別が難しい症例もある。検査を何度も繰り返すより，心療内科医／小児科医や心理士のコンサルトを受けた方がよい。

治療／救急処置

救急室に搬送されたら，気道確保し，呼吸循環状態を確認する。

● 心電図モニターで不整脈があれば該当する治療を

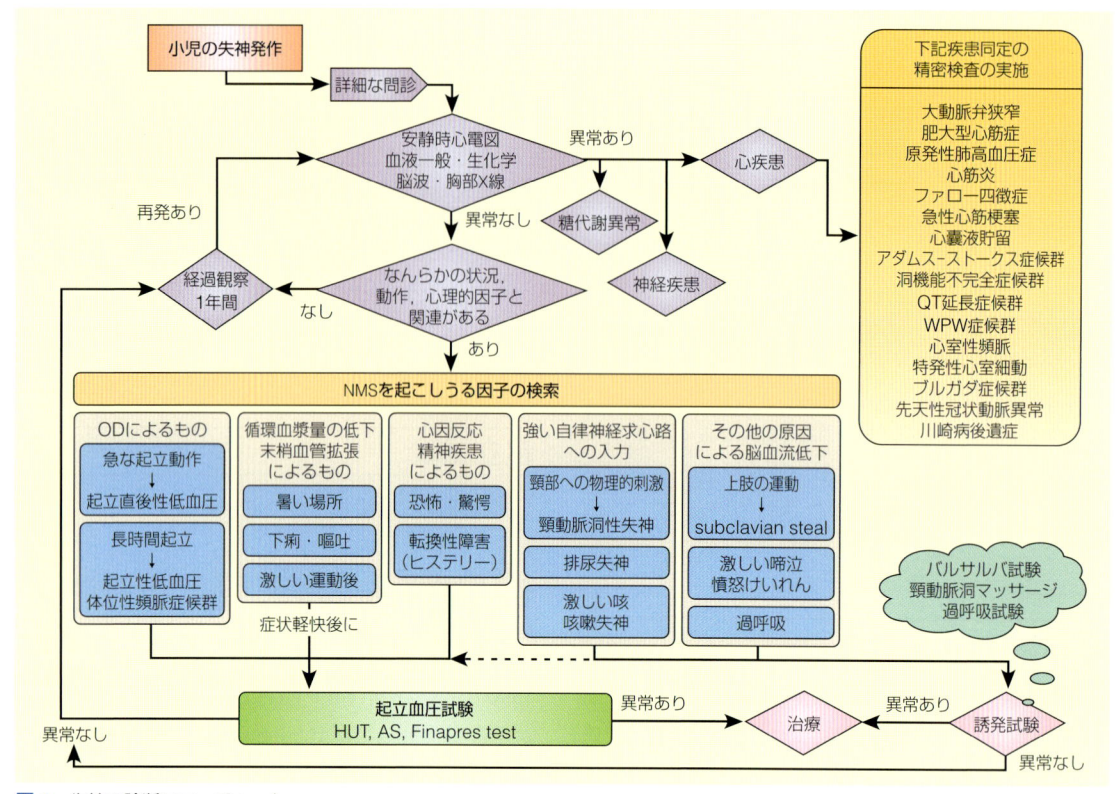

図1 失神の診断フローチャート
（文献9を改変）

行う．
- 不整脈がなく，呼吸状態や SpO_2 が正常であり意識が回復していれば，NMS を考える．ただし，徐脈に注意する．過去に心停止による死亡例が報告されている．NMS による低血圧に対しては臥位で輸液を行うとよい．約1時間程度，血圧が回復するまで臥位を保つ．
- 意識消失が持続し，他に神経学的異常所見があれば脳病変として，なければ転換性障害（ヒステリー）として対応する．後者の場合，心電図モニターは実施するが，無治療で観察する．

参考文献

1 Ruckman RN：Cardic cause of syncope. Pediatr Rev 9：101-108, 1987
2 Steinberg LA, Knilans TK：Syncope in children：Diagnostic tests have a high cost and low yield. J Pediatr 146：355-358, 2005
3 Massin MM, Bourguignont A et al：Syncope in pediatric patients presenting to an emergency department. J Pediatr 145：223-228, 2004
4 Lewis DA, Dhala A：Syncope in the pediatric patient. The cardiologist's perspective. Pediatr Clin North Am 46：205-219, 1999
5 Tanaka H, Yamaguchi H et al：Instantaneous orthostatic hypotension in children and adolescents：a new entity of orthostatic intolerance. Pediatr Res 46：691-696, 1999
6 Tanaka H, Thulesius O et al：Circulatory responses in children with unexplained syncope evaluated by continuous non-invasive finger blood pressure monitoring. Acta Peadiatrica 83：754-761, 1994
7 Bosser G, Caillet G et al：Relation between motion sickness susceptibility and vasovagal syncope susceptibility. Brain Res Bull 68：217-226, 2006
8 堀進悟，田代博一ほか：救急医療における失神．自律神経 29：512-517, 1992
9 賀藤均：検査に頼らないで診断するコツ—失神．小児科 42：492-497, 2001
10 日本小児心身医学会編：小児起立性調節障害ガイドライン 2005．子どもの心とからだ 15：89-143, 2006

6 頭痛

[著] 山下 裕史朗

原因

頭痛（headache）の診断は，小児科医にとって「頭痛の種」である．特に幼い子どもの場合，頭痛がいつからはじまり，どこが痛むかなど正確に表現できないことが多い．

頭痛の多くはたいしたことはなく，一過性のものであるが，そのなかからごく少数の重篤な治療しうる原因を持つ子どもをみつけ出す必要がある．特に見逃してはいけないのは，腫瘍，出血，感染，様々な原因による頭蓋内圧亢進症である．しかしながら，心因性頭痛も重要であり，重篤な器質的成因の頭痛のみをみつけて治療すればよいという態度は慎むべきである．

発症様式から，急性，急性反復性，慢性非進行性，慢性進行性に分けられる．急性，および慢性または反復性頭痛の鑑別疾患を示す（表1，表2）．

臨床症状

病歴聴取

頭痛の診療では，詳細な問診が確定診断に特に重要である．

表1 急性頭痛の鑑別診断

最初の急性の頭痛の際には，よくみる原因を考える前に，以下の病因をまず除外すべきである
1）頭蓋内圧亢進：外傷，出血，腫瘍，水頭症，偽性脳腫瘍（良性頭蓋内圧亢進），脳膿瘍，くも膜嚢胞，脳浮腫
2）頭蓋内圧低下：VPシャント後，腰椎穿刺後，頭蓋底部骨折による脳脊髄液の漏出
3）髄膜の炎症：髄膜炎，白血病，くも膜下または硬膜下出血
4）血管性：血管炎，動静脈奇形（AVM），高血圧，脳血管障害（CVA）
5）頭蓋骨，軟部組織：頭皮，眼，耳，副鼻腔，鼻，歯，咽頭，頸椎，側頭下顎（顎関節）から波及する痛み
6）感染：全身の感染，脳炎，副鼻腔炎など

(This article was published in THE HARRIET LANE HANDBOOK 17e, Jennifer Huffman, MD, Ai Sakonju, MD, 19. Neurology, p507-524, Copyright Mosby Inc. 2005)（文献1を引用）

家族歴

片頭痛では高率に家族歴を認める．

既往歴

基礎疾患（チアノーゼ性先天性心疾患，出血傾向・凝固能亢進などを伴う血液疾患，水頭症術後の脳室腹腔〈VP〉シャントなど），外傷の有無，耳鼻科・眼科・歯科疾患の有無，治療歴．

薬物の服用・中毒

鎮痛薬，カフェイン，ステロイド内服，有機溶剤や一酸化炭素への曝露．

頭痛についての詳しい問診

- 違う種類の頭痛をいくつ持っているか：違う種類＝多数の要因がある可能性あり．
- 経過：急性，急性反復性，慢性非進行性，慢性進行性．
- 性状：拍動性（片頭痛，発熱時，高血圧），頭重感（緊張性頭痛，頭蓋内圧亢進），鋭く刺すような痛み（三叉神経痛，後頭神経痛），痛みの強さ（日常活動が可能か）．
- 部位：上顎・前頭部（副鼻腔炎），側頭部，前頭部片側または両側（片頭痛）．
- 持続時間：片頭痛では2〜3時間が多い，緊張型頭痛では数日〜数週．
- 1日のうち，何時頃起こるか：朝方（頭蓋内圧亢進）．
- 増強因子：咳き込みや頭を傾けるなど頭蓋内圧亢進を生じる動作，光・音刺激，食物（チョコレート，

表2 慢性または反復性頭痛の鑑別診断

1）片頭痛：前兆を伴うもの，伴わないもの
2）緊張性頭痛
3）鎮痛薬のリバウンド
4）カフェインの離脱症状
5）睡眠剥奪（例：睡眠時無呼吸を伴う肥満児）や慢性の低酸素状態
6）脳腫瘍
7）心因性：転換性障害，詐病

(This article was published in THE HARRIET LANE HANDBOOK 17e, Jennifer Huffman, MD, Ai Sakonju, MD, 19. Neurology, p507-524, Copyright Mosby Inc. 2005)（文献1を引用）

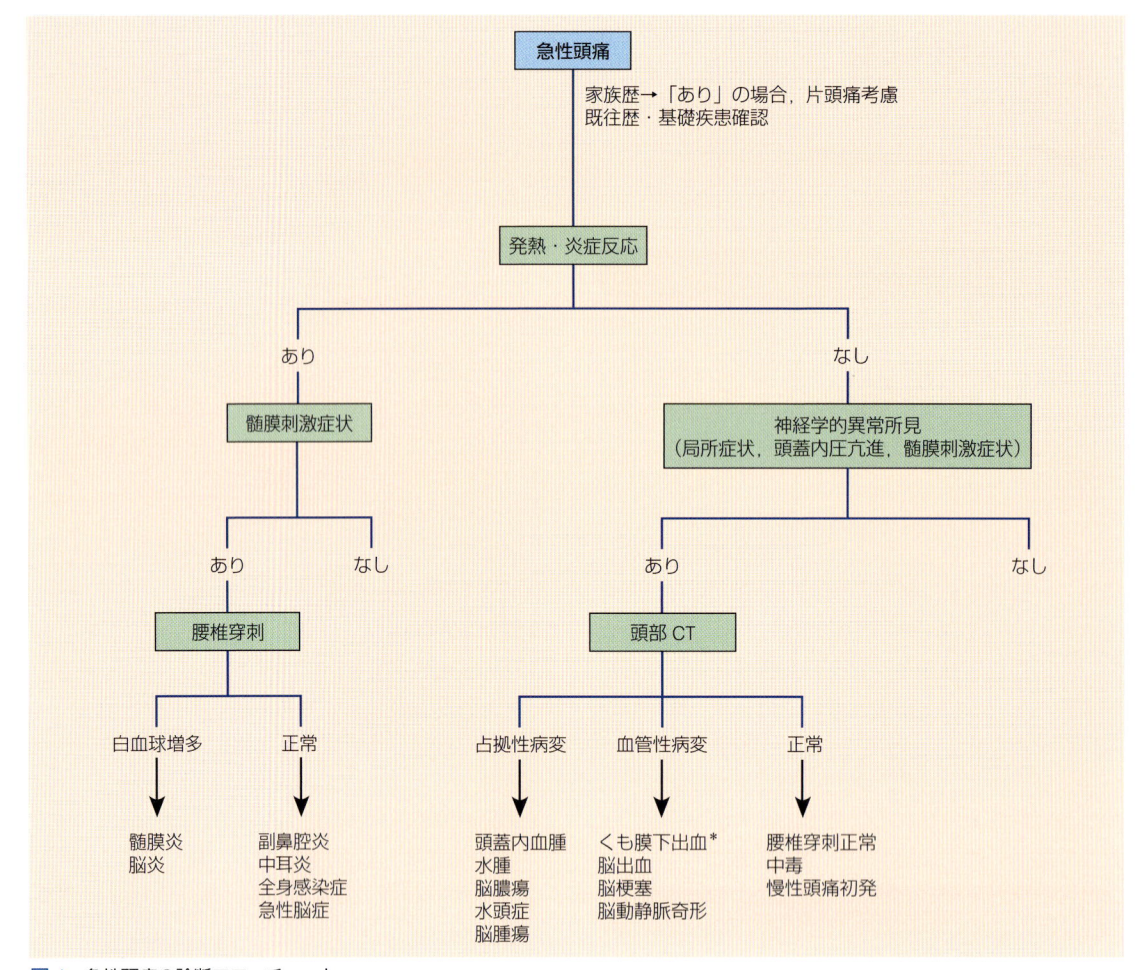

3章 症状からみた鑑別と救急処置

```
                          ┌─────────┐
                          │ 急性頭痛 │
                          └─────────┘
                               │  家族歴→「あり」の場合，片頭痛考慮
                               │  既往歴・基礎疾患確認
                          ┌─────────────┐
                          │ 発熱・炎症反応 │
                          └─────────────┘
                     あり  │           │  なし
              ┌────────────┘           └────────────┐
        ┌──────────┐                    ┌──────────────────────┐
        │髄膜刺激症状│                    │ 神経学的異常所見       │
        └──────────┘                    │ (局所症状，頭蓋内圧亢進，│
                                        │  髄膜刺激症状)         │
                                        └──────────────────────┘
         あり │    │ なし                   あり │      │ なし
         ┌───┘    └───┐                  ┌────┘      └────
      ┌──────┐                          ┌──────┐
      │腰椎穿刺│                          │頭部CT │
      └──────┘                          └──────┘
       │      │                        │      │      │
    白血球   正常                      占拠性  血管性   正常
    増多                                病変    病変
     ↓       ↓                         ↓       ↓       ↓
    髄膜炎   副鼻腔炎                   頭蓋内   くも膜   腰椎穿刺
    脳炎     中耳炎                     血腫     下出血*  正常
             全身感染症                 水腫     脳出血   中毒
             急性脳症                   脳膿瘍   脳梗塞   慢性頭痛
                                       水頭症   脳動静脈  初発
                                       脳腫瘍   奇形
```

図1 急性頭痛の診断フローチャート
*頭部CTに異常なくても，腰椎穿刺でキサントクロミーを認めれば，くも膜下出血から12時間以上経過している可能性あり

チーズ，アイスクリーム)，ストレス，睡眠不足など．
- 頭痛がどうしたらよくなるか：睡眠で軽くなるか，暗く静かな部屋(光，音に過敏なため)で軽くなるか．
- 随伴症状：意識レベル，けいれんの有無，複視，運動障害，感覚障害，腹痛，悪心，嘔吐．片頭痛では，閃輝性暗点などの視覚的前兆を伴うことが多い．

身体診察

バイタルサイン，発育のチェック
体温(発熱)，徐脈(脳圧亢進症状)，高血圧の有無(腎性，大動脈縮窄症，褐色細胞腫，神経芽細胞腫，ステロイド投与など)．低身長，尿崩症，多飲，思春期早発症などは脳腫瘍を示唆する所見である．

頭部の診察
外傷，発赤・腫脹，圧痛，皮膚疾患(膿瘍や帯状ヘルペス，神経皮膚症候群)，頭部の血管雑音(ブリュイ〈脳動静脈奇形を示唆〉)の有無．乳児では，頭囲拡大，大泉門の膨隆や骨縫合の離開，頭部静脈の怒張などの頭蓋内圧亢進症状に注意する．

髄膜刺激症状
項部強直，ケルニッヒ(Kernig)徴候など(髄膜炎，脳炎，くも膜下出血)．

神経学的所見
意識レベル，瞳孔の大きさ，対光反射，眼球運動，眼底検査(うっ血乳頭，網膜出血の有無)，麻痺の有無，小脳症状，深部腱反射，病的反射．

診断の進め方

診断フローチャート(図1)に沿ってすみやかに検査を進め，診断する。

1) 血液検査(血算，C反応性蛋白〈CRP〉，電解質，血糖など)：炎症反応の有無，原疾患の鑑別。
2) 頭部X線(正面，側面，Water's view)：外傷による骨折，指圧痕(脳圧亢進)，縫合離開，石灰化，副鼻腔炎。
3) 頭部CT：神経学的所見(脳圧亢進，髄膜刺激症状，局所症状)を認めた場合に必須である。頭部CTに明らかな異常がなくても，VPシャント閉塞が疑われる場合は，脳神経外科医へのコンサルトは必須である。
4) 頭部MRI：後頭蓋窩の脳腫瘍や脳動静脈奇形などの脳血管病変(MR angiography〈MRA〉)の診断に有用。
5) 髄液検査：髄膜脳炎，くも膜下出血の診断に必要。
6) 脳波：意識障害の判断，てんかんの診断(後頭葉てんかんでは頭痛の訴えが多い)。

治療／救急処置

頭痛の原因に応じた治療を行うが，急性期片頭痛治療薬として有効で安全なものに，

1) アセトアミノフェン：1回頓用 10～15 mg/kg (最高 500 mg)，1日3回まで。
2) イブプロフェン：1回頓用 5～7.5 mg/kg (最高 200 mg)，1日3回まで。

がある。

トリプタン系薬剤については，小児での有用性はまだ確立していない。1)，2)を用いても，効果が不十分である場合，トリプタン系薬剤の使用を考える。

参考文献

1 五十嵐隆，松石豊次郎ほか監訳：頭痛．ハリエットレーンハンドブック ジョンズ・ホプキンズ病院小児科レジデントマニュアル，p488-491，メディカル・サイエンス・インターナショナル，2007

7 歩行障害

[著] 久保 実

原因

歩行障害(gait disturbance)の原因としては，大脳・小脳の障害に起因するもの，脊髄あるいは末梢神経によるもの，筋肉の疾患，骨および関節の疾患および心因などのその他の原因によるものがある。また，それぞれに外傷に起因するもの，炎症性のもの，腫瘍によるもの，遺伝子や染色体の異常など先天性のもの，薬物・中毒などが考えられる。

救急医療としては，発熱や意識障害を伴う脳・神経疾患，外傷やスポーツ障害および炎症性による運動器(骨・関節・筋肉)疾患が重要である。

臨床症状

歩かない・歩けない，足を引きずって歩く(跛行)，ふらつく，つまづきやすい，転びやすい，力が入らないなどの訴えがある。

他覚的には四肢の発赤・腫脹，骨折，筋・腱の断裂，麻痺，筋萎縮などがみられる。発熱，けいれん発作，意識障害などの随伴症状も重要である。

病歴聴取

急性か亜急性か，慢性か，再発性かは疾患の性質を知るうえで重要である。救急医療においては主に急性の疾患が対象となるが，慢性疾患の再発や急性増悪の場合もある。

誘因となる外傷や発熱・感染症の既往，スポーツ歴が参考となる。家族歴にも注意する。

身体診察

運動器疾患の所見

運動器(骨・関節・筋肉)の他覚的所見としては，外傷やスポーツでは打撲痕や骨折，関節の腫脹がみられる。スポーツに伴う疲労骨折や剝離骨折では他覚所見に乏しく，圧痛や可動痛のみのことも多い。捻挫や靱帯損傷，骨端部骨折では関節部の腫脹・疼痛を認める。肉離れでは損傷部に陥凹と圧痛を認める。関節では腫脹がなくても，可動痛の部位・方向

表1 診断の要点

歩行時に疼痛あり
1) 疼痛の部位はどこか？
2) 疼痛部位に炎症所見はあるか？

歩行不能，歩行困難
1) 突然あるいは次第に進行したか？
2) なんらかの誘因があったか？
3) 意識障害はあるか？
4) 筋緊張亢進あるいは低下があるか？
5) 運動失調はあるか
6) 知覚障害はあるか？
7) 不随意運動はあるか？

歩容の異常
1) 痙性歩行か？
2) 失調歩行か？
3) 鶏性歩行か？

に注意する(骨棘，変形性関節症)。ペルテス(Perthes)病は大腿骨頭壊死と疼痛のため，股関節の内旋・外転制限がある。オスグッド−シュラッター(Osgood-Schlatter)病では膝蓋骨の下の脛骨結節の部分が腫れて痛く，正座や歩行時に疼痛がある。半月板損傷では膝が痛く，水がたまる(関節水腫)。発熱・疼痛を伴うものでは下腿の腫脹・熱感や関節の腫脹に注目する(単関節炎，リウマチ性関節炎，化膿性関節炎)。骨髄炎では狭い範囲に圧痛をみる(pin-point tenderness)。腰椎椎間板炎では肘・膝を屈曲させた特徴的な腹臥位の姿勢をとる。

脳・神経疾患とその所見

麻痺があれば両側性か片側性か，中枢性か末梢性かを鑑別する。深部腱反射が亢進していれば中枢性を，減弱・消失していれば末梢性が疑われる(ギラン−バレー〈Guillain-Barré〉症候群など)。中枢性麻痺がみられる場合，意識障害の合併に注意する。さらに脳神経麻痺症状の合併は脳腫瘍や急性炎症性疾患の存在を疑わせる。急性散在性脳脊髄炎では，歩行障害のほかに発熱，意識障害，運動麻痺，精神症状，けいれん，失語，眼球運動障害などの脳神経症状，小脳失調，感覚障害などの脊髄症状など多彩な神経症状を示す。脊髄の疾患では知覚異常の合併を認め

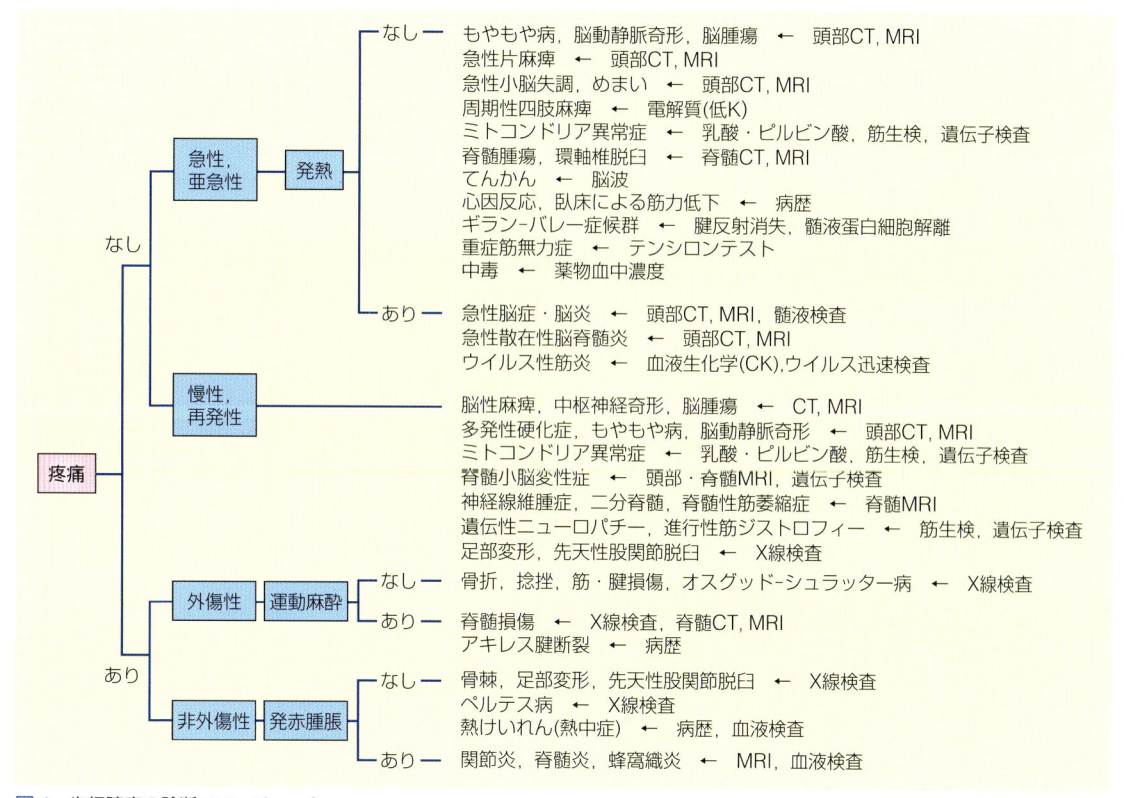

図1 歩行障害の診断フローチャート

疼痛
- なし
  - 急性，亜急性
    - 発熱
      - なし
        - もやもや病，脳動静脈奇形，脳腫瘍 ← 頭部CT, MRI
        - 急性片麻痺 ← 頭部CT, MRI
        - 急性小脳失調，めまい ← 頭部CT, MRI
        - 周期性四肢麻痺 ← 電解質(低K)
        - ミトコンドリア異常症 ← 乳酸・ピルビン酸，筋生検，遺伝子検査
        - 脊髄腫瘍，環軸椎脱臼 ← 脊髄CT, MRI
        - てんかん ← 脳波
        - 心因反応，臥床による筋力低下 ← 病歴
        - ギラン-バレー症候群 ← 腱反射消失，髄液蛋白細胞解離
        - 重症筋無力症 ← テンシロンテスト
        - 中毒 ← 薬物血中濃度
      - あり
        - 急性脳症・脳炎 ← 頭部CT, MRI, 髄液検査
        - 急性散在性脳脊髄炎 ← 頭部CT, MRI
        - ウイルス性筋炎 ← 血液生化学(CK), ウイルス迅速検査
  - 慢性，再発性
    - 脳性麻痺，中枢神経奇形，脳腫瘍 ← CT, MRI
    - 多発性硬化症，もやもや病，脳動静脈奇形 ← 頭部CT, MRI
    - ミトコンドリア異常症 ← 乳酸・ピルビン酸，筋生検，遺伝子検査
    - 脊髄小脳変性症 ← 頭部・脊髄MRI, 遺伝子検査
    - 神経線維腫症，二分脊髄，脊髄性筋萎縮症 ← 脊髄MRI
    - 遺伝性ニューロパチー，進行性筋ジストロフィー ← 筋生検，遺伝子検査
    - 足部変形，先天性股関節脱臼 ← X線検査
- あり
  - 外傷性
    - 運動麻痺
      - なし
        - 骨折，捻挫，筋・腱損傷，オスグッド-シュラッター病 ← X線検査
      - あり
        - 脊髄損傷 ← X線検査，脊髄CT, MRI
        - アキレス腱断裂 ← 病歴
  - 非外傷性
    - 発赤腫脹
      - なし
        - 骨棘，足部変形，先天性股関節脱臼 ← X線検査
        - ペルテス病 ← X線検査
        - 熱けいれん(熱中症) ← 病歴，血液検査
      - あり
        - 関節炎，脊髄炎，蜂窩織炎 ← MRI, 血液検査

ることがある．てんかんやヒステリー(心因性)では真の麻痺や腱反射異常はない．ふらつきやめまいで歩行できないこともある．小脳失調では失調性歩行，体幹失調，手足の振せん，構音障害，眼振のほか，指鼻試験・踵膝試験や協調運動が拙劣である．ミトコンドリア異常症や遺伝性ニューロパチー，代謝性ミオパチーなどは神経症状や筋力低下のほか，多彩な症状・病態があり，救急での診断は困難である．

診断の進め方

診断の要点(表1)を参考に，フローチャート(図1)に沿ってすみやかに検査を進め，鑑別する．発熱があり炎症性疾患が疑われる場合や筋肉・代謝疾患の場合は血液検査で炎症の有無，筋逸脱酵素，電解質異常などをチェックする．スポーツ障害や外傷によるものが疑われる場合はまずX線検査を行う．関節炎や椎間板炎，骨髄炎などの炎症性疾患にはMRI検査が有用である．中枢性疾患が疑われる場合には，頭部CTあるいはMRI検査を行う．髄液検査は脳炎・脳症やギラン-バレー症候群の鑑別のほか，神経変性疾患や代謝疾患の鑑別に有用である．てんかんや脳症，ヒステリーの鑑別には脳波検査を行う．

治療／救急処置

外傷による場合は，副木やギプス固定，テーピングなどで局所の安静を保つ．疼痛が強い場合は湿布や鎮痛薬を投与する．炎症性の場合には血液培養や関節液の培養を行ったうえで，抗生剤を投与する．意識障害を伴うときは入院のうえで検査を進めるか，より高次医療機関に搬送する．

参考文献

1 後藤実千代：歩行障害．小児内科 24(増刊号)：209-213, 1992
2 山田裕彦：歩行障害．新臨床研修のための救急診療ガイドライン，p178-179, 総合医学社, 2004

8 関節痛，関節腫脹

[著] 草川 功

原因

関節痛（arthralgia）は症状として子どもがみずから訴えることができるかできないかは別として，新生児期から中高生まで幅広い年齢に認められる症状である。

その原因としては，①局所の感染，②外的損傷，③全身性疾患の一症状，の3つに大きく分けられる。

臨床症状

患児がみずから関節部分の痛みを訴える場合は容易に診察にあたることができるが，乳幼児の場合には「機嫌が悪い」「いつもより手足を動かさない」「歩きたがらない」「歩き方がいつもと違う」などの症状で気づかれる場合も多く，はっきりとした臨床症状は存在しない。従って，まず関節痛があるのではないかと疑うことが大切である。

臨床症状あるいは状況判断から関節痛が疑われた場合には，前述したようにその原因が大きく3つに分けられることを念頭におき，まず慎重な問診を行う。

病歴聴取

症状の出現時期（いつ頃から），状況（どのように；突然に症状出現したのか，徐々に出現したのか，転んだなどのきっかけはなかったかなど）を確認し，まず外的要因の有無を判断する。外的要因による損傷が考えられた場合は，整形外科的判断が必要となる。

また，外的要因の受傷機転が曖昧な場合などは被虐待の可能性も考慮しなければならない。外的要因がなかった場合には，症状の経過（痛みは持続的か，間欠的か，増強しているのか，消退を繰り返すのか）を確認し，発熱などの他症状の有無，関節痛，腫脹部位が一関節に限局しているのか，いくつかの関節に認められるのかなどを確認する。

なお，思春期では心因性関与の痛み，幼児，学童期ではいわゆる成長痛も聴取の際には忘れてはならない。

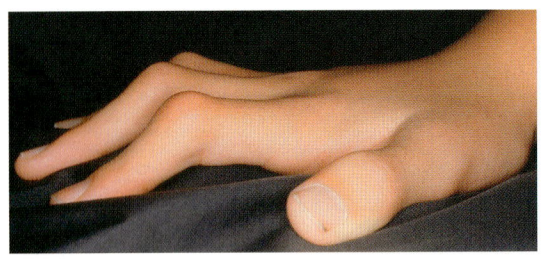

参考図　関節腫脹

身体診察

1) 関節痛による運動制限の有無を確認する：関節を各方向に動かし，痛みが強い方向，可動制限の有無を確認する。
2) 関節腫脹（炎症）の有無を確認する：痛みを訴えている関節付近に発赤，腫脹，熱感がないか，細かい傷がないかなど，関節付近を直接に触ることで確認する。
3) 他症状の有無，状況を診察して確認する：発熱，腹痛，発疹，紫斑などの他症状を診察して確認する。

診断の進め方

フローチャート（図1）に沿って検査，鑑別を進める。

関節痛の基本的検査

原因として，最も緊急を要するものは細菌感染である。関節炎の際には骨髄炎，敗血症の併発も考慮しなければならない。血液検査では白血球数，白血球分画，C反応性蛋白（CRP），血沈などの感染兆候の検査を中心に行い，血液培養を含めた各種細菌培養も行う。

また，関節のX線検査，MRI検査で骨折の有無，骨への炎症波及の有無などの検索を行う。そのほかには自己免疫性疾患の指標となる抗核抗体，リウマ

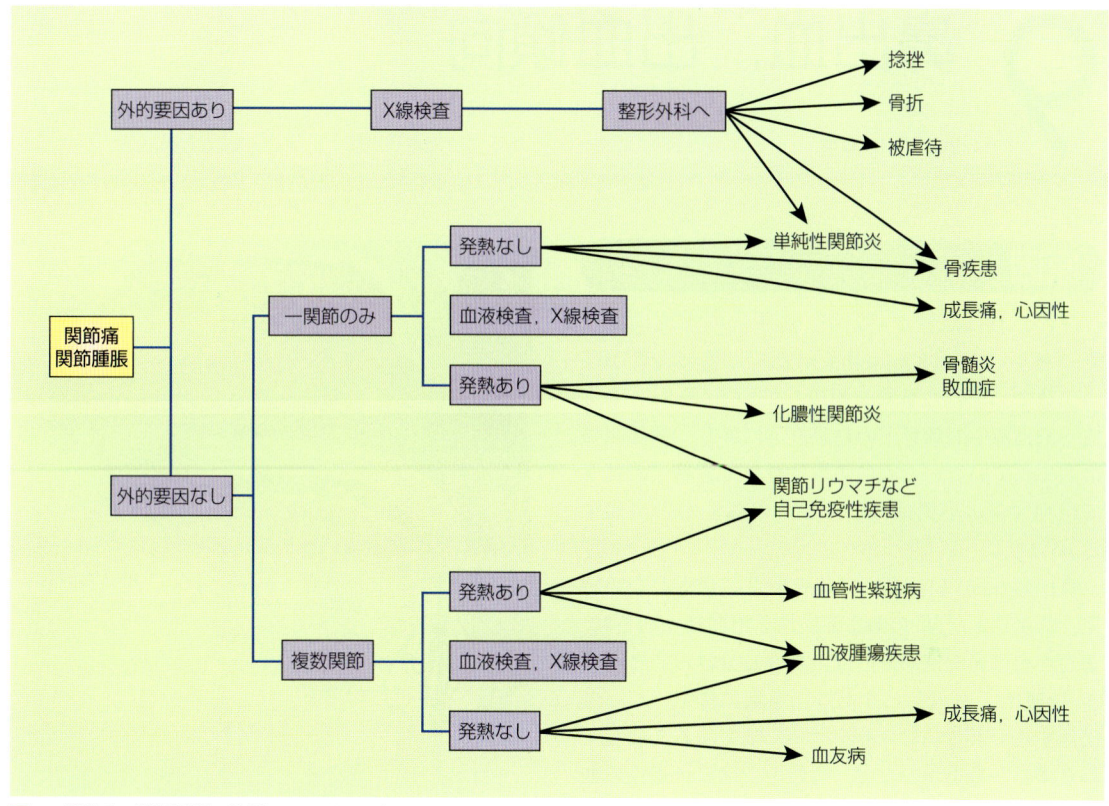

図1 関節痛，関節腫脹の診断フローチャート

チ因子，免疫グロブリン，血液腫瘍疾患の診断には骨髄穿刺，CTなどの画像検査も考慮する。

治療／救急処置

外的損傷が確実な場合
まずは関節部位の安静，固定を行い，整形外科医に診察を依頼する。診察までに時間がかかるようであれば，抗炎症薬の塗布，内服などを考慮する。

問診から血友病の可能性がある場合
凝固因子製剤の投与を考慮する。

関節痛と同時に発熱を認める場合
鑑別診断ではその緊急性から細菌性感染を考慮し，血液検査所見で否定できないかぎり，骨髄炎，敗血症もふまえ，抗生剤投与をただちに開始する。

関節痛，関節腫脹が激しい場合
関節腔穿刺は診断も兼ねた有効な処置ともなる。
こういった初期治療に反応せずに発熱，関節痛が持続する場合は，血管性紫斑病，自己免疫性疾患，血液疾患などを考慮する。

3章 症状からみた鑑別と救急処置

9 鼻出血，出血傾向

[著] 白川 嘉継

原因

鼻の粘膜は血管が多いが，鼻中隔の前端にあるキーゼルバッハ（Kiesselbach）部位は特に血管が多い部分で，毛細血管網を形成している（図1）。毛細血管網は鼻中隔軟骨上の粘膜直下にあり，軟部組織に囲まれていないために刺激に対して容易に破綻して出血する。小児はほとんどこの部位から出血する。

鼻出血（nose bleed）には基礎疾患の合併がない特発性鼻出血と，合併のある症候性鼻出血に大別され，基礎疾患は局所性あるいは全身性に分けることができる（表1）。意識的にまたは無意識に鼻をいじって出血する，あるいはカゼをひいて咳をする，くしゃみをする，鼻をかむなど，鼻腔の炎症に一過性の血圧上昇が加わって出血するなど，多くは重大な合併症はない。時には重大な合併症が存在することがあるので，詳細な病歴聴取と身体診察が必要である。

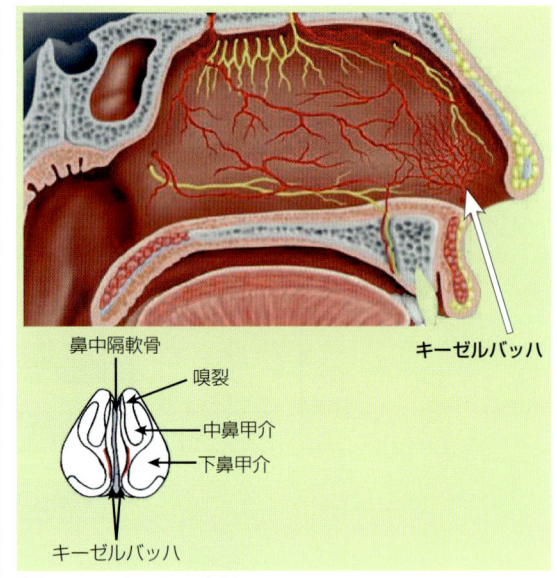

図1 キーゼルバッハ部位

臨床症状

病歴聴取

鼻出血の症状，鼻出血以外の出血症状

止血までの時間，出血回数，出血量，鼻出血以外の出血部位，形状などについて問診する。小児の鼻出血のほとんどは，少し痛がるほどの鼻翼圧迫で5分以内に止血する。

鼻出血以外の鼻症状

容易に止血するものの，繰り返す鼻出血はアレルギー性鼻炎，副鼻腔炎に合併することがあるので，鼻出血以外の鼻症状やアレルギー症状などについて問診する。

出血の既往歴と家族歴

過去の外傷などによる止血困難，出血の家族歴などについて問診する。家族歴がある場合は劣性，優性，伴性を考える。

出血以外の症状

発熱，易感染性，全身状態などについて問診し，

表1 鼻出血の原因

1. 特発性
2. 症候性
    1）局所性
        アレルギー性鼻炎，副鼻腔炎など
    2）全身性（出血傾向）
        血管の異常
        ● 遺伝性出血性毛細血管拡張症（オスラー病〈常染色体優性遺伝〉）など
        血小板の異常
        ● 血小板減少症
            白血病，再生不良性貧血，特発性血小板減少性紫斑病，遺伝性血小板減少症（遺伝形式は様々）など
        ● 血小板機能異常症
            遺伝性（常染色体劣性遺伝が多い）
            薬剤性（アスピリンおよび非ステロイド性抗炎症薬など）
        凝固因子の異常
        ● 血友病A（伴性劣性），血友病B（伴性劣性）
        ● フォン・ヴィルブランド病（重症型は常染色体劣性遺伝）など
        ● ワルファリン，抗生剤（いずれもビタミンK欠乏）など

表2 Nメチルテトラゾールチオール基を有する抗生剤

略号	一般名
CMZ	セフメタゾール
LMOX	ラタモキセフ
CPZ	セフォペラゾン
CMX	セフメノキシム
CMNX	セフミノクス
CTT	セフォテタン
CPM	セフピラミド

表3 出血症状とその原因

症状	点状出血 (数 mm 未満)	斑状出血 (数 mm 以上)	血腫
原因	←――血管の異常――→		
	←―――血小板の異常―――→		
		←――凝固因子の異常――→	

表4 出血傾向がみられる疾患の検査結果による分類

		PT 正常	PT 延長
APTT	正常	血小板機能異常症 第XIII因子欠乏症 α_2-PI 欠乏症 フォン・ヴィルブランド病 1型	第VII因子欠乏症
APTT	延長	第VIII因子欠乏症(血友病A) 第IX因子欠乏症(血友病B) 第XI因子欠乏症 フォン・ヴィルブランド病 2型, 3型	ビタミンK欠乏症 無フィブリノゲン血症 第II因子欠乏症 第V因子欠乏症 第X因子欠乏症

血小板機能異常症では出血時間が延長する

合併疾患で最も注意すべき白血病，再生不良性貧血などの血液疾患を鑑別する。

投薬歴

アスピリンおよび非ステロイド性抗炎症薬により，血小板シクロオキシゲナーゼが阻害され，血小板凝集は抑制される。Nメチルテトラゾールチオール基を持つ抗生剤(表2)の投与により，ビタミンKの酸化還元サイクルが阻害され，ワルファリン様作用が現れる。

身体診察

血管の異常，血小板の異常，凝固因子の異常により出血症状は異なる(表3)。

血管や血小板の異常による出血

皮膚や粘膜の表在性出血のことが多く，受傷後の出血はすぐにはじまり，何時間も持続するが，いったん止血すると再発しにくい。

凝固因子の異常による出血

受傷後，何時間も遅れて現れることがあり，深部に進展し血腫を形成しやすい。

止血困難な鼻出血で知られるオスラー(Osler)病は，常染色体優性遺伝の全身性血管性病変である。10歳頃から口腔，鼻腔などの粘膜に毛細血管の拡張がはじまり，徐々に増悪する。赤色の斑点を呈し，圧迫により白色化する。

診断の進め方

鼻翼圧迫で5分以内に止血すると，特に問題にならない。止血困難なら，問診と身体診察を行い診断の予測に努める。検査は血小板数，プロトロンビン時間(PT)，活性化部分トロンボプラスチン時間(APTT)を測定する(表4)。血小板減少がなければ，必要に応じて出血時間を測定する。

治療／救急処置

頭部を心臓より高くした状態で，両側鼻翼を少し痛がる程度の力でつまみ圧迫する。止血しなければ，5,000倍ボスミン®液に浸した綿球を鼻入口部に挿入して鼻翼を圧迫し，耳鼻科医の診察を受け，同時に合併疾患の診断を進め，治療戦略を立てる。

10 発疹，紅斑

[著] 臼井 千絵・浅野 喜造

原因

発疹(eruption)，紅斑(erythema)を伴う疾患は，小児科診療のなかでみる機会の多い疾患である．その原因の多くはウイルス感染症であるが，その他に細菌感染症，アレルギー疾患，川崎病，膠原病，悪性腫瘍など多岐にわたる．特徴的な発疹や臨床経過から診断が容易なものもあれば，非特異的な発疹を呈し診断に難渋するものもある．

そのなかでも単純疱疹や水痘，川崎病などの有効な治療法のあるもの，麻疹や水痘などの感染力が強く隔離が必要なもの，敗血症や白血病などの重症難治性疾患は確実な診断が必要とされる．発疹をきたす代表的な疾患を表1に示す．

臨床症状

発疹の形態からある程度診断がつく疾患もあり，まずは発疹の種類や分布状態を正確に観察することが必要である．また発疹は原因により発熱を伴うもの，気道症状を伴うもの，消化器症状を伴うものなど臨床症状も様々であり，臨床症状の経過と発疹の出現時期が診断上重要となることが多い．

分類

紅斑

斑(macula)とは皮膚の色調変化を主体とし，立体的変化のない限局性病変をいう．そのなかで皮膚が紅色を呈し，硝子板で圧迫すると消退するものを紅斑という．丘疹や水疱などの周囲に生じたものを紅暈，斑でありながら浮腫状で扁平に軽度隆起した紅斑を滲出性紅斑という．急性発疹において全身性の紅斑を呈する疾患は多い．

- 麻疹：直径2〜4 mmの大小不同の類円形紅斑が多数播種状に分布し，一部で癒合傾向を示す(麻疹様紅斑)．
- 風疹：直径1〜2 mmの点状紅斑が散在し，癒合傾向は認めない(風疹様紅斑)．
- 猩紅熱：1 mm前後の細かい点状紅斑が密集し，

表1 発疹の原因疾患分類

紅斑・丘疹を主徴とする疾患	ウイルス感染症 　麻疹 　風疹 　突発性発疹 　伝染性紅斑 　伝染性単核球症 　ジアノッティ症 細菌感染症 　溶連菌感染症(猩紅熱) 　中毒性ショック症候群(TSS) 　新生児TSS様発疹症(NTED) 　腸チフス 　パラチフス 　エルシニア感染症 　ネコひっかき病 　感染性心内膜炎 　敗血症 マイコプラズマ感染症 その他 　川崎病 　多形滲出性紅斑 　スティーヴンス-ジョンソン症候群 　膠原病 　　全身性エリテマトーデス(SLE) 　　若年性特発性関節炎(JIA) 　　リウマチ熱 　　皮膚筋炎 　蕁麻疹 　薬疹
水疱を主徴とする疾患	ウイルス感染症 　水痘 　帯状疱疹 　単純疱疹 　カポジ水痘様発疹症 　手足口病 細菌感染症 　ブドウ球菌性皮膚熱傷様症候群(SSSS) 　伝染性膿痂疹 その他
紫斑を主徴とする疾患	アレルギー性紫斑病 血小板減少性紫斑病 血液疾患(白血病，血友病，再生不良性貧血など) 播種性血管内凝固(DIC) その他

癒合によってびまん性の紅斑を呈する(猩紅熱様紅斑)。

紫斑(purpura)

皮内出血のため紫紅色を呈する斑で，硝子板で圧迫しても消退しないものを紫斑という。直径2 mm以下の小さいものを点状出血といい，直径3 mm以上のものを斑状出血という。アレルギー性紫斑病では，血管炎により両下肢伸側に点状出血斑を認めるのが特徴である。

丘疹(papula)

直径5 mm以下の皮膚面より隆起した限局性の病変をいう。丘疹の頂点に小水疱を有するものを漿液性丘疹という。頂点が凹み臍窩を呈することもある。また丘疹より大きい限局性隆起を結節(nodule)という。

水疱(bulla)

透明な液体(血清，フィブリン，時に血液)を含んだ皮膚の隆起を水疱といい，直径3 mm以下のものを小水疱，それ以上のものを水疱という。粘膜に生じた水疱は，疱膜がすぐに破れてびらんとなる(アフタ〈aphtha〉)。

膿疱(pustule)

水疱の内容が膿性のものをいう。主な原因は細菌感染である。

膨疹(wheal)

皮膚の境界明瞭な扁平に隆起した限局性の浮腫をいう。多くが搔痒を伴い，短時間で消退することが多い。

病歴聴取

急性発疹症においては非特異的な発疹を呈し，皮疹の形態だけでは診断が困難なものも多い。発症時期や発疹以外の症状の有無など，詳細な病歴の聴取は発疹の診断において重要である。

年齢

好発年齢のみられるものが多い。突発性発疹では生後6〜18カ月の乳幼児に好発し，風疹や伝染性紅斑は学童期に多くみられる。

季節，流行状況，接触の有無

家族や保育園，学校などにおける流行状況，地域の感染症サーベイランス情報を詳しく把握する。感染源との接触の有無などから潜伏期を考え，診断につなげる。また，疾患の季節的な流行も考慮する必要がある。しかし最近では夏風の一種である手足口病が冬季にも流行するなど，ウイルス感染症の季節性が薄れつつある。

前駆症状や随伴症状の有無および経過

まずは発熱の有無が重要である。熱型に特徴はあるか，発熱と発疹出現時期の関係はどうかなどが重要である。水痘や風疹は発熱とほぼ同時に発疹が出現するが，麻疹や川崎病は発熱より遅れて発疹が出現することが多い。また突発性発疹は解熱後に発疹が出現する。その他，咳嗽や咽頭痛などの呼吸器症状，嘔気，嘔吐，下痢などの消化器症状，眼球充血，関節痛，筋痛などの随伴症状の有無および経過の聴取も必要である。

既往歴，予防接種歴

多くのウイルス疾患は，一度罹患すると終生免疫を獲得し再罹患はないが，手足口病のように原因ウイルスが単一でないものもあり，同じ疾患に再度罹患することもある。予防接種歴に関しても保護者の記憶や認識があいまいなことが多く，必ず母子手帳をみて確認する。ただし，修飾麻疹や水痘のようにワクチン接種後にも罹患することはあり(secondary vaccine failure)，この場合は典型的な臨床経過を呈さないことがあり注意が必要である。

その他

海外渡航歴，薬剤を含むアレルギー歴，服薬歴，心臓弁膜症などの既往歴などの聴取も必要である。

身体診察

発疹の診察だけでなく，機嫌，バイタルサイン，意識状態，呼吸状態など全身を診察する。

発疹はその性状が紅斑，水疱，紫斑など，どのようなものか，その分布が全身性か局所性か，癒合しているのかどうか，どこからはじまりどのように拡大したのかなどをしっかり観察する。

口腔内は必ず診察する必要がある。麻疹のコプリック(Koplik)斑や突発性発疹の永山斑，手足口病や水痘などの口腔内粘膜疹，川崎病や溶連菌感染症の苺舌など特徴的な所見を呈する。

眼所見も重要であり，眼脂の有無や眼球充血(麻疹や川崎病，アデノウイルス感染症)などを認める。

その他，肝脾腫，リンパ節腫脹，関節炎，関節痛，神経症状なども診断のうえで重要である。

3章　症状からみた鑑別と救急処置

表2　主な疾患の鑑別点

疾患名	好発年齢/季節	発疹の特徴	その他の症状	臨床検査	合併症，その他
麻疹	乳幼児期/春	●数mm～1cm程度の大小不同の紅斑性丘疹 ●耳後部，顔面から体幹，四肢に拡大する ●癒合傾向があり，二峰目の発熱に伴い出現する（発疹期） ●褐色の色素沈着を残す（回復期）	●二峰性の発熱（高熱） ●咳嗽などのカタル症状が強い ●頬粘膜のコプリック斑	●リンパ球減少 ●麻疹特異的IgM抗体の上昇 ●ペア血清で抗体価の4倍以上の上昇 ●麻疹ウイルス分離	●中耳炎，肺炎，脳炎，SSPE ●修飾麻疹
風疹	乳幼児期/春	●2～5mmの紅斑性小丘疹 ●発熱と同時に出現 ●顔面，耳後部，頸部，体幹から四肢の順に出現し，この順に3日前後で消失する ●癒合傾向は認めない	●微熱～高熱（40～60％） ●リンパ節腫脹（耳介後部，後頸部，後頭下部，圧痛を伴う）	●白血球減少，比較的リンパ球増多 ●風疹特異的IgM抗体の上昇 ●ペア血清で抗体価の陽転または4倍以上の上昇	●関節炎，血小板減少性紫斑病，脳炎 ●先天風疹症候群
突発性発疹	乳児期	●麻疹様，風疹様紅斑 ●解熱と前後して発疹が出現 ●色素沈着は残さない	●3～4日間の発熱，下痢，大泉門膨隆，永山班	●HHV-6，HHV-7 ●白血球減少，比較的リンパ球増多	●熱性けいれん，脳炎，脳症
伝染性紅斑	学童・成人	●頬部の蝶形紅斑が出現し，その後四肢伸側に多形性紅斑がみられる ●次第に癒合し，レース様の紅斑となる	●発症1週間前の感冒症状，微熱	●ヒトパルボウイルスB19 ●特異的IgM抗体	●関節炎，脳炎，脳症，心筋炎 ●再生不良性発作（慢性様血性疾患） ●妊婦における胎児水腫
伝染性単核球症	幼児～成人	●猩紅熱様，麻疹様，蕁麻疹様紅斑など多彩な発疹を示す ●体幹中心 ●発疹を認めるのは40～50％程度	●発熱，咽頭・扁桃炎，頸部リンパ節腫脹，肝脾腫	●EBウイルス感染症 ●白血球増多，リンパ球増多，異型リンパ球増多，AST，ALT上昇	●肺炎，髄膜脳炎，ギラン・バレー症候群，関節炎，血球貪食性リンパ組織球症候群，重症肝炎，慢性活動性EBウイルス感染症
水痘	冬～初夏	●点状紅斑，丘疹状発疹，水疱，痂皮など様々な発疹が同時に混在する ●体幹や顔面頭部に出現し，全身に拡大する ●頭髪部や口腔内にも認める	●発熱	●水痘・帯状疱疹ウイルス ●水痘特異的IgM抗体の上昇 ●ペア血清で抗体価の有意な上昇 ●水痘皮内反応 ●ウイルス分離	●細菌二次感染，肺炎，脳炎，ライ症候群 ●免疫不全症における重症水痘
手足口病	幼児期/初夏～晩秋	●2～5mm程度の水疱性小丘疹 ●手，足，口，殿部に出現する ●表面が破れるとアフタ性潰瘍となり，疼痛を伴う	●発熱	●コクサッキーウイルスA16，エンテロウイルス71など ●ウイルス分離	●無菌性髄膜炎
溶連菌感染症（猩紅熱）	幼児・学童	●淡紅色の点状発疹 ●頸部，腋窩などの摩擦部や顔面に出現するが，口周囲には認めない（口囲蒼白） ●回復期に指趾に落屑を認める	●発熱，咽頭痛，頸部リンパ節腫脹，苺舌	●白血球増多，CRP上昇 ●A群レンサ球菌培養，迅速抗原診断，抗レンサ球菌抗体（ASO，ASK）	●リウマチ熱，急性糸球体腎炎
SSSS	乳幼児	●疼痛性紅斑 ●口，眼周囲の発赤，放射状亀裂からはじまり，頸部，腋窩，鼠径部に拡大 ●その後水疱形成，ニコルスキー現象を伴う ●瘢痕を残さず上皮化する	●発熱	●白血球軽度上昇，CRP軽度上昇，鼻腔，咽頭，眼脂より黄色ブドウ球菌の検出 ●二次感染がなければ水疱内は無菌	●黄色ブドウ球菌により産生されるexfoliative toxinsによる全身性の反応
川崎病	幼児期	●不定形発疹 ●指趾先端の紅斑，硬性浮腫 ●BCG接種部の発赤 ●指趾爪皮膚移行部からの膜様落屑	●5日以上続く発熱，両側眼球結膜充血，口唇の紅潮，苺舌，口腔咽頭粘膜のびまん性発赤，頸部リンパ節腫脹	●白血球増多，CRP高値，血沈亢進，低アルブミン血症，AST，ALT上昇，尿中白血球増多など	●冠動脈病変，僧帽弁閉鎖不全症，心嚢液貯留
若年性特発性関節炎	幼児期・学童	●リウマトイド疹（数mmの円形～不定形の淡紅色紅斑，体幹や四肢に認め，消退を繰り返す）	●朝のこわばり，関節炎，発熱（弛張熱），心膜炎，皮下結節，虹彩毛様体炎	●白血球増多，CRP上昇，血沈亢進，貧血，リウマトイド因子陽性，抗核抗体陽性，抗γグロブリン血症，肝機能障害	●薬剤アレルギーに注意
SLE	学童・成人	●顔面の蝶形紅斑 ●光線過敏	●発熱，倦怠感，体重減少，口腔内潰瘍，脱毛，関節痛	●白血球減少，貧血，CRP上昇，血沈亢進，抗核抗体陽性，抗DNA抗体陽性，血清補体価低下	●ループス腎炎，精神神経症状

58

診断の進め方

血液一般検査

細菌感染症や川崎病，リウマチ熱，若年性特発性関節炎などでは白血球増多，C反応性蛋白（CRP）高値，血沈亢進などの強い炎症反応を示す。

細菌感染症
核の左方移動を伴った白血球増多を示す。

ウイルス感染症
白血球は正常あるいは減少することが多い。

伝染性単核球症
異型リンパ球の増加が認められることがある。

紫斑
白血病や敗血症，播種性血管内凝固（disseminated intravascular coagulation：DIC）などの重篤な疾患の可能性もあり，血小板数や凝固能の検査を行う必要がある。

微生物学的検査

細菌感染が疑われた場合は咽頭，血液，髄液，尿，分泌物などの細菌培養検査を行う。溶連菌感染症では迅速抗原診断の特異度も高く診断に有用である。

ウイルス学的検査

咽頭ぬぐい液，血液，尿，糞便，水疱内容などよりウイルス分離，抗原検査，ウイルスゲノム検出などを行う。

血清学的検査

ウイルス感染症
急性期に血清特異的IgM抗体の陽性により診断することができる。また急性期と回復期のペア血清による4倍以上の有意な抗体価の上昇を認めた場合は診断可能であるが，急性期の診断には用いることができない。

溶連菌感染症
抗レンサ球菌抗体ASO（抗ストレプトリジン-O），ASK（抗ストレプトキナーゼ）の上昇が認められる。しかしいずれも感染1週後から上昇しはじめ，3〜6週でピークに達するため，発症早期には抗体価の上昇は不十分である。抗体価で診断する場合にはペア血清で4倍以上の上昇を確認する必要がある。

膠原病
免疫グロブリン，血清補体価，リウマトイド因子や抗核抗体などの自己抗体などを測定する。

主な疾患の鑑別点を表2に示す。

参考文献

1 前川喜平ほか：今日の小児診断指針 第3版，医学書院，1999
2 上野賢一ほか：皮膚科学 第8版，金芳堂，2006
3 日野治子：こどもの発疹のみかた 急性発疹症へのアプローチ 第2版，中外医学社，2006
4 日本小児感染症学会編：日常診療に役立つ小児感染症マニュアル，東京医学社，2003-2004
5 齋藤義弘：皮膚・爪の異常．発熱を伴う皮疹，小児科診療 70（増刊号）：295-299，2007
6 勝沼俊雄，岡部武史：発疹症（急性発疹・じん麻疹），小児科診療 64：1774-1778，2001
7 日野治子：最近のvirus性発疹症の皮膚病変，綜合臨床 50：2183-2184，2001

3章 症状からみた鑑別と救急処置

11 体重増加不良, やせ

[著] 田辺 卓也・玉井 浩

原因

やせ(emaciation)は, 摂取カロリーがなんらかの理由により絶対的, 相対的に不足する場合にみられる. 健康障害を示唆する症状, あるいは成長速度の異常を伴う「症候性やせ」と, それを伴わない「体質性やせ」とに分けられる.

養育者の心理・精神的, 社会的問題, 経済的問題やネグレクトなどの虐待が関与している場合も多く, 救急受診が患児を救う契機になることがある.

臨床症状

体重および身長などの身体発育が同年齢児より明らかに少なく成長が3〜5パーセンタイル未満の場合, あるいは短期間に2つの主要なパーセンタイル曲線を横切る場合に体重増加不良と考える.

カウプ指数 = 体重(g)/身長^2(cm)×10
BMI(body mass index) = 体重/身長^2(kg/m^2)

上記を求め, 14.5程度未満を「やせ」と判定するが, 月齢, 年齢により基準の変化があり, 注意を要する.

肥満度 = (実測体重 − 標準体重)/標準体重 ×100(%)

上記の式が学童期以降ではよく使用され, −20%以下を「やせ」と判定する.

症候性やせの場合, 顔色不良, 低体温, 徐脈, 末梢冷感, 活動性の低下, 発達遅滞, 筋力低下, 脱水, 皮膚ツルゴールの低下, 浮腫, 脱毛などを呈することがあり, 程度が強ければ緊急性を要する.

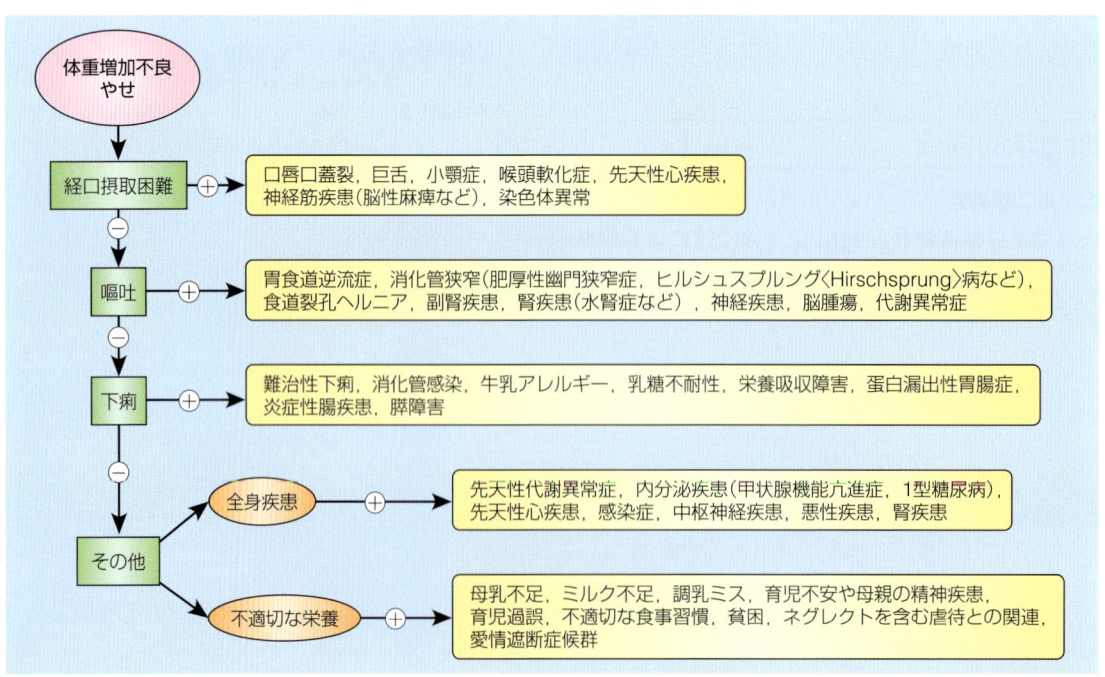

図1 体重増加不良の診断フローチャート

血液検査では貧血，リンパ球減少，血液尿素窒素（BUN），電解質，免疫機能低下，遊離トリヨードサイロニン（FT$_3$），アルブミン，総コレステロール，血清蛋白，脂肪酸分析，微量元素（銅，亜鉛，鉄，マグネシウムなど）に加え，rapid turnover protein（トランスフェリン，プレアルブミン，レチノール結合蛋白），必須脂肪酸などで評価する。

検便を行い，便潜血，ズダンⅢ（Sudan Ⅲ）染色（便脂肪検査），便培養なども調べる必要がある。

診断の進め方

まず，必ず成長曲線にのせて，生下時から受診までの体重，身長の変化を確認する。体重増加不良と考えた場合，詳細な問診を行うことで，その原因についてのおおまかな鑑別が可能である。

妊娠分娩歴（在胎週数，出生時の体重・身長・頭囲や，母親のアルコール・喫煙・薬歴），栄養方法，哺乳力が弱くないか，むせやすくないか，哺乳回数・量，嘔吐の有無，嘔吐があれば噴水様嘔吐か溢乳程度か，胆汁性嘔吐か，離乳食の回数・量・内容，食欲，便性（脂肪性下痢，粘血便の有無など），便回数などの確認は必須である。

次に，家族歴（特に身長，体重，体格，アレルギーの有無，遺伝性疾患の有無など），さらに，両親の職業，経済状態，育児環境，育児サポートの有無，養育者（母親）のストレスなども重要な情報であり，あとからでも確認する必要がある。

健康診断の受診歴，ワクチン接種歴，発達遅滞の有無，そもそも受診時期の遅れはないかなども診断の手がかりになりうる。疑わしい場合は虐待・ネグレクトの家族歴を児童相談所などに問い合わせることも必要である。

診察の際には頭部を含め全身のプロポーション，外表奇形，心雑音，呼吸音の異常，喘鳴，アトピーなど皮膚所見をとり，さらに全身をみて，外傷，出血斑，熱傷の有無や患児の態度，表情，衣類の清潔さなどにも留意する。

図1に基づき具体的に鑑別診断を進め，適宜原因検索のための検査を行う。検査の適応は，当然個々の症例により判断されるべきであるが，適切な栄養を与えても体重増加が得られないときには，特に詳細な検査を要する。

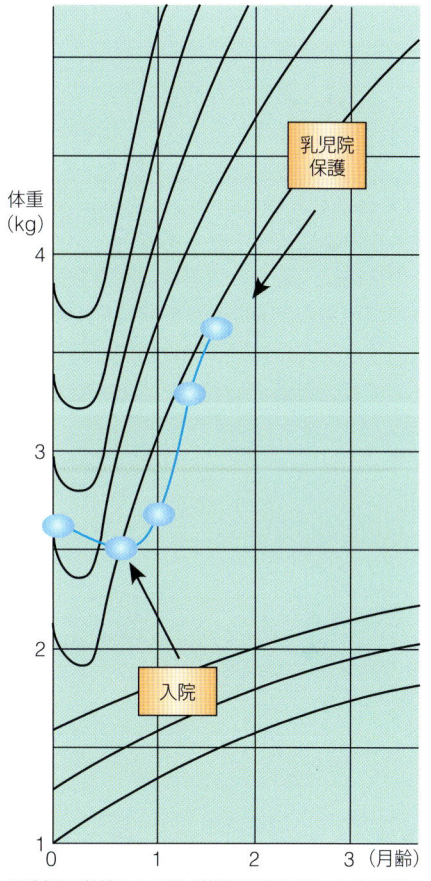

図2 不適切な栄養による体重増加不良を呈した乳児例
入院後，適切な哺乳を病院管理で行ったところ成長曲線に沿った体重増加が得られた

治療／救急処置

初期対応としては脱水があれば，はじめの24〜48時間で脱水，電解質の補正を行い，低体温があれば保温，細菌感染合併を疑えば抗菌薬の投与などを行う。その後適切なエネルギーと蛋白質およびミネラル類，ビタミン類を含む食事摂取を行い，体重をやせによる症状を生じない程度にまで回復させることが原則である。

診断治療を進める経過において，小児の成長に寄与するあらゆる要素（小児の健康状態，栄養状態，家族の抱える問題，親子関係など）を理解することが大切である。ネグレクトなど不適切な養育が一因と判断すれば，患児のみならず，その家族を含めた長期にわたるフォローアップと適切な対応・介入が必要となる。その際は，関連機関との連携が必須で，虐待を疑うときは状態の軽微にかかわらず必ず入院

させて状況を整理し，さらにできるだけ早期に児童相談所や福祉事務所などに通告する義務がある。

虐待でなくとも養育上の問題が疑われる場合は，医師以外のコメディカルスタッフ（看護師，栄養士，保健師，ソーシャルワーカー，心理士など）が連携して介入する必要がある。決して1人で解決しようとは思わないようにすべきである。

図2の症例は，著しい体重増加不良を呈した乳児の成長曲線である。入院後，病院管理で哺乳させたところ，すみやかに良好な体重増加が得られた。このケースでは，母親の育児能力（泣いても哺乳させないなど），家庭の経済状況（ミルク代がなく，薄いミルクを与える）などが問題点としてあがり，児童相談所の判断で乳児院に保護されることとなった。

参考文献

1 加藤則子：BMI（カウプ指数）．小児科46（別冊）：11-13，2007
2 奥山眞紀子：子どもへのマル・トリートメントの早期発見法としての成長曲線の有用性．日児誌 108：715，2004
3 沖潤一，雨宮聡：虐待・ネグレクトによる成長障害．小児科臨床 60：215-220，2007

12 貧血

[著] 百名 伸之

原因

貧血(anemia)とは，一般的に赤血球量あるいはヘモグロビン濃度の減少と定義される。健常人平均値の−2 SD以下を異常とするが，小児では年齢によって平均値が異なり，また貧血疾患でもこれらの値が正常範囲に入る場合もあるので注意を要する。

貧血の原因は病態から，赤血球産生障害，赤芽球成熟障害・無効造血，溶血の3つに分類される。

赤血球産生障害
1) 骨髄不全：再生不良性貧血，ダイアモンド-ブラックファン(Diamond-Blackfan)貧血，ファンコニー(Fanconi)貧血，骨髄占拠性病変(悪性腫瘍など)
2) エリスロポエチン産生障害：慢性腎疾患，甲状腺機能低下，慢性炎症など

赤芽球成熟障害・無効造血
1) 細胞質異常：鉄欠乏性貧血，サラセミア，鉄芽球性貧血，鉛中毒，慢性炎症
2) 核成熟異常：ビタミンB_{12}欠乏，葉酸欠乏

溶血
1) ヘモグロビン異常：サラセミアなど
2) 赤血球膜異常：遺伝性球状赤血球症
3) 赤血球代謝異常：グルコース-6-リン酸脱水素酵素(G6PD)欠損症，ピルビン酸キナーゼ(PK)欠損症など
4) 免疫性溶血性貧血：自己免疫性，寒冷凝集素性
5) 機械的破壊：播種性血管内凝固(disseminated intravascular coagulation：DIC)，腎血管障害など
6) 発作性夜間血色素尿症

臨床症状

ヘモグロビン(Hb)濃度が7〜8 g/dL以下になると，皮膚，粘膜の蒼白が明らかとなり，活気低下，倦怠，頭痛，多呼吸，労作時息ぎれ，頻脈などの症状が現れる。ただし貧血がゆるやかに進行する場合はこのような症状は明らかでない。

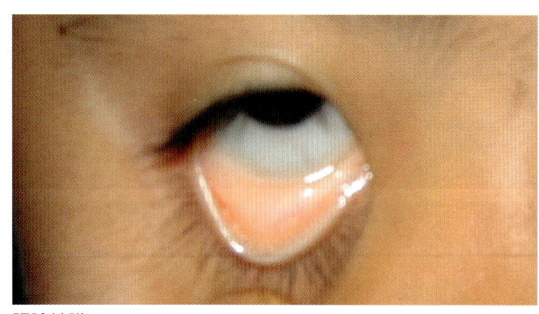

眼瞼結膜

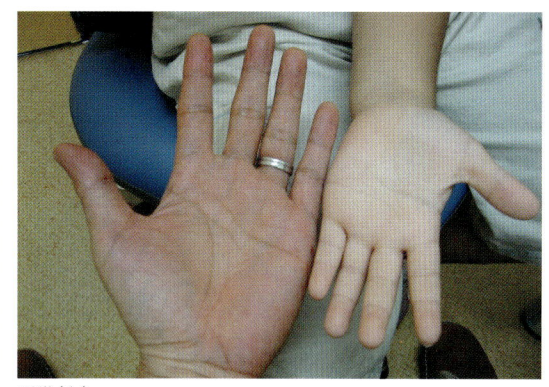

手掌(右)
図1 貧血症例(Hb 5.4 g/dL)の蒼白

生理学的には心拡大，心拍出量の増加，動静脈酸素分圧較差の増大，重要器官・組織への血流シャントが起こる。その他，基礎疾患に特徴的な症状に留意する。

病歴聴取

東南アジア出身であればサラセミア，G6PD欠損症の可能性を念頭におく。家族歴では鉄剤不応性貧血，黄疸，胆石の有無が重要である。既往歴で重症新生児黄疸は先天性溶血性貧血を示唆する。未熟児であれば鉄欠乏性貧血を考慮する。現病歴では服用中薬剤，感染症の有無(肝炎，伝染性紅斑，マイコプラズマなど)を聴く。

コーラ色の尿は血管内溶血の所見である。腹痛発作を伴う場合は発作性夜間血色素尿症を疑う。また上記貧血症状の詳細な経過の聴取が重要である。

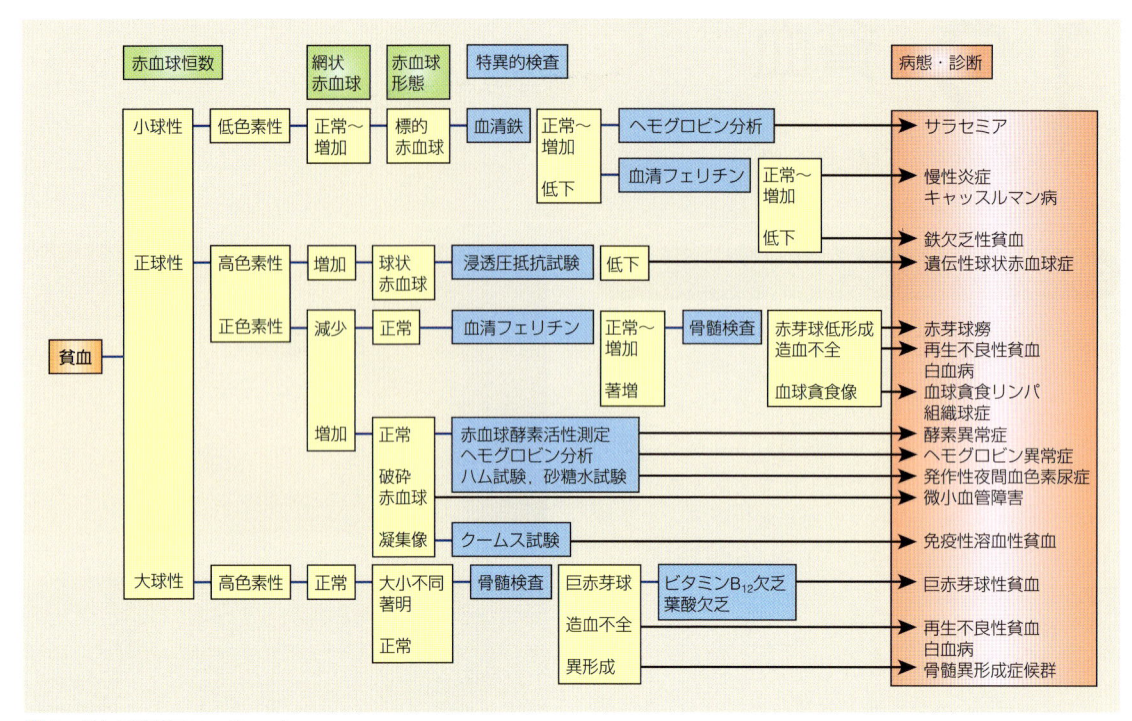

図2 貧血の診断フローチャート

身体所見

皮膚
　顔色，眼瞼結膜の蒼白(図1)はヘモグロビン濃度が7～8 g/dL以下の高度の貧血による。黄染は溶血，出血斑は血小板減少を伴う貧血である。全身色素沈着はファンコニー貧血の可能性がある。海綿状血管腫を認めればカサバッハ-メリット(Kasabach-Merritt)症候群を考える。

眼
　小角膜はファンコニー貧血の症状である。白内障はG6PD欠損症でみられる。高度の貧血では網膜出血をきたすことがあり注意が必要である。眼瞼浮腫は伝染性単核症，腎不全を疑う。

口腔
　舌炎はビタミンB_{12}，鉄欠乏，口角炎は鉄欠乏の所見である。

手
　母指丘低形成はファンコニー貧血，過剰母指はダイアモンド-ブラックファン貧血でみられる。

脾臓
　脾腫は溶血性貧血，造血器腫瘍，急性感染症の重要な所見である。

診断の進め方

　フローチャート(図2)に従って原疾患を鑑別していく。経過観察でよいものから，緊急で治療介入が必要なもの，さらに悪性腫瘍のように長期に専門的治療が必要なものまで含まれ，すみやかに検査を進めることが肝要である。

貧血の基本的検査

　小児では貧血を主訴として受診することは少ない。むしろ急性感染症などで採血した際に偶然発見されることも多く注意を要する。貧血が確認されれば病歴，家族歴，診察所見から原疾患を推測し，赤血球恒数，網状赤血球数，赤血球形態から貧血の病態を考える。

　この段階までは外来で対応し，そのうえで緊急性，入院適応の有無を判断し，疾患特異的検査へと進む。図3は遺伝性球状赤血球症の浸透圧抵抗試験の溶血状態である。

治療／救急処置

　貧血に対する緊急輸血は，外傷による大量出血を除いて適応は少ない。内科的貧血に対しては病態に

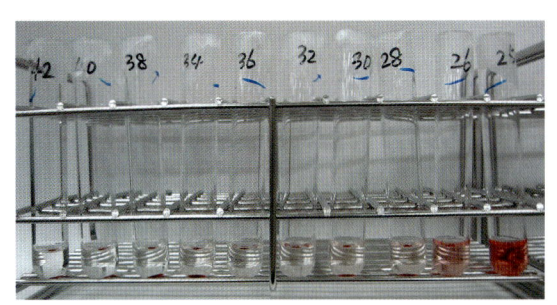

症例検体

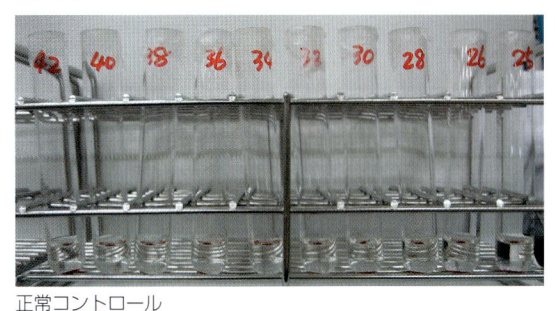

正常コントロール
図3 遺伝性球状赤血球症の浸透圧抵抗試験

即した原疾患の治療が優先され，貧血による組織低酸素，心不全などの臨床症状を考慮したうえで輸血を行う．以下主な病態，疾患の救急処置について述べる．

赤血球産生障害

慢性の貧血であり，原疾患に対する専門的治療を優先する．

悪性腫瘍では化学療法による貧血もあり，ヘモグロビン値 7～8 g/dL 以上を保つように輸血を行う．再生不良性貧血では同種抗体出現，造血細胞移植時の拒絶，鉄過剰症の危険性を考え，症状がなければヘモグロビン値 6 g/dL 程度まで輸血はひかえる．エリスロポエチン産生障害では，エリスロポエチン投与で貧血は改善するので輸血の適応はない．

赤芽球成熟障害・無効造血

鉄欠乏性貧血，ビタミン B_{12} 欠乏，葉酸欠乏では，補充療法ですみやかに改善する．サラセミアの重症型ではヘモグロビン値を 6～7 g/dL に保つように輸血を行う．ただし鉄過剰症に注意する．軽症型では輸血の必要はなく，また鉄剤投与は禁忌である．

溶血

遺伝性球状赤血球症，赤血球代謝異常などの慢性の溶血性貧血では通常は軽度の貧血を認めるのみだが，ヒトパルボウイルス B19 感染による無形成発作時にはヘモグロビン値 4～5 g/dL の高度の貧血をきたす．この場合，組織低酸素，心不全などの症状がなければ自然回復を待ち，輸血の必要はない．

長期的には摘脾を行う．自己免疫性，寒冷凝集素性溶血性貧血ではステロイド剤が第1選択薬である．機械的破壊は凝固異常，微小血管障害によるものであり，緊急で原疾患の治療を行う．発作性夜間血色素尿症は酸性血液での補体活性化による血管内溶血である．急激な溶血発作に対しては洗浄赤血球輸血，ハプトグロビン製剤投与を行う．慢性溶血に対しては蛋白同化ステロイド，鉄剤を投与する．

参考文献

1 Nathan DG et al：Nathan and Oski's Hematology of Infancy and Childhood, 6th ed. Vol 1, Saunders, 2003

13 胸痛

[著] 岩佐 充二

小児で胸痛（chest pain）を主訴として受診する患児は少なくない。成人と異なり重篤な病気であることは少ないが，その原因をはっきりさせる必要がある。

原因

胸痛の原因のおおまかな頻度は特発性40〜50％，心因性20〜30％，胸郭疾患20％，呼吸器疾患10％，心血管疾患5〜10％，消化器疾患5％である。器質的な異常が認められない場合，特発性，心因性と考えられる。

臨床症状

発症機転，程度は様々である。

病歴聴取

突然急激に発症し強い痛みなのかどうかを聴取する。そうであれば緊急に精査が必要である。また発熱，咳などの症状の有無を確認する。

問診で，どこの部位が痛むのか，どんな痛みか（刺し込む，鋭い，つかまれたような，息苦しい），どの程度痛いか（泣いてしまうほどか，うずくまってしまうほどか，寝ていて目が覚めるほどか），いつからか，痛みの持続時間はどれくらいか，どの時間帯に痛くなるか（1日のなかで決まった時間か，不定であるか，毎日なのか，月に1回程度なのか），痛みはひどくなってきたか，軽くなってきたか，どんなときに痛くなるのか（運動，食事との関係），どうすると楽になるのか，随伴症状があるか（熱，咳など），痛みはどこへ放散するか（腕，肩，首），などを聴取する必要がある。

身体診察

理学的所見は多呼吸，過呼吸などの呼吸困難の有無，外傷の有無，発疹の有無，胸部の診察は胸郭の左右差，触診による疼痛，肋骨軟骨接合部痛，肺野の呼吸音の左右差，喘鳴，ラ音の有無，心雑音の有無，摩擦音，心音の大きさ，過剰心音の有無に注意する。

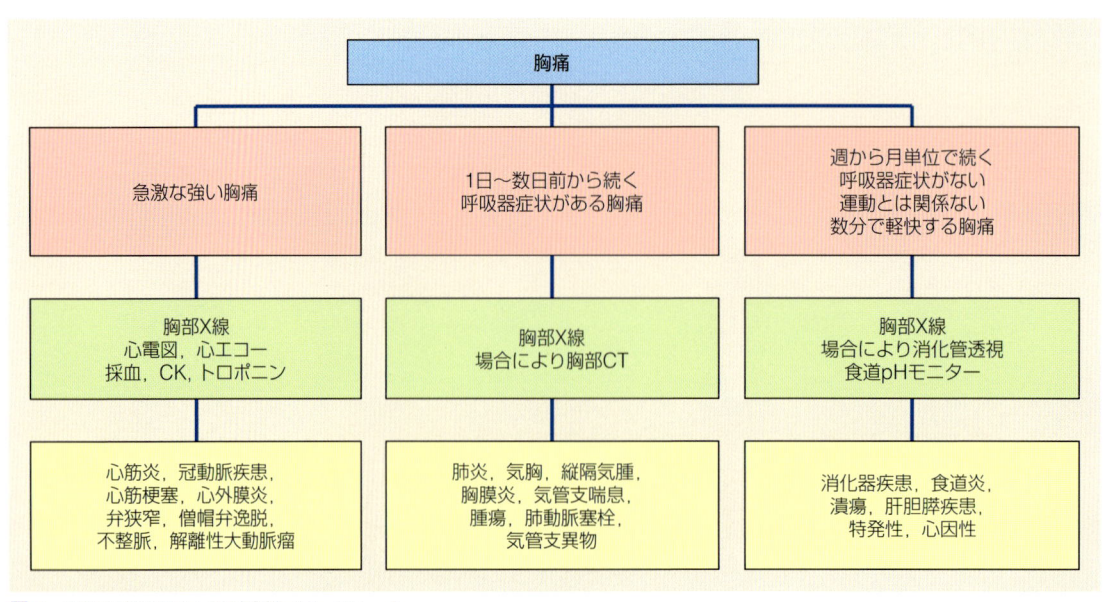

図1　主な胸痛の症状と鑑別診断フローチャート

```
                        胸痛
         ┌───────────────┼───────────────┐
  急激な強い胸痛   1日～数日前から続く   週から月単位で続く
                    呼吸器症状がある胸痛   呼吸器症状がない
                                           運動とは関係ない
                                           数分で軽快する胸痛
         │               │               │
    胸部X線           胸部X線           胸部X線
  心電図，心エコー   場合により胸部CT   場合により消化管透視
  採血，CK，トロポニン                  食道pHモニター
         │               │               │
  心筋炎，冠動脈疾患，  肺炎，気胸，縦隔気腫，  消化器疾患，食道炎，
  心筋梗塞，心外膜炎，  胸膜炎，気管支喘息，   潰瘍，肝胆膵疾患，
  弁狭窄，僧帽弁逸脱，  腫瘍，肺動脈塞栓，     特発性，心因性
  不整脈，解離性大動脈瘤 気管支異物
```

診断の進め方

主な胸痛のパターンに分けたフローチャートに沿って鑑別する(図1)。理学的所見で胸痛の原因がわかり，痛みの程度が軽ければ，検査はいらない。たとえば発育に伴う乳房痛などの場合，検査は不要である。しかし，理学的所見が異常ない場合でも，重篤な疾患を見落とさないために検査は必要である。必ず外傷の既往の可能性を聴取する。

胸痛の基本的検査

胸痛を主訴として来院した患児に対する検査は，胸部X線をルーチンに1度は検査する。心電図，必要ならマスター負荷心電図，心エコー検査をする。胸痛のはじまりが数日以内で突然の強い痛みの場合は，採血(血算，一般生化学，C反応性蛋白〈CRP〉，トロポニンなど)も行う。胸部CT，MRIなどの検査が必要な場合もある。

フローチャートで示した以外には，筋肉痛，肋骨，軟骨が原因で胸痛を訴えることが多い。エンテロウイルスによる流行性胸痛症で胸痛を訴えることもあるが，臨床診断は難しい。

ストレス，心臓神経症，過換気症候群などの心因性胸痛を訴えることもある。器質的な原因がなく心因性の原因がない場合は特発性と診断する。

治療／救急処置

特発性の胸痛は数カ月の経過で軽快することがほとんどである。特発性の胸痛の治療は鎮痛薬であるが，ほとんどそれを必要とすることはない。使用する鎮痛薬はアセトアミノフェンの頓用でよい。特発性胸痛は経過観察にするが，痛みの回数，程度が強くなるようであれば，再検査が必要である。

参考文献

1 佐地勉：胸痛．小児内科 38：21-25，2006

14 動悸

[著] 鈴木 博

原因

動悸（palpitation）とは，心拍動（リズム，強さ，速さ）を不快に感じることである．器質的原因は心臓性と心外性に大別できる．主観的な要素が強く，心因性の場合もある（表1）．

臨床症状

年長児であれば，「ドキドキする」「脈がとぶ」「胸が変な感じ」「胸が苦しい」などを訴えるが，乳幼児では，不機嫌，顔色不良，胸に手をあてるなどでわかることがある．

病歴聴取

現病歴では，①動悸が発生したときの状況（運動，時間帯，体位，緊張），②動悸の発生，消失の仕方（突然か徐々にか），③動悸の持続時間と頻度，④随伴症状を聴く．

突然に発生し，消失する動悸は発作性頻拍を疑う．随伴症状では易疲労や呼吸困難，末梢冷感など心不全を示唆する所見はないか，心外性疾患（表1）に伴う症状はないかを確認する．

身体診察

脈拍数，脈の不整の確認が最も重要である．さらに体温，血圧，貧血，チアノーゼ，呼吸状態，脱水の有無，心音，心雑音も確認する．

顔面蒼白，末梢冷感，血圧低下，脈拍の触れが悪いなどがあれば，低心拍出が示唆され，緊急性が高い．胸部聴診でギャロップリズムを認めれば，心不全が示唆される．

診断の進め方

心臓性か，器質的心外疾患かを診断し，いずれも否定されれば心因性である．病歴聴取，診察で心因性が強く疑われても，器質的な疾患を除外することが大切である．

受診時も動悸を認めていれば，診断が容易となるが，治まっていることも多い．

従って現病歴聴取が重要となるが，年少児では困難である．家族に普段から「脈をとる」よう指導する．平常時の脈がわかれば，動悸時の異常も認識しやすい．

基本的検査

病歴聴取，身体診察に加え，心電図，胸部X線，心エコーでかなりの診断が可能である．動悸の診断フローチャートを図1に示す．

1）12誘導心電図によるP波の確認が重要である．モニター心電図では不十分．T波の頂点から

表1　動悸をきたす疾患

心臓性	頻脈性不整脈	上室性期外収縮 心室性期外収縮 上室性頻拍 心室頻拍 心房粗動 心房細動
	徐脈性不整脈	洞不全症候群 房室ブロック
	不整脈以外	先天性心疾患 弁膜症 心筋症 心筋炎 虚血性心疾患 肺性心
心外性	器質的	貧血 感染 発熱 脱水 低血糖 甲状腺機能亢進，低下 褐色細胞腫 薬剤性（β刺激薬，ジゴシン，テオフィリンなど） 神経性食思不振症
	心因性	過換気症候群 心臓神経症

14 動悸

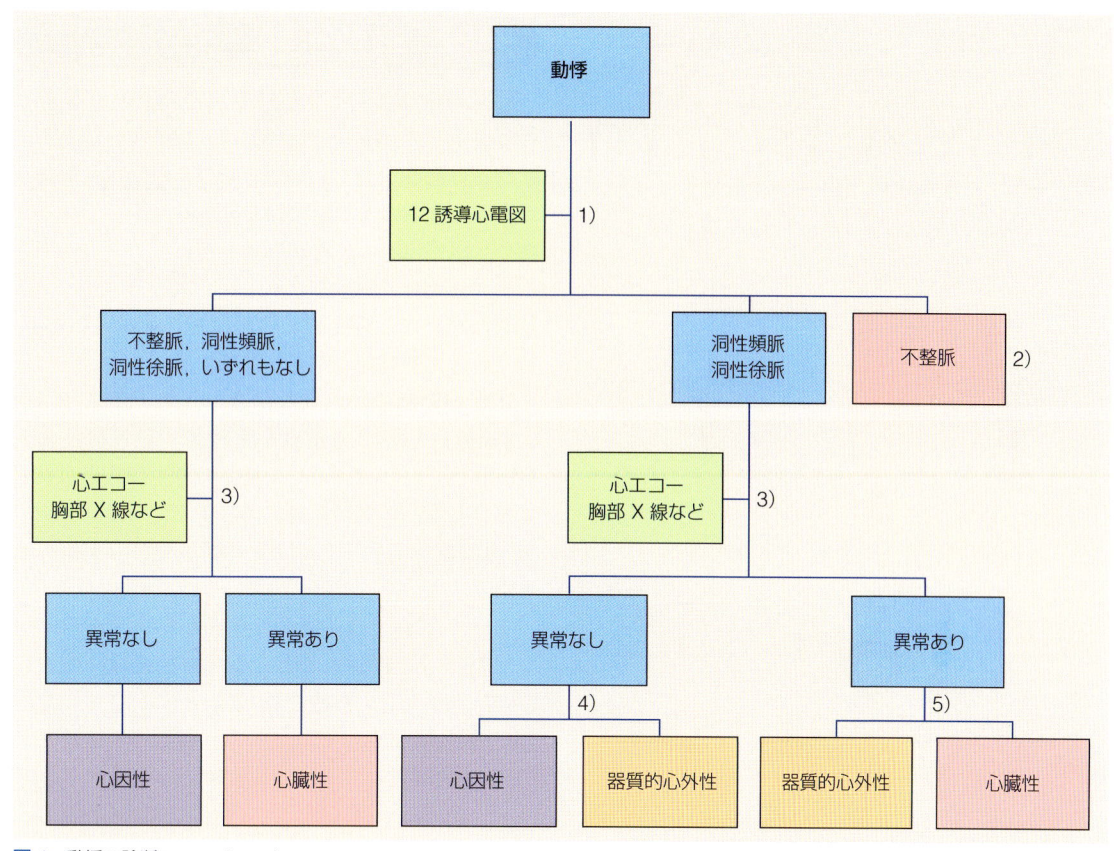

図1 動悸の診断フローチャート

 QRS のはじまりまでの間に P 波が規則的に確認できなければ，不整脈の可能性が高い。P 波の位置から頻脈性不整脈か生理的洞性頻脈かの鑑別が困難なときは心拍数の変化を観察する。体動や覚醒，睡眠に伴う変化があれば，生理的洞性頻脈が疑われる。また平常時の心電図と比較ができれば診断しやすい。

2) 動悸を訴え，救急受診する小児の不整脈として多いのは，ウォルフ–パーキンソン–ホワイト（WPW）症候群に伴う房室リエントリー性頻拍（図2）や房室結節リエントリー性頻拍（図3）である（不整脈診断の詳細は 8 章 1「不整脈」〈214 ページ〉参照）。
3) 形態診断と心機能評価を行う。
4) 器質的疾患の疑いが否定できなければ，さらに精査を進める。
5) 心機能低下は器質的心外疾患による続発性心筋症でも認める。心外疾患も念頭におき，精査を進める。

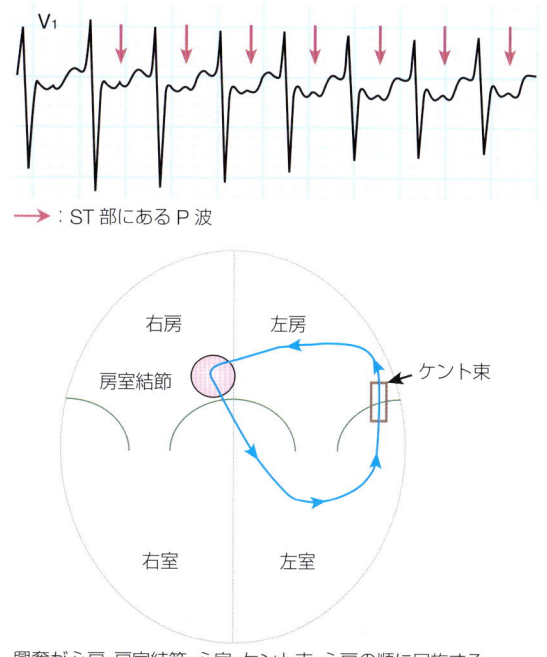

→：ST 部にある P 波

興奮が心房-房室結節-心室-ケント束-心房の順に回旋する
図2 WPW 症候群に伴う房室リエントリー性頻拍（順方向頻拍）

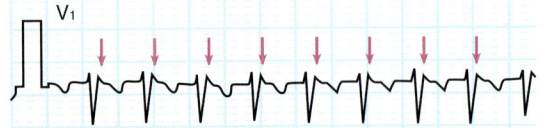

【頻拍時】

V₁に平常時には認めないr'を認める(→)。これがQRS直後にあるP波である。しかしP波がQRSに重なり確認できない例もある

【平常時】

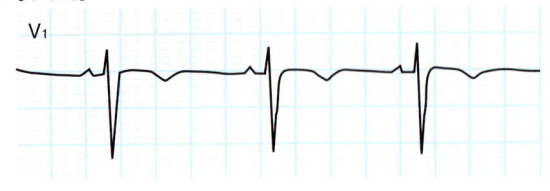

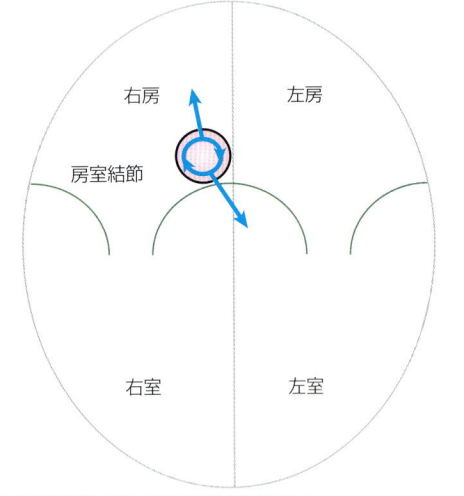

興奮が房室結節内の二重伝導路を回旋する
図3　房室結節リエントリー性頻拍(通常型)

治療／救急処置

　房室結節リエントリー性頻拍とWPW症候群に伴う房室リエントリー性頻拍は，持続すれば心不全になる可能性が高く，早期に頻拍を停止させるべきである。両者とも房室結節を介するリエントリーであり，房室伝導の抑制が有効である。

　まず迷走神経刺激を試みる。心電図モニターで確認したうえで，息止めや顔面冷却(ice bagなど)を行う。患児が可能なかぎり継続する。

　迷走神経刺激が無効な場合は，アデホス®0.1〜0.3 mg/kg(最大20 mg)を希釈せず急速静注する(作用時間が短いため)。少量なので生理食塩水などで後押しし，確実に体内に入るようにする。アデホス®は心収縮を低下させない。新生児にも使用可能である。

　アデホス®静注は診断にも有用である。アデホス®で房室伝導を抑制すると，心房頻拍では一時的にQRSが消失し，P波を確認しやすくなる。またQRS波に変化がなければ，心室頻拍の可能性が高い(その他疾患の対応は他稿参照)。

参考文献

1　不整脈薬物治療に関するガイドライン．Circ J 68 (Suppl Ⅳ)：981-1053, 2004

15 チアノーゼ

[著] 脇 研自

原因

チアノーゼ(cyanosis)とは，肉眼的に皮膚や粘膜が青紫または暗紫色にみえる状態で，種々の原因により毛細血管の血液中の還元ヘモグロビンが 5 g/dL 以上になると明らかに認められるとされる。

チアノーゼは中心性チアノーゼと末梢性チアノーゼとに分類され，前者は先天性心疾患，呼吸器疾患，中枢神経障害，血液疾患などが，後者は多血症，寒冷などが原因となる。

臨床症状

病歴聴取

新生児のチアノーゼでは，母体の合併症(妊娠中毒症，糖尿病，膠原病，感染徴候の有無など)，分娩様式，羊水の状態(羊水混濁，羊水過少)，胎児の子宮内での発育や在胎週数，出生体重，仮死の有無・程度などが重要である。

身体診察

チアノーゼの観察

チアノーゼは肉眼的かつ主観的な所見であるため，光線の種類などによっては観察が難しい場合があり，自然光線の下(太陽光線)，もしくはそれに近い光線の下で観察する。観察部位としては色素沈着のない粘膜や表皮が薄く毛細血管の豊富な皮膚(爪床，耳介，鼻，口唇，舌や歯肉粘膜など)が適している(図1)。

チアノーゼが毛細血管中の還元ヘモグロビン量によることから，多血症ではヘモグロビン絶対量が多いために軽度の動脈血酸素飽和度(Sao_2)低下や寒冷による末梢循環不全の場合にチアノーゼが出現しやすく，逆に貧血が高度の場合にはヘモグロビン絶対量が少ないため酸素飽和度が低下してもチアノーゼが出現しにくいことに留意する必要がある。また，動脈管に依存した大動脈縮窄複合などでは，下半身にのみチアノーゼが認められ上半身には認められな

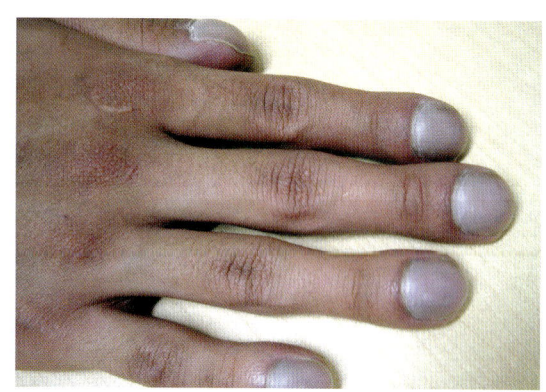

図1 先天性心疾患にみられるチアノーゼ
爪床が青紫色を呈し，指先が大きくふくらみ，爪と皮膚のなす角度が大きくなり，いわゆるばち指を認める

い，いわゆる下半身チアノーゼ(differential cyanosis)を呈する。

随伴症状

呼吸困難(呼気性か吸気性か)，喘鳴，嗄声・犬吠様咳嗽など呼吸器症状の有無，心音異常(II音の単一，ギャロップリズムなど)，心雑音の有無，ばち指の有無などを観察する。

診断の進め方

チアノーゼが疑われたら，パルスオキシメーターを装着して酸素飽和度(SpO_2)を測定し，フローチャート(図2)に沿って検査を進め，原因疾患の診断をすみやかに行う。中心性チアノーゼの場合，その低酸素血症が同程度であっても急性か慢性かにより緊急度が異なり，当然前者の方が緊急性が高く迅速な診断・処置が必要となる。

原因として，先天性心疾患と呼吸器疾患の頻度が高く，また緊急性が高いため，まずこれらの鑑別を行う。病歴や身体所見から見当をつけるが，新生児期の場合，症状のみから両者を鑑別するのは難しいことが多く，順にあるいは並行して検査を行い鑑別していく。

先天性心疾患においては，酸素投与や過換気が禁忌である疾患もあり，不用意な高濃度酸素投与が患

3章 症状からみた鑑別と救急処置

```
チアノーゼ
  │
  │ 経皮酸素飽和度(SpO₂)      異常なし      末梢性チアノーゼ
病歴 ├──────────────────────────────────→   多血症，寒冷など
症状 │ 胸部X線　血液ガス
  │
(上肢下肢でSpO₂測定)
  │
  │ 心エコー検査
  ├──→ 循環器疾患 ─┬─ 右-左短絡を示す先天性心疾患
  │                │    完全大血管転位，大動脈縮窄複合，純型肺動脈閉鎖
  │                │    総肺静脈還流異常，左心低形成症候群，三尖弁閉鎖
異常             │    単心室，総動脈幹遺残，エプスタイン奇形など
な             ├─ 肺静脈うっ血
し               │    僧帽弁狭窄，三心房心など
  │                └─ 心奇形なく動脈管・卵円孔で右-左短絡
  │                     新生児遷延性肺高血圧
  │
  ├──→ 呼吸器疾患 ─┬─ 肺胞の低換気
  │                │    呼吸窮迫症候群，新生児一過性多呼吸，胎便吸引症候群
異常             │    先天性肺炎，横隔膜ヘルニア，気胸，肺出血など
な             │    急性細気管支炎，気管支喘息
し               │    異物誤飲
  │                ├─ 気道閉塞
  │                │    気管狭窄，クループ症候群，小顎症，後鼻孔閉鎖
  │                └─ 呼吸中枢異常
  │                     頭蓋内出血，けいれん，無呼吸発作
  │
異常 ├──→ 感染症 ─┬─ 敗血症
なし              └─ 髄膜炎
  │
異常 ├──→ 代謝疾患 ── 低血糖，低Ca血症など
なし
  │
異常 └──→ 血液異常 ── ヘモグロビン異常症(メトヘモグロビン血症)
なし
```

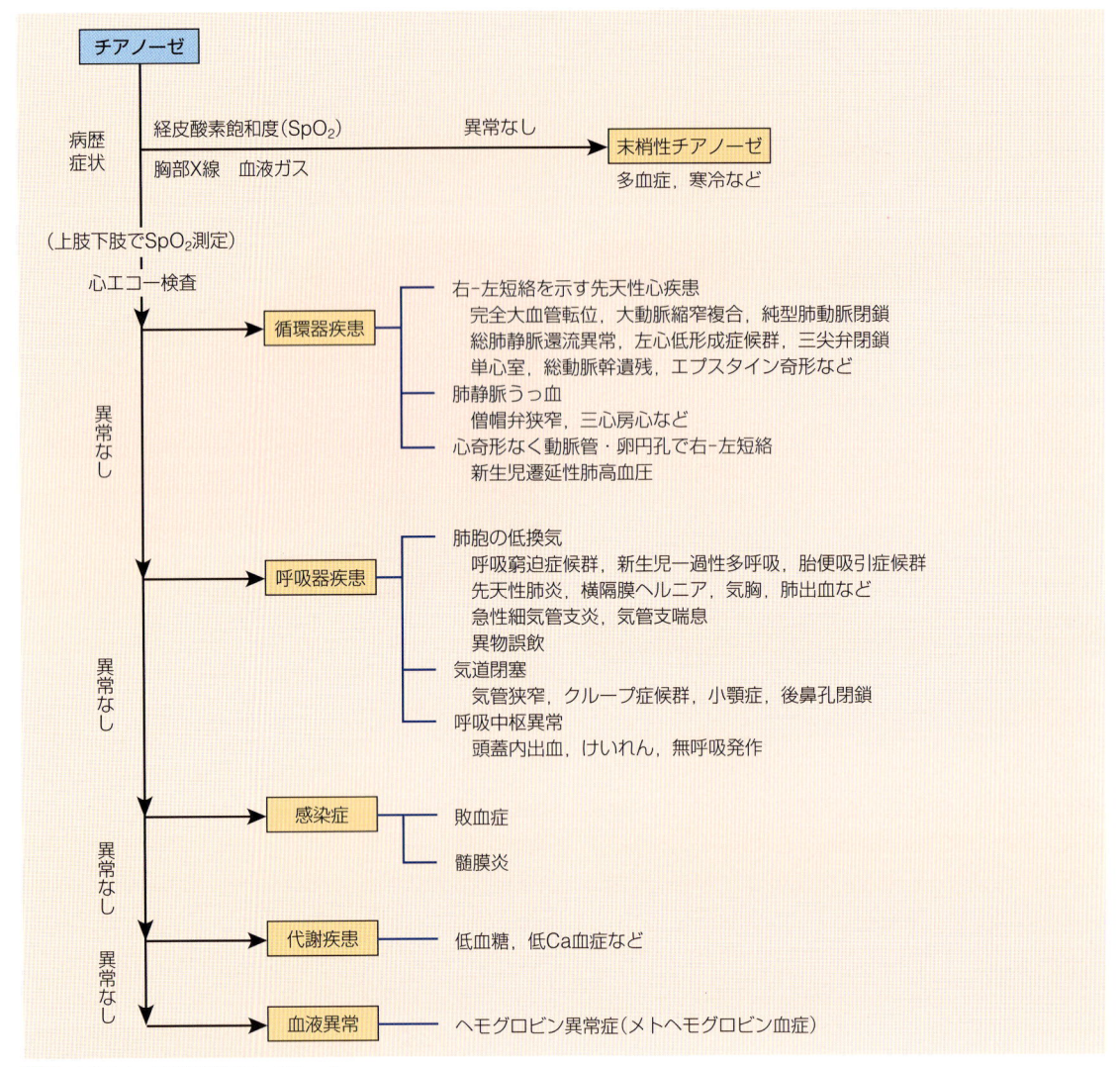

図2　チアノーゼの診断フローチャート

児の状態を悪化させる可能性がある。呼吸器疾患とは異なった呼吸管理を必要とするため，そのような循環器疾患の有無をまず明確にすることが重要である。下半身チアノーゼの有無をみるため，上肢と下肢の両方でSpO₂測定をしてみるのも簡便な方法である(図3)。

1) 循環器疾患：胸部X線写真では，まず肺血管陰影の増強・減弱の有無，縦隔陰影，腹部内臓器の異常の有無を確認する。心エコー検査は，非侵襲的に心疾患の有無やその形態・血行動態を正確に診断することが可能であり不可欠である。心奇形がなく，動脈管，卵円孔のみで右-左短絡をきたしていれば，遷延性肺高血圧症が考えられる。以上の検査から循環器疾患が否定されれば，

2) 呼吸器疾患：患児の状態に応じて酸素投与や人工換気などの治療と並行しながら鑑別を行う。胸部X線写真が有用で，呼吸窮迫症候群や新生児一過性多呼吸，胎便吸引症候群，先天性肺炎，横隔膜ヘルニアなど肺胞低換気をきたす疾患を鑑別する。気道閉塞症状を呈する場合には，小顎症や後鼻孔閉鎖，気管狭窄を疑う。無呼吸を呈する場合には，頭部エコーやCT検査で頭蓋内出血など中枢神経系の異常の有無を確認する。以上が否定されれば，

3) 感染症：血算，C反応性蛋白(CRP)の検査値か

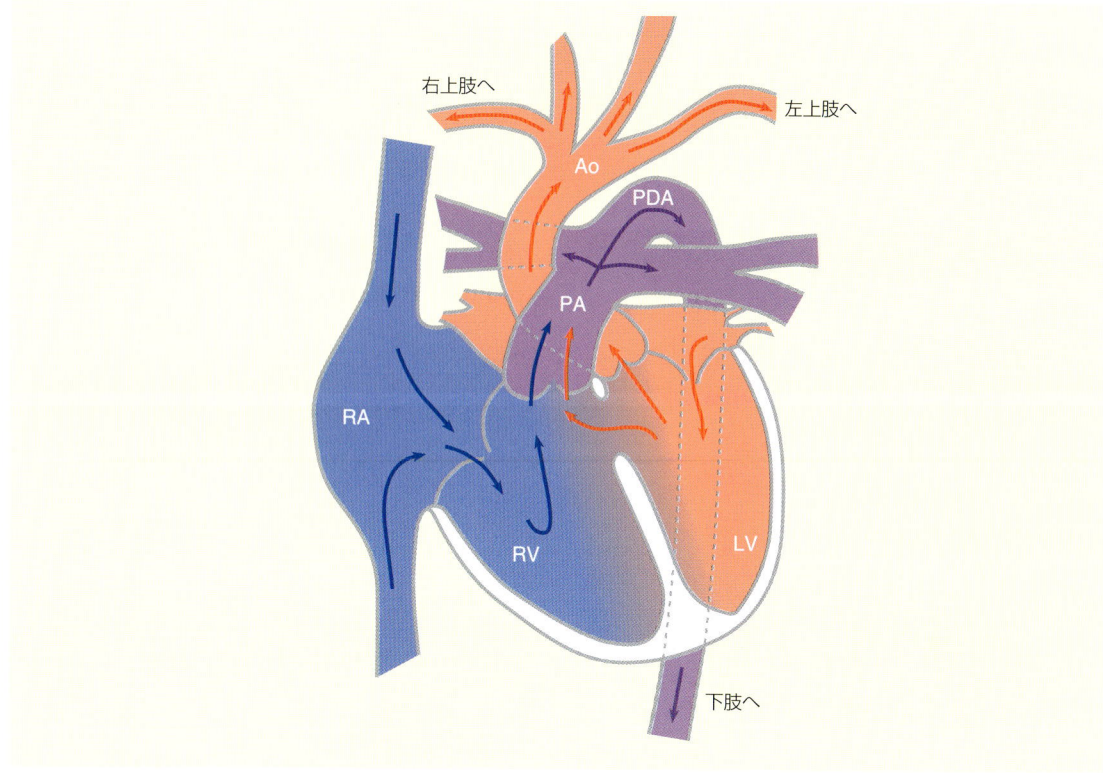

図3 大動脈離断におけるdifferential cyanosis
RA：右房，RV：右室，PA：肺動脈，LV：左室，Ao：大動脈，PDA：動脈管

ら重症感染が疑われたら，血液培養，髄液検査・培養を行う。
4）代謝疾患：血糖，電解質検査により低血糖，低Ca血症などの有無をチェックする。
5）血液異常：ヘモグロビン異常症(メトヘモグロビン血症)の有無をチェックする。

治療／救急処置

新生児・乳児期早期で著明なチアノーゼを呈し先天性心疾患が疑われる場合，診断が確定しない場合にはとりあえずプロスタグランジンE_1(prostagrandin E_1：PGE_1)を開始して専門医のいる医療機関に搬送することも考慮する。

安易な高濃度酸素の投与や過換気は厳に慎むべきである。乳児期中期以降ではまず酸素投与による反応をみて，改善がない場合には気管内挿管を考慮する。

参考文献
1 Green M：Pediatric Diagnosis, 5th ed, WB Saunders, 1992

16 喘鳴，呼吸障害

[著] 渡部 誠一

概念

喘鳴は聴診器なしで聴こえる連続性異常呼吸音（ゼイゼイ，ヒューヒュー）で，気道狭窄時に出現し，吸気性喘鳴（stridor）と呼気性喘鳴（wheezing）に分けられる。呼吸困難（dyspnea）は呼吸が苦しいという自覚症状を指すが，乳幼児は自覚症状を訴えることが少ない。他覚的な呼吸窮迫（respiratory distress）や無呼吸発作（apnea）を示すこともある。

これらを総じて呼吸障害と表すことがあり，本稿では呼吸障害の症状として，喘鳴，呼吸困難，呼吸窮迫，無呼吸発作を論じる。

小児呼吸障害の診療の要点

呼吸障害は多くの場合，努力呼吸と呼吸機能異常を示すが，例外もある。小児では全身性疾患の症状として呼吸困難を呈することが多いからで，それゆえ全身の疾患の鑑別が必要になる。予備力が少なく，進行が速いので，治療を優先して救急処置をしつつ，治療への反応性をみながら診断を進める。

努力呼吸と呼吸機能異常を評価して診断と緊急度判定をする。努力呼吸は，多呼吸，陥没呼吸，鼻翼呼吸，肩呼吸，過呼吸などを示す。呼吸機能異常は低酸素血症（チアノーゼ，SpO₂低下），二酸化炭素分圧（Pco₂）上昇，意識障害を示し，呼吸不全の前状態である。

呼吸障害があると思ったら，診察・処置時からSpO₂モニターを装着して，呼吸機能異常の評価と呼吸障害の進行・治療の効果判定を行う。できるだけ早期に，きちんとした正面像の胸部X線写真を適切な条件で撮影する。状態が変化したら再撮する。

病態分析と救急処置（表1，表2）

小児では病態の評価分析と救急処置を同時に進めることが多く，救急処置に対する反応性をみながら，さらに病態を分析して鑑別診断を行う。

喘鳴

喘鳴は，気道狭窄である。狭窄部位診断が狭窄の

表1　小児の呼吸障害の分類，評価

1）気道狭窄の分類
　①気道内：気道分泌物，吐物，誤嚥した異物などによる気道内腔閉塞
　②気道壁：奇形，収縮，浮腫，肥厚
　③気道外：気道外組織による圧迫（腫瘍，膿瘍，血管輪など）

2）呼吸困難，呼吸窮迫の分類
　①気道狭窄
　②肺のガス交換の障害
　③換気容積減少
　④換気血流不均等
　⑤肺血流増加・左右短絡性心疾患や左心不全をきたす心疾患
　⑥肺血流減少型心疾患，右左短絡性心疾患
　⑦肺高血圧症
　⑧中枢性低換気
　⑨代謝性アシドーシス
　⑩心因性

3）無呼吸の分類
　①閉塞性：気道狭窄
　②中枢性：中枢性低換気
　③呼吸筋疲労
　④けいれん
　⑤呼吸抑制薬：鎮静薬，麻薬，筋弛緩薬，抗けいれん薬

4）呼吸障害の評価
　①努力呼吸：多呼吸，陥没呼吸，鼻翼呼吸，肩呼吸，過呼吸
　②呼吸機能異常：低酸素血症（チアノーゼ，SpO₂低下），Pco₂上昇，意識障害，無呼吸で，3）の①～⑤で出現する
　③SpO₂モニタリング
　④胸部X線写真

機序の診断と救急処置法に直結する。気道狭窄の分類は，①気道内（気道分泌物，吐物，誤嚥した異物などによる気道内腔閉塞），②気道壁（奇形，収縮，浮腫，肥厚），③気道外（腫瘍，膿瘍，血管輪などの気道外組織による圧迫）のいずれかの病態を考える。

吸気性喘鳴は気管より手前の狭窄で胸骨上窩陥没や口呼吸を示す（口呼吸は急性喉頭蓋炎や傍咽頭膿瘍などによる上気道閉塞の重要なサインである）。嗄声は喉頭・声門の炎症や反回神経麻痺でみられる。呼気性喘鳴は気管分岐部より末梢の狭窄で呼気延長を伴い，air trapping により肺が過膨張になる。気管狭窄は連続性喘鳴になる。画像診断を組み合わせて

表2 小児の呼吸障害の救急処置・治療

1) 呼吸障害の救急処置・一般的治療
① 気道確保：体位変換，吸引，異物除去
② 酸素吸入
③ 排痰促進：加湿，ネブライザー，肺理学療法
④ β刺激薬吸入：喘鳴あり，気管支喘息を疑うとき
⑤ mask & bagging
⑥ 気管挿管

2) 呼吸障害の特殊治療
① 異物除去
② PEEP，CPAP
③ 排気，排液，排膿
④ β刺激薬吸入（イソプロテレノール持続吸入）
⑤ 肺理学療法，IPV（intrapulmonary percussive ventilator）
⑥ 抗菌薬，抗ウイルス薬
⑦ ステロイド薬
⑧ 気管内洗浄，内視鏡による痰除去

狭窄部位を診断する．

　気道狭窄に対する救急処置には，吸引，吸入，異物除去，体位変換，気管支拡張薬，抗炎症薬，気道確保，気管挿管がある．上気道狭窄は先天異常，感染症，気道異物，アレルギーなどで起こり，緊急性が高い．クループ症候群，傍咽頭膿瘍，気道異物はしばしば重症化する．気道分泌物が多ければ吸引を行う．喘鳴で最も頻度が高いのは気管支喘息なので，β刺激薬吸入を行い，無効であれば気管支喘息以外を考える．吸入や吸引で改善しない喘鳴は，さらに奥の狭窄・閉塞か気道異物か，気道壁肥厚あるいは気道外からの圧迫である．

呼吸困難，呼吸窮迫，無呼吸発作

　呼吸困難，呼吸窮迫は，①気道狭窄，②肺のガス交換の障害，③換気容積減少，④換気血流不均等，⑤肺血流増加・左右短絡性心疾患や左心不全をきたす心疾患，⑥肺血流減少型心疾患，右左短絡性心疾患，⑦肺高血圧症，⑧中枢性低換気，⑨代謝性アシドーシス，⑩心因性，のいずれかの病態を考える．

　通常は努力呼吸と呼吸機能異常の両者が出現するが，中枢性低換気をきたす神経筋疾患は努力呼吸が乏しく，代謝性アシドーシスと心因性は呼吸機能異常が乏しく，Pco_2低下を伴う（図1）．

　無呼吸発作は20秒以上の呼吸停止または徐脈やSpO_2低下を伴う呼吸停止で，病態は，①閉塞性，②中枢性，③呼吸筋疲労，④けいれん，⑤呼吸抑制薬がある．③〜⑤は小児ゆえに起こりやすい病態である．けいれんは意識障害（中枢性）と気道分泌物増加（閉塞性）の両方を伴い，抗けいれん薬治療を要する．

　救急処置は吸引，酸素吸入，β刺激薬吸入，気道確保，人工換気などで，それぞれの必要性と有効性を判断しながら診断を進める．$SpO_2<95\%$なら低酸素血症を起こしているが，91〜94%なら酸素吸入は必須ではなく，$SpO_2<90\%$なら酸素吸入を開始する．

　気道狭窄，肺のガス交換の障害，換気容積減少，換気血流不均等，肺血流減少型心疾患，右左短絡性心疾患，肺高血圧症，中枢性低換気は低酸素血症になる．肺血流増加や左心不全をきたす心疾患は肺水腫を伴わなければ低酸素血症にならない．代謝性アシドーシスや心因性は低酸素血症にならない．

　肺血流増加型心疾患や動脈管依存性心疾患は酸素吸入により悪化する（肺血管抵抗低下による肺血流増加，SpO_2上昇による動脈管の閉塞機転）ことがあるので，酸素吸入を避ける．気道狭窄では狭窄解除，肺のガス交換の障害では PEEP，換気容積減少では気胸・胸水，膿胸では排気・排液・排膿，無気肺では気管内吸引・肺理学療法・陽圧換気，中枢性低換気では人工換気など，それぞれの病態にあった治療を加えないと酸素投与だけでは改善しない．

　小児は呼吸障害の進行から意識障害・無呼吸発作になるので，舌根沈下に対して気道確保（頭部後屈・顎先挙上）を行い，気管挿管などのタイミングが遅れないようにする．

　無呼吸発作に対する救急処置には，吸引，気道閉塞解除，酸素吸入，気道確保，人工換気，抗けいれん薬（けいれんによる無呼吸発作に対して．ただし，呼吸抑制に注意）などがある．

　β刺激薬吸入が禁忌の病態は，ファロー（Fallot）四徴症，QT延長症候群などである．クループ症候群，特に急性喉頭蓋炎は吸引刺激で完全閉塞することがあり，奥まで進めないで吸引するか，緊急対応の準備をして行う．鎮静薬，麻薬，筋弛緩薬，抗けいれん薬など呼吸抑制作用がある薬物は，過量投与に注意し，少量分割投与（1/2，1/4，1/4に分割して反応をみながら投与する）して，すぐに mask & bagging などができる体制を整えて呼吸状態を観察しながら使用する．人工換気中の急な呼吸障害出現時に tube & bagging でも改善しない場合は，気道閉塞，気胸の鑑別が必要である．気管チューブの入れ替え，胸腔穿刺などを要する．

鑑別診断の進め方(表1,表3,図1)

さらに細かな鑑別診断を進める方法を述べる。

好発年齢・環境・季節を参考にし，予防接種歴・既往歴を聴取して鑑別診断を進める。いつから喘鳴や咳嗽があったか，哺乳不良・食欲低下・多呼吸を伴うか，家族や周囲の人に呼吸器感染症状を示す者がいるかを聴取する。

生後3カ月までは先天性心疾患，RSウイルス細気管支炎，先天性喉頭喘鳴などが多く，生後3カ月以上では気管支喘息が増える。1～3歳のなんでも口に入れやすい時期に急に喘鳴・呼吸困難が出現したときは気道異物を鑑別する。保育所・幼稚園など集団生活に入ると，呼吸器感染症が増加する。家族内感染にも注意する。

冬はRSウイルス・インフルエンザウイルス，春はパラインフルエンザウイルス，夏はエンテロウイルス系が多い。マイコプラズマ・アデノウイルスは通年性で，麻疹は新たに集団生活がはじまる4～5月に多い。乳児喘息は気管支喘息・アレルギー疾患の家族歴があることが多い。DPT(ジフテリア〈diphtheria〉，百日咳〈pertussis〉，破傷風〈tetanus〉)ワクチンを2回以上接種していない場合は百日咳

表3 小児の呼吸障害の検査

1)最初に行う検査
① SpO_2 測定
② 胸部X線
③ 上下肢血圧測定
④ RSウイルス抗原検査，マイコプラズマIgM抗体
⑤ 血液ガス分析，BS，電解質(最低限Na, K, Cl, Ca)，アニオンギャップ
⑥ 血算，CRP，血液生化学(最低限BUN, Cr, AST, ALT, LDH, CPK, TBil, NH_3)
⑦ 心電図，心エコー

2)次に行う検査
① 上気道・胸部CT，頸部エコー
② クラミジア・ニューモニエIgM抗体，百日咳凝集反応
③ 凝固系，CK-MB，トロポニンT/I，乳酸
④ 頭部CT/MRI，髄液検査
⑤ IgG, IgM, IgE, RAST
⑥ 各種培養
⑦ 感染症迅速診断:インフルエンザウイルス，アデノウイルス，溶連菌，肺炎球菌，レジオネラなど

の可能性がある。RSウイルス，インフルエンザウイルス，アデノウイルスは院内感染予防対策を要し，迅速診断キットがあるので，早めに検査する。

喘鳴は気管支喘息・喘息様気管支炎の頻度が最も高いが，気管支喘息と診断名を言われていないことも多いので，喘鳴・呼吸困難発作歴，吸入で改善し

喘鳴・呼吸困難
チアノーゼ，Pco_2上昇，意識混濁，四肢冷感は重症化・緊急性のサイン
気道異物，気胸，急性喉頭蓋炎は緊急性がある
治療しながら，鑑別診断を進める。単純胸部X線撮影を早期に行う

肝腫大 → あり → 心疾患，air trapping，網内系浸潤・蓄積
心疾患は心電図・上下肢血圧・心エコー・CK-MB・トロポニンT/I検査を行う
(輸液管理の点で心疾患かどうかは重要。心疾患・動脈管依存性心疾患に注意)

↓なし

吸入 → 有効 → 気管支喘息，喉頭気管気管支炎(クループ症候群)
吸入薬の内容は両者で違う

↓無効

呼吸パターン

【深い陥没呼吸】
肺炎
肺水腫

【深い多呼吸】
代謝性アシドーシス
(糖尿病・代謝異常・RTA)

【浅い多呼吸】
筋疾患

【呼吸抑制】
神経疾患
呼吸抑制薬
無呼吸発作

【口呼吸，流涎】
急性喉頭蓋炎
傍咽頭腫瘍

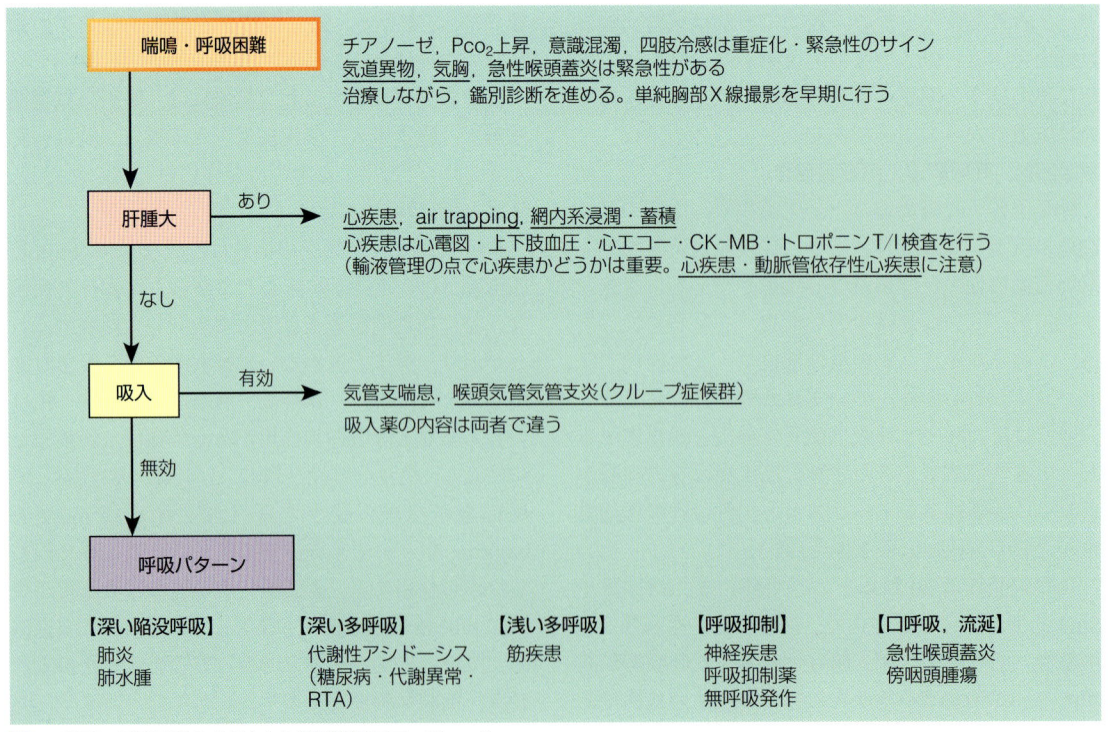

図1 喘鳴・呼吸困難のおおまかな鑑別診断フローチャート

たか，その他のアレルギーの既往歴，喘息治療の薬歴，気管支喘息・アレルギーの家族歴などを聴取する．喘息発作時の酸素・ステロイド薬使用歴は重症度評価で必要である．

新生児で生下時から哺乳不良・多呼吸があれば心疾患を除外する．肝腫大は肝障害でなければ肺過膨張あるいはうっ血肝で，うっ血肝は右房圧上昇を示し，心疾患を疑う重要なサインである．肝腫大はまれに代謝疾患や血液疾患もある．心筋炎などの急性左心不全・心肝腎疾患による急性肺水腫は，肺炎と鑑別を要するときがあるが，病歴，血液生化学，トロポニンT/I，心電図，心エコーなどで診断を進める．心疾患か否かは治療法選択上重要な鑑別なので，心電図，心エコーを行う．上下肢血圧を測定して大動脈縮窄症，大動脈弓離断症を見逃さないようにする．

2歳未満で透明粘稠多量の鼻汁であればRSウイルス細気管支炎を疑う．長引く咳嗽で，crackleが軽度（深呼吸させると聴こえる）の場合は，非定型肺炎のマイコプラズマ肺炎，クラミジア肺炎を鑑別する．長引く咳嗽では百日咳も鑑別する．

チアノーゼ・喘ぎ呼吸・意識混濁は，呼吸困難から呼吸不全へいたりつつあることを示し，四肢冷感・蒼白は，呼吸性アシドーシスが進行したときにみられ，呼吸不全を予感させる．呼吸音の左右差は，肺炎，気胸，胸水貯留，気道異物でみられる．吸入前後のSpO_2測定と呼吸音聴取は鑑別診断に有用である．肺血流増加型心疾患は陥没呼吸が強く，肺血流減少型心疾患は陥没呼吸がないか，軽微で多呼吸が強い．脳炎，脳症，髄膜炎は意識障害を伴う．多発性神経炎，ギラン-バレー（Guillain-Barré）症候群，脊髄性筋萎縮症も呼吸障害を示し，脊髄性筋萎縮症では線維束性筋攣縮（fasciculation）を認める．破傷風やボツリヌスによる呼吸障害もある．敗血症は低血圧で四肢が意外と暖かい（warm shock）．糖尿病・代謝異常などで代謝性アシドーシスが進行するとクスマウル（Kussmaul）呼吸になる．尿細管性アシドーシス，貧血でも多呼吸になる．

検査は，SpO_2測定・血液ガス分析を行う．代謝性アシドーシスならアニオンギャップ（anion gap）計算・胸部X線写真，必要なら胸部CT，心疾患を疑えば心電図・心エコー検査を行う．採血は，血算・血液生化学・筋酵素・血液ガス分析・血糖を測定し，さらに必要ならケトン体・アンモニア・乳酸・ピルビン酸などを測定する．意識障害，けいれん，麻痺，髄膜刺激症状を認めれば，頭部CT，脳波，髄液検査を行う．

感染症迅速診断には，RSウイルス（鼻腔），インフルエンザウイルス（鼻腔），アデノウイルス（咽頭），溶連菌（咽頭），マイコプラズマ（血清），肺炎球菌（尿），レジオネラ（尿）などがある．

小児呼吸障害のメモ

1) アシドーシス，Pco_2，アニオンギャップ：アシドーシスでPco_2が40以上になるのは中等度以上の呼吸障害で，呼吸不全へ進行する可能性がある．代謝性アシドーシスではアニオンギャップ（Na-Cl-HCO_3）を算出する．アニオンギャップ16以上は異常な酸（乳酸，有機酸など）の蓄積である．

2) クループ症候群，特に急性喉頭気管気管支炎に対するデキサメサゾン療法：急性喉頭気管気管支炎はウイルス性感染症で，嗄声・犬吠様咳嗽が著明で，デキサメサゾン2mg＋エピネフリン0.1mg吸入（体重10kgのとき）やデキサメサゾン内服0.1～0.2mg/kg×1～2回が有効である．

3) RSウイルス感染症：RSウイルス細気管支炎は乳児期前半，特に0～1カ月児，心疾患・慢性呼吸不全・神経筋疾患の児で重症化する．気道分泌物による閉塞性無呼吸をきたすことがある．まれに心筋炎，脳炎を合併することがある．感染力が強く，二次感染予防対策が重要になる．

4) 人工換気中の急性呼吸障害：人工換気中に急に呼吸状態が悪化する場合に特に緊急性があるのは気道閉塞（チューブ閉塞）と気胸で，他に肺出血，肺高血圧発作，レスピレータの故障・回路のはずれなどを鑑別する．

5) 神経筋疾患の呼吸障害：脊髄性筋萎縮症，多発性筋炎，ギラン-バレー症候群，筋ジストロフィー，重症筋無力症，横隔神経麻痺，破傷風，ボツリヌス症など．

おわりに

小児の呼吸障害の診療は，全身疾患の鑑別が必要なこと，救急処置・治療をしながら診断を進めることが必要なことを再度強調する．

参考文献

1 Kliegman R, Behrman RE et al：Respiratory Distress and Failure. Nelson Textbook of Pediatrics, 18th ed, p421-424, WB Saunders, 2007

17 吐血, 下血

[著] 熊谷 秀規・米沢 俊一

原因

口腔から肛門までの消化管粘膜のびらん, 潰瘍ならびに粘膜下血管の破綻による.

臨床症状

吐血: 吐血(hematemesis)は, コーヒー残渣様あるいは血液を含んだ内容物を吐くことであり, 食道から十二指腸までに出血源があることが多い.

下血: 下血は, タール便(melena)であれば食道から空腸までの出血, 暗赤色調の便ないし鮮血便(hematochezia)であれば, 肛側回腸から大腸由来の出血である可能性が大きい.

病歴聴取

出血の量や期間, 消化器症状, 腹痛, 全身症状, 家族や本人の基礎疾患(消化管, 肝疾患, 出血傾向)の有無, 薬歴(非ステロイド性抗炎症薬, 抗凝固薬など)について聴取する.

身体診察

バイタルサイン, 皮膚(蒼白, 黄疸, 出血斑, 発疹, 表在静脈), 口腔・鼻咽頭部所見, 腹部(肝脾腫, 圧痛), 肛門(裂肛, 瘻孔, 痔疾), 直腸指診を確認する.

診断の進め方

鑑別診断を示す(表1).

- 新生児ストレス潰瘍・胃炎は, 仮死や敗血症, 頭蓋内出血, その他のストレス時に生じ, 生後数日以内にみられる.
- 腸回転異常症は70～80%が新生児期に発症し, そのうち約80%が中腸軸捻転を伴う. 胆汁性嘔吐で発症し, 症状が進むと吐血や下血がみられ, ショック死にいたることもあり, 最も緊急性を要する疾患の1つである. 超音波検査(US)では**whirlpool sign**が特徴的である. 上部消化管造影でトライツ(Treitz)靱帯の位置異常がみられ, 中腸軸捻転が合併した場合は**corkscrew sign**(図1)を示す.
- 消化性潰瘍ではヘリコバクター・ピロリ(*Helico-*

表1 小児消化管出血の鑑別診断

	新生児・乳児	幼児	学童
吐血・メレナ	母体血液の嚥下(アプト試験) 新生児ストレス潰瘍・胃炎(EGD) ビタミンK欠乏(血液凝固検査) 中腸軸捻転(US, 上部消化管造影検査)	消化性潰瘍(EGD) マロリー–ワイス症候群(EGD) 鼻出血の嚥下(鼻腔診察) 食道炎(EGD) 食道静脈瘤(EGD)	消化性潰瘍(EGD) マロリー–ワイス症候群(EGD) 食道炎(EGD) 食道静脈瘤(EGD)
血便	母体血液の嚥下(アプト試験) 新生児壊死性腸炎(X線写真) ビタミンK欠乏(血液凝固検査) 裂肛, 痔疾(視診) 腸重積(US) 感染性腸炎(便培養) 食物アレルギー(特異的IgEなど) 結節性リンパ濾胞過形成(TCS) メッケル憩室(シンチグラム)	裂肛(視診) 感染性腸炎(便培養) ポリープ(TCS) 腸重積(US) ヘノッホ・シェーンライン紫斑病(US, EGD) メッケル憩室(シンチグラム) 溶血性尿毒症症候群(便培養, USなど) 血管奇形(EGD, TCS)	感染性腸炎(便培養) 炎症性腸疾患(TCS) ポリープ(TCS)

( )内は主な診断法
EGD: 上部消化管内視鏡検査, TCS: 全大腸内視鏡検査, US: 腹部超音波検査

17 吐血，下血

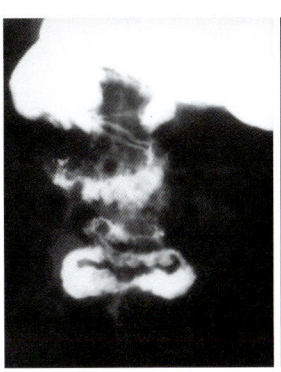

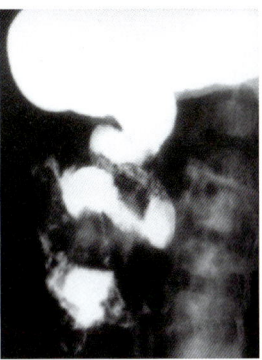

正面　　　　　　側面
図1　腸回転異常症（上部消化管造影像）
Treitz靱帯の位置異常とcorkscrew signが認められる

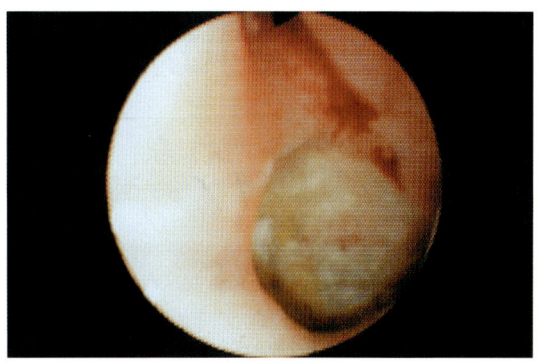

図2　ヘリコバクター・ピロリ感染を伴った出血性十二指腸潰瘍（内視鏡像）

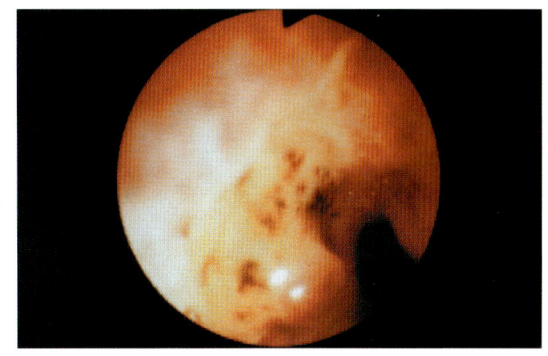

図3　下血をきたしたヘノッホ・シェーンライン紫斑病の十二指腸（内視鏡像）

bacter pylori）が関与していることが多い。心窩部痛があり圧痛を伴う。診断には上部消化管内視鏡検査（EGD）が必須であり（図2），止血処置も可能である。

- メッケル（Meckel）憩室に迷入した異所性粘膜に生じた潰瘍から出血し，無痛性の暗赤色調血便で突然に発症する。出血量は多く輸血を要することがある。診断には^{99m}Tc-pertechnetateシンチグラフィが有用である。
- ヘノッホ・シェーンライン（Henoch-Schönlein）紫斑病では，腹部症状を発症した1/3の例で下血がみられる。好発部位は十二指腸であり，USやCTでは同部の肥厚，内腔の拡張所見が，EGDでは浮腫，びらん，潰瘍，壊死にいたる多彩な粘膜病変を示す（図3）。特徴的な皮疹の出現に先立って腹部症状が現れることがある。
- 学童期の吐血では，肝硬変や肝外門脈閉塞症に合併した門脈圧亢進症による食道静脈瘤の存在を念頭におく必要があり，肝臓や脾臓の大きさ，表在静脈怒張の有無，血液検査ではアルブミンや血小板数および血液凝固検査に注意をはらう。EGDで硬化療法や結紮術を施行することがある。

治療／救急処置

基礎疾患について内科的治療を行う。バイタルサインが不安定な場合や出血量が多い場合は，輸血・輸液により循環血液量を維持しつつ，内視鏡的止血術や開腹下直達手術の適応について専門医に相談する。

参考文献

1 Kay M, Wyllie R：Gastrointestinal hemorrhage. Pediatric gastrointestinal and liver disease, 3rd ed, p203-215, Saunders/Elsevier, 2006

18 嘔吐，下痢

[著] 内田 正志

原因

嘔吐

嘔吐（vomiting）は，生体の防御反応として引き起こされる胃内容の反射的な体外への排出であり，延髄にある嘔吐中枢が刺激されることによって起こる。この刺激の原因には，①脳圧亢進（髄膜炎，脳腫瘍など），②薬物・代謝物質（肝不全，尿毒症，抗腫瘍薬など），③視覚・嗅覚刺激・精神的刺激，④内臓からの刺激（腹膜，消化器，心臓，泌尿器，生殖器の疾患）がある。

下痢

下痢（diarrhea）は，便性がやわらかく，排便回数の増加した状態である。その機序は，①腸液分泌亢進，②吸収障害，③腸管運動亢進などであるが，消化管粘膜の炎症，細菌毒素や化学物質，消化吸収障害，ストレスなどにより引き起こされる。

嘔吐と下痢が同時に認められる疾患の多くは消化管の感染症である。

臨床症状

嘔吐中枢が刺激されると，同時に唾液分泌中枢・血管運動中枢・呼吸中枢・前庭神経核など，延髄の周辺中枢も刺激されるため，自律神経症状（悪心，発汗，顔色不良，動悸，めまい，頭痛など）が先行することが多い。

診断の進め方

嘔吐や下痢は，日常診療でよくみられる症状であり，多くは消化器疾患によるものである。しかし，診断を進めるにあたって消化器疾患のみに限定することは危険であり，嘔吐や下痢をきたす疾患についてしっかりと把握しておくことが重要である。ここでは嘔吐の鑑別診断を中心に述べる。

嘔吐の原因には消化器疾患，中枢神経疾患，代謝性疾患，呼吸器感染症，あるいは外傷性疾患などがあり，年齢によって異なる。図1に示したように新生児，乳幼児，学童別に，消化器疾患，感染症，中枢神経性，代謝性，薬物中毒に分けて把握しておくとわかりやすい。

嘔吐の鑑別診断を進めるうえで重要なことは，消化管閉鎖や中枢性嘔吐など，緊急処置の必要な重篤な疾患を見逃さないことである。

新生児期以後について見逃してはならない消化器疾患と中枢神経疾患を中心に述べる。

消化器疾患

生後1カ月前後の嘔吐

最も重要な疾患は肥厚性幽門狭窄症である。噴水状の嘔吐で，吐物に胆汁を含まないことが特徴である。超音波検査で診断が確定できるので疑うことが重要である（図2A）。しかし，日常的に経験する乳児期早期の嘔吐の原因としては，胃食道逆流症や胃軸捻転症が多い。

生後6カ月から幼児期にかけての嘔吐

急性胃腸炎が最も多い。代表的な疾患は冬期にみられるロタウイルス感染症である。嘔吐下痢症ともいわれるように，嘔吐に引き続いて下痢を伴い，容易に脱水をきたすので注意が必要である。この時期に見逃してはならない疾患は腸重積症である。腹痛，嘔吐，血便が3主徴であるため，症状と年齢を考慮すれば診断は容易であるとされるが，最近の症例は受診が早いため，3主徴がそろわないことが多い。腸重積症も超音波検査で診断が可能なので疑うことが重要である（図2B）。疑ううえで最も重要な症状は間欠的腹痛（乳児では間欠的啼泣・不機嫌）である。乳児では腹痛がはっきりせず，嘔吐が目立つ症例もあるので注意が必要である。

幼児期後期から学童期にかけての嘔吐

急性胃腸炎が最も多い。この年齢になると，ロタウイルスよりノロウイルスが多くなってくる。ノロウイルスは冬期の食中毒の原因として最も多く，家族内感染を起こし，成人にも感染しやすい。数時間〜半日くらい続く嘔吐が特徴的で，下痢はあまり強くない。また，細菌性胃腸炎も多く，キャンピロバクター，サルモネラ，病原性大腸菌などもよく経

18 嘔吐，下痢

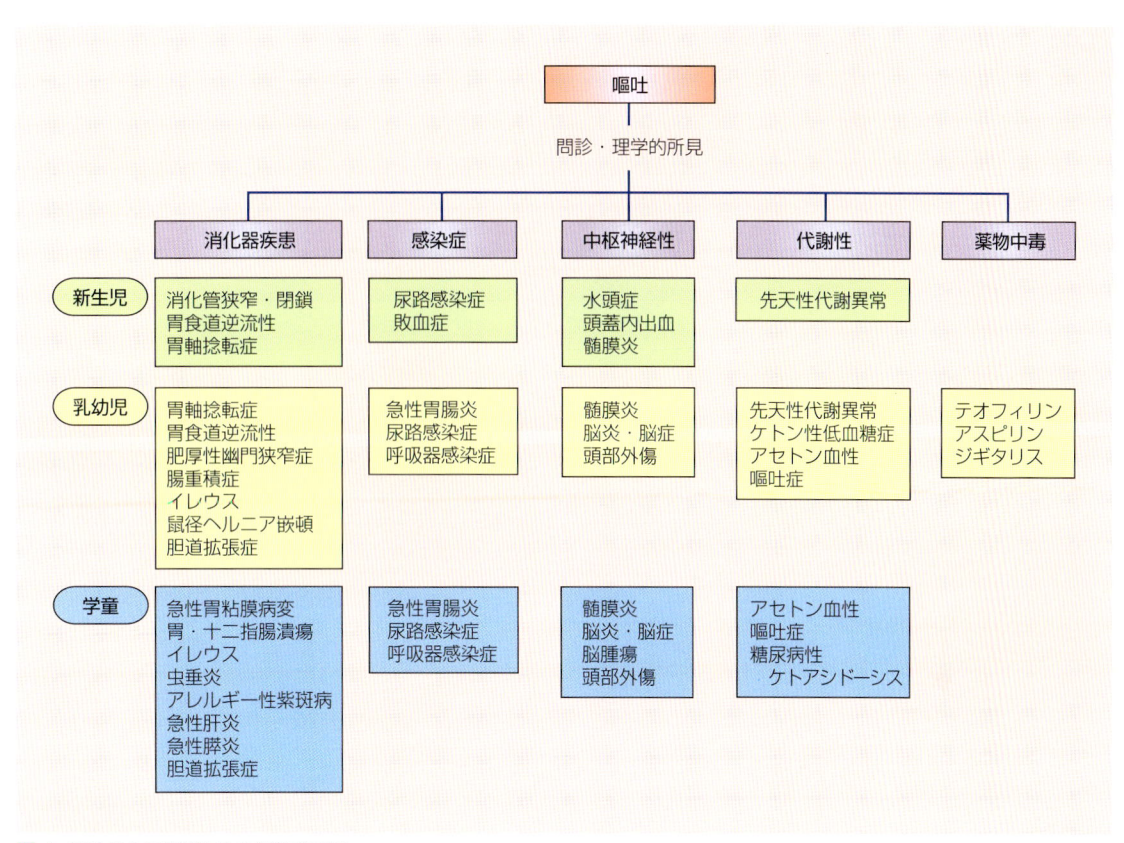

図1 嘔吐の主な種類とその年齢別原因

```
                          嘔吐
                      問診・理学的所見
     ┌──────────┬──────────┼──────────┬──────────┐
   消化器疾患    感染症    中枢神経性     代謝性     薬物中毒
```

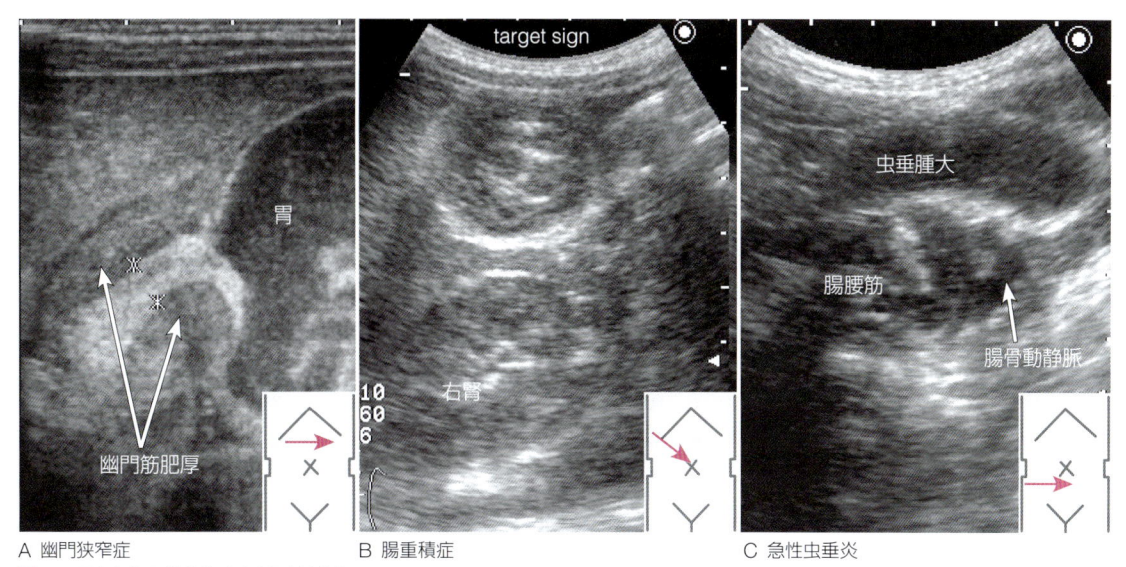

	消化器疾患	感染症	中枢神経性	代謝性	薬物中毒
新生児	消化管狭窄・閉鎖 胃食道逆流性 胃軸捻転症	尿路感染症 敗血症	水頭症 頭蓋内出血 髄膜炎	先天性代謝異常	
乳幼児	胃軸捻転症 胃食道逆流性 肥厚性幽門狭窄症 腸重積症 イレウス 鼠径ヘルニア嵌頓 胆道拡張症	急性胃腸炎 尿路感染症 呼吸器感染症	髄膜炎 脳炎・脳症 頭部外傷	先天性代謝異常 ケトン性低血糖症 アセトン血性 嘔吐症	テオフィリン アスピリン ジギタリス
学童	急性胃粘膜病変 胃・十二指腸潰瘍 イレウス 虫垂炎 アレルギー性紫斑病 急性肝炎 急性膵炎 胆道拡張症	急性胃腸炎 尿路感染症 呼吸器感染症	髄膜炎 脳炎・脳症 脳腫瘍 頭部外傷	アセトン血性 嘔吐症 糖尿病性 　ケトアシドーシス	

図2 嘔吐を伴う代表的疾患（超音波像）

A 幽門狭窄症（幽門筋肥厚，胃）
B 腸重積症（target sign，右腎）
C 急性虫垂炎（虫垂腫大，腸腰筋，腸骨動静脈）

験する。また，見逃してはならない疾患として急性虫垂炎が増加してくる。右下腹部痛が特徴的であるが，それに先立つ嘔気，嘔吐が重要である。急性虫垂炎の術前の確定診断は難しいので，急性腸炎として経過観察され，穿孔性腹膜炎をきたすことが多い。腹腔内に炎症を認める場合には安易に腸炎と診断せ

81

参考表　乳児下痢症の脱水の程度の判定と輸液量

判定項目			脱水の程度		
			軽症	中等症	重症
臨床症状による判定	1 神経症状	意識障害	うとうとしているが，周囲への関心はある	意識はっきりせず眠りがち，または異常興奮	昏睡。注射にも反応しない
		けいれん	けいれん（−）	けいれん 1〜2 回	けいれん頻発
	2 循環障害*	脈拍	やや悪い	脈がふれにくい	脈がほとんどふれない
		チアノーゼ	（−）	時にみられる	（＋）
	3 脱水徴候*	乾燥	口唇は乾いているが舌は湿	口唇も舌も乾いている	口唇，舌，粘膜がひどく乾いている
		皮膚ツルゴール	やや低下	低下	極端に低下
		大泉門，眼球陥凹	（−）	（±）	（＋）
	4 消化器症状	下痢	1日数回以内	1日 10 回以内	1日 10 回以上
		嘔吐（発病以来）	嘔吐 1〜2 回	嘔吐 5 回以内	嘔吐 6 回以上，頻回
血液生化学	Na(mEq/L)		正常範囲 130〜145	低張性脱水 120 以上 高張性脱水 160 以下	低張性脱水 120 以下 高張性脱水 160 以上
	base excess(mEq/L)		−5〜−10	−10〜−15	−15 以下
体重減少(%)			3〜5	10	12〜15
不足水分量(mL/kg)			50	100	150

*高張性脱水のときはあてはまらない

ず，常に虫垂炎を念頭におくことが重要である。虫垂炎の診断においても超音波検査の役割は大きい（図 2C）。

中枢神経疾患

発熱に嘔吐を伴うことは多い。乳幼児では咽頭炎・扁桃炎や気管支炎・肺炎などでも容易に嘔吐を伴う。

発熱に嘔吐を伴う場合に見逃してはならない疾患として細菌性（化膿性）髄膜炎がある。原因としてはインフルエンザ菌 b 型（*Haemophilus influenzae* type b：Hib）が最も多い。典型的症状は発熱，嘔吐，けいれん，意識障害であるが，早期診断・治療が予後を左右する。けいれん，意識障害の出現する前，つまり，発熱と嘔吐の段階でいかに早く診断するかが重要である。そのポイントはとにかく元気がな

く，ぐったりしているということである。発熱・嘔吐に加えて，元気がないという場合には要注意である。しかし，なによりも大切なことは Hib ワクチンを導入することであろう。また，尿路感染症（腎盂腎炎）も重要なので，必ず検尿することも忘れてはならない。

治療／救急処置

嘔吐がみられる場合には原因検索を第一義とし，安易に鎮吐薬を使用しないことが重要である。特に患児がぐったりしていて全身症状が悪い場合には，入院治療を基本とし，嘔吐の性状や随伴症状（発熱，腹痛，下痢，血便，中枢神経症状など）をしっかりと把握し，手際よく鑑別を進める必要がある。

急性胃腸炎に伴う脱水の治療の際には，参考表を参照されたい。

19 腹痛

[著] 新井 勝大

原因

救急外来で遭遇する小児の腹痛（abdominal pain）の原因は心因性，便秘症から急性腹症まで多岐にわたる．診断の遅れが致命的な結果を招く疾患もあり，適切な初期評価・管理が不可欠である．

図1に臨床兆候からみた腹痛と急性腹症の鑑別診断を，表1には年齢別の主要な鑑別診断を示す．

臨床症状

病歴聴取

腹痛の発症時期に加え，腹痛の場所・性状，便性，発熱などの随伴症状，胃腸炎の流行の有無，基礎疾患の有無などについて，必要十分な病歴をとることが必要である．女児では月経に関する問診も重要となる．

乳幼児の間欠的腹痛の原因のなかで急を要するものとしては腸重積症が知られているが，一般的には，睡眠を妨げない，間欠的腹痛の多くは便秘など機能的なものが多い．

身体診察

全身状態の評価にはバイタルサインに加え，患者の意識状態の評価も重要である．腹部の診察に関しては，手術創の有無などを確認したうえで，腸蠕動音の評価に加え，腹痛の場所，筋性防御の有無，便塊の腫瘤の有無などに注意する必要がある．鼠径ヘルニア，睾丸の捻転などは緊急を要することもあり，患者の訴えがなかったとしても泌尿・生殖器の診察を怠るべきではない．

適応がある患者では，直腸診，女性性器の内診も必要となる．

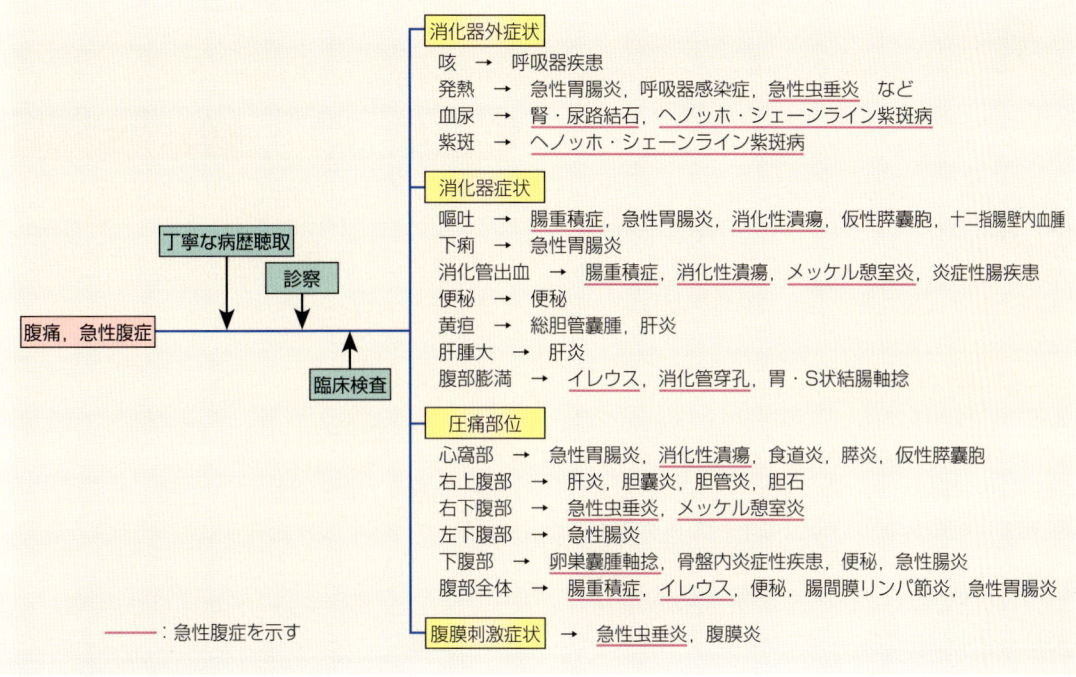

図1 腹痛，急性腹症の診断フローチャート
（文献1を改変）

3章 症状からみた鑑別と救急処置

表1 年齢別の主要な腹痛・急性腹症の鑑別診断
- 乳児期（0～2歳）：急性胃腸炎，腸重積症，鼠径ヘルニア嵌頓，腸軸捻転，尿路感染症，急性虫垂炎（まれ）
- 幼児期（2～6歳）：急性胃腸炎，尿路感染症，急性虫垂炎，アレルギー性紫斑病，胃・十二指腸潰瘍，腸軸捻転，膵炎，胆石症，卵巣軸捻転，肺炎
- 学童期（6～15歳）：急性胃腸炎，尿路感染症，急性虫垂炎，アレルギー性紫斑病，胃・十二指腸潰瘍，膵炎，胆石，炎症性腸疾患，腸軸捻転，卵巣軸捻転

表2 救急外来における腹痛患者の評価に有用な検査
- 血液検査：血算（分画含む），赤沈，血清生化学（CRP, GOT, GPT, LDH, γ-GTP, アミラーゼ，血糖，電解質），血液ガス，血液培養
- 尿検査：尿定性・沈渣，尿培養
- 便検査：便ヘモグロビン，便培養
- 画像検査：腹部・胸部単純X線写真，腹部エコー，腹部・胸部CT

診断の進め方

　急性腹症などの急を要する疾患を見逃さないことが最も大切である。急性虫垂炎，腸重積症などは，疑ったら，しっかり評価する。

　虫垂炎に関しては，エコー，造影CTなどの画像診断が決め手となることが多いが，病歴と診察所見との相関も重要である。腸重積症を疑った場合は，腹部の単純X線写真やエコーが診断の補助となるが，最終的には注腸（ガストログラフィン，生理食塩水，空気など）による治療的診断術が必要となる。

　有意な筋性防御などを伴う場合には，原因にかかわらず，腹膜炎や腸管穿孔を伴う場合もあり，画像診断に加え，早期の外科コンサルトが望まれる。

　血液検査，尿検査も重要で，膵炎，胆管炎，肝炎，腎盂腎炎などは特徴的な病歴と身体所見に加えエコー・CTなどの画像診断，血液・尿検査が診断の決め手となる（表2）。

　心窩部の痛みは胃炎・十二指腸炎によることも多い。制酸薬，H₂遮断薬などの投与にて軽快することが多い。ストレスとの関連，家族歴も重要となる。

　小児の腹痛の最も多い原因の1つが便秘症をはじめとする機能的腹痛である。その診断のキーとなるのは病歴と診察所見であり，間欠的腹痛の腹痛消失時には痛みが全くないこと，腹痛により睡眠を妨げられることがないこと，痛みが臍周囲もしくは下腹部（正中～やや左側）を中心としていることが多

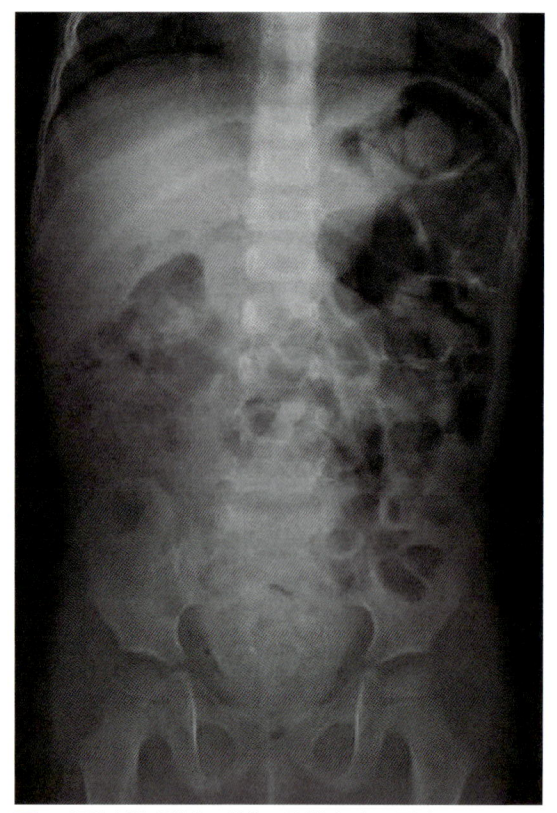

図2 便秘症（腹部単純X線像，臥位）（3歳，男児）
直腸に巨大な便塊を認め，結腸全体にも多量の便とガスがみられる

い。腹部の単純X線写真（図2）が診断の助けとなることが多く，浣腸による腹痛の著明な改善により，治療的診断となることも多い。

治療／救急処置

　腹痛の治療は原因疾患により異なるため，ここでは触れないこととする。しかしながら，腹痛の患者を帰宅させるときには，腹痛再燃時の対応について十分な説明と記録をしておく必要がある。

　間欠的腹痛であっても，腸の軸捻転などが潜んでいることがあるし，すでに穿孔した虫垂炎の腹膜刺激症状出現前という可能性もある。痛みの程度が増悪傾向にあるとき，発熱や嘔吐を伴う場合などは，早期に受診することを指導し，指導した旨をカルテに記載しておくことが患者を守り，不必要な医療事故から自分自身を守ることとなる。

参考文献
1 三河春樹，松尾宣武ほか監修・編：小児救急の手引き 下巻，p15，臨床医薬研究協会，2005

20 黄疸

[著] 田澤 雄作

原因

黄疸(jaundice)は，赤血球の崩壊により生じたヘモグロビン代謝産物であるビリルビンが血中に増加することにより生じる。脂溶性のビリルビン(間接型ビリルビン)は，最終的に肝臓でグルクロン酸抱合を受けて，水溶性のビリルビン(直接型ビリルビン)となり，肝臓から腸管へ排泄される。この経路の障害により黄疸が出現する。原因としては，感染，薬剤が一般的であるが，肝胆道疾患，新生児肝炎，遺伝性および代謝性疾患などもある。

新生児や3カ月未満の乳児では，間接型高ビリルビン血症を示す新生児黄疸や母乳性黄疸，直接型高ビリルビン血症を示す胆道閉鎖，総胆管嚢腫，新生児肝炎，シトリン欠損による新生児肝内胆汁うっ滞(neonatal cholestasis caused by citrin deficiency：NICCD)，アラジール(Alagille)症候群，進行性家族性肝内胆汁うっ滞がある。

乳幼児以降では，直接型高ビリルビン血症を示すウィルソン(Wilson)病，自己免疫性肝炎，総胆管拡張症，硬化性胆管炎，体質性黄疸がある。このほか，シトリン欠損による成人発症Ⅱ型シトルリン血症(adult-onset citrullinemia type Ⅱ：CTLN2)がある。

臨床症状

病歴聴取

家族歴では，ウイルス性肝炎(A型，B型，C型)，代謝性疾患(シトリン欠損症，ウィルソン病)，遺伝性あるいは家族性肝内胆汁うっ滞(アラジール症候群，バイラー〈Byler〉病)などのほか，病因不明の肝障害や肝炎の有無を聴く。

新生児および乳児では，栄養法(母乳栄養，混合栄養，人工栄養)，糞便や尿の色調を聴く。乳児期以降では，薬剤や健康食品の摂取，食品の嗜好(柑橘類ほか)を聴く。吐血や下血，発熱や下痢，あるいは肝炎，胆管炎，胆石，膵炎，炎症性腸疾患などの既往歴あるいは合併の有無を確認する。

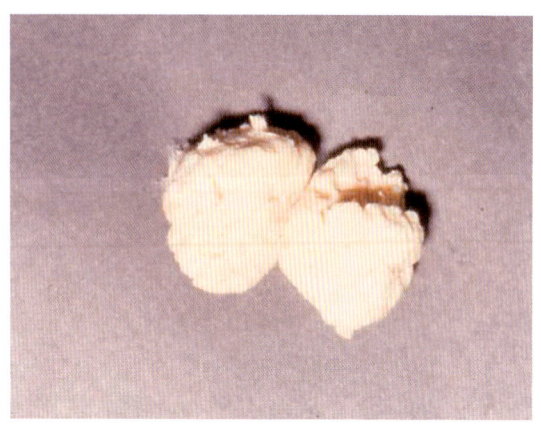

図1 胆道閉鎖症の灰白色便

身体診察

皮膚や眼球結膜および糞便や尿の色調を確認する(図1)。特異な顔貌，搔痒，切り株様の指趾(stubby fingers)，眼科的にはカイザー-フライシャー(Kayser-Fleischer)輪，後部胎生環，白内障の有無をみる。胸腹部では心雑音，肝臓および脾臓のサイズをみる。腹水や浮腫，腹壁や胸壁の拡張した静脈，右季肋部下の膨隆や腫瘤(嚢腫)の有無を確認する。体重増加不良や成長障害，脂肪便の有無，脂溶性ビタミン欠乏症(ビタミンD：クル病性念珠，ハリソン〈Harrison〉溝，頭蓋癆，二重関節，骨折，テタニー。ビタミンK：出血傾向。ビタミンE：皮膚や爪の肥厚，深部腱反射の減弱・消失，小脳失調)のサインを確認する。

軽度の意識障害を見逃さないようにする。乳児では，元気がない，食欲がない，あやすと笑うが不十分で声を出して笑わない，母親と視線があわない，年長児では，覚醒睡眠の逆転，多幸気分，抑うつ状態，だらしない，気にとめない態度，自分の名前や生年月日がいえないなどである。

診断の進め方

- 母乳栄養児の黄疸の大部分は間接型高ビリルビン血症であるが，直接型ビリルビン血症の合併に注

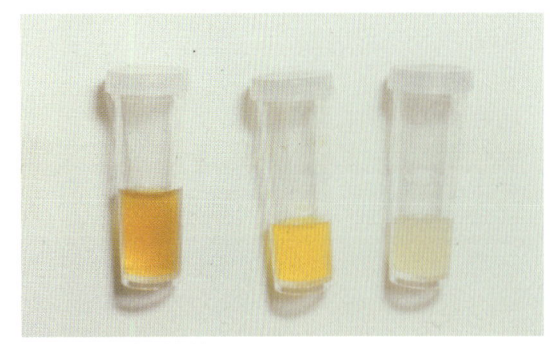

図2 黄疸の鑑別診断
右から閉塞性黄疸，母乳性黄疸，正常児の血清

- 皮膚の黄疸が明るくレモン色様の場合には間接型高ビリルビン血症，くすんだ黄色の場合には直接型高ビリルビン血症を考える(図2)。
- 眼球結膜に黄疸がなく，掌や足底が黄染している場合には，柑皮症を考える。
- 糞便が灰白色あるいは淡黄色，尿が濃黄色の場合には，直接型高ビリルビン血症(胆汁うっ滞性黄疸)を考える。
- 特異な顔貌(広く突出した前額部，両眼離開，くぼんだ眼，小さく尖った顎，鞍鼻もしくは筋の通った鼻)，心雑音(肺動脈狭窄ほか)，眼科的異常(後部胎生環遺残)は，アラジール症候群を示唆する。
- 進行性の黄疸，肝脾腫，著明な搔痒，切り株様の指趾(stubby fingers)，成長障害，著しい脂溶性ビタミン欠乏症，皮膚や爪床の肥厚化(ビタミンE欠乏)は，進行性家族性肝内胆汁うっ滞を示唆する。

血液検査をフローチャート(図3)に沿って進め，診断する。

直接型ビリルビン値が 1.5 mg/100 mL 以上の場合には，直接型高ビリルビン血症を考える。直接型高ビリルビン血症では，非胆汁うっ滞性黄疸(直接型ビリルビンは高値，総胆汁酸は正常)，胆汁うっ滞性黄疸(直接型ビリルビン高値，総胆汁酸高値)に分類して診断を進める。

肝サイズの減少は肝硬変，急速な縮小は急性肝不全(劇症肝炎)，脾腫は肝硬変あるいは門脈圧亢進症，腹水，浮腫は肝不全のサインである。血清トランスアミラーゼ値の低下，ビタミンK非経口投与に反応しないビタミンK依存性凝固蛋白活性低下も同様である。

肝不全の病因としては，ガラクトース血症，NICCD，CTLN2，遺伝性チロシン血症Ⅰ型(急性型)，B型肝炎ウイルス(HBV)母子垂直感染，ウィルソン病，自己免疫性肝炎，胆道閉鎖術後，胆汁性肝硬変，壊死後性肝硬変がある。

腹壁や胸壁の拡張した静脈では，門脈体循環短絡(側副血行路)を考える。肝炎，胆管炎，胆石，膵炎

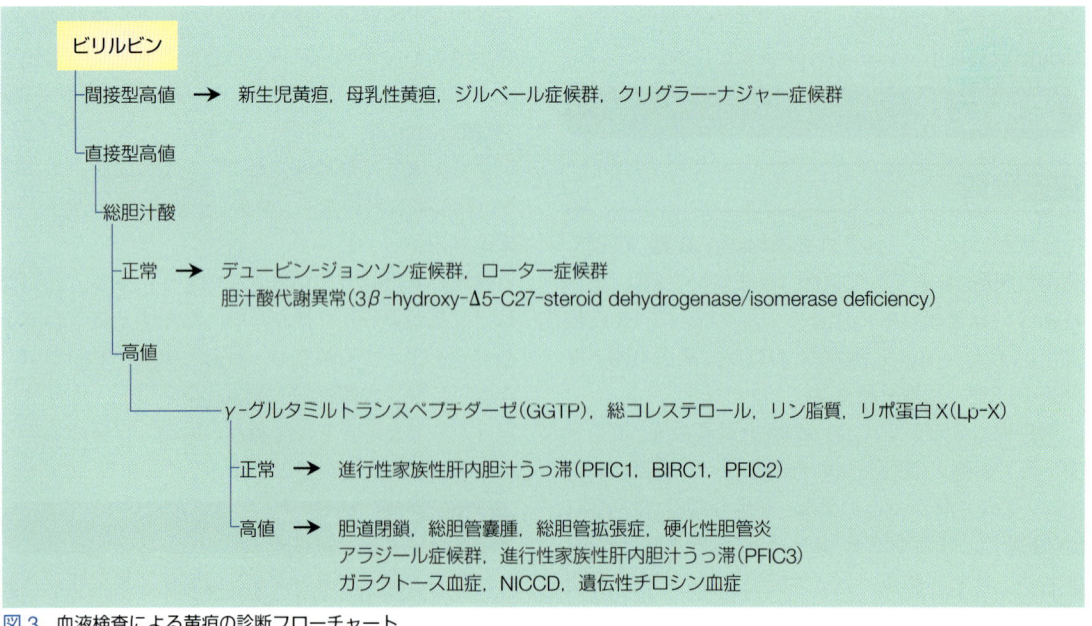

```
ビリルビン
├─ 間接型高値 → 新生児黄疸，母乳性黄疸，ジルベール症候群，クリグラー-ナジャー症候群
└─ 直接型高値
   ├─ 総胆汁酸
   │  ├─ 正常 → デュービン-ジョンソン症候群，ローター症候群
   │  │         胆汁酸代謝異常(3β-hydroxy-Δ5-C27-steroid dehydrogenase/isomerase deficiency)
   │  └─ 高値
   │     └─ γ-グルタミルトランスペプチダーゼ(GGTP)，総コレステロール，リン脂質，リポ蛋白X(Lp-X)
   │        ├─ 正常 → 進行性家族性肝内胆汁うっ滞(PFIC1，BIRC1，PFIC2)
   │        └─ 高値 → 胆道閉鎖，総胆管囊腫，総胆管拡張症，硬化性胆管炎
   │                  アラジール症候群，進行性家族性肝内胆汁うっ滞(PFIC3)
   │                  ガラクトース血症，NICCD，遺伝性チロシン血症
```

図3 血液検査による黄疸の診断フローチャート

などの既往歴は，硬化性胆管炎あるいは胆管拡張症などの胆道系疾患を考える。炎症性腸疾患は硬化性胆管炎を示唆する。

自己免疫性肝炎およびウィルソン病は，黄疸のない肝機能障害，急性肝炎(劇症肝炎)，慢性肝炎，肝硬変など多彩な臨床像を示すほか，溶血性黄疸(貧血)の合併がある。このほか，意識障害は肝不全に伴う高アンモニア血症，カイザー-フライシャー輪はウィルソン病，白内障はガラクトース血症，NICCDで認められる。

新生児の高胆汁酸血症(あるいは高ガラクトース血症)では，静脈管開存が鑑別診断として重要である。新生児スクリーニング(メチオニン，フェニルアラニン，ガラクトース)陽性の場合にはNICCDを考える。NICCD罹患後，あるいはCTLN2では「甘いものが苦手，豆類が好き」といった独特な食癖がある。

治療／救急処置

ビタミンK欠乏症の治療が優先される。非経口的ビタミンK投与が無効の場合には，新鮮凍結血漿を投与する。非代償性肝不全では肝移植が適応となる。

参考文献

1 田澤雄作：新生児胆汁うっ滞―新生児肝炎及びシトリン欠損による新生児肝内胆汁うっ滞(neonatal intrahepatic cholestasis caused by citrin deficiency, NICCD)の臨床を中心として．日小誌 111：1493-1514，2007

21 血尿

[著] 池住 洋平

原因

　糸球体以下の尿路，すなわち腎，尿管，膀胱，尿道を経て尿が排泄されるまでの経路のいずれかに生じる傷害は，血尿（hematuria）の原因となりうる．

　血尿には，顕微鏡下ではじめて赤血球の存在が確認される顕微鏡的血尿と視覚的に明らかに血尿とわかる肉眼的血尿がある．小児科診療の現場では，学校検尿や他の症状を主訴に外来を受診した際に偶然発見される顕微鏡的血尿例が多いが，救急処置を要することはまれである．一方，肉眼的血尿はそれ自体が主訴となる場合が多く，重大な疾患の兆候である場合もあるため慎重な診断を要する．

　肉眼的に赤色であっても必ずしもすべてが血尿ではなく，血液以外の薬物（リファンピシン，サルファ剤，カルバペネム系抗菌薬など）による尿の着色によって肉眼的赤色尿を呈する場合がある．また，おむつに析出した赤色の尿酸結晶を肉眼的血尿と誤解して来院する患児も多い．

　感染症は肉眼的血尿を生じる原因として重要であり，溶連菌やアデノウイルスに代表される感染症はそれぞれ急性糸球体腎炎や出血性膀胱炎をしばしば引き起こす．病原性大腸菌感染に合併する溶血性尿毒症症候群は救急対応を要する重要な疾患であり，下痢，下血などの消化管症状に血尿を含めたなんらかの腎炎症状を認める場合は，本症の可能性を念頭においてすみやかに検査を進める必要がある．

　IgA腎症などの慢性糸球体腎炎の急性増悪時にもしばしば肉眼的血尿がみられ，予後良好な急性糸球体腎炎との鑑別が重要となる．

　小児では比較的まれであるが，尿路結石や尿路系腫瘍も肉眼的血尿の原因として鑑別すべき重要な疾患である．また，ナッツクラッカー（nutcracker）現象や高Ca尿症などでも肉眼的血尿がみられるが，救急処置の対象となることはまれである．

臨床症状

　血尿に合併する諸症状の有無は診断のためのきわめて有用な手がかりとなるが，学校検尿や感冒など他の疾患で偶然発見される血尿（無症候性血尿）の多くは自覚症状を伴わない．急性糸球体腎炎や慢性糸球体腎炎の急性憎悪時には褐色調〜コーラ色の肉眼的血尿（糸球体性血尿〈図1A〉）にしばしば乏尿・浮腫や高血圧，さらに高血圧に起因する頭痛などを合併する．急激な血圧の上昇は高血圧緊急症を合併する場合があり，すみやかな対応が必要である．

　出血性膀胱炎ではトマトジュースにたとえられる鮮紅色の非糸球体性血尿（図1B）のほか，膀胱刺激症状に伴う頻尿がみられる．急性腎盂腎炎では悪寒を伴う高熱および膿尿のほか，学童では側腹部痛や背部の殴打痛が確認できる．尿管結石でも側腹部の疝痛を認めるほか，尿管閉塞による水腎症を合併する場合がある．膀胱内に陥落した結石や外傷に伴う多量出血による凝血塊はしばしば尿閉の原因となる．側腹部に腫瘤を認める場合は水腎症，嚢胞性腎疾患，腫瘍などを疑う．

診断の進め方

　肉眼的血尿の診断についてはフローチャート（図2）にまとめた．特に外傷性の血尿を疑う場合は，多量出血によるバイタルサインの急激な変化に注意し，泌尿器科と連携しつつすみやかに検査を進める必要がある．

　試験紙法は最も簡便な血尿の検査法であり，学校検尿においても第一次検査として実施されている．試験紙法で潜血が陽性であれば，ミオグロビン尿，ヘモグロビン尿の鑑別のために尿沈渣検査を行い，赤血球の存在を確認する．

　肉眼的血尿であれば，顕微鏡一拡大視野あたり50個以上，多くの場合多数または無数に赤血球が観察される．また，出血性膀胱炎や尿路外傷などの非糸球体性の血尿は肉眼的に鮮紅色を呈するのに対し，急性糸球体腎炎など糸球体疾患に由来する血尿は，褐色調から典型的にはコーラ色を呈する．また，鏡検下で赤血球の多彩な変形や円柱の存在は糸球体疾患を示唆する（図1C）．

21 血尿

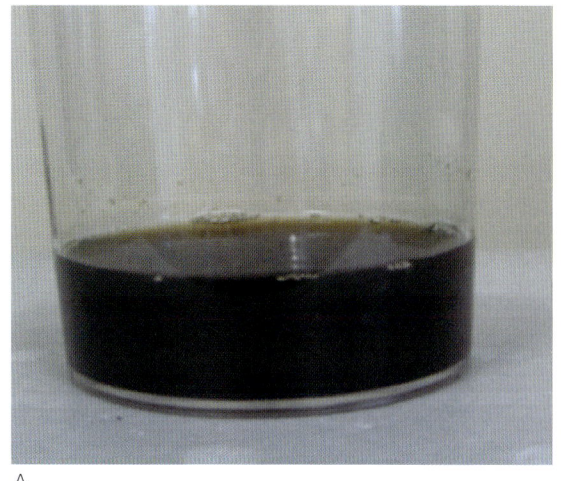

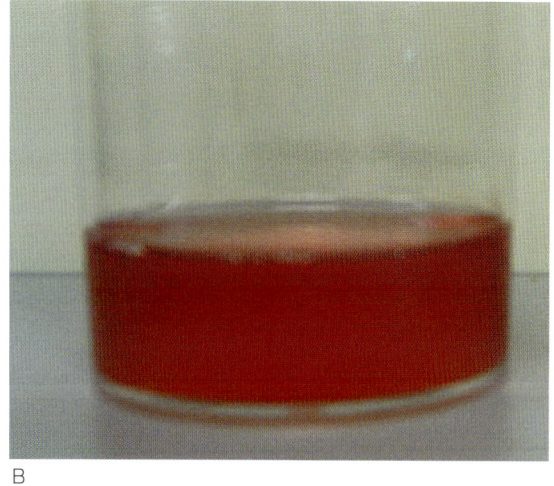

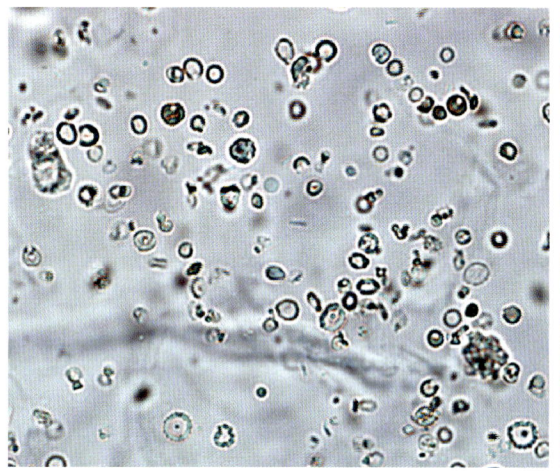

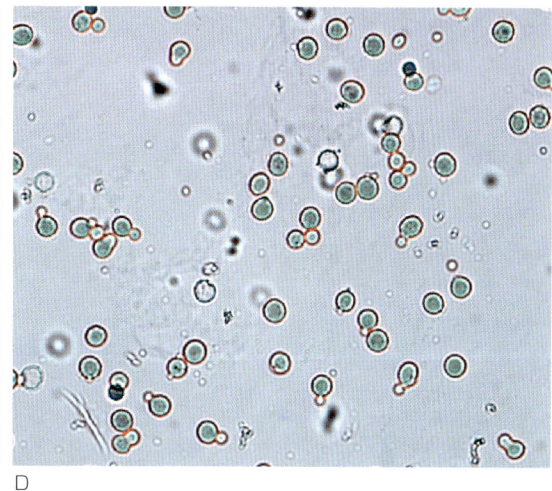

図1 肉眼的血尿と赤血球の形態
A：IgA腎症患児にみられる糸球体性血尿
B：ナッツクラッカー現象を呈する患児にみられる非糸球体性血尿
C：糸球体性血尿（光顕像）。多数の変形赤血球のほか白血球や尿細管上皮など多彩な細胞の混入を認める
D：非糸球体性血尿（光顕像）。正円形の正常赤血球が主体の尿沈渣が観察される

　血尿の程度にかかわらず蛋白尿を合併する場合は，慢性糸球体腎炎の可能性を考え，注意深く経過観察する。持続性蛋白尿や腎機能不全を認める場合は，腎生検の適応と考え，検査可能な専門機関への紹介を考慮する。また，上気道炎など罹患時に一過性に生じる反復性の肉眼的血尿は慢性糸球体腎炎の経過中にしばしばみられる所見であり，既往を確認することが重要である。

　低形成腎，水腎症，嚢胞性疾患などの形態異常や腫瘍性病変，結石などの診断には超音波検査が有用である。異常がみられた場合には，腹部CT，腎シンチグラフィ，静脈性腎盂造影，排尿時膀胱尿道造影などで確定診断を行う。

治療／救急処置

　血尿自体が救急処置を要するのは，多量出血を伴う尿路外傷の場合のみといえる。多量出血に伴うショック，貧血，膀胱内凝血塊による尿閉および外傷に伴う疼痛などが救急処置の対象となる。このような場合はすみやかに泌尿器科と連携をとり，出血部位の特定とともに随伴症状に対する緊急処置を行う。

　肉眼的血尿を生じる急性糸球体腎炎や慢性糸球体腎炎の急性増悪時にはしばしば腎不全を合併し，急

3章 症状からみた鑑別と救急処置

```
                        肉眼的血尿
                            │
                         試験紙法
                        ╱        ╲
                   潜血(＋)       潜血(－)
                      │         ・尿酸結晶
                      │         ・薬物(リファンピシン，サルファ剤，カルバペネム系抗菌薬など)
                   尿沈渣鏡検
                   ╱        ╲
              赤血球(＋)      赤血球(－)
                  │         ・ミオグロビン尿
                  │         ・ヘモグロビン尿
            ╱           ╲
       正常赤血球         変形赤血球
      (非糸球体性血尿)     円柱の混入
                        (糸球体性血尿)
          │                  │
       超音波検査            血液検査
       ╱      ╲            ╱       ╲
    異常      正常      低補体血症(－)  低補体血症(＋)
  ・腫瘍    ・出血性膀胱炎   ・IgA腎症
  ・結石    ・尿道炎       ・紫斑病性腎炎
  ・水腎症  ・外傷など     ・菲薄基低膜症候群など
  ・ナッツクラッカー現象
     │
   CT検査
   静脈性腎盂造影
泌尿器科と連携をとりつつ
原因，出血部位の特定を進める
```

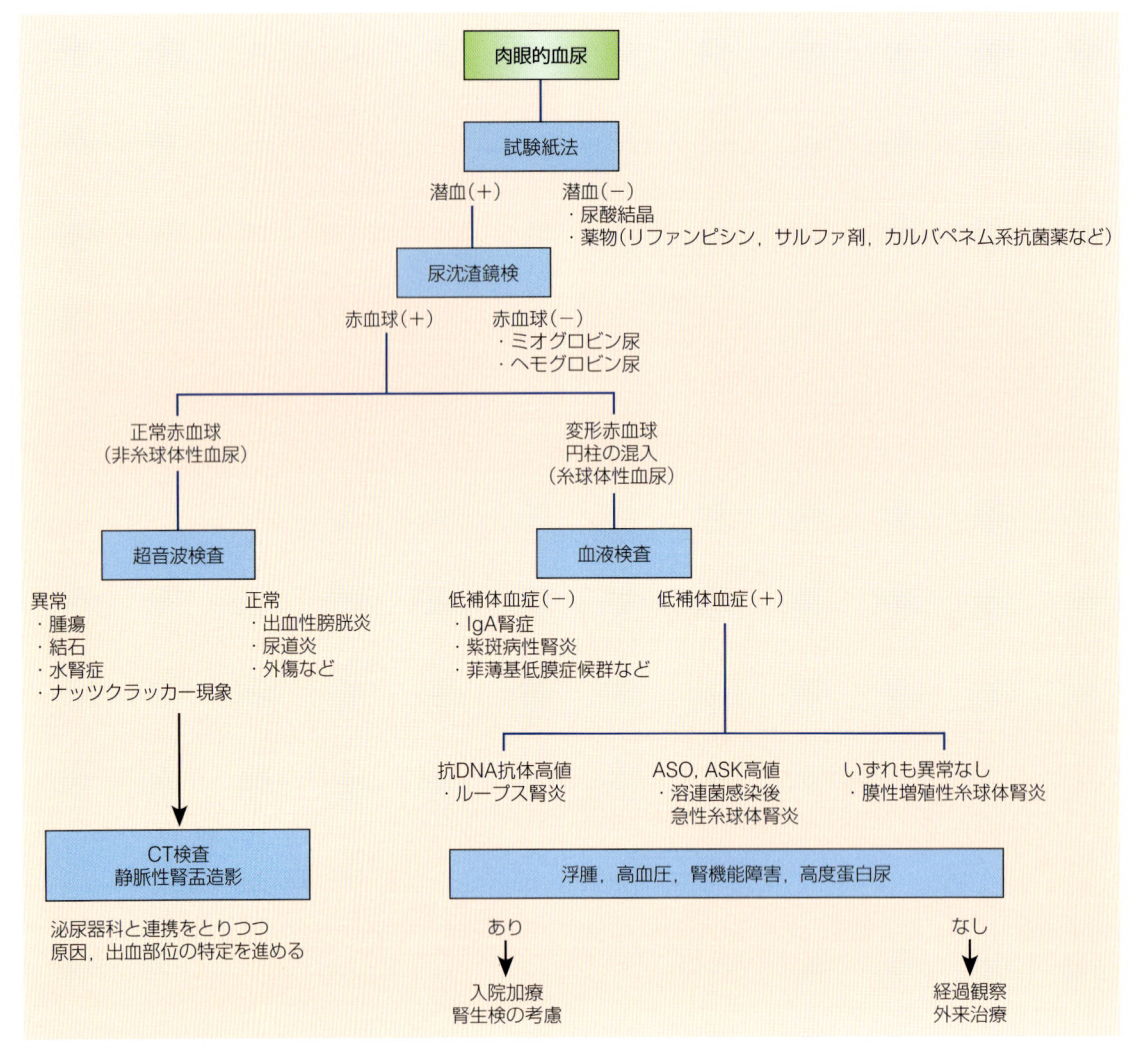

低補体血症(＋)の分岐:
- 抗DNA抗体高値 ・ループス腎炎
- ASO, ASK高値 ・溶連菌感染後急性糸球体腎炎
- いずれも異常なし ・膜性増殖性糸球体腎炎

浮腫，高血圧，腎機能障害，高度蛋白尿
- あり → 入院加療 腎生検の考慮
- なし → 経過観察 外来治療

図2 肉眼的血尿の診断フローチャート
多量の出血に伴うバイタルサイン(意識状態，血圧，心拍数，呼吸状態)の悪化や随伴症状(腹痛，背部痛，発熱，乏尿，浮腫)の有無について留意しつつ検査を進める

激な血圧の上昇によるけいれん(高血圧緊急症)や溢水に伴う肺水腫，電解質異常による不整脈など重篤な合併症の引き金となるため，薬物療法で反応が乏しい場合はすみやかに腎臓専門医と連絡をとり，透析療法を考慮する(3章22「浮腫」〈91ページ〉，3章24「高血圧」〈95ページ〉，11章4「急性腎不全」〈277ページ〉参照)。

参考文献

1 中村佳恵，五十嵐隆ほか：血尿に特に関連した症状．ネルソン小児科学 原著第17版，後藤義勝監修，五十嵐隆ほか編，p1761-1777，エルゼビア・ジャパン，2005

22 浮腫

[著] 内山 聖

原因

浮腫（edema）は間質液が毛細血管内腔から周囲の皮下組織に移動し，過剰に貯留した状態である。原因として，毛細血管内皮細胞の異常な透過性，毛細血管圧の上昇，血漿膠質浸透圧の減少，Na・水貯留，リンパ流の閉塞，ゲル様物質の貯溜（クレナン症〈cretinism〉）などがあげられる。

臨床症状

まぶたが重い，手足がだるい，はれぼったい，物が握りにくい，靴がはけないなどの訴えがある。他覚的には，眼瞼・四肢の腫脹や急激な体重増加がみられる。全身性浮腫でも，病初期は組織が疎で組織圧の低い部位や静水圧のかかりやすい部位（下腿，足背，眼瞼，背部，後頭部など）に限局して出現する。

病歴聴取

腎疾患，肝疾患，心疾患，内分泌疾患の既往を聴く。薬物や食物に対するアレルギー歴も重要である。現病歴では，食塩摂取量，飲水量，服薬中の薬物，尿量，体重の変動（日内較差，健康時との比較），自覚症状の推移などが重要である。

身体診察

浮腫の部位：リンパ浮腫などの局所性浮腫は，限局した部位に左右非対象に出現する。全身性浮腫も病初期は顔面や下肢に部分的にみられるが，片側だけということはない（図1）。全身性浮腫は重力の影響で歩行可能な患者は下肢に，臥床している患者は後頭部や背部に強くみられる。眼瞼，手指，陰，脛骨前面は組織圧が低いため浮腫が出現しやすい。浮腫が高度になると，胸水や腹水もみられるようになる。浮腫の程度や経過をみるうえで，尿量測定や体重測定が重要である。

圧痕の有無：指で数秒間強く押したあとに圧痕が残る圧痕性浮腫（pitting edema）と，圧痕が残らない非圧痕性浮腫（non-pitting edema）がある。踝（かかと）や脛骨前面でわかりやすい。圧痕性浮腫は間質に水分が貯留するためで，ネフローゼ症候群，肝硬変，心不全でみられる。一方，非圧痕性浮腫はリンパ浮腫（間質の蛋白濃度増加），甲状腺機能低下症（ムコポリサッカライド増加），川崎病（手足の硬性浮腫）などでみられる。

局所性浮腫は，血管性紫斑病や血管運動神経浮腫（クインケ〈Quincke〉浮腫）でみられる。頭部など通常起こりえない部位の浮腫は血管性紫斑病の可能性が高い。上下肢の紫斑は数日遅れて出現することもある。

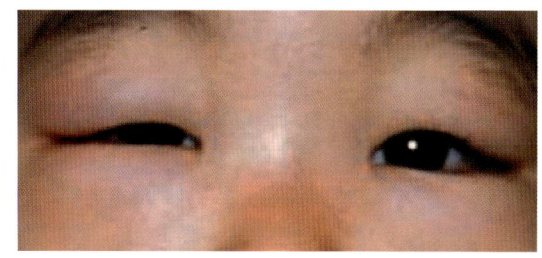

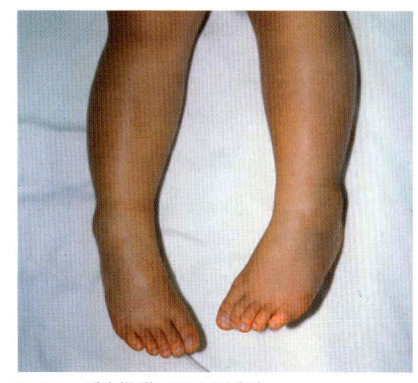

診断の進め方

フローチャート（図2）に沿ってすみやかに検査を進め，鑑別する。

浮腫の基本的検査：原因として，腎疾患（ネフローゼ症候群，腎不全，急性糸球体腎炎）と心不全の頻度が高い。病歴聴取と身体診察で基礎疾患の見当をつけ，診断に必要な検査を行う。特に，蛋白尿の有無

図1　ネフローゼ症候群における浮腫

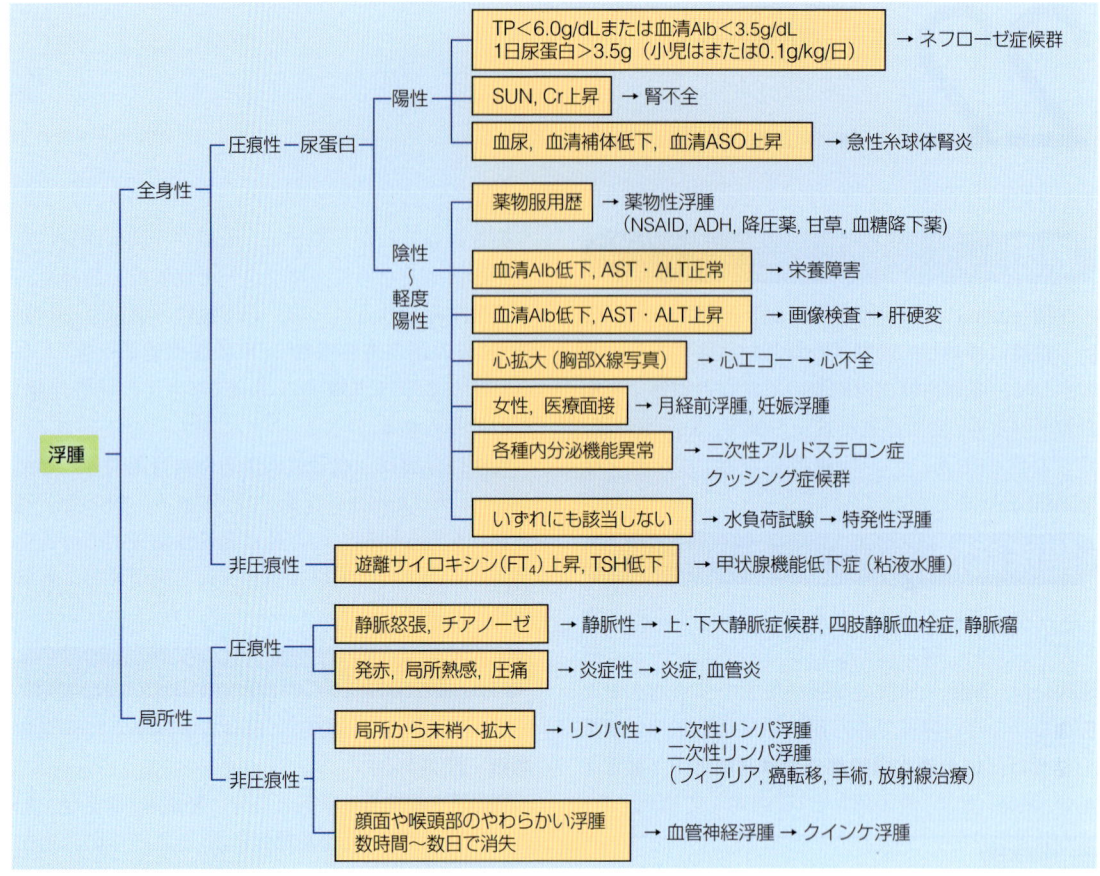

3章 症状からみた鑑別と救急処置

```
                         ┌─ 陽性 ─┬─ TP＜6.0g/dLまたは血清Alb＜3.5g/dL
                         │        │  1日尿蛋白＞3.5g（小児はまたは0.1g/kg/日） → ネフローゼ症候群
                         │        ├─ SUN, Cr上昇 → 腎不全
               ┌─ 圧痕性 ─┤        └─ 血尿, 血清補体低下, 血清ASO上昇 → 急性糸球体腎炎
               │  －尿蛋白│
               │         │        ┌─ 薬物服用歴 → 薬物性浮腫
               │         │        │              （NSAID, ADH, 降圧薬, 甘草, 血糖降下薬）
               │         │        ├─ 血清Alb低下, AST・ALT正常 → 栄養障害
               │         ├─ 陰性～├─ 血清Alb低下, AST・ALT上昇 → 画像検査 → 肝硬変
       ┌─ 全身性┤           軽度   ├─ 心拡大（胸部X線写真）→ 心エコー → 心不全
       │       │           陽性   ├─ 女性, 医療面接 → 月経前浮腫, 妊娠浮腫
       │       │                  ├─ 各種内分泌機能異常 → 二次性アルドステロン症
 浮腫 ─┤       │                  │                      クッシング症候群
       │       │                  └─ いずれにも該当しない → 水負荷試験 → 特発性浮腫
       │       │
       │       └─ 非圧痕性 ── 遊離サイロキシン（FT₄）上昇, TSH低下 → 甲状腺機能低下症（粘液水腫）
       │
       │       ┌─ 圧痕性 ─┬─ 静脈怒張, チアノーゼ → 静脈性 → 上・下大静脈症候群, 四肢静脈血栓症, 静脈瘤
       │       │          └─ 発赤, 局所熱感, 圧痛 → 炎症性 → 炎症, 血管炎
       └─ 局所性┤
               │          ┌─ 局所から末梢へ拡大 → リンパ性 → 一次性リンパ浮腫
               └─ 非圧痕性 ┤                                  二次性リンパ浮腫
                          │                                  （フィラリア, 癌転移, 手術, 放射線治療）
                          └─ 顔面や喉頭部のやわらかい浮腫 → 血管神経浮腫 → クインケ浮腫
                             数時間～数日で消失
```

図2 浮腫の診断フローチャート

を確認することが重要である．尿蛋白が陽性であれば腎疾患を考え，検査を進める．尿蛋白が陰性（～軽度陽性）であれば，心不全などのほかの要因を考える．確定診断は，ネフローゼ症候群は高度蛋白尿と低蛋白血症，腎不全は血清尿素窒素（SUN），クレアチニン（Cr）の上昇，心不全はドプラ心エコー法による．全身性浮腫は入院のうえ，基礎疾患の診断と治療を行う．

治療／救急処置

浮腫を治療するには，まず病態や病因を明らかにすることが重要である．小児で多くみられる浮腫は腎性が多い．

急性糸球体腎炎の浮腫：塩分・水分制限を厳しく行う．水分摂取量は前日尿量に不感蒸泄量（300～400 mL/m²/日）を加えた量を目安とする．

ネフローゼ症候群の浮腫：ステロイド治療により数日以内に軽減するが，著しい浮腫に対してはアルブミンの点滴静注を考慮する．0.5～1 g/kg の25%アルブミンを2時間かけて点滴静注（最大量100 mL）し，直後にフロセミドを0.5～1 mg/kg（最大量20 mg）を静注する．

乳幼児が感冒に罹患した際に，手などにリンパ浮腫を認めることがあるが，2, 3日で自然治癒する．

参考文献

1 内山聖：浮腫．臨床検査のガイドライン 2005/2006，日本臨床検査医学会包括医療検討委員会および厚生労働省編，p14-19，宇宙堂八木書店，2005
2 下条文武：浮腫．メディカルノート 症候がわかる，下条文武編，p190-191，西村書店，2007

23 眼痛, 充血

[著] 阿部 達也・阿部 春樹

原因

眼痛
眼痛(eye pain)の要因は, 外傷性と非外傷性に大別される。

充血
充血(hyperemia)は, 眼の炎症性疾患でなることが多いが, 血管形成異常, 血流障害で起こることもある。

臨床症状

眼痛
原因により多彩である。

充血
結膜は, いわゆる白眼部分の球結膜と上下眼瞼の裏側の瞼結膜に区別される。充血の有無とその性状を判断するのに重要な部分は, 球結膜である。瞼結膜では充血よりもむしろ貧血をスクリーニングするのに有用である。

球結膜のみの浅層充血と結膜, 上強膜および強膜を含む深層充血に大別される。浅層充血が比較的鮮紅色であるのに対して, 深層充血は比較的暗赤色である。

病歴聴取

眼痛
小児の場合, 痛みの訴えがはっきりしない場合が多く注意を要する。また外傷の有無についても明らかでない場合もあり, 必ず外傷を想定して診療にあたることが重要である。

充血
全身疾患, 頭部外傷の有無, 感染性の結膜炎に罹患している家族がいないか, 学校や保育施設で流行していないかを必ず聴取する。

身体診察

眼痛
眼位, 眼球運動, 対光反射, 視力検査, 細隙灯顕微鏡検査, 眼底検査, 眼圧検査は必須である。しかし協力が得られず十分な検査が行えないことが多い。必要に応じて開瞼器, デマル氏鉤を用いて積極的に検査を行う。

眼底検査が行えないときには, 超音波断層法も有力な検査方法である。

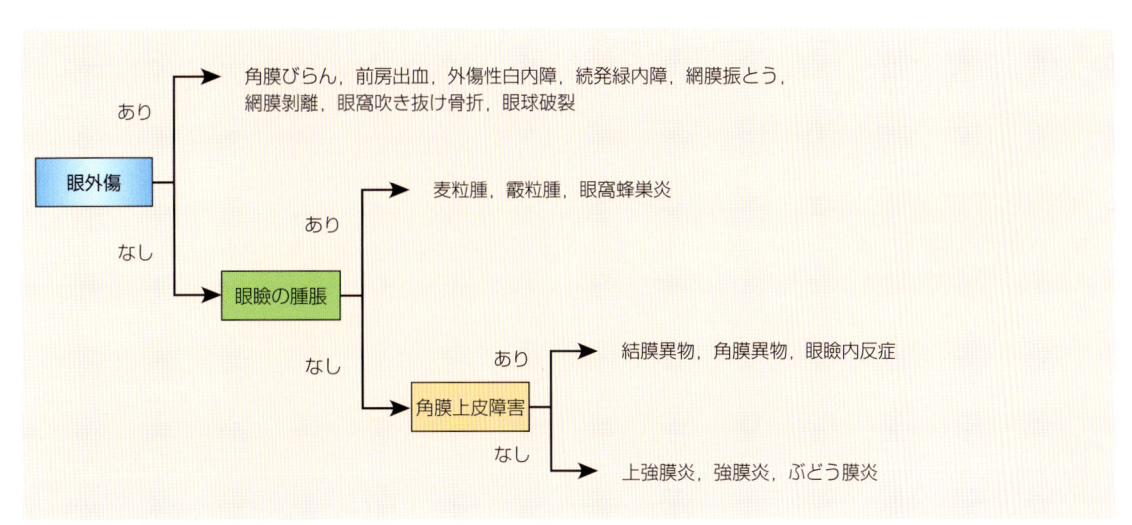

図1 眼痛の診断フローチャート

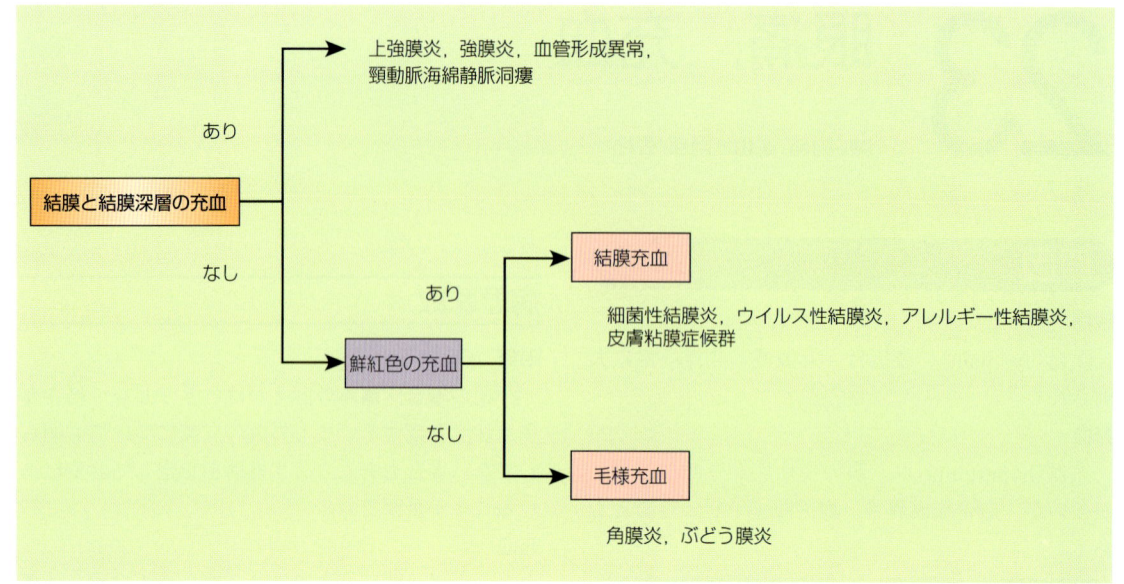

3章 症状からみた鑑別と救急処置

```
結膜と結膜深層の充血 ──あり──→ 上強膜炎，強膜炎，血管形成異常，
                                頸動脈海綿静脈洞瘻
                 └なし─→ 鮮紅色の充血 ──あり──→ 結膜充血
                                              細菌性結膜炎，ウイルス性結膜炎，アレルギー性結膜炎，
                                              皮膚粘膜症候群
                              └なし─→ 毛様充血
                                       角膜炎，ぶどう膜炎
```

図2 充血の診断フローチャート

充血

細隙灯顕微鏡検査で充血の詳細を診察する前に，可能であれば日光の下で肉眼で充血の色を判断することが重要である。

浅層充血と深層充血の判断が難しい場合は，トロピカミドなどの散瞳薬を点眼する。浅層充血は色が軽減されるのに対し，深層充血はほとんど変化のないことから鑑別が可能である。

診断の進め方

眼痛

外傷の既往が明らかな場合，穿孔性眼外傷であるか鈍的外傷であるかを診断する。前者の場合は緊急手術となることが多い。鈍的外傷でもフローチャート(図1)に示すように重篤な視力障害をきたす場合があり，慎重な対応が必要である。

眼瞼腫脹が上下眼瞼ともに著明な場合は，眼窩蜂巣炎を鑑別診断として念頭におく。角膜障害がなく結膜毛様充血のある場合は，上強膜炎，強膜炎，ぶどう膜炎など全身疾患と関連のある眼疾患の可能性があるので，全身検査が必要である。

充血

浅層充血の結膜充血では，皮膚粘膜症候群以外は予後良好なものが多い。毛様充血と上強膜および強膜を含む深層充血では全身疾患に関連している可能性が高いので，その検索が必要である(図2)。

治療／救急処置

眼痛

各疾患に応じた治療方法をとる。外傷では緊急の対応が必要となることが多い。

充血

各疾患に応じた治療方法をとる。

24 高血圧

[著] 安田 東始哲

原因

血圧は，心拍出量（cardiac output：CO）と末梢血管抵抗（peripheral vascular resistance：PVR）の積で表され，これらが，他の疾患により上昇をきたし高血圧（hypertension）が生じた場合を二次性高血圧（secondary hypertension），原因が特定されない場合を本態性（原発性）高血圧（essential hypertension）という。

本態性高血圧
遺伝，食事，ストレス，肥満などの多因子が考えられている。

二次性高血圧
新生児期には，腎動脈カテーテル留置，腎動脈血栓が，乳幼児期以降には，腎疾患（原因の60～70％）が多く，他に大動脈縮窄，内分泌疾患などがある（表1）。

臨床症状

本態性高血圧
多くは10歳以上で，中等度までの肥満や本態性高血圧の家族歴を認めることが多い。高血圧の程度は軽度でほとんど無症状である。

二次性高血圧
幼児期の場合が多く，肥満を示すことはまれである。無症状のことが多いが，高血圧の程度は様々で，進行すると，頭痛，めまい，鼻出血，食欲不振，視覚変化などを生じる。

診断の進め方

まず，患者を5分以上安静座位にした後，必ず左右上肢と下肢の血圧（正常では下肢の方がやや高い）を測定する。カフが大きすぎると過小評価，小さすぎると過大評価となるため，適切な大きさのカフ（幅〈上腕長軸方向〉が上腕周囲長の40％程度）を用いる。年長児の大腿血圧測定には，カフ幅が40cm程度の大きさが必要である。高血圧の基準は，「高血

表1 高血圧をきたす基礎疾患

【腎疾患】	【血管疾患】	【薬剤性】
先天性異形成腎	臍動脈カテーテル留置による血栓	交感神経作動薬
多発性嚢胞腎	胸部・腹部大動脈縮窄，同術後	副腎ステロイド，ACTH
腎嚢胞	血管炎症候群	シクロスポリン
腎動脈病変（狭窄・異形成・血栓・動脈瘤）	動静脈短絡	降圧薬の中断
膀胱尿管逆流		高Ca血症
水腎症	【内分泌疾患】	グリチルリチン酸（甘草）
腎盂腎炎	甲状腺機能亢進	中毒（鉛，水銀，カドミウム）
急性・慢性糸球体腎炎	副甲状腺機能亢進	スティーヴンス-ジョンソン症候群
紫斑病性腎炎	先天性副腎皮質過形成	
急性尿細管壊死	クッシング症候群	【その他】
溶血性尿毒症症候群	原発性・続発性アルドステロン症	白衣高血圧，仮面高血圧
腎移植後		慢性上気道閉塞（睡眠時無呼吸）
腎術後	【神経疾患】	全身性エリテマトーデス
腎腫瘍	ギラン-バレー症候群	熱傷
腎外傷	頭蓋内圧上昇（脳腫瘍，脳炎，脳出血）	神経芽細胞腫
糖尿病性腎症	もやもや病	ウィリアムズ症候群
	神経線維腫症	ポルフィリア
		循環血液量増多

3章　症状からみた鑑別と救急処置

表2　小児の高血圧および正常高値血圧の基準値[3]

	収縮期血圧(mmHg)		拡張期血圧(mmHg)	
	正常高値血圧	高血圧	正常高値血圧	高血圧
幼児	—	120	—	70
小学校　低学年	120	130	70	80
高学年	125	135	70	80
中学校　男子	130	140	70	85
女子	125	135	70	80
高等学校	130	140	75	85

表3　降圧薬

種類	薬品名	初期投与量	最大投与量
ACE阻害薬	benazepril*(チバセン®)	0.2 mg/kg/日≦10 mg	0.6 mg/kg/日≦40 mg
	enarapril*(レニベース®)	0.08 mg/kg/日≦5 mg	0.6 mg/kg/日≦40 mg
	lisinopril*(ロンゲス®)	0.07 mg/kg/日≦5 mg	0.6 mg/kg/日≦40 mg
	captopril(カプトリル®)	0.05 mg/kg/日(≦2カ月)	0.5 mg/kg/日
		0.15 mg/kg/日(≧2カ月)	0.5 mg/kg/日≦6 mg
ARB	losartan*(ニューロタン®)	0.7 mg/kg/日≦50 mg	1.4 mg/kg/日＜100 mg
β遮断薬	propranolol*(インデラル®)	1〜2 mg/kg/日	4 mg/kg/日＜640 mg
Ca拮抗薬	amlodipine*(ノルバスク®)	2.5〜5 mg/日(≧6歳)	10 mg/日
利尿薬	furosemide(ラシックス®)	1 mg/kg/日	12 mg/kg/日
	hydrochlorothiazide*	1 mg/kg/日≦50 mg	3 mg/kg/日≦50 mg
【高血圧性緊急症時】			
Ca拮抗薬	nifedipine(アダラート®)	0.25〜0.5 mg/kg/回(舌下, 経口)	10 mg/回
動脈血管拡張薬	nitroprusside(ニトプロ®)	0.5 μg/kg/分	8 μg/kg/分
	nitroglycerine(ニトログリセリン®)	0.5〜5 μg/kg/分	5分ごとに0.1 μg/kg増量

*アメリカ食品医薬品局(FDA)による小児投与承認薬, 厚生労働省による小児適応薬はない

圧治療ガイドライン 2004」に示されている(表2)。

さらに，上下背部に血管性雑音がないか慎重に聴診する。軽度の大動脈縮窄やその術後では，安静時に高血圧は認められないか，あるいは正常高値血圧であっても，運動中に 180 mmHg 以上の収縮期高血圧を認める例があり，運動誘発性高血圧として注意が必要である。

検査は，24時間血圧計，全血球測定，一般血清生化学検査，血漿レニン活性，検尿，心エコー，腎エコー，腎シンチグラフィ，血漿および尿中ステロイド，遊離トリヨードサイロニン(FT_3)，遊離サイロキシン(FT_4)，甲状腺刺激ホルモン(TSH)，尿中カテコールアミン，24時間クレアチニンクリアランス(Ccr)などを行う。必要に応じて，腎MR an-giography(MRA)・MDCT，大動脈造影，腎血管造影，左右腎静脈レニン活性測定，トレッドミル運動負荷検査などを行う。

治療／救急処置

治療

本態性高血圧

肥満があれば，栄養士による食事指導プログラムと運動プログラムとにより，体重減少をはかる。食事療法では，摂取カロリーと塩分の減量を行う。本人だけでなく患者を含めた家族全体への指導がきわめて重要である。運動は1回20分以上，中等度程度の有酸素運動を計画する。両プログラムとも長期

間継続的に行う必要がある。飲酒や喫煙が認められる場合には，禁酒・禁煙プログラムも必要である。

これらで改善がない場合，薬物療法の適応を考慮するが，一般的な治療の適応基準として，症候性高血圧，心肥大や眼底異常など標的臓器の障害が認められる例，糖尿病合併例，非薬物療法に反応しない例などとされている。薬物療法により改善が認められれば，減量中止が可能である。

二次性高血圧

基礎疾患の治療を十分に行う必要がある。そのうえで，基礎疾患の病態生理について理解したうえで適切な薬剤を選択する(表3)。

β遮断薬としてプロプラノロール，アンジオテンシン変換酵素(ACE)阻害薬としてエナラプリル，アンジオテンシンⅡ受容体拮抗薬(ARB)としてロサルタン，Ca拮抗薬としてアムロジピンなどがある。

第1選択薬はACE阻害薬またはARBがよいことが多い。ACE阻害薬は一般的に腎排泄性であり，腎障害時には用量調節が必要となる。血清クレアチニン(Cr)値に関係なく半量以下から開始し，腎機能などをみて慎重に増量していくべきである。ARBは胆汁排泄性であり，用量調節の必要はない。ACE阻害薬，ARBとも催奇形性があり，可妊女性への投与には注意を要する。

線維筋性形成異常による腎動脈狭窄症に対しては，経皮的バルーン血管形成術により50％の確率で治癒する。しかし，アテローム性動脈硬化性プラークによる例では，効果が少ない。血管形成術が成功しない場合には，ステント留置あるいは外科手術の適応になる。

救急処置

高血圧性緊急症に対する治療としては，①ニフェジピンの舌下投与または内服が簡易である。注射器で吸引した薬液を舌下投与してもよい。

効果のない場合やさらに緊急性の高い場合には，②ニトロプルシドの静脈内投与を行い，観血的動脈圧モニターを行う。多くが腎疾患を有するため，水分出納にも十分注意をはらう必要がある。

循環血液量が多い場合には，フロセミドの静脈内投与が有効である。血圧の急激な降下は臓器灌流を悪化させるので，一般的には最初の6時間で計画した総降下分の1/3を下げ，その後48〜72時間をかけて目標血圧まで下げるようにする(表3)。

参考文献

1 Luma GB, Spiotta RT：Hypertension in children and adolescents. Am Fam Physician 73：1558-1568, 2006
2 Ou P, Mousseaux E et al：Aortic arch shape deformation after coarctation surgery：effect on blood pressure response. J Thorac Cardiovasc Surg 132：1105-1111, 2006
3 日本高血圧学会高血圧治療ガイドライン作成委員会編：高血圧治療ガイドライン2004，日本高血圧学会，2004
4 Berenson GS et al：Association between multiple cardiovascular risk factors and atherosclerosis in children and young adults. The Bogalusa Heart Study. N Engl J Med 338：1650-1656, 1998

25 咽頭痛，喉頭痛

[著] 藤本 保

原因

最も多いのは炎症性のものであり，咽頭炎，扁桃炎，喉頭炎などで，ウイルス感染によるものが大部分である。

一方，事故，外傷性のものは重要で，魚の骨などによる異物刺入，箸や鉛筆など先端が鋭利な棒状の物をくわえながらの転倒や衝突事故による刺切創は重篤なこともある。綿菓子を食べていて転倒し，軸の割り箸が咽頭を穿刺し頭蓋底まで達して死亡した幼児の「割り箸事故」は，教訓として肝に銘じておくべきである。

臨床症状

急性咽頭炎，急性扁桃炎

咽頭痛(pharyngodynia)に嚥下痛，発熱を伴うことが多い。乳児では流涎が増すことで気づかれる。発赤が強く軟口蓋に出血を伴う場合や扁桃に滲出物・膿栓を認める場合は，病因としてA群β溶血性レンサ球菌(溶連菌)，アデノウイルスを考える。これらは迅速診断キットによる鑑別が可能である。

アデノウイルスによる咽頭結膜熱は，結膜炎を伴い眼脂を認め，夏期に流行し，別名プール熱といわれる。

ヘルパンギーナ

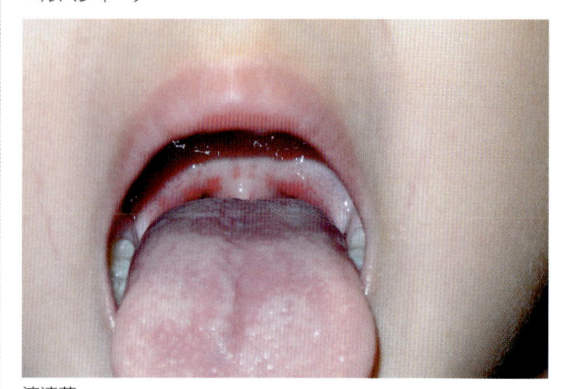

急に発熱し，咽頭痛が現れる。軟口蓋(口蓋垂周囲)を中心に後部咽頭，扁桃，舌に水疱を伴う紅斑を数個認め，やがてびらんとなる(図1)。コクサッキーA群ウイルスの感染であり，夏期に流行する。

手足口病

口腔粘膜および四肢末端に水疱が現れる。口腔内の発疹は潰瘍性で咽頭痛として表現される。コクサッキーA群ウイルスおよびエンテロウイルス71の感染が原因で，夏期に流行する。

扁桃周囲膿瘍

強い咽頭痛に嚥下痛と高熱を伴う。患側扁桃は発赤・腫脹し，口蓋垂も腫脹し，対側に偏位する。病因は黄色ブドウ球菌，嫌気性菌などである。

咽後膿瘍

強い咽頭痛に高熱と嚥下困難を伴い，流涎が多く，下顎を前方へ出し，口を開けた状態となり，進行す

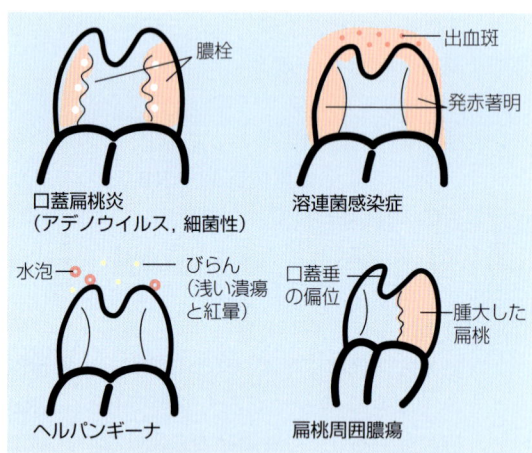

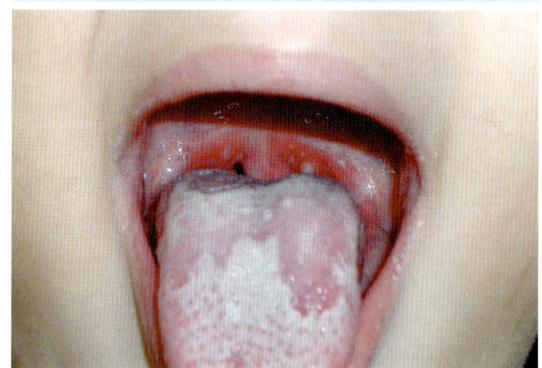

図1 咽頭所見

3

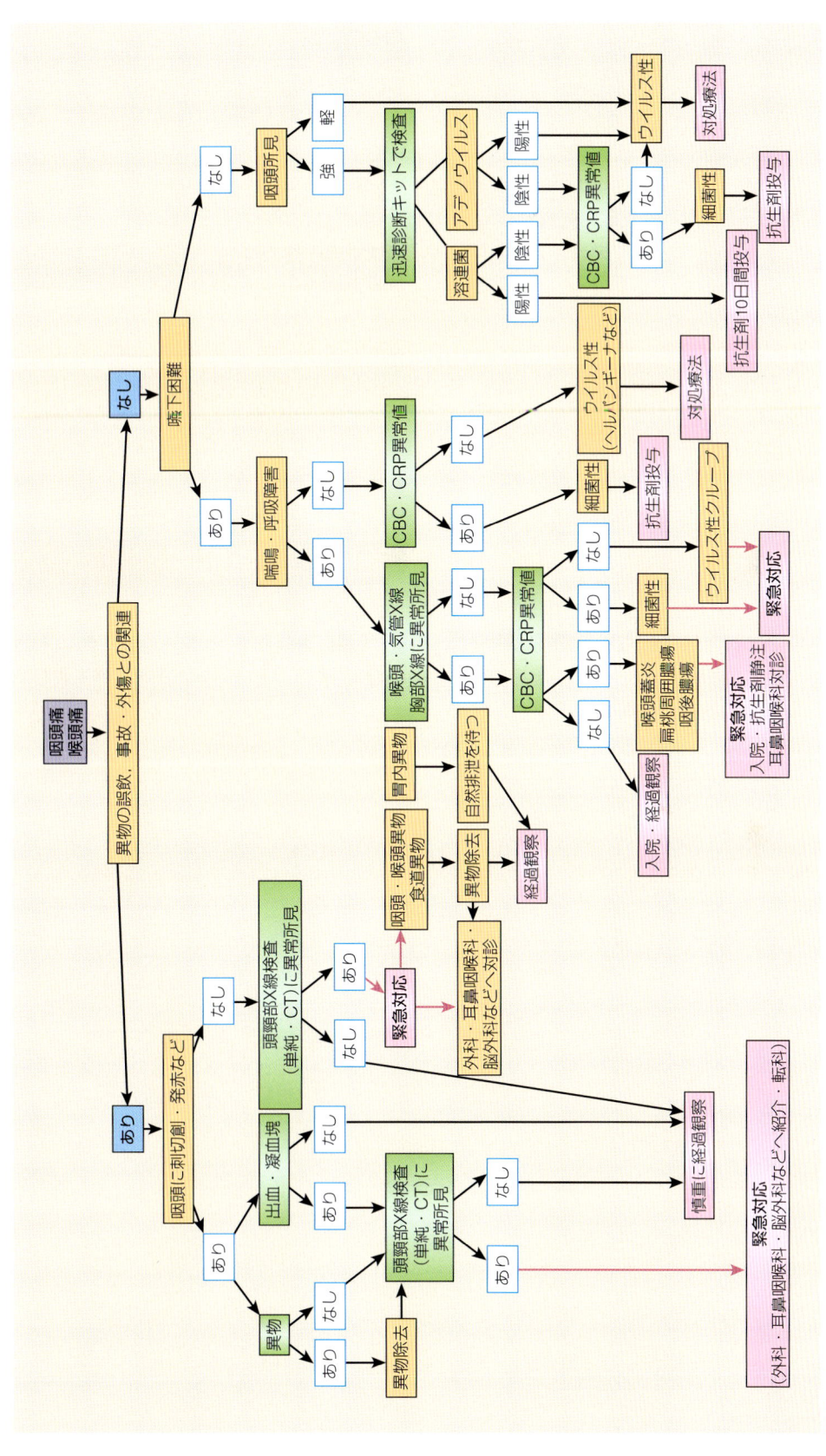

25 咽頭痛, 喉頭痛

図2 咽頭痛, 喉頭痛の診断フローチャート

99

ると吸気性喘鳴，呼吸困難を呈する。咽頭後壁が発赤隆起し，軟口蓋が前方に圧出する。乳幼児は咽頭後リンパ節の発達がよいため発症しやすい。重症かつ緊急治療を要する疾患である。

喉頭蓋炎

咽頭痛と流涎があり，クループ症状（嗄声，犬吠様咳嗽，吸気性喘鳴，吸気性呼吸困難）を認める。開口時に舌根部に腫大した喉頭蓋の上部がみえる。啼泣や頸部の伸展で呼吸停止をきたしうるので，診察時は注意が必要で，救急処置を要する。

魚の骨など異物による刺切創

刺入時に咽頭あるいは喉頭痛（laryngalgia）を訴えるが，その後は嚥下痛が主となる。魚の骨は通常口蓋扁桃の下部に刺入していることが多い。なかには喉頭壁に刺入していることもある。画鋲やアルミ箔，PTP包装の薬の殻なども喉頭異物となりやすい。辺縁が鋭利な異物を誤飲した場合，それが通過して生じた切創による痛みは持続することが多い。箸など先端が鋭利な棒状の物による刺創は，創口が小さいため軽症と誤認されやすいが，深部まで達していることを念頭に対処するべきで，血腫の増大やのちに生じる感染による膿瘍が問題となる。

病歴聴取

ウイルスや細菌感染によるものが大部分なので，家族，地域，保育所，幼稚園，学校などでの感染症の流行状況を聴く。疼痛の性状，発熱，発疹，呼吸状態など随伴症状についても聴取する。

異物の刺切創を疑うときは，誤飲なのか，口にしたものはなにか，食事の内容，食事中の様子，手にしていた物，口にくわえていたときの状態，どのように外力が加わったか，口から取り出したものは原型をとどめていたかなど，発症時の状況を詳細に聴く。

身体診察

口腔内所見のみでなく，頸部リンパ節，顎下部の腫脹，発赤，圧痛などの有無を評価し，顔貌や呼吸状態を視診し，聴診で呼吸音の評価を行う。咽頭所見を図1に示す（咽頭・扁桃所見の詳細は，文献1参照）。

診断の進め方

診断フローチャート（図2）に沿って検査を進め，鑑別する。発熱があれば一般血液検査（CBC），C反応性蛋白（CRP）を実施し，白血球数が15,000以上，顆粒球数が10,000以上あれば細菌感染症と判断する。顔貌（開口，下顎前出）の変化や聴診上の異常があれば頸部顔面のX線検査を行い，咽後膿瘍が疑われるときはCT検査を実施する。

治療／救急処置

溶連菌感染であれば，アモキシシリン（AMPC）30 mg/kg/日を分3で10日間投与する。その他の細菌感染であれば，セフェム系抗生剤を投与する。ウイルス性の場合，抗生剤は投与しない。いずれの場合も鎮痛消炎を目的とした薬剤投与および処置をする。咽後膿瘍はただちに入院させ抗生剤を静注する。

効果が思わしくない場合は，外科治療に移行する。魚の骨の刺入は鉗子ですみやかに除去する。その他の異物も異物除去の救急処置をする。箸や串などの刺創はその深さを評価し，外科対応が必要なものは緊急に転科する。

参考文献
1 佐久間孝久：アトラスさくま 小児咽頭所見 第1版，メディカル情報センター，2005

26 頸部腫瘤

[著] 船曳 哲典

原因

頸部腫瘤（neck tumor）の大半はリンパ節であり，病因は感染，免疫反応，腫瘍に大別される。細菌感染は化膿性リンパ節炎の原因となり，エプスタイン-バー（Epstein-Barr：EB）などのウイルス感染も頸部リンパ節腫脹を引き起こす。川崎病や亜急性壊死性リンパ節炎の発症には免疫が関与しているが，重症のアトピー性皮膚炎でも全身性のリンパ節腫脹を認めることがある。

悪性リンパ腫のうちT細胞型リンパ腫は頸部リンパ節腫脹が特徴である。小児では正中頸嚢胞，側頸嚢胞，皮様嚢胞，血管腫，リンパ管腫など先天性要因による嚢胞性疾患がみられることもある。

臨床症状

疼痛がないため頸部腫瘤に気づかず，診察時にはじめて指摘されることも多い。リンパ節の直径が1.0cmないし1.5cmを超えれば腫大とみなされるが，サイズに関する明確な基準はない。小児期は生理的なリンパ節腫脹がみられる時期であり，触知するリンパ節の数が多いとき，圧痛を訴えるとき，発熱などの全身症状を伴うときは，リンパ節のサイズにとらわれず，注意深く診察する必要がある。

腫大したリンパ節の位置が診断の手がかりとなることがある。皮膚感染症，歯科感染症，上気道感染症では所属リンパ節の腫大がみられる。EBウイルス感染症の場合，前頸部（胸鎖乳突筋より前方）のリンパ節が腫脹するが，風疹では後頸部（胸鎖乳突筋の後方）のリンパ節腫脹が特徴的である。鎖骨上窩リンパ節腫脹は悪性腫瘍を示唆し，BCG接種後，接種側に腋窩リンパ節腫脹がみられることがある。頸部の回旋障害や斜頸の原因がリンパ節腫脹である場合もある。

皮下組織の豊富な乳幼児では腫瘤が触知しにくいことがあり，超音波，CTなどの画像検査を活用し，腫瘤の数と大きさ，内部の性状の把握に努めるべきである。

診断の進め方

頸部リンパ節腫脹の診断フローチャートを示す（図1）。救急外来の診療で緊急性が高い疾患は，化膿性リンパ節炎，川崎病，EBウイルス感染症，悪性リンパ腫・白血病である。

まず頸部リンパ節腫脹が片側性か両側性かを鑑別する。片側性であれば化膿性リンパ節炎を念頭におき，両側性であれば川崎病，EBウイルス感染症，悪性リンパ腫・白血病などの全身性疾患を考える。川

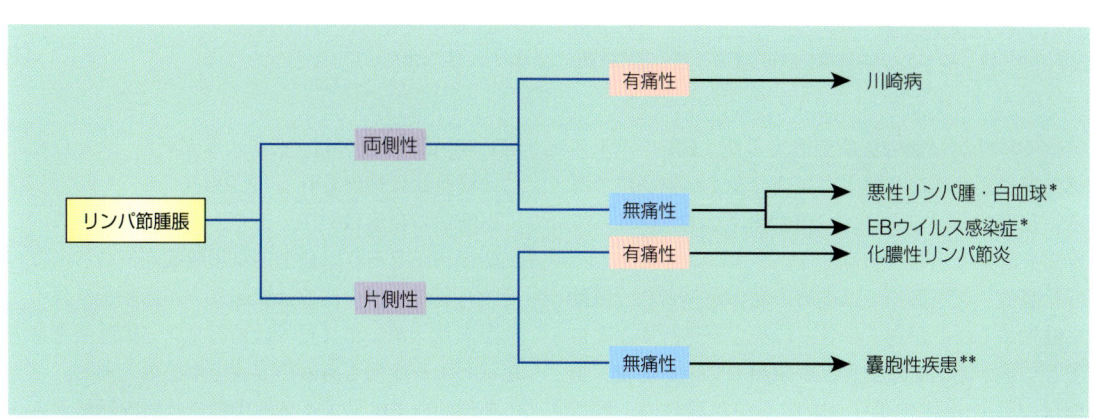

図1 頸部腫瘤の診断フローチャート
* 急速に増大するときは疼痛を訴えることがある
**感染を合併するときは疼痛を伴うことがある

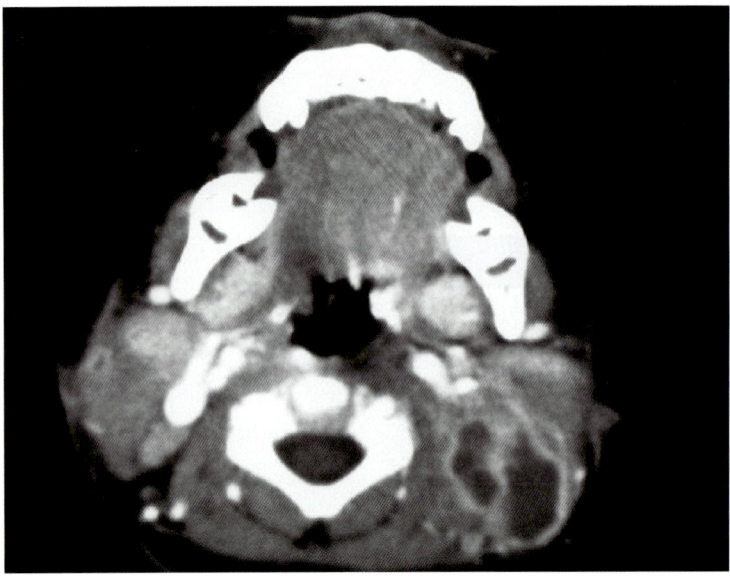

3章　症状からみた鑑別と救急処置

図2　化膿性リンパ節炎
CTでは囊胞壁が造影剤で強くエンハンスされる。切開排膿術後，抗生剤治療を行った

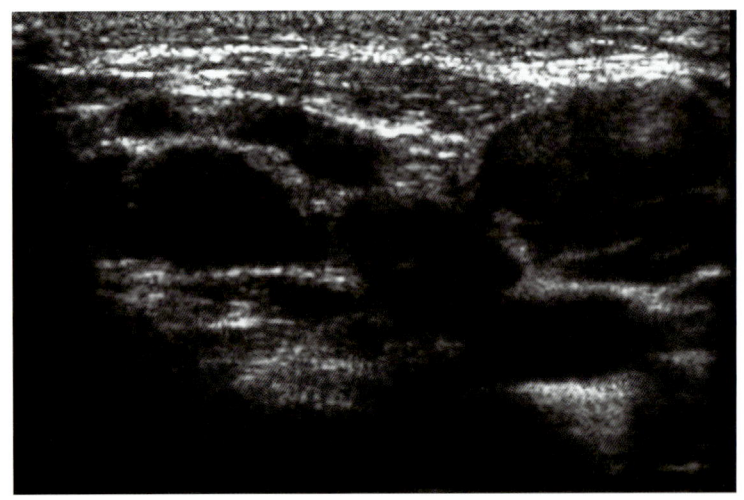

図3　EBウイルス感染症
触診では一塊となった大きな腫瘤を触知するが，超音波検査では大小のリンパ節が集簇していることがわかる

崎病ではリンパ節の圧痛を訴えるが，EBウイルス感染症や悪性リンパ腫・白血病の多くは無痛性である。後者であってもリンパ節の急速な増大に伴って疼痛を訴える場合もある。

　化膿性リンパ節炎では皮膚の発赤がみられ，波動を触知することがある。さらに炎症が進行すると自壊して膿が流出する。炎症が限局している場合，発熱はなくC反応性蛋白（CRP），白血球数の上昇も軽度であるが，溶連菌などによる扁桃炎に続発した場合は，高熱と強い炎症反応を認めることがある。

超音波，CT検査では，初期には充実性，炎症の極期には囊胞状に描出される（図2）。

　川崎病の発症は突然であり，発症から数日以内に主要症状がそろう。典型的な川崎病症例の診断は容易であるが，年少児では頸部リンパ節腫脹を欠くことがあり，逆に年長児では頸部リンパ節腫脹を初発症状とする症例もあるので注意が必要である。

　典型的なEBウイルス感染症では眼瞼浮腫がみられ，咽頭の強い発赤と白苔の付着をみることがある。肝腫大による右季肋部痛を訴えることもある。肝機

能障害や異型リンパ球の出現は本疾患に特徴的であるが，小児では異型リンパ球の出現頻度が低い。アデノウイルス感染症でも咽頭発赤，白苔付着，頸部リンパ節腫脹がみられることがあるので，流行期には鑑別が必要である（図3）。

悪性リンパ腫では両側頸部リンパ節が累々と触知される。腫瘤は無痛性であり，LDHが著しい高値を呈する。胸部X線写真で縦隔腫瘤がみられたら，悪性リンパ腫の可能性が高い。腫瘍細胞の浸潤によるアデノイド肥大や扁桃腫大のために，鼻閉，いびき，呼吸困難，嚥下困難を訴える場合がある。腫脹した頸部リンパ節が上大静脈を圧迫し，頭部，顔面，上肢のうっ血をきたすことを上大静脈症候群という。呼吸困難，顔面浮腫を認めた場合は，緊急にCT検査を行う。

治療／救急処置

化膿性リンパ節炎の起炎菌は黄色ブドウ球菌や溶連菌であり，リンパ節が数cm以上の場合は抗生剤の経静脈的投与や切開排膿が必要になることが多い。EBウイルス感染症と診断されれば，全身状態が不良でないかぎり外来経過観察が可能である。川崎病と診断されればできるだけ早期に治療を開始する。亜急性壊死性リンパ節炎では白血球減少，血小板減少が診断の糸口になることが多い。悪性リンパ腫の場合，上大静脈症候群や気道閉塞による呼吸困難の兆候があれば緊急入院が必要である。側頸嚢胞は感染を契機に診断されることが多く，抗生剤の投与が必要である。血管腫では播種性血管内凝固（disseminated intravascular coagulation：DIC）を合併していることがあり，凝固系検査が必須である。リンパ管腫は頸部から縦隔にかけて連続していることが多く，治療に難渋するが，緊急性はない。

参考文献

1 船曳哲典：頸部リンパ節腫脹―胸部X線検査を忘れずに．小児科外来診療のコツと落とし穴(5) 小児救急，柳澤正義監修　市川光太郎編，p90，中山書店，2004
2 船曳哲典：身近な血液疾患・腫瘍性疾患―頸部リンパ節腫脹．小児科臨床 59：1755-1762，2006

27 精巣痛，精巣腫脹

[著] 黒田 達夫

原因

　精巣もしくは精巣周辺の痛みや腫脹を訴える疾患は多彩である。急性に陰嚢部の強い痛みと腫脹を呈する疾患は急性陰嚢と総称され，精巣捻転，睾丸垂捻転などの血行障害性疾患や，副睾丸炎，睾丸炎などの感染（炎症）性疾患が含まれる。

　精巣捻転は精索の軸捻転により精巣動静脈の血流が途絶するもので，早期に外科的に捻転を解除して血流を回復してやらなければ，精巣は壊死に陥り機能を失う。精巣付属組織，睾丸垂のみが捻転を起こす場合もある。一方，副睾丸炎の原因としては精管を介した逆行性感染が最も多く，まれにはリンパ行性や血行性の感染もある。幼小児の睾丸炎の頻度は低い。流行性耳下腺炎に併発する睾丸炎は有名であるが，思春期以前ではまれである。

　これらに対して，無痛性に精巣の腫脹を呈する場合は，白血病や精巣腫瘍などの腫瘍性疾患を考える必要がある。外科的緊急性のきわめて高い精巣捻転や，悪性腫瘍は見逃してはならない。また化学療法で治癒する急性副睾丸炎も鑑別診断が重要である。そのほか鼠径ヘルニアや陰嚢水腫は非常に頻度の高い疾患で，特に鼠径ヘルニアの嵌頓は急性陰嚢の鑑別診断となるが，詳細は他稿に譲る。

臨床症状

　急性陰嚢のうち血行障害性疾患と感染性疾患，あるいは精巣疾患と精巣上体（副睾丸）の疾患は，それぞれ初期には症状・所見が若干異なるが，時間が経過すると陰嚢全体の腫脹や痛みが強くなり，鑑別が困難になる。

病歴聴取

　血行障害性疾患と感染性疾患の鑑別として，一般的に痛みが激烈で突然に発症し，腹痛や嘔吐を伴ったり，全身的な発熱がない場合は精巣捻転が考えやすい。痛みの部位は，急性副睾丸炎では，当初は副睾丸に一致して陰嚢の上部寄りの痛みを訴えるが，時間が経過すると精巣を含む陰嚢全体の痛みと腫脹に変わる。睾丸垂捻転では，初期には精巣捻転の際の精巣全体の痛みとは異なり，陰嚢の底部側の痛みを訴えることがある。

　合併疾患として，精巣捻転は停留精巣に併発することが多く，副睾丸炎では尿道の先天性異常を伴うことが多い。一方，腫瘍性疾患では微熱などの全身症状に注意を要する。

身体診察

　急性疾患では，陰嚢部の発赤や黒ずんだ色調の変化，腫脹が顕著で，強い圧痛を呈する。精巣捻転では虚血に陥った精巣全体が黒っぽく透見される。睾丸垂捻転では，初期にはこれらの急性期所見は陰嚢の底部寄りに限局しており，精巣の下極を圧迫するとひどく痛がるが，精巣自体は圧痛がはっきりしないことがある。一方，副睾丸炎では精巣自体の圧痛や腫脹ははっきりせず，上極寄りの精巣上体に限局して強い圧痛のある硬結を触知することがある。いずれの疾患でも時間が経過すると陰嚢全体の発赤・腫脹が著明になり，圧痛の限局ははっきりしなくなる。

　腫瘍性疾患では多くの場合，無痛性のかたい精巣腫瘤を触知し，表面は粗で皮膚と癒着して可動性に乏しいこともある。鼠径部に転移性のかたいリンパ節腫大を触知することもある。

診断の進め方

　急性陰嚢では，緊急性の高い精巣捻転をまず念頭において鑑別診断を進める。年齢や既往歴も考慮し，血行障害と感染性疾患，精巣疾患と睾丸垂や付属器の疾患などを鑑別していく。尿道カテーテル挿入歴，外傷歴に関する情報が有用な場合もある。

　精巣捻転では，精巣の虚血性障害が可逆性か否かを判断するうえで発症からの経過時間が重要である。腫瘍性疾患では精巣腫脹に気づいた時期，随伴する全身症状や所見にも注意する。

27 精巣痛，精巣腫脹

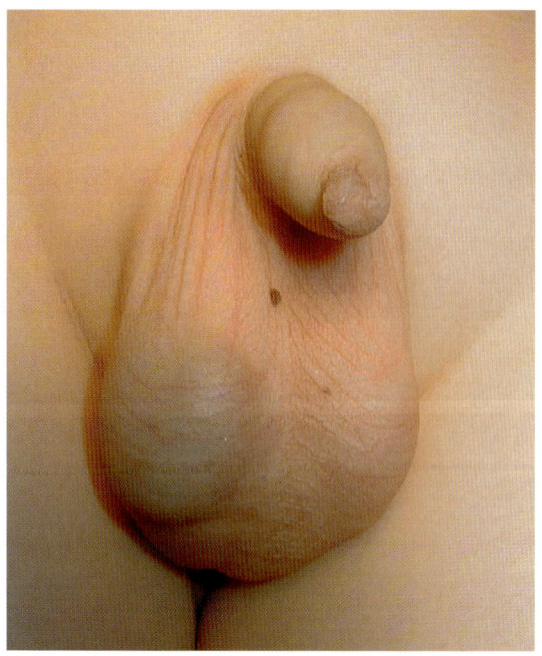

図1　幼児の精巣捻転
右精巣は黒っぽい色調に変わっているが，比較的初期の時点では陰嚢全体の発赤や腫脹はそれほど強くない

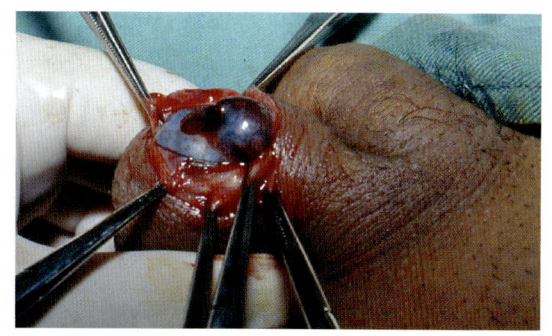

図2　思春期精巣捻転症例の手術所見
左精巣は阻血性変化が強く黒色で，陰嚢皮膚も全体に発赤・浮腫が顕著である

検査

尿検査

急性陰嚢の鑑別では必須とされる。膿尿や細菌尿の所見があれば副睾丸炎などの感染性疾患を考えるが，所見がない場合でも感染性疾患は否定できない。培養検査も抗生剤選択などに有用である。

ドプラ超音波検査

ドプラ聴診器や超音波画像検査で精巣血流を確認することは精巣捻転の診断に有用である。

ただしドプラ聴診器では，精巣捻転の場合でも鼠径部や陰嚢上部で精巣外の近傍血管のドプラ血流が検出されることがあり，注意を要する。

その他

シンチグラフィで精巣血流を確認する方法もあるが，緊急時の有用性には疑問がある。血液検査でも血行障害と感染の鑑別は難しい。

腫瘍性疾患が疑われる場合は，末梢血液像や骨髄像，腫瘍マーカー（α-フェトプロテイン，ヒト絨毛性ゴナドトロピン〈hCG〉など），腹部リンパ節の画像評価，全身転移の検索などを進める。

治療／救急処置

急性陰嚢の場合，前述したような現病歴，理学所見，検査所見から精巣捻転の完全な否定ができなければ，緊急手術の決断をすべきである。

精巣捻転に対しては手術により外科的に捻転を解除する。明らかに精巣の虚血性変化が不可逆性であれば，精巣を切除せざるをえない。睾丸垂捻転では壊死に陥った睾丸垂を切除すると痛みは軽減する。一方，感染性疾患では抗生剤治療を行う。

精巣腫瘍に関しては組織診断，全身・局所の進展度を評価したうえで，集学的治療を行う。

参考文献

1　日本小児外科学会教育研修委員会編：基本小児外科学，金原出版，1989

105

3章　症状からみた鑑別と救急処置

28　腹部腫瘤

[著] 仲間 司

概念

　救急の現場では腹部腫瘤（abdominal tumor）に気づくことがまれではない。多くの場合随伴する症状で受診し，そのときの診察で気づくが，時には家族が腹部の腫瘤に気づき受診する場合もある。

　腹部腫瘤の場合は，慢性便秘で左下腹部に触知される便塊以外は，重篤な疾患が多いため，患児の症状が腫瘤によるものか否かをすみやかに診断し，治療につなげなければならない。

原因

　腹部腫瘤の原因は様々であり，原因疾患を早期に確定することが，その後の治療に重要である。幸いなことに小児の腹部腫瘤は年齢，部位により発生部位を推定できることが多い。たとえば，左上腹部なら左副腎や左腎，右下腹部なら虫垂炎の膿瘍，女児なら右卵巣などである。

　図1に部位別の腫瘤を図示する。もちろん例外があることも十分に考慮すべきである。特に卵巣や腸間膜の腫瘤は移動性があり，腹部の様々な部位で触知される。逆に腫瘤が固定されているときには，容易に診断が推定できる場合が多い。

臨床症状

　腹部腫瘤の症状も原因疾患により様々である。

　痛みを訴える腹部腫瘤は，卵巣の茎捻転や絞扼イレウスなど迅速な外科的処置を要する場合が多く，患児の状態によってはいたずらに診断に時間をかけるよりも開腹手術を優先することもある。次に触診にて腫瘤のかたさ，表面の性状，腫瘤の可動性などを確認する。

　触診の際はできるだけ患児をリラックスさせ，腹筋の緊張をとるように心がける。年長児で会話ができるならば，学校や保育園の話をさせながら腹部を触診する。乳幼児の場合はおしゃぶりや，おもちゃで注意をそらせながら左手を背部に添えてやさしく腹部の触診を行う。腫瘤によっては易出血性なこともあり，また破裂をきたす腫瘤もあることから，触診は決して力を入れてはいけない。特に神経芽細胞腫や肝芽腫などでは注意が必要である。表面が不整でごつごつした感じの腫瘍は悪性の場合が多いが，悪性腫瘍でも被膜に包まれている場合は表面が平滑であることが多く，注意が必要である（腎腫瘍，肝腫瘍）。また嚢胞性腫瘤では内部が緊満していないときは触診が難しいことがあり，CTや超音波ではじめて確認できる場合がある。

診断の進め方

　腹部腫瘤は好発年齢があるものがあり，患児の年齢を常に意識することが重要である。たとえば，肥厚性幽門狭窄症は1カ月以内の発症，腸重積，水腎症は1歳以内，神経芽腫は2歳以下などである。卵巣嚢腫は乳児期と思春期に認められることが多い。

　症状にも疾患特有なものがあり，診断の決め手になる。間欠的腹痛（便秘，腸重積），胆汁を含まない，

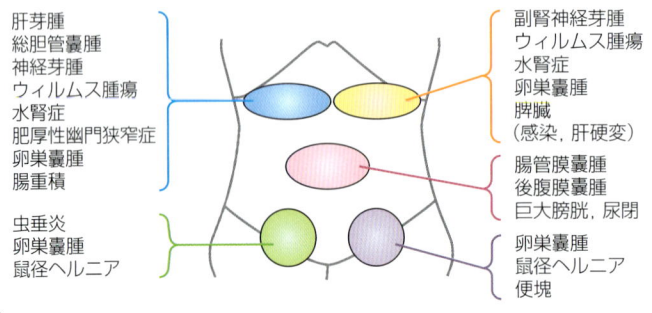

　　　　　　　　　　肝芽腫
　　　　　　　　　　総胆管嚢腫　　　　　　　　　副腎神経芽腫
　　　　　　　　　　神経芽腫　　　　　　　　　　ウィルムス腫瘍
　　　　　　　　　　ウィルムス腫瘍　　　　　　　水腎症
　　　　　　　　　　水腎症　　　　　　　　　　　卵巣嚢腫
　　　　　　　　　　肥厚性幽門狭窄症　　　　　　脾臓
　　　　　　　　　　卵巣嚢腫　　　　　　　　　　（感染，肝硬変）
　　　　　　　　　　腸重積
　　　　　　　　　　　　　　　　　　　　　　　　腸管膜嚢腫
　　　　　　　　　　　　　　　　　　　　　　　　後腹膜嚢腫
　　　　　　　　　　　　　　　　　　　　　　　　巨大膀胱，尿閉
　　　　　　　　　　虫垂炎
　　　　　　　　　　卵巣嚢腫　　　　　　　　　　卵巣嚢腫
　　　　　　　　　　鼠径ヘルニア　　　　　　　　鼠径ヘルニア
　　　　　　　　　　　　　　　　　　　　　　　　便塊

図1　腹部腫瘤の部位診断

106

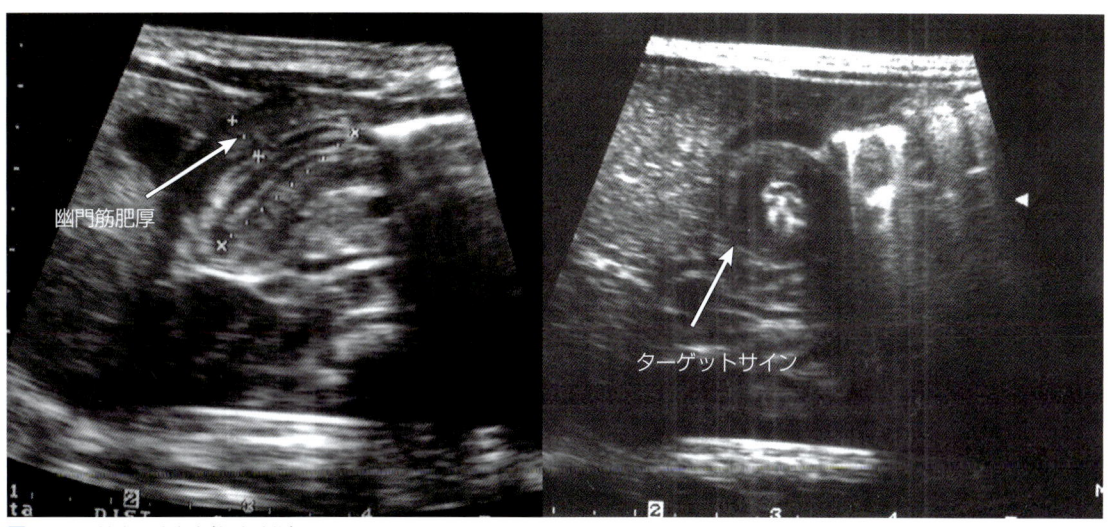

図2 肥厚性幽門狭窄症（超音波像）

噴水状の嘔吐（幽門狭窄），炎症，嘔吐を伴う右下腹部痛（虫垂炎，膿瘍），疝痛発作（胆石，尿管結石，卵巣腫瘍の茎捻転）などである。もちろん症状がないことも特徴的な所見であり，特に悪性腫瘍では腹部腫瘤のみで来院することがあり，迅速な診断が必要である。

診断を進めるうえで必要な検査として，小児では，単純X線検査，超音波検査，CTが有用である。

単純X線検査では腫瘤の全体的把握や石灰化像（奇形腫や神経芽細胞腫），多臓器の圧排の程度を知ることができる。

低侵襲性，簡便性から最も頻用されるのは超音波検査である。超音波検査では，腫瘤が囊胞性か充実性か，内容が均一性か，圧迫により変形するか可動性かを判断する必要がある（図2〈腸重積ターゲットサイン〉）。

しかし超音波検査は腸管ガスにより，画像が得られないことも多い。また術者の技量により診断がばらつき，信頼性にかけるところがある。この欠点を補うためにはCTが有用である。しかしCTは撮影時に鎮静が必要なこと，また放射線の被曝量が多いことなど問題点も多い。最近のヘリカルCTなどでは撮影時間の大幅な短縮が得られ，また3D-CTなど腫瘤の性状や形状を客観的にとらえることが可能となり，多くの有用な情報が得られる（図3〈卵巣奇形腫〉）。

MRI検査はまだ緊急検査としては一般的ではないが，腫瘤の質的診断が可能なため，時間的余裕が

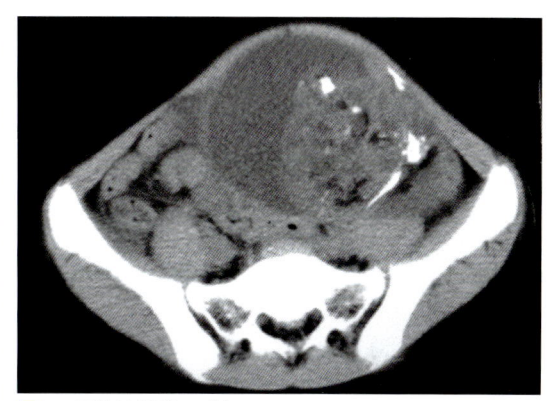

図3 卵巣奇形腫（CT像）
歯芽と石灰化を認める

あれば行いたい検査である。診断フローチャートを図4に示した。

治療／救急処置

診断がつけばそれぞれの疾患の治療を行うことが必要であり，疾患別の治療については他稿を参照されたい。ここでは診断がつくまでの腹部腫瘤に対する治療について述べたい。

腹部腫瘤の初期治療は他の救急疾患と大きく変わるところはない。呼吸状態，血圧などバイタルの安定と痛みに対する処置を優先させる。幽門狭窄や腸閉塞の場合は高度の脱水を認めることから，来院時から十分な補正を必要とする。

最も注意することは緊急に開腹手術を行うか否かである。腹膜刺激症状があれば開腹手術の適応にな

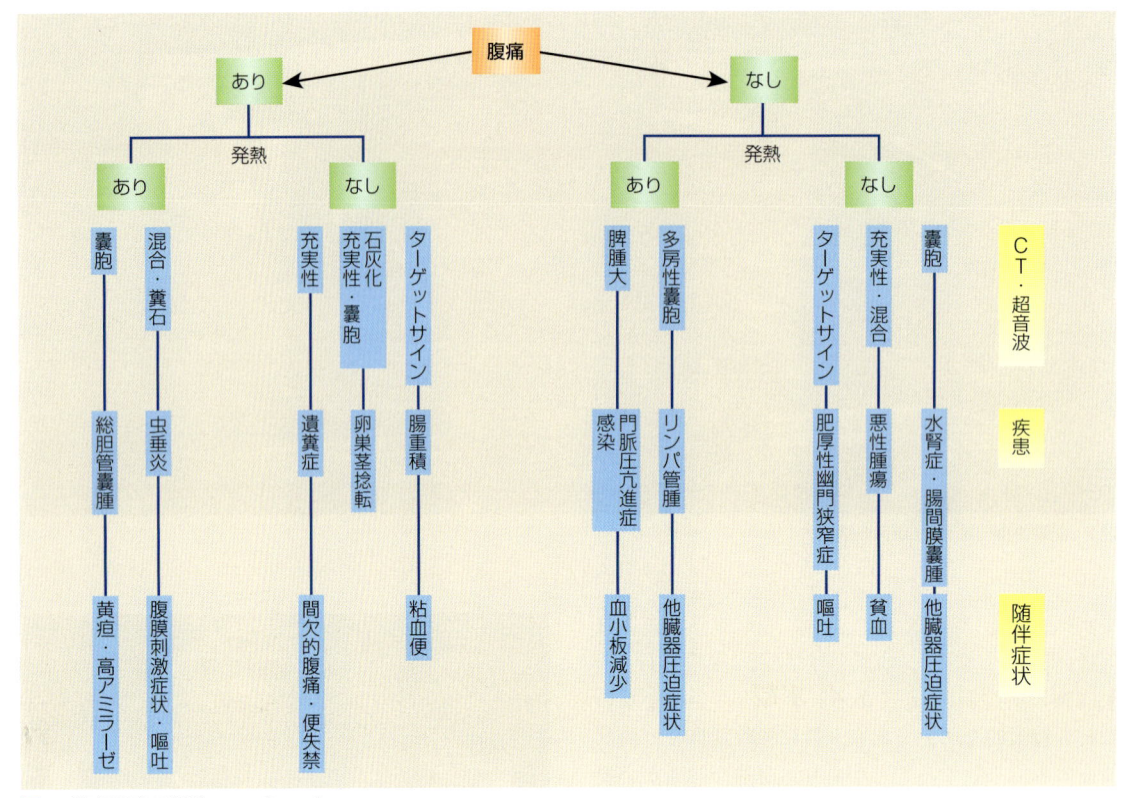

図4 腹部腫瘤の診断フローチャート

る。間欠的な痛みがありブスコパンなどの抗コリン薬で痛みが軽減するようなら腸管由来の痛みであり，緊急性を要することは少ない。経験的にペンタジンなどの薬でも痛みがとれない場合は開腹手術を考慮すべきである。

腹部腫瘤では急激に患児の状態が悪化することがあり，処置や治療中でも常に注意が必要である。特に乳幼児の場合，腫瘤の急激な増大で呼吸困難が出現したり，圧迫により循環動態が急激に悪化することがある。囊胞性腫瘤による圧迫の場合は（リンパ管腫など）穿刺排液が有効であるが，充実性腫瘍の場合は緊急手術を必要とすることが多い。

参考文献

1. Kliegman R, Behrman RE et al：Nelson Textbook of Pediatrics, 18th ed, WB Saunders, 2007
2. Grosfeld JL, O'Neill JA et al eds：Pediatric Surgery, 6th ed, Mosby-Year Book, 2006
3. 岡田正監修，伊藤泰雄，高松英夫ほか編：標準小児外科学 第5版，医学書院，2007

4章 感染症

1. 麻疹 110
2. 風疹 113
3. 伝染性紅斑 115
4. 水痘 117
5. 帯状疱疹 119
6. 突発性発疹 121
7. 手足口病，ヘルパンギーナ 123
8. 単純ヘルペス感染症 125
9. 流行性耳下腺炎（ムンプス） 127
10. インフルエンザ，インフルエンザ脳症 ... 129
11. 咽頭結膜熱 134
12. 溶連菌感染症 136
13. 急性中耳炎 139
14. 伝染性単核球症 142
15. 伝染性膿痂疹 144

4章 感染症

1 麻疹

[著] 知念 正雄

原因

麻疹（はしか）(measles)は，麻疹ウイルス(measles virus)（パラミクソウイルス科〈*paramyxovirus*〉モービリウイルス属〈*morbillivirus*〉）による急性熱性発疹症の感染症で，その感染様式は主として空気（飛沫核）感染であるが，時に飛沫感染・接触感染もみられ，その感染力はきわめて強い。

麻疹ウイルスは直径 100～250 nm のエンベロープを有する一本鎖の RNA ウイルスで，現在のところ 8 群 22 の genotype に分類されている。日本で流行した主な genotype は D3，D5 で，最近では H1 が出現している。

臨床症状

症状の経過から前駆期，発疹期，回復期の 3 つの病期に分けられる（図1）。

前駆期

麻疹ウイルスに感染すると，10～12 日間の潜伏期間を経て 38～39℃ の発熱と全身倦怠感・不機嫌を伴って，咳・鼻汁・くしゃみなどの上気道炎症状と結膜充血・眼脂・羞明などの結膜炎症状が出現し，時には下痢・腹痛などを伴うこともある。

発疹期

発熱 3 日目頃になって頬粘膜にやや隆起した紅暈に囲まれた約 1 mm 径の白色小斑点（コプリック〈Koplik〉斑）が出現してやや解熱傾向を示すが，12～24 時間後に再び 40℃ 前後の高熱が出る（二峰性発熱）。

高熱とほぼ同時に発疹が出現する。発疹は耳介後部・頸部・前額部・顔面の順にはじまり，体幹部・四肢末端まで広がり，患児の全身状態が最も重篤にみえる（麻疹顔貌〈図2〉）。

発疹は，最初は紅色扁平であるが，まもなく皮膚面より隆起した斑丘紅疹となり，次第に融合するが，一部に健康皮膚面を残す（図3）。

回復期

発疹は出現 4～5 日後から解熱傾向と同時に消退しはじめて色素沈着を残し，合併症がなければ患児の全身状態は良好となる。

麻疹ウイルスの排泄は上気道炎症状出現の 1～2 日前から発疹出現 4 日後までみられ，色素沈着後には検出されない。約 30％ に合併症がみられ，3 歳前後の乳幼児では重症になることが多く，入院率も高

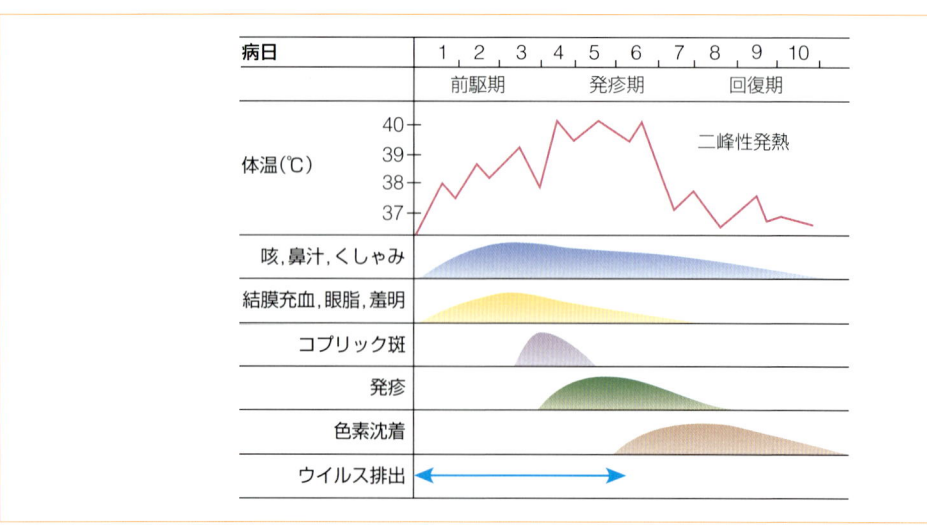

図1 麻疹の熱型と症状

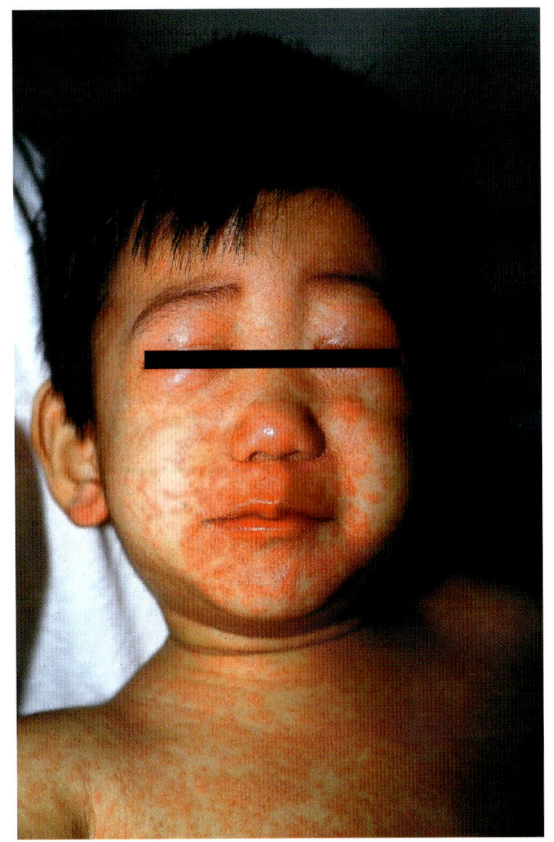

図2 麻疹顔貌

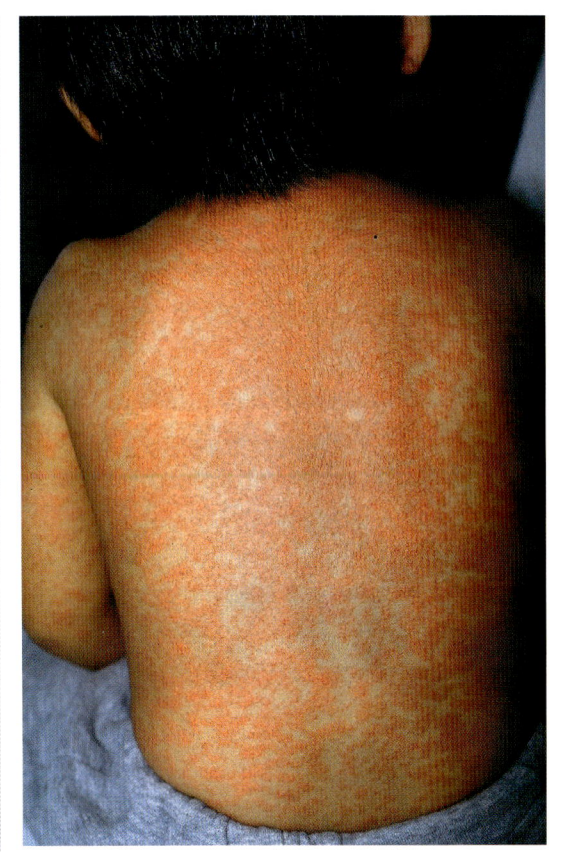

図3 斑丘紅疹

い。死亡率は0.1〜0.2％で，主な死亡原因は肺炎と脳炎である。

その他合併症として中耳炎，腸炎，クループ症候群，心筋炎などがあり，さらに数年後に亜急性硬化性全脳炎（subacute sclerosing panencephalitis：SSPE）の発症原因となることがある。

病歴聴取

麻疹ワクチン接種歴を確認する（母子健康手帳の記録を参考にする）。また患児の居住地域における最近の麻疹流行状況や，旅行の有無などの情報も重要である。

上気道炎症状の発生と発疹出現の経過を丁寧に聴取し，他の発疹性疾患との鑑別診断に役立てる。

身体診察

前駆期では発熱・鼻汁・咳嗽と結膜充血・眼脂・羞明などがみられ，目を細めて全身倦怠感を呈する顔貌は特徴的である。コプリック斑の出現は麻疹に

表1 麻疹診断の進め方

Ⅰ 臨床的所見
1）全身性の斑丘疹状発疹の出現（回復期の色素沈着）
2）38.5℃以上の発熱
3）咳，鼻汁，結膜充血

Ⅱ 血清・ウイルス学的検査
1）麻疹ウイルス IgM 抗体（EIA）陽性[*1]
2）麻疹ウイルス IgG 抗体（EIA）[*2] ─┐
　　HI，NT，PA 法による測定 　　　　　┘ ペア血清で上昇
3）咽頭ぬぐい液によるウイルス学的検査[*3]
　　PCR 陽性
　　ウイルス分離

[*1]・発疹出現後3〜5日に陽性率が高い。ほかのウイルス感染によるfalse positive（偽陽性）もあるので，ウイルス学的検査も実施する
　　・ワクチン接種後にも IgM 陽性となる
[*2] 修飾麻疹では，病初期に IgM 抗体は陽性になるが，低値のことが多い。IgG 抗体（EIA）は著明な上昇がみられる
[*3] 咽頭ぬぐい液専用の培地がないときは生理食塩水3.0mLを入れた試験管に保存して提出する

特異的ではあるが必発ではない。発疹は時に溢血点を伴って暗赤色を呈することはあるが，水疱はみられない。理学的に肺野にラ音が聴取され，呼吸困難・意識低下などがみられるときは，肺炎や脳炎の併発が疑われるので緊急措置を要する。

通常の麻疹では発熱と発疹の程度がほぼ並行してみられるが，修飾麻疹（ワクチン接種歴のある麻疹）では，症状が軽く非典型的に経過して，コプリック斑はみられないことが多い。発疹も融合せずに短期間で消退して，色素沈着を残す。しかし感染力は通常麻疹と同じである。

診断の進め方

病期にあった臨床症状から麻疹を疑い，血清学的・ウイルス学的検査により確定診断をする（表1）。

治療／救急処置

特異的治療はなく対症療法が主である。発熱や食欲不振による脱水状態には輸液を行って補正し，細菌性の中耳炎や肺炎などの合併症を起こしているときには抗菌薬を投与する。

さらに乳幼児の重症例では，免疫γグロブリン製剤の投与やビタミンAの補充療法（1歳以上の小児で1回20万単位経口，生後6カ月～1歳未満では10万単位）が考慮される。呼吸障害・循環不全・意識障害などがある場合は，緊急に適切な呼吸管理をしながら集中治療を行う。

隔離と感染防止

麻疹・風疹に対しては2006年6月より「麻疹・風疹混合（MR）ワクチン」による2回の定期予防接種が実施されている。ワクチン接種による予防が重要であり，麻疹の診断および感染防止に際しては母子健康手帳などによる予防接種歴の確認が必要である。

麻疹と診断したら患児を隔離して，ほかへの感染を防止する。

まず患児の居住地域の保健所へ報告する。次に接触者のリストアップと追跡を行う。接触後72時間以内の感受性者に対しては麻疹単抗原ワクチンを接種する。家族内接触者あるいはハイリスクのある感受性者（1歳未満の乳児・妊婦・免疫不全患者など）は接触後6日以内であれば免疫γグロブリンを投与すれば麻疹の発症を予防，あるいは軽症化することができる（一般的投与量0.25 mL/kg，筋注）。

しかし血液製剤であるので，その使用のメリットおよびデメリットを保護者に十分説明しなければならない。

参考文献

1 日本小児感染症学会編：日常診療に役立つ小児感染症マニュアル2007 改訂第2版, p247-262, 東京医学社, 2006
2 米国小児科学会編，岡部信彦監修：R-Book 2006 最新感染症ガイド, 日本小児医事出版社, 2007
3 寺田喜平編：実践予防接種マニュアル 改訂2版, 中外医学社, 2008
4 安次嶺馨, 知念正雄編：日本から麻疹がなくなる日, 日本小児医事出版社, 2005

2 風疹

[著] 寺田 喜平

原因

風疹（rubella）は，風疹ウイルス（rubella virus）が原因である。このウイルスは，トガウイルス科（*Togaviridae*）のルビウイルス（*Rubivirus*）に属し，エンベロープを持つ RNA ウイルスである。

臨床症状

病歴聴取

風疹を疑ったら，幼稚園，学校や地域での流行状況を聴くことと，予防接種歴および既往歴について聴取することが大切である。既往歴や接種歴があるから風疹を否定するのではなく，primary あるいは secondary vaccine failure があり，風疹の臨床診断は間違っていることが多いことを考慮する。また患者の周囲に妊婦がいるかどうか聴取することも大切である。

潜伏期間は 14～21 日，通常 16～18 日である。風疹感染後，免疫は長期間維持されるが，再感染も知られている。

身体診察

発疹の特徴に加え，耳後部および頸部リンパ節の腫脹，発疹と発熱が同時であること，経過が約 3 日であることが特徴である（図1）。また，思春期以降の女性では手指の関節痛を訴えることが多い。

発疹：年少児では，発疹が唯一の症状であることが多い。約 25～50％は不顕性感染であるため，発疹を認めないこともある。発疹は顔面からはじまり，その後全身へ広がっていく。紅斑の色は麻疹より薄く，癒合傾向も少ない。発疹は約 3 日間続き，たまに軽い掻痒感を訴えることもある。発疹出現前，約 20％で軟口蓋に rose spot（Forchheimer spot）を認める。

発熱：年長児や成人では，発疹出現 1～5 日前に微熱や全身倦怠，上気道炎の症状などの前駆症状を認めることが多く，発疹とともに微熱から高熱となる。年少児では発熱や前駆症状を認めないことも多い。

リンパ節腫脹：発疹出現約 1 週間前から，耳介後部や後頸部，後頭部のリンパ節腫脹をきたすことが多い。その後数週間持続する。

関節痛（関節炎）：成人や思春期の女性が感染した場合，関節痛および関節炎は約 70％に認められるが，小児や男性は多くない。手や指などの小関節に腫脹，圧痛，関節液貯留などを示す多関節炎が認められる。期間は一般に数日～2 週間であるが，まれに 1 カ月以上持続することがある。

合併症

血小板減少性紫斑病：風疹の約 1/3,000 例に認められる。出現時期は発疹出現後 2～14 日に多い。多くの症例は急性型で，慢性型に移行せず寛解に入ることが多い。

脳炎：約 1/6,000 例の頻度である。程度は様々で死亡率は約 20％である。発疹出現後 2～7 日に発症することが多い。頻度は小児より成人の方が多い。程度は神経学的後遺症も残さず 1～3 週間で治癒するものが多いが，重症例も存在する。

肝炎：時に成人や年長児で合併する。肝酵素の軽度，中等度の上昇を認める。ほとんどが 8 週間以内に治癒する。

溶血性貧血：非常にまれな合併症で，発疹出現後 3～7 日に腹痛，嘔気，嘔吐，黄疸，顔色不良で発症

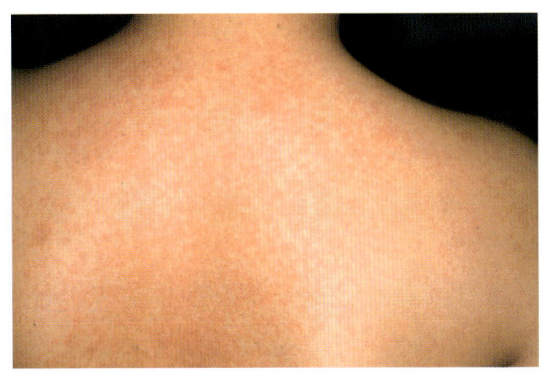

図1 風疹

する。

進行性風疹全脳炎：非常にまれな合併症で，1974年の初例以来約20例の報告しかない。すべて男性で8～21歳である。たいていの患者は先天性風疹症候群（congenital rubella syndrome：CRS）の症状である白内障，難聴，精神運動発達遅滞を持つ。

先天性風疹症候群（CRS）：母体のウイルス血症に伴って経胎盤感染が起こり，胎児に感染する。妊娠初期の胎児感染は，種々の臓器における細胞傷害や細胞分裂の停止によって障害が発生する。CRSは，妊娠1カ月以内なら約50％以上に，妊娠2カ月以内なら20～30％に，妊娠3カ月以内なら約5％に認める。CRSの障害は眼科的問題（白内障，網膜症，先天性緑内障），循環器の問題（動脈管開存症，末梢肺動脈狭窄症），耳鼻科的問題（感音性難聴），精神神経学的問題（行動異常，髄膜脳炎，精神遅滞）などを認める。そのうち，難聴の頻度が最も高い。風疹の再感染によっても，まれにCRSが発生する。

診断の進め方

臨床的な所見のみで診断しないことが必要である。また確定診断時には，地域における他の医師と情報を共有することが大切である。

妊婦以外における血清学的診断：酵素免疫測定法（EIA法）では風疹特異的IgM抗体陽性で初感染を示すことができる。赤血球凝集抑制試験（HI法）による抗体価はペア血清で陽転化ないし4倍以上の増加によって診断できる。

妊婦における血清学的診断：妊婦における風疹の確定診断は重要であり，まず風疹患者との接触歴を詳細に聴取する。診断はHI法による風疹抗体とEIA法による風疹特異的IgM抗体の2種類実施する。必ずペア血清で検査を行い，初感染はHI法の抗体価の陽転化ないし有意な増加とIgM抗体陽性の両方で確認する。全国の各地区に二次相談医療機関が置かれている。

CRSの診断：確定診断をするためには，病原体診断をする必要がある。児から風疹ウイルスの分離あるいはRT-PCRによる遺伝子診断あるいは児の血清中に風疹特異的IgM抗体の証明，HI抗体が時間

とともに低下せず，経胎盤移行抗体ではなく児の抗体産生があること（HI抗体価低下率/月が1/2でない）のうち，少なくとも1つ以上を示すことが必要である。

治療／救急処置

風疹は予後良好な疾患で，有効な抗ウイルス薬はない。治療は補助的療法で，合併症がなければ問題となることはない。ワクチンによって予防できる。2006年6月より，麻疹・風疹混合（MR）ワクチンの2回接種（1歳と小学校就学前の各1年間）が実施されている。

感染対策

風疹の感染様式は飛沫感染である。感染症法の5類で定点報告，CRSは全数報告である。学校保健法では第2種で，発疹が消失するまで出席停止となる。

風疹は飛沫感染の様式をとる。外来では，外来感染室や空いている部屋で待ってもらい，できないときはマスクを提供し，少し離れた場所で待ってもらう。病棟では1人部屋に隔離し，担当する医師および看護師の決定は，免疫状況や妊娠する可能性から配慮する必要がある。そのため，前もって抗体をチェックし，予防接種しておく。CRSの児は長期間ウイルスを排出するため，二次感染に注意を要す。

出席停止期間は「発疹が消退するまで」であるが，その時点でもピークを過ぎているがウイルス排出を認める。院内における隔離解除は7日間がより適切であろう。

参考文献

1 Terada K：Rubella and congenital rubella syndrome in Japan：Epidemiological problems. Jpn J Infect Dis 56：81-87, 2003
2 植田浩司：風疹，先天性風疹症候群．日本医師会雑誌 132：252-255，2004
3 牛田美幸，岡田隆滋ほか：母体の再感染による先天性風疹症候群—自験例と日本における23例の検討．病原微生物検出情報 21：7，2000
4 寺田喜平：風疹．小児科診療 69：S180-S182，2006

3 伝染性紅斑

[著] 峯 真人

原因

伝染性紅斑（slapped cheek disease）は，通称「りんご病」と呼ばれ，ヒトパルボウイルスB19の感染によって起こる。

潜伏期間

7〜18日くらいと考えられており，感染性はウイルス感染後4〜5日頃（発疹出現2週間くらい前）から発疹出現後数日頃まで存在する。ただし，抗体出現時の反応である紅斑出現後のウイルス排泄量は，きわめて少ないと考えられている。

臨床症状

前駆症状

紅斑出現の5〜7日前に，38℃程度の発熱と頭痛，年長児では関節痛などがみられる。

発疹

顔面，特に両頬部に不定形の発疹が現れ，蝶形の紅斑となる（図1A）。

この赤さと形がりんごの赤さに似ているため，「りんご病」と呼ばれている。次いで四肢，特に上腕部と大腿部に網目模様や波模様の発疹（レース状紅斑）が広がっていく（図1B）。

約1週間程度で徐々に消退していくが，四肢の発疹は入浴後や日光にさらされたあとなどに再出現し，1カ月近く繰り返すことがある。

関節痛，筋肉痛

年長児ではB19ウイルス感染後2〜3週にわたり関節痛や筋肉痛が認められることがある。思春期の女性や母親などに顔面の蝶形紅斑と関節痛，筋肉痛が現れると膠原病，特に全身性エリテマトーデス（systemic lupus erythematosus：SLE）との鑑別が難しい場合があり，内科などでSLEとして検査や治療を受けている患者に出会うことがある。

骨髄無形成発作（aplastic crisis）

先天性ないし後天性溶血性疾患の保因者に起こる。発熱，黄疸，紫斑，高度の貧血などの症状が出現し，輸血，γグロブリン静注などが必要となる。

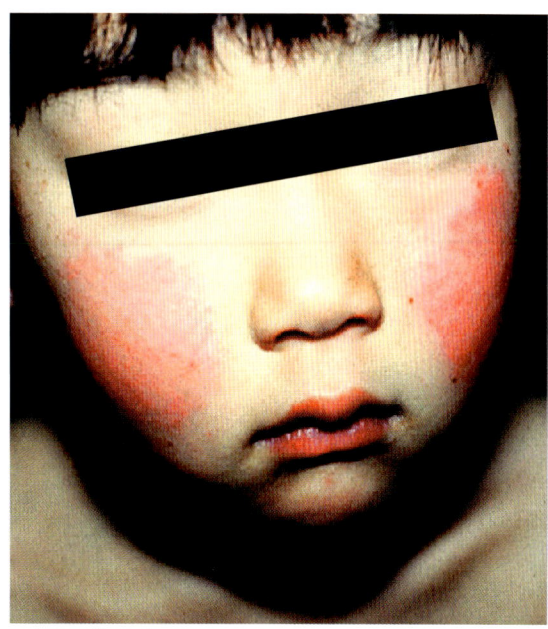

A 顔面の蝶形紅斑

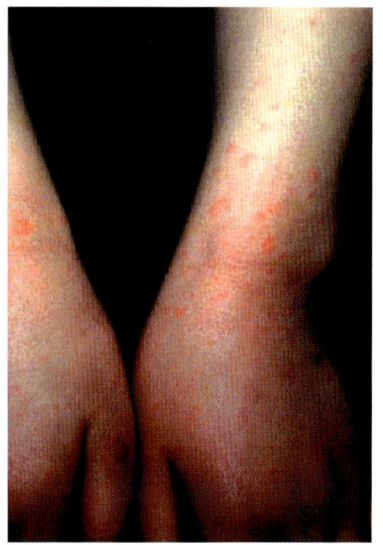

B 四肢の発疹（レース状紅斑）

図1 伝染性紅斑
（富沢修一：小児の発疹・苺舌など．ダイナミック・メディシン7，下条文武，齋藤康編，西村書店，2003を引用）

4章　感染症

妊婦の感染（流産，非免疫性胎児水腫）

　感染が妊娠12週までに起こった場合には，流産となることが多い。妊娠20〜35週頃の感染では胎児が強度の貧血に陥ることがあり，非免疫性胎児水腫が出現する可能性があるため，産科医による厳重な監視が必要になる。

　以上，前駆症状出現時点ではその症状が本疾患によるものとは気がつかれないため，多くの場合，診断は紅斑出現後となる。なお骨髄無形成発作の患者の発疹は発病から30日以降とかなり遅くなることもある。

診断の進め方

　確定診断は，ヒトパルボウイルスB19のIgG，IgM抗体の上昇である。酵素免疫測定法（EIA法）において，IgM抗体は発疹出現後3〜4日頃から上昇しはじめ，5〜6カ月くらいで消失する。IgG抗体は発疹出現後1週間頃から上昇しはじめ，2〜3カ月後に最高値を示すと考えられ，その後も陽性を持続する。

　そのほか，発病から2週目頃までにかけての網状赤血球の著明な減少が特徴的で，特に妊婦が感染を受けた可能性がある場合は，抗体検査の結果が出るのに時間を要することから，補助的な検査として有用である。

治療／救急処置

　本疾患に特異的な治療はないが，対症療法として，かゆみがある場合には抗ヒスタミン薬の内服，発熱や関節痛に対しては解熱・鎮痛薬を投与する。妊婦が感染した可能性が高く，IgG抗体を有しない場合は，γグロブリンの点滴静脈注射を考慮する。

登園・登校

　発疹が出現し，診断がついた時点ではほとんど感染力がないことから，学校伝染病予防法では出席停止疾患に含まれていない。

ホームケア

　まれに特殊な合併症を併発するが，多くは診断時以降は発疹以外に症状がないため，入浴，運動などを含めて，通常どおりの生活でよい。

参考文献

1　布上董：伝染性紅斑．開業医の外来小児科 改訂5版，豊原清臣ほか編，p313-318，南山堂，2007
2　富沢修一：小児の発疹・苺舌など．ダイナミック・メディシン 7，下条文武，齋藤康編，西村書店，2003

4 水痘

[著] 安次嶺 馨

原因

水痘(水疱瘡)(varicella)は，水痘・帯状疱疹ウイルス(varicella-zoster virus：VZV)の初感染による。潜伏期間は14～16日(10～21日)。感染経路は，気道分泌物，水疱内のウイルスが上気道や結膜から感染し，所属リンパ節で増殖する。4～5日でウイルスが全身に散布され(primary viremia)，肝臓・脾臓などで再び増殖し，secondary viremiaを経て，14日目頃皮膚に発疹をきたす。感染力のある期間は，発疹出現の1～2日前から水疱が結痂するまでである。

臨床症状

発疹

発疹のパターンは，丘疹→水疱(透明)→膿疱(混濁)→結痂で，この変化は数日内に起こり，同一皮膚部に，異なったステージの発疹がみられる(図1，図2)。

通常，瘢痕を残さない。ただし，細菌の二次感染を起こすと，瘢痕化する。水疱を形成しないで消失する丘疹もある。水疱は表皮内にあり，容易に破れる。水疱は2～3mmの大きさで，周辺は紅斑状を呈する。水疱は中心部から乾燥して凹み，いわゆる臍状となる。

発疹の分布は，体幹部，顔面に多く，四肢は中枢側に多く，掻痒が強い。免疫不全の患児では重篤となり，水疱が広範囲に，また長期間続く。発疹は，頭部の有髪部や口腔粘膜にもみられ，時に結膜・角膜にもみられる。

発熱

熱はないか，あっても微熱で，通常，発疹とともに出現する。熱のピーク時に発疹が多い。重症児では，高熱のことがある。

その他の症状

全身倦怠感，頭痛，食欲不振。水疱の出現時，皮膚の掻痒感が強い。重篤な場合は，敗血症，間質性肺炎，脳炎をきたし，まれに死亡することもある。

診断の進め方

1) 水痘患者との接触の有無を聴く。
2) 上記のような典型的な発疹所見があれば，臨床診断は容易である。発疹が少ないとき，発疹の初期には診断しにくい場合がある。

鑑別診断

水疱を形成する感染症，膿痂疹，虫刺症。

治療／救急処置

1) スキンケア：掻痒感が強いので引っかかないよう，フェノール・亜鉛華リニメント(別名：カチリ)を塗布する。また，抗ヒスタミン薬を内服さ

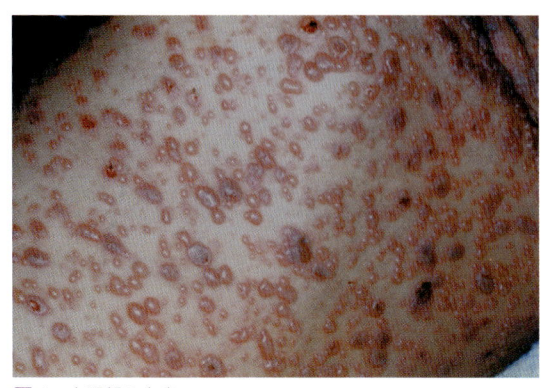

図1 大腿部の水疱

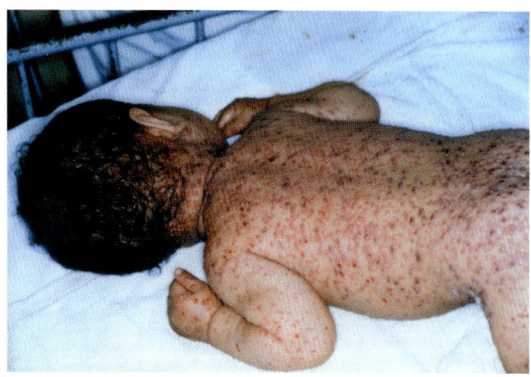

図2 重症な水痘の乳児
全身に水疱がみられる。このような例はきわめてまれである

せる。
2) 発熱に対しては，アセトアミノフェンを用いる。アスピリンは禁忌である。アスピリンはライ(Reye)症候群という重篤な脳症を起こす危険性がある。
3) 抗ウイルス薬のアシクロビルを投与する。基礎疾患のある患児(アトピー性皮膚炎，ステロイド薬使用児など)にはアシクロビル(ゾビラックス®)顆粒20 mg/kg，1日4回，5日間投与する。重症患者(白血病，臓器移植，免疫不全など)にはアシクロビル10 mg/kg，1日3回点滴静注する。
4) 細菌の二次感染を起こした場合は，適切な抗菌薬を用いる。

予防

　麻疹に次いで感染力が強い水痘に対する弱毒化生ワクチンは，大阪大学微生物病研究所の高橋理明によって日本で開発された。日本，アメリカなどで認可されているが，定期接種ではなく，任意接種となっている。そのため，日本での接種率は高くないが，アメリカでは2001年のワクチン発売後，1歳以上で水痘の既往のない児に広く推奨されている。

　アメリカの成績では，水痘ワクチン接種は，小児の水痘を85％予防する。また中等症・重症の水痘に関しては97％予防したと高く評価されている。日本でも，もっと積極的にワクチンを接種すべきである。

　水痘患者に接触後，72時間以内に水痘ワクチンを緊急接種すれば，発症を予防するか，症状を軽くする可能性がある。

　なお，水痘は学校保健法では第2種の伝染病に属し，登校基準は次のとおりである——すべての発疹が痂皮化するまで出席停止とする。ただし病状により伝染の恐れがないと認められたときはこのかぎりではない。

参考文献
1　日本小児感染症学会編：日常診療に役立つ小児感染症マニュアル2007 改訂第2版, p285-294, 東京医学社, 2006

5 帯状疱疹

[著] 松尾 光馬・伊東 秀記・本田 まりこ

原因

帯状疱疹（herpes zoster）は，水痘・帯状疱疹ウイルス（varicella-zoster virus：VZV）の感染により水痘を発症したのち，知覚神経節の神経細胞や衛星細胞に潜伏したVZVの再活性化により起こる。皮疹は知覚神経の分布領域に沿って片側性，帯状に生じ，疼痛を伴うことが特徴である。通常では生涯に一度しか罹患しないが，免疫抑制状態にあるものでは2回以上発症する例もまれにみられる。

また，一般に高齢者の疾患といわれているが，実際には20〜30歳代と50歳代にピークがあり，15歳以下の症例も4%に認められる。小児例には基礎疾患を持つものが多く，約半数にはアトピー素因もしくはアトピー性皮膚炎が，次いで白血病，ネフローゼ，膠原病などが合併する。

臨床症状

通常，先行する疼痛部位に片側性の，デルマトームに一致した浮腫性紅斑が4〜5日後に認められるが，小児では疼痛は軽く，むしろ搔痒を訴えることが多い。その後，紅斑上に中心臍窩を伴う小水疱が出現し，約1週間にわたり増え続ける。やがて水疱はびらんとなり，2週間前後から乾燥して痂皮へ，3週間で痂皮が脱落して治癒する。ただし，小児例では基礎疾患がなければ早期に軽快，治癒する傾向があり，高齢者でみられるような帯状疱疹後神経痛を残さないことが多い。

しかし，なかには深い潰瘍をつくり，治癒まで1カ月以上かかる重症例もみられ，このような遷延例では，免疫不全の合併を疑う必要がある。発症部位は幼時期発症の場合，頸髄領域が多く，学童期では胸髄領域が多い。また癌や白血病などの基礎疾患がある場合には，仙髄領域や三叉神経領域が多くみられるとされる（図1）。

発生時期としては小児期に帯状疱疹を生じる場合，1歳未満で水痘に感染した症例が多い。それは免疫が未熟であるため，細胞性免疫や抗体の産生が

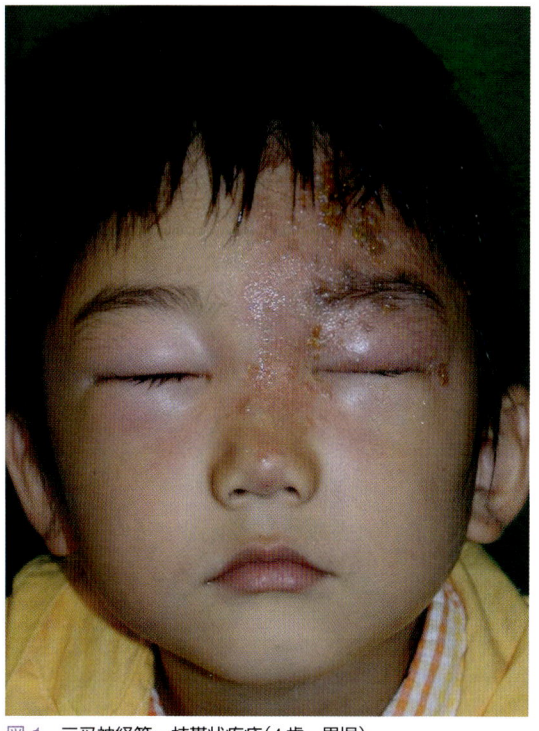

図1　三叉神経第一枝帯状疱疹（4歳，男児）
対側の眼瞼浮腫もみられる。患児には免疫不全の合併はない

悪く再活性化しやすいためと考えられる。1歳未満の乳児帯状疱疹の場合，その6割は母体が妊娠中に水痘に罹患しており，帯状疱疹発症以前の水痘の既往はないことがある。また，水痘に罹患してから帯状疱疹が発症するまでの期間は，1歳未満で水痘に罹患した群と1歳以上で罹患した群では，平均3.5年と6.2年という有意差をもって1歳未満の群で早く生じている。

以上より，1歳未満の水痘感染は帯状疱疹のリスクファクターといえる。さらに髄膜炎や脳炎の合併，眼瞼下垂，四肢筋，腹筋の麻痺や萎縮，ラムゼー・ハント（Ramsay Hunt）症候群などの運動神経麻痺が合併することもあり，注意が必要である。

診断の進め方

帯状疱疹は典型的な臨床症状を呈する場合，診断

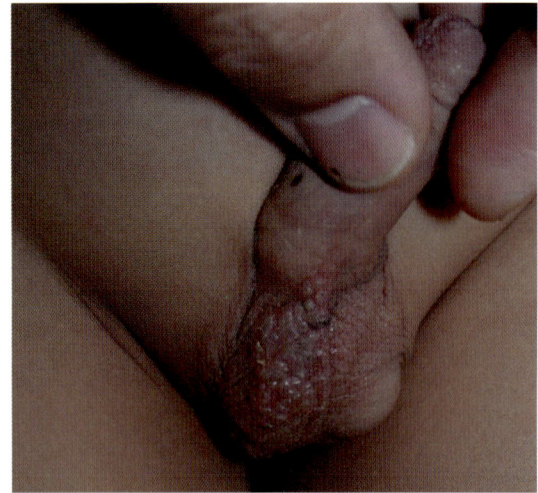

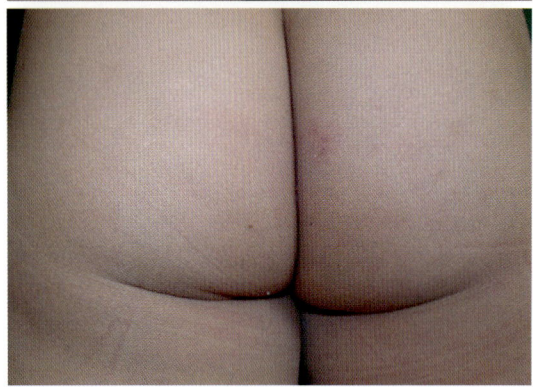

図2 陰嚢部に生じた帯状疱疹（5歳，男児）
性器ヘルペスとの鑑別を要するが，殿部の皮疹から帯状疱疹が疑われる

に迷うことはほとんどないが，皮疹によっては，単純ヘルペスと鑑別を要する症例もみられる（図2）。

　ヘルペスウイルス感染症の診断において外来で簡便に行える方法としては，水疱内容をギムザ染色する細胞診がある。水疱内容あるいは水疱蓋の細胞を塗抹した後，アセトン固定し，ギムザ液による染色を行い鏡検する。検査時間は10〜15分ほどである。巨細胞がみられればヘルペスウイルス感染症と診断できるが，この巨細胞は単純ヘルペスウイルス感染症でも認められ，VZV感染と診断するためには特異的なモノクローナル抗体を用い，蛍光抗体直接法によるウイルス抗原を検出する必要がある。この場合，1時間ほど要し，蛍光顕微鏡も必要となる。

　その他の病原診断法として，特異的ウイルスDNAを増幅するPCR（polymerase chain reaction）法，ウイルスDNA量を定量できるreal-time PCR法，病理組織上でのウイルスを検出する in situ ハイブリダイゼーション法などがあるが，特殊な機器を要し，外来診療の場においては一般的でない。ただし，外部の検査機関に依頼することは可能である。

　血清抗体価測定法には，補体結合反応（complement fixation：CF），免疫粘着赤血球凝集反応（immune adherence hemagglutinin：IAHA）法，ELISA（enzyme-linked immunosorbent assay）法がある。

　帯状疱疹はVZVの再活性化であるため，もともとIgG値は低値ながらも陽性であり，皮疹出現後4，5日あたりから抗体価の上昇がみられる。

　CFは発症1週間〜10日後には16倍あるいは64倍以上に上昇することが多いが，感度が低いことが問題となる。基本的に初診時と2週間後のペア血清で抗体価の上昇を認めれば診断は確実であるが，上昇がみられない症例もあり，疑診例では抗体価のみでの診断はするべきではない。

治療／救急処置

　アシクロビルは三リン酸化されてウイルスのDNA鎖に組み込まれることにより，ウイルスの増殖を抑制する。経口投与後，消化管からの吸収は悪く，その生物学的利用率は15〜20％にすぎないが，経静脈投与では高い血中濃度を得ることができる。しかし，アシクロビルは腎排泄型の薬剤であり，腎障害を有する患者では血中濃度の上昇によりけいれんなどの中枢神経症状が出現することがあるので，クレアチニンクリアランス（Ccr）の値によって投与量を調整する。

　バラシクロビルはアシクロビルのプロドラッグであり，最大の特徴は経口投与後のすぐれた消化管吸収性といえる。1日3回の投与ですみ，1日5回の服用を必要とするアシクロビルに比較し，コンプライアンスの向上にも有用である。

　疼痛に関しては，アセトアミノフェン以外の非ステロイド系消炎鎮痛薬の併用で腎機能障害が起こりやすくなるという報告があるため，なるべくアセトアミノフェンの使用を心がける。

参考文献
1　新村眞人編：ヘルペスカラーアトラス．帯状疱疹，臨床医薬研究協会，2003

6 突発性発疹

[著] 崎山 弘

原因

1988年に山西らによって突発性発疹の原因がヒトヘルペスウイルス6(human herpesvirus 6：HHV-6)であると報告された。その後，エンテロウイルスならびにHHV-7も突発性発疹の原因であることが確認された。

つまり，突発性発疹という疾患は1種類の病原体によって引き起こされる感染症ではなく，ある共通する症状で一括りにされた疾患群だと理解するべきである。

臨床症状

発疹が出現する第3病日頃までは特異的な症状や身体所見，検査所見がない。

病歴聴取

呼吸器症状や消化器症状などの前駆症状なしに突然熱が出る。38℃以上，ときには40℃前後と比較的熱が高いわりには食欲もあり体重減少もわずかで，機嫌よく遊ぶことも多い。嘔吐はまれであり，夜間の睡眠も良好である。第1病日，第2病日で症状はほとんど変化がない。第3病日あるいは第4病日頃になると次第に不機嫌になり，抱いても寝かせても，イライラぐずぐず泣きわめくという状況が約1日続き，その後発疹が出現して突発性発疹の診断が確定する(図1，図2)。

むしろ熱が高いときに機嫌がよく，解熱に伴って不機嫌になることが特徴の1つである。家族内など身近な者に発熱，咳などの感冒様症状を伴うものがなく，乳幼児の発熱としては頻度の大きい非特異的なウイルス感染による急性上気道炎の感染源がないことも参考になる。

身体診察

比較的機嫌がよく，全身状態は良好である。オモチャをみせるなど周囲の状況に対する反応は良好で，笑顔もみせる。病初期の口腔内所見として口蓋

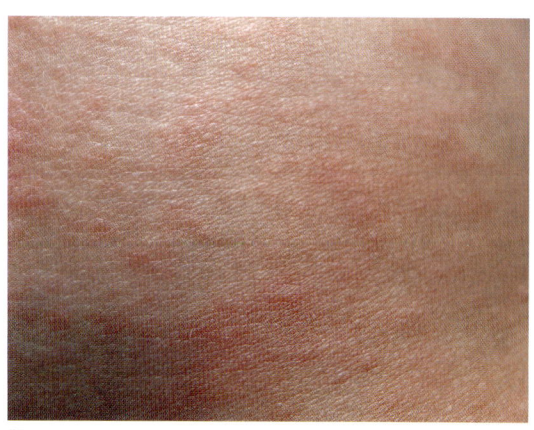

図1 突発性発疹

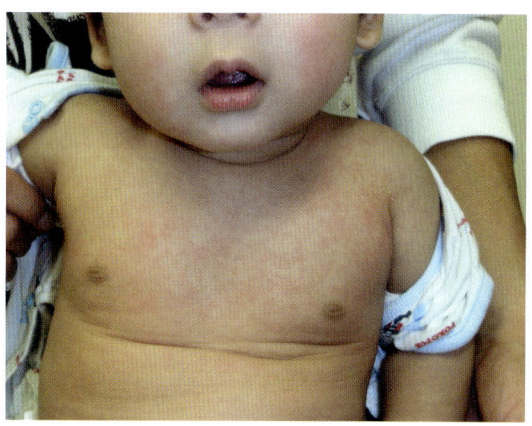

図2 突発性発疹

垂付近に赤い丘状粘膜疹を認めることがあり，これを永山斑という。

第4病日頃に出現する発疹は鮮紅色の紅斑ならびに丘状紅斑で，体幹を中心に顔面，四肢に数日間出現する。随伴症状として下痢がよくみられるが軽微である。

診断の進め方

生後6カ月頃以降の生まれてはじめての高い熱で，熱が高いにもかかわらず食欲がある，熱の持続は数日で，解熱する頃に発疹が出る。このような臨床症状から突発性発疹と診断する。

突発性発疹は感染症法では5類感染症定点把握疾患であり，感染症情報センターより感染症発症動向調査結果として小児科定点からの患者数報告が1週間単位で発表されている。この動向調査での報告基準の概略を抜粋する。

当該指定届出機関の医師が，以下に示す臨床的特徴を有する5歳未満の者を診察した結果，症状や所見から突発性発疹が疑われ，かつ届出のために必要な臨床症状を満たしたことにより，突発性発疹患者と診断した場合。

臨床的特徴

乳幼児期，特に6～18カ月の間に罹患することが多い。5歳以上はまれである。突然，高熱で発症，不機嫌で大泉門の膨隆をみることがある。咽頭部の発赤，特に口蓋垂の両側に強い斑状発赤を認めることがある。軟便もしくは下痢を伴うことが多く，発熱は3～4日持続した後に解熱する。解熱に前後して小さな紅斑や紅色丘疹が出現し，散在性，時に斑状融合性に分布する。発疹は体幹からはじまり，上肢，頸部の順に広がるが，顔面，下肢には少ない。発疹は1～2日で消失する。脳炎を合併することがある。

届出のために必要な臨床症状

2つすべてを満たすもの。
・ア：突然に発熱し，2～4日間持続。
・イ：解熱に前後して体幹部，四肢，顔面の発疹が出現。

通常の診療でHHV-6ならびにHHV-7のウイルス分離を行うことは困難であり，ウイルス抗体価検査は健康保険の適応もない。主に乳児で，熱が上がった，2～4日続いた，熱が下がった，発疹が出たという症状，経過を呈する者は原因ウイルスの検索なしに，ほぼすべて突発性発疹と診断されることになる。HHV-6による突発性発疹が治癒した後でHHV-7による突発性発疹を発症することがあるの

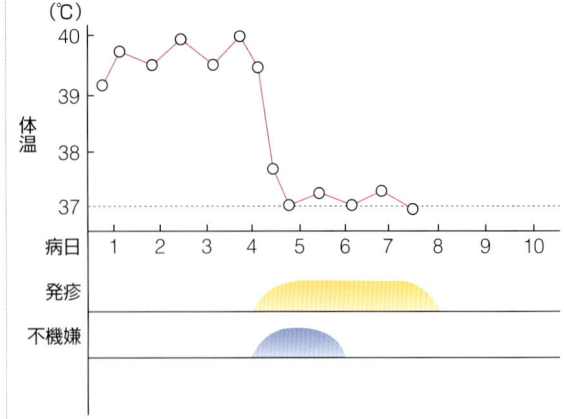

参考図　熱型と発症出現

で，突発性発疹に二度罹ることもある。

熱性疾患であるので熱性けいれんを伴うこともある。まれな合併症として脳炎があり，発疹が消失する（第7病日頃）までは，「突発性発疹は軽い病気だから絶対に安全」と断言できない。鑑別疾患として，発疹が出現するまでは尿路感染症，髄膜炎，心筋炎などの重症感染症，発疹が出現してからは川崎病，麻疹，風疹，薬疹を念頭において診療を行う。

治療／救急処置

発疹が出現する前の第1病日，第2病日では比較的機嫌がよいので，むしろなにも投薬しないことをすすめる。生後6カ月以上であれば，夜間不眠時に頓用させる目的でアセトアミノフェンを10 mg/kg/回，経口あるいは坐薬で処方しておく。

不用意に抗菌薬などを投与すると，結果として投与後に発疹が出現することになるので，薬疹との区別が困難になり，以後同じ抗菌薬などが使いにくくなる不都合があることをあらかじめ理解しておく。

参考文献

1　浅野喜造：HHV6，HHV7．小児感染症マニュアル，日本小児感染症学会編，p215-222，東京医学社，2003

7 手足口病, ヘルパンギーナ

[著] 竹田 弘

手足口病(hand-foot-and-mouth disease)とヘルパンギーナ(herpangina)は, ともに水疱性発疹を特徴とした, ピコルナウイルス科(*Picornaviridae*)エンテロウイルス属(*Enterovirus*)によるウイルス感染症である(表1)。幼児を中心に夏季に流行がみられ, 基本的には予後良好である。

原因

手足口病はコクサッキーウイルス A16(coxsackievirus A16：CV-A16)やエンテロウイルス 71(enterovirus 71：EV-71)などによって起こり, ヘルパンギーナは CV-A4, CV-A10, CV-A6, CV-A2, CV-A5 などによることが多い。

患者咽頭からの飛沫感染により, あるいは患者から排泄され環境表面に存在するウイルスが接触感染により消化管から所属リンパ組織に侵入する。2～3日後にウイルス血症を起こして, 皮膚や粘膜, 中枢神経, 心, 肝, 膵, 副腎, 呼吸器などの二次感染部位に運ばれて, そこで再び増殖し組織障害を起こす。

潜伏期間は通常3～6日である。急性期は咽頭分泌物や便, 尿が感染力を有するが, 回復期にも便から長期(2～4週間)にわたってウイルスが排泄される。衣類や寝具などに付着したウイルスは数日の間は感染力がある。エンベロープがないため, 消毒薬は無効なものが多い。熱や紫外線では容易に失活する。

手足口病, ヘルパンギーナ以外にエンテロウイルスが原因となる疾患には, 夏かぜ(急性熱性疾患), 無菌性髄膜炎, 脳幹脳炎, 熱性けいれん, 流行性筋痛症, ポリオおよびポリオ様の麻痺などがある。1つのウイルスが異なる臨床症状を示したり, 異なるウイルスが同じ症状を示すことがある。

臨床症状

手足口病

その名のとおり, 手掌や手背, 足底足背, 口腔粘膜に点状の赤い発疹や米粒大の水疱ができる(図1)。肘, 膝, 殿部などにも出現することがある。発熱を伴うこともあるが, 高熱になることは少ない。足底にできた場合は, 歩行時に疼痛を訴えることがある。だいたい3～7日間で痂皮を形成することなく治癒する。まれに髄膜炎, 小脳失調症, 脳幹脳炎などの中枢神経系合併症のほか, 肺水腫, 心筋炎, 急性弛緩性麻痺などを生ずることもある。中枢神経系の合併症は, EV-71 による場合が多く, 急死例の報告もある。

ヘルパンギーナ

発熱と咽頭痛で発症する。熱は高熱のことが多く, 1～4日間続く。口蓋から口蓋帆の部位に, 小さ

表1 ヒトに感染するエンテロウイルス属の分類

血清型に基づく従来の分類
- ポリオウイルス(poliovirus：PV)
  PV-1～3
- コクサッキーウイルス A(CV-A)
  CV-A1～22, 24
- コクサッキーウイルス B(CV-B)
  CV-B1～6
- エコーウイルス(echovirus：E)
  E1～7, 9, 11～21, 24～27, 29～33
- エンテロウイルス(EV)
  EV-68～71

分子系統解析による最近の分類
- ポリオウイルス(PV)
  PV-1～3
- ヒトエンテロウイルス A(human enterovirus-A：HEV-A)
  CV-A2～8, 10, 12, 14, 16；EV-71
- ヒトエンテロウイルス B(HEV-B)
  CV-B1～6；CV-A9；E1～7, 9, 11～21, 24～27, 29～33；EV-69
- ヒトエンテロウイルス C(HEV-C)
  CV-A1, 11, 13, 17, 19～22, 24
- ヒトエンテロウイルス D(HEV-D)
  EV-68, 70

近年は遺伝子解析により, 新たなエンテロウイルスが次々と同定されている
手足口病やヘルパンギーナの原因となるウイルスの多くは, 最近の分類では HEV-A に属する

4章　感染症

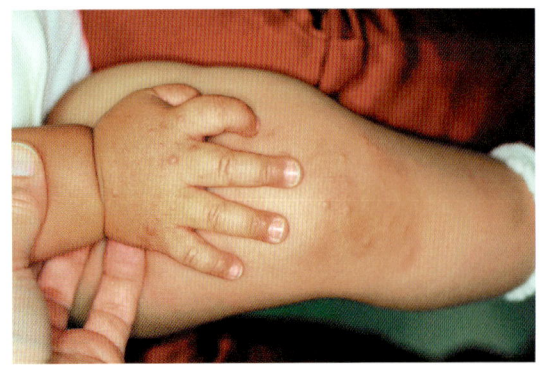

図1　手足口病

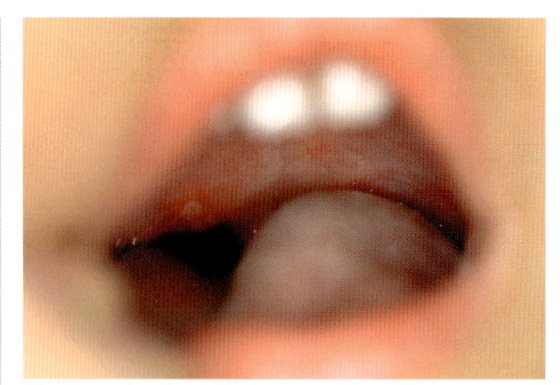

図2　ヘルパンギーナ

な水疱・発赤を認め，しばらくすると潰瘍となる（図2）。咽頭痛のために摂食できず，よだれが多くなることがある。下痢や嘔吐などの胃腸症状がみられることもある。だいたい4〜6日間で治癒する。まれに無菌性髄膜炎，急性心筋炎などを合併することがある。

病歴聴取

一般的な病歴聴取を行う。ただし前述したように，既往歴があるからといって「手足口病ではない」とするのは誤りである。また「昨日はヘルパンギーナと診断したが，今日は手足口病に訂正」することもある。

身体診察

手足の発疹は，水痘，伝染性軟属腫（水いぼ），膿痂疹などが鑑別の対象となる。

口腔内粘膜疹の鑑別診断としては，単純ヘルペスウイルスによる歯肉口内炎（病変は歯齦に顕著），アフタ性口内炎（病変は舌および頬部粘膜に多く発熱がない）などがあげられる。

診断の進め方

通常は水疱性発疹の性状，分布により臨床的に診断する。季節や周囲での流行状況なども参考となる。

手足口病あるいはヘルパンギーナと病名をつけることで診療を終えてはならない。中枢神経系その他の合併症を見落とさないことと，どのようなときに再診する必要があるかを保護者の方に説明することが肝心である。

元気がない，頭痛・嘔吐を伴う，呼吸や脈が早い，発熱が3日以上続くなどの症状がある場合は，合併症の有無を検討する。

治療／救急処置

特異的な治療法はない。口腔内病変に対しては，刺激にならないような食べ物をすすめる。抗生剤は原則として不要である。

予防としては排便後あるいはおむつ交換後の手洗いと患者との濃厚な接触を避けることである。ワクチンは開発されていない。

他人への感染を心配して学校や園を休ませることは通常必要ないが，有熱時や口腔の疼痛が強いときは，自宅で療養させる。

参考文献

1 American Academy of Pediatrics：Red Book 2006 Report of the Committee on Infectious Diseases, 27th ed, American Academy of Pediatrics, 2006
2 Feigin RD, Cherry JD et al：Textbook of Pediatric Infectious Diseases, 5th ed, WB Saunders, 2004
3 Khetsuriani N, Lamonte-Fowlkes A et al：Centers for Disease Control and Prevention：Enterovirus Surveillance—United States, 1970-2005. MMWR Surveill Summ 55：1-20, 2006
4 日本小児感染症学会編：小児感染症マニュアル 改訂第2版，東京医学社，2006
5 National Center for Biotechnology Information（http://www.ncbi.nlm.nih.gov）

8 単純ヘルペス感染症

[著] 松尾 光馬・伊東 秀記・本田 まりこ

原因

単純ヘルペスは，単純ヘルペスウイルス(herpes simplex virus：HSV)1型または2型の初感染，あるいは潜伏ウイルスの再活性化によって生じる感染症である。

初感染後，知覚神経節の神経細胞の核内に遺伝子の形態で潜伏し，発熱，紫外線，ストレス，疲労，歯科治療，レーザー治療，月経，性交などの刺激や細胞性免疫の低下により再発を繰り返す。HSV-1型は口唇を中心とした顔面，上半身に，HSV-2型は性器を中心とした下半身に再発することが多い。

臨床症状

HSV感染症は初感染の場合，大部分が不顕性感染である。症状がみられる場合，新生児期では新生児ヘルペス，乳幼児期および小児期ではヘルペス性歯肉口内炎，カポジ水痘様発疹症，ヘルペス性瘭疽，ヘルペス性角膜炎，初感染型性器ヘルペス，顔面ヘルペスなどを起こす。

ヘルペス性歯肉口内炎

乳幼児の初感染としてみられることが多いが，近年では成人での抗体保有率の低下から成人発症もまれではない。

発熱，扁桃痛などが数日続いたあと，口腔粘膜や舌などに小水疱が多発する。全経過2〜6週間で治癒する。

カポジ水痘様発疹症

皮膚のバリアー機能が低下した疾患に合併することが多く，基礎疾患としてアトピー性皮膚炎が大多数を占める。

コントロールの悪いアトピー性皮膚炎に生じると，びらん，厚い痂皮の付着など重症となることが多く，その場合，二次的に化膿レンサ球菌(*Streptococcus pyogenes*)や黄色ブドウ球菌(*Staphylococcus aureus*)などの感染を合併している(図1)。その多くは初感染によるが，再発例も少なくない。

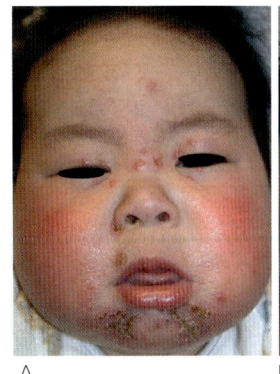

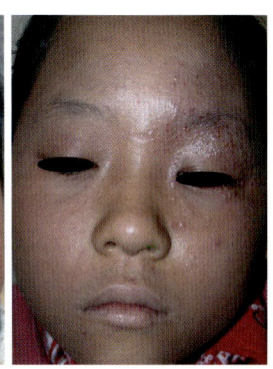

図1 カポジ水痘様発疹症
A：5カ月，男児。下顎部には二次的な細菌感染症がみられる
B：11歳，女児。基礎疾患としてアトピー性皮膚炎がある

ヘルペス性瘭疽

手指の発赤，腫脹からはじまり，小水疱が膿疱化する。手は皮膚が厚く，疼痛を伴うことが多い。単なる爪囲炎などとして抗菌薬内服にて経過を追われていることもあり，注意が必要である。

性器ヘルペス

成人では性行為で感染することが多いが，乳幼児の場合，母親や医療従事者などの手指を介して感染することがある。前述したように再発型ではHSV-2型がほとんどを占めるが，初感染の場合はHSV-1型のことも多く，その場合症状は重篤になる(図2)。

発熱，リンパ節腫脹，膀胱・尿道炎などの症状，またHSV-2型では，無菌性髄膜炎を起こすこともある。排尿困難や排尿時痛は特に女児に多くみられ，疼痛により歩行障害を訴えることもある。

顔面ヘルペス

口唇以外の額部，頬部などの顔面にみられる単純ヘルペスで多くは再発型である。口唇ヘルペスやヘルペス性角膜炎に引き続き口囲，眼囲に拡大することもある(図3)。

片側にみられることが多いため，帯状疱疹との鑑別を要する。その場合，後述するウイルス抗原の検出が迅速診断として適しているが，臨床的にも帯状

4章 感染症

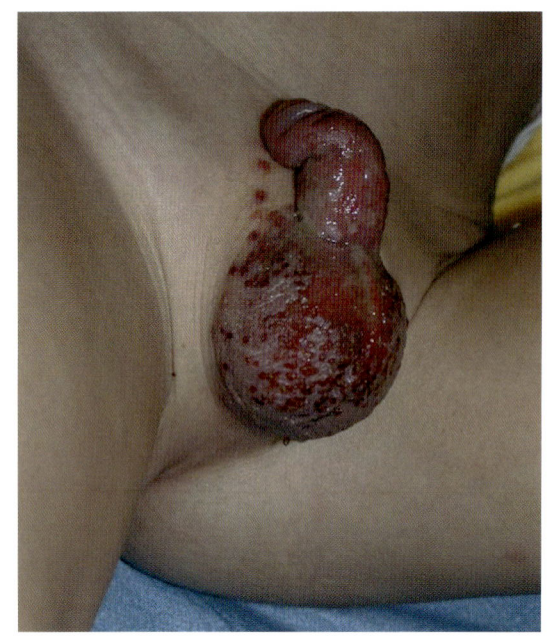

図2 初感染型性器ヘルペス（2歳，男児）
HSV-1型初感染。初診時はびらん，痂皮の状態となっていた

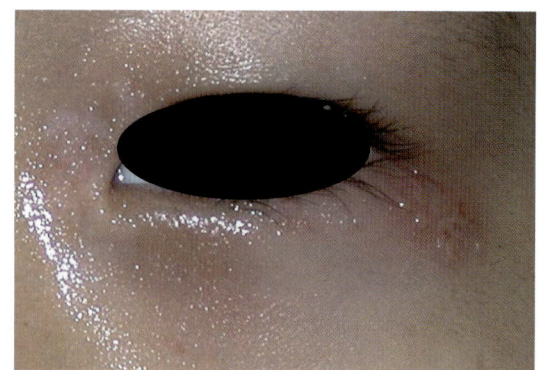

図3 顔面ヘルペス（5歳，男児）
再発型。水疱の中心部は陥凹し，痂皮化がはじまっている

疱疹と比べ皮疹が浅いこと，疼痛も軽微であることから一般に鑑別可能である。

診断の進め方

単純ヘルペスの既往の有無を詳しく問診することが第一である。小児の場合は両親，兄弟からの感染が多く，既往の有無を確認する。

初感染では感染後4〜7日で感染部位の紅斑，次いで水疱，びらんが生じ，発熱，所属リンパ節の腫脹を伴う。皮疹は初感染では5mm前後と再発型の1〜2mm大の水疱に比べ大きいのも特徴である。また，水痘・帯状疱疹ウイルス（varicella-zoster virus：VZV）やHSV感染による水疱は中央部が陥凹している所見が参考となる。ただし，初診時には痂皮化していることも多い。

検査

ウイルス巨細胞の検出（Tzanck試験）は最も簡便な検査法である。水疱部の細胞診をギムザ染色にて行い診断する。10〜15分ほどで結果が出るため，外来での迅速診断に適する。ただし，VZVとの鑑別はできない。

その点，型特異的ウイルス抗原はHSV特異的モノクローナル抗体により検出するため，VZVとの鑑別が可能である。手技はギムザ染色の場合と同様で簡便であるが1時間ほど要する。蛍光顕微鏡のない病院では検査会社に依頼することになり時間がかかるが，保険適応となっている。感度が40〜50％と悪いのが欠点である。

最も頻繁に行われる血清抗体測定は初感染時のみ診断的価値がある。再発型の場合は抗体価の変動がみられないことも多く，皮疹部からのウイルス分離，ウイルス抗原や核酸の検出が必要である。HSVは他のウイルスとは違い，再発を繰り返すのが特徴であり，IgM抗体の上昇のみを追っていると誤診することになりかねない。

治療／救急処置

初感染や中等症やアトピー性皮膚炎患者の場合，抗ウイルス薬の内服を行う。アシクロビル顆粒の投与を行う場合，小児では腎機能の問題もあるため，10mg/kgを1日4回投与にとどめる。バラシクロビル顆粒は通常どおり1日2回の投与を行う。

重症例では，保険適応はないがアシクロビル注射用を5mg/kg，1日3回，8時間ごとに投与する。

参考文献
1 本田まりこ：単純ヘルペスウイルス．皮膚臨床 48：1323-1325，2006

9 流行性耳下腺炎（ムンプス）

[著] 太田 文夫

原因

流行性耳下腺炎（epidemic parotiditis）（ムンプス〈mumps〉）は，ムンプスウイルス感染で発症する。ヒポクラテスの時代（前5世紀）にすでに記載がある。一般には「おたふく風邪」と呼ばれている。潜伏期は14～21日間，接触または飛沫感染で伝播する。

臨床症状

片側あるいは両側の耳下腺，顎下腺や舌下腺の有痛性腫脹が特徴で，この症状で診断される（図1～図4）。好発年齢は4～5歳。30％は不顕性感染である。3/4の例は両側耳下腺腫脹を認める。腫脹は通常48時間以内にピークとなるが，数日～10日間くらい持続する。80％の人は発熱する。

合併症としては，無菌性髄膜炎（約10％），膵炎などが知られるが，発症すると治療困難なものに難聴があり，従来考えられていた頻度より多い。これは感音性難聴で，通常は一側である。発症に気づかず

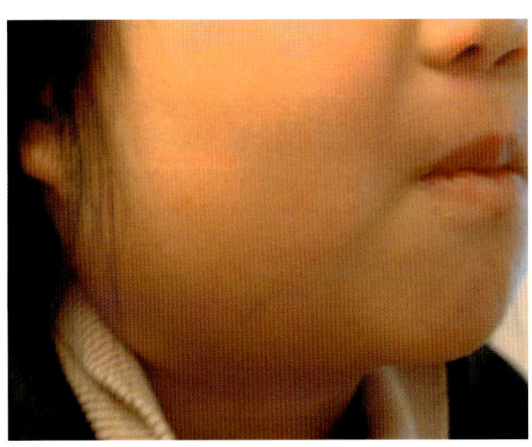

図1 耳下腺腫脹
松田幸久先生（まつだこどもクリニック〈鹿児島県鹿屋市〉）提供

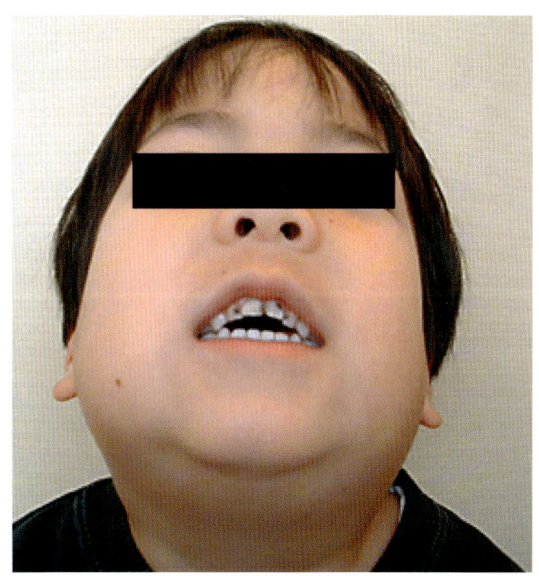

図3 両側耳下腺，顎下腺腫脹
松田幸久先生（まつだこどもクリニック〈鹿児島県鹿屋市〉）提供

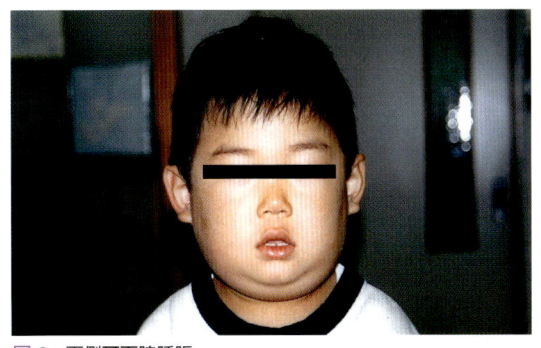

図2 両側耳下腺腫脹
時松昭先生（時松小児科〈埼玉県所沢市〉）提供

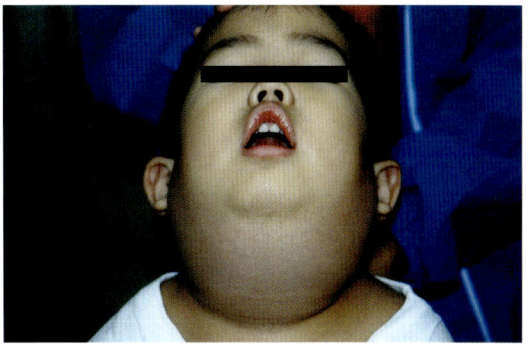

図4 両側耳下腺，顎下腺，舌下腺腫脹
時松昭先生（時松小児科〈埼玉県所沢市〉）提供

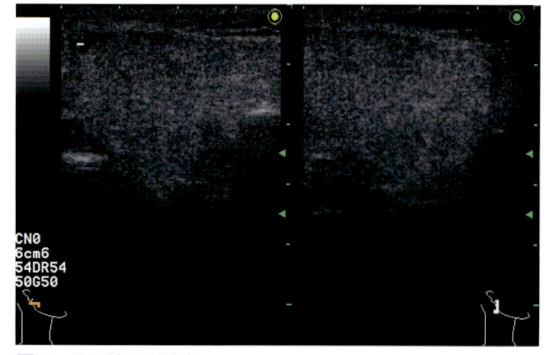

図5　流行性耳下腺炎
全体に均一
内田正志先生(社会保険徳山中央病院〈山口県周南市〉)提供

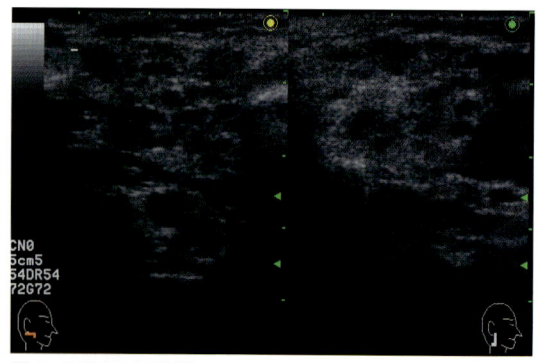

図6　反復性耳下腺炎
唾液管の拡張のため不均一で,多数の低エコー領域が認められる
内田正志先生(社会保険徳山中央病院〈山口県周南市〉)提供

参考表　ムンプスにおける各症状の頻度(75症例)(%)

症状	%	症状	%
耳下腺炎	100	悪心	22.7
発熱	81.1	腹痛	22.3
全身倦怠	67.1	全身の痛み	17.1
嚥下困難	66.2	関節痛	16.2
食欲不振	63.5	睾丸の痛み	
頭痛	61.8	(12歳以上,男児)	9.1
耳痛	44.6	嘔吐	8.0
咽頭痛	41.1	乳房の痛み	
すっぱい食物での痛み	33.3	(12歳以上,女児)	7.7
易刺激性	31.9	下痢	6.7
		骨盤の痛み	
		(12歳以上,女児)	3.8

(Sullivan KM et al:Mumps disease and its health impact. Pediatrics 76:533, 1985を引用)

後日偶然発見されることもある。思春期以降の発症では睾丸炎,乳腺炎,卵巣炎の合併もみられるが,不妊になることはまれである。

鑑別を要する疾患として,他のウイルスによる耳下腺炎,反復性耳下腺炎などがある。

診断の進め方

尿中,血中のアミラーゼ測定で診断を試みることもあるが,流行性耳下腺炎に特異的なことではない。確定診断にはウイルスを直接検出するか,血清学的方法(EIA法,HI法など)による。急性期に反復性耳下腺炎と鑑別するにはエコーが有用である(図5,図6)。

治療／救急処置

対症療法しかない。発症を防ぐにはワクチン接種しかない。患者と接触したあとの緊急接種は有効ではない。日本では任意接種であるが,集団生活に入る前にワクチン接種することがすすめられる。

参考文献

1　河島尚志:流行性耳下腺炎. 小児内科 34(増刊号):1001-1004, 2002

10 インフルエンザ, インフルエンザ脳症

[著] 細矢 光亮

原因

インフルエンザ

インフルエンザウイルスにはA，B，Cの3型があるが，インフルエンザ（influenza）の大流行を引き起こすのはA型とB型である。ウイルス表面には赤血球凝集素（hemagglutinin：HA）とノイラミニダーゼ（neuraminidase：NA）の2種類の膜蛋白があり，それぞれウイルスの宿主細胞への侵入と宿主細胞内で新たに形成されたウイルスの遊離に関係する。

ヒトのA型インフルエンザウイルスにはHAが3種類，NAが2種類あり，現在流行しているのはA香港型（H3N2）とAソ連型（H1N1）である。HAは，毎年少しずつ変異するため，同じ型のインフルエンザウイルスに何度も罹患するし，インフルエンザワクチンの効果が低下する原因にもなる。

A型インフルエンザウイルスは，ヒト以外にもトリ，ブタ，ウマなどにも感染するものがある。トリのインフルエンザウイルスにはHAが15種類，NAが9種類存在する。インフルエンザウイルスが宿主細胞に感染する際に利用するレセプターは，ヒトとトリでは構造が異なるため，トリインフルエンザウイルスがすぐにヒトに大流行をきたすことはないが，ヒトとトリのインフルエンザウイルスの間で交雑が起こったり，トリインフルエンザウイルスに変異が生じたりしてヒトに感染しやすくなれば，大流行になる可能性が高い。

インフルンザ脳症

インフルエンザ脳症の発症機序についてはまだ不明な点が多い。剖検例の病理組織所見は，高度の脳浮腫を認めるが，脳内に炎症細胞浸潤やインフルエンザウイルス抗原を認めない。血管壁の硝子化および血漿成分の血管外への漏出が著明で，これはしばしば中枢神経系のみならず，全身の血管に観察される。

インフルエンザ脳症の血液や髄液中のサイトカインを測定すると，血液中の腫瘍壊死因子α（TNF-α）やインターロイキン6（IL-6）などが高値を示すことから，脳症の発症には高サイトカイン血症が関与すると考えられている。また，アポトーシスのマーカーとしてシトクロムcを測定すると，特に予後不良例において血液中のシトクロムcが高値を示す。

すなわち，インフルエンザ脳症では，インフルエンザ罹患に伴い高サイトカイン血症をきたしており，特に重症例では血管内皮細胞にアポトーシスが誘導され，血管の透過性亢進や血流障害により脳浮腫および壊死が導かれ，同時に同様の障害が全身臓器にも引き起こされるため，脳症に加え多臓器障害をきたすと考えられる。

臨床症状

インフルエンザ

特徴は，突然の高熱ではじまり，咽頭痛，頭痛，関節痛，倦怠感などの全身症状が，他のウイルス感染症に比較して強いことである。2～3日して鼻汁，咳嗽などの呼吸器症状が目立つようになる。B型では嘔吐や下痢などの胃腸炎症状を伴うこともある。低年齢層では全身症状が比較的軽く，呼吸器症状が主になる。熱性けいれんや熱せん妄の合併頻度が高く，通常の好発年齢に比べて年長児においてもみられることがあり，注意を要する。

日本においては，1～5歳の幼児期にインフルエンザに伴った急性脳症（いわゆるインフルエンザ脳症）が多発し問題になっている。初発症状は，高熱，けいれん，意識障害，異常行動・言動などで，発症時には熱性けいれんや熱せん妄との鑑別が重要である。

インフルエンザ脳症

5歳以下の小児，特に1～3歳の幼児に多発する。死亡率は20～30％，重度の後遺症を残す割合が20～25％に達し，ほぼ病前に回復するのはおおよそ50％と重篤な疾患である。初発神経症状は，けいれん，意識障害，異常行動・言動などで，発熱に気づいてから1日以内，特に6時間以内に出現するこ

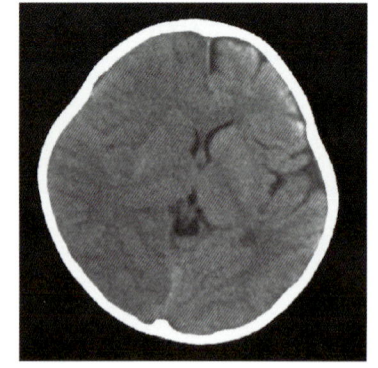

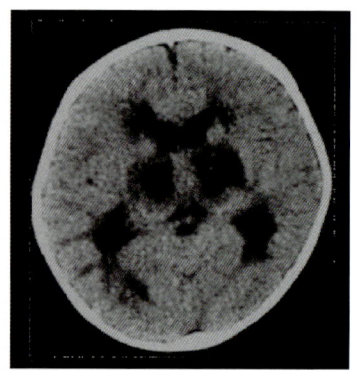

びまん性低吸収域　　　　局所性低吸収域　　　　　局所性低吸収域
　　　　　　　　　　　（一側大脳半球）　　　　　（両側視床）

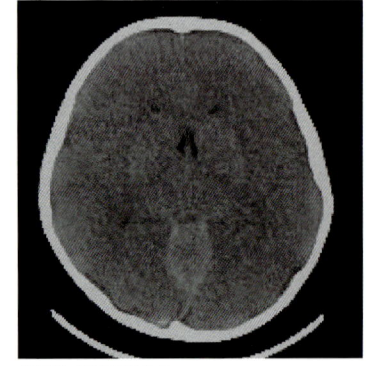

図1　インフルエンザ脳症（CT像）

が多い．これらの症状や経過は，インフルエンザに伴う熱性けいれんや熱せん妄と類似するため，けいれんや異常行動・言動をみた場合，安易に熱性けいれんや熱せん妄と診断せず，意識レベルの変化に注意し，脳症発症の可能性について注意深く観察する必要がある．

インフルエンザ脳症の重症例では，多臓器不全（multiple organ failure：MOF）や播種性血管内凝固（disseminated intravascular coagulation：DIC）を合併する．アスパラギン酸アミノトランスフェラーゼ（AST）や乳酸デヒドロゲナーゼ（LDH）上昇などの組織破壊，血液尿素窒素（BUN）やクレアチニン（Cr）上昇などの腎機能障害，血小板減少やプロトロンビン時間（PT）延長などの凝固異常を示す所見は，予後不良を示唆する．また，血尿/蛋白尿，高度の下痢，髄液蛋白量増加なども予後不良因子である．

画像検査では，脳浮腫所見が特徴である．著明な全脳浮腫所見や脳幹部の浮腫所見は予後不良を示す．画像所見上，特徴的な両側視床の低吸収域を示す脳症があり，これは画像および病理所見から急性壊死性脳症と呼ばれている．急性脳症の病変検出には，CT検査よりもMRI検査の方がすぐれているが，重症のインフルエンザ脳症では，MRIを施行する余裕がない場合が多い．典型例の画像所見を図1に示した．

診断の進め方

インフルエンザ

毎年冬季に流行を繰り返す．流行の規模は流行したウイルスの種類，ワクチンの有効性，感受性者の割合などで年により異なるが，日本では毎年1,000万人程度が発症していると考えられる．新たなウイルスが出現した場合には，さらに大きな流行になる可能性が高い．

インフルエンザの診断には，地域における流行状況を知ることが重要である．年長児であれば，流行状況と典型的な症状から臨床診断することも可能である．しかし，乳幼児では典型的な症状を呈さない場合があり，またRSウイルスやアデノウイルスなどにより同時期に同様の症状を呈することもしばしばであるため，臨床症状による診断は難しい．このため，迅速診断キットを用いることになる．

迅速診断には，咽頭や鼻腔の拭い液，鼻汁を検体に用いるが，鼻汁や鼻腔拭い液の検出率が咽頭拭い液よりも高い．検出率は，ウイルス分離を指標にした場合，60〜90％と診断キットごとに若干の差はあるが，診断までに約15分と簡便であり，多くの施設で利用されている．

脳症などの合併症を有する症例においては，ウイルスそのものを分離しておくことがすすめられる．地域の衛生研究所や，民間の検査センターなどに依頼する．

インフルエンザの血清学的診断は，ペア血清を用いてHI抗体，CF抗体などを測定し，4倍以上の上昇を有意とする．したがって，病初期の血液検体を保存しておくことが，血清学的診断にはきわめて大切である．

インフルエンザ脳症

インフルエンザ罹患時に，意識障害，けいれん，異常行動などのなんらかの神経症状を伴って一次医

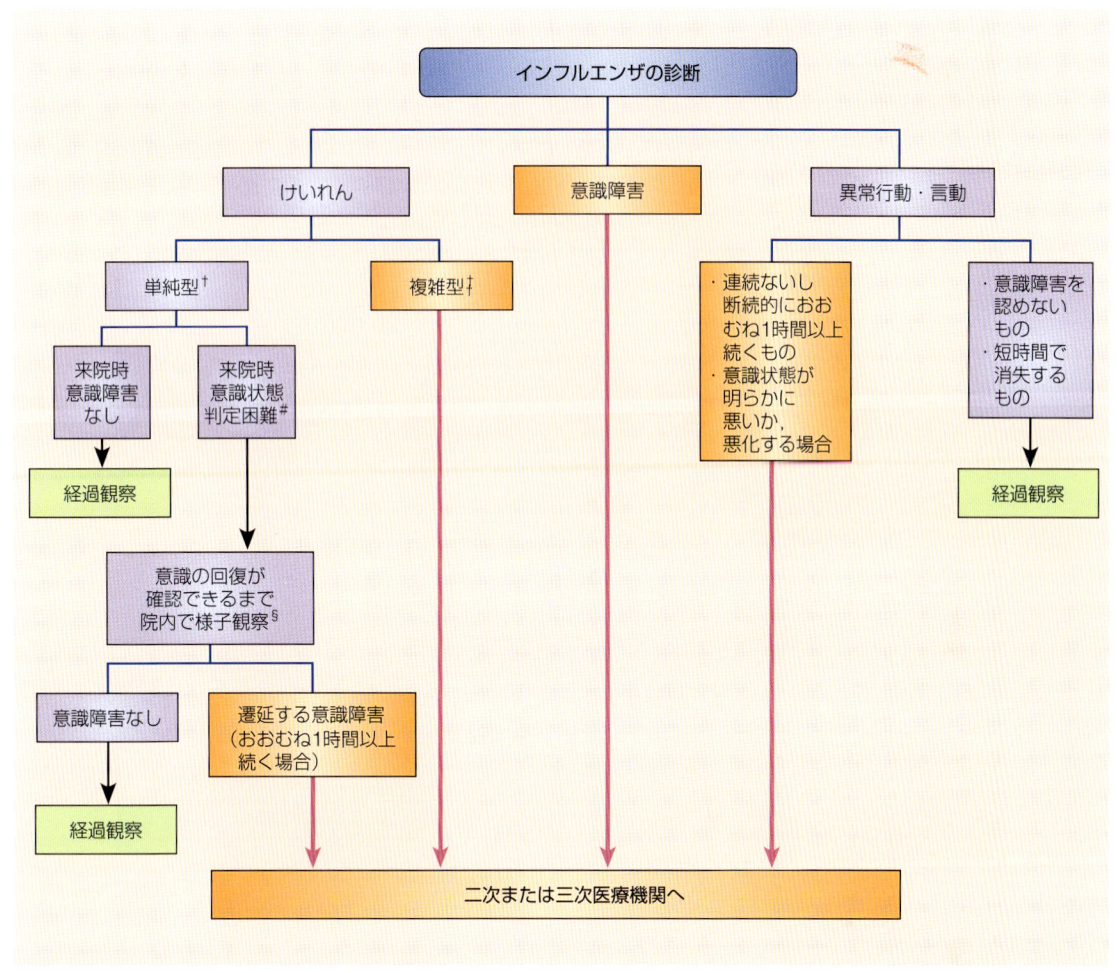

図2 インフルエンザ脳症が疑われる症例の初期対応

†単純型とは：①持続時間が15分以内，②繰り返しのないもの，③左右対称のけいれん．ただし，けいれんに異常行動・言動が合併する場合には，単純型でも二次または三次医療機関に紹介する
‡複雑型とは：単純型以外のもの．インフルエンザに伴う複雑型熱性けいれんについては，脳症との鑑別はしばしば困難なことがある
#postictal sleep（発作後の睡眠）やジアゼパムなどの抗けいれん薬の影響による覚醒困難などを含む．明らかな意識障害がみられる場合や悪化する場合は，すみやかに二次または三次医療機関に搬送する
§医師または看護師により定期的にバイタルサインのチェックを行う
経過観察：ここでいう経過観察とは，その時点では脳症のリスクが低いと思われる場合であり，その後神経症状の再燃あるいは新しい症状が出現した場合は，必ず再診するよう指示する

療施設を受診した場合，どのような症例をインフルエンザ脳症疑い例として二次・三次医療施設へ紹介したらよいかが問題である．基本的には，明らかな意識障害がみられる場合，けいれんが重積する場合やけいれん後の意識障害が遷延する場合，異常行動が持続する場合や意識障害を伴う場合は，高次医療施設に紹介する（図2）．

高次医療施設来院後，インフルエンザ脳症の診断には，まず意識障害などの神経症状を呈するほかの疾患と鑑別することが必要である．特に，細菌性髄膜炎やウイルス性脳炎などの中枢神経系感染症や代謝異常症を除外することが重要である（図3）．

来院時，日本昏睡尺度（JCS）20以上の意識障害が持続している場合や頭部CT検査にて低吸収域や浮腫など脳症の所見が明らかな場合は脳症確定例として，頭部画像診断にて脳浮腫が疑われる場合は疑い例として，特異的治療を開始する．来院時，上記神経所見や検査所見が明らかでない場合は注意深く経過を観察し，意識障害が増悪する場合や軽度の意識障害が遷延する場合，頭部CT検査にて脳症所見が

4章 感染症

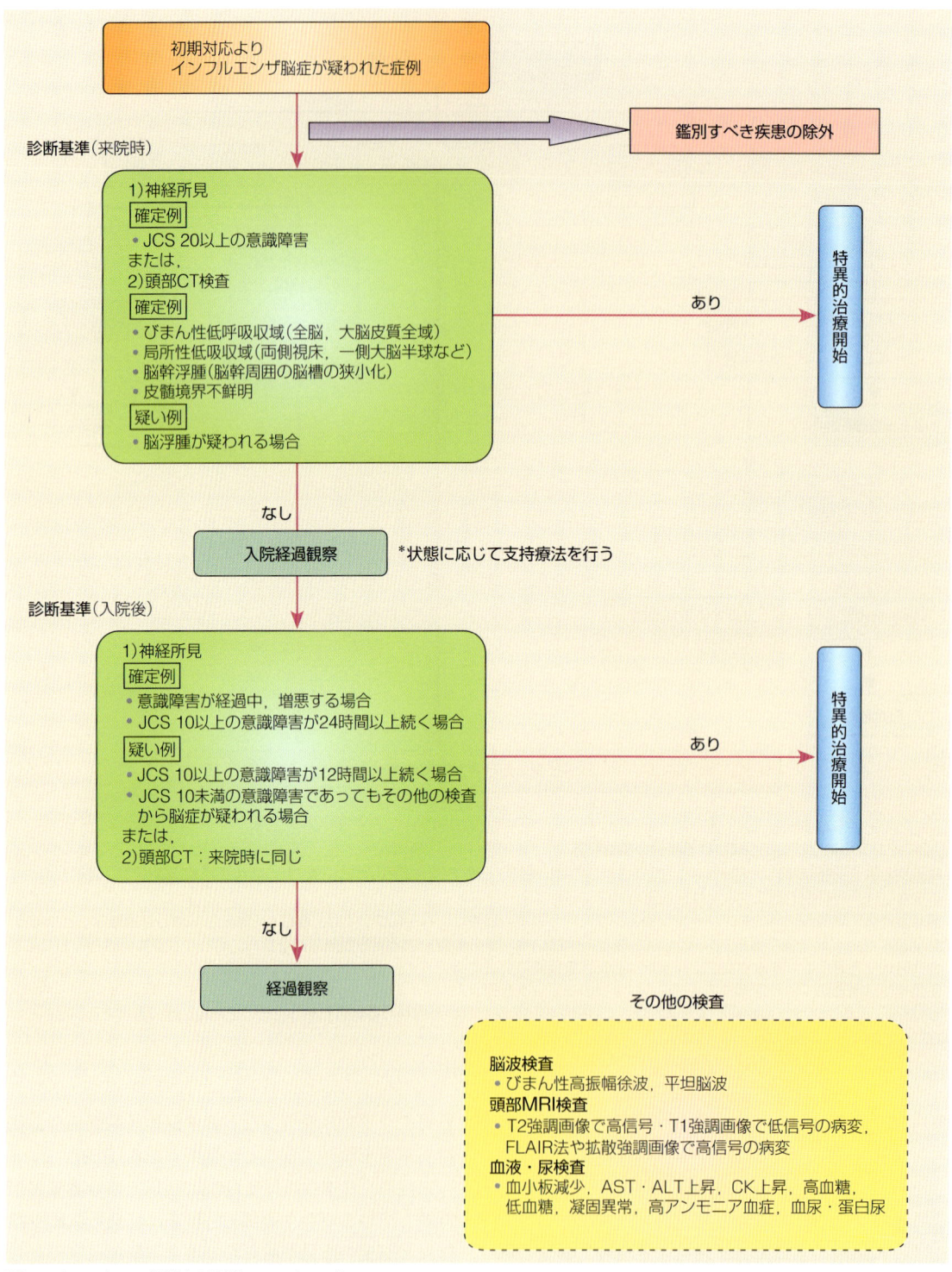

```
         ┌─────────────────────┐
         │   初期対応より       │
         │ インフルエンザ脳症が  │
         │   疑われた症例       │
         └──────────┬──────────┘
                    │         ───────→ ┌──────────────┐
診断基準(来院時)                        │鑑別すべき疾患の除外│
                    ↓                  └──────────────┘
   ┌──────────────────────────────┐
   │ 1)神経所見                    │
   │  [確定例]                     │
   │   ・JCS 20以上の意識障害      │
   │  または，                     │
   │ 2)頭部CT検査                  │              あり      ┌──┐
   │  [確定例]                     │───────────────────────→│特│
   │   ・びまん性低呼吸収域(全脳，  │                        │異│
   │    大脳皮質全域)              │                        │的│
   │   ・局所性低吸収域(両側視床，  │                        │治│
   │    一側大脳半球など)          │                        │療│
   │   ・脳幹浮腫(脳幹周囲の脳槽の │                        │開│
   │    狭小化)                    │                        │始│
   │   ・皮髄境界不鮮明            │                        └──┘
   │  [疑い例]                     │
   │   ・脳浮腫が疑われる場合      │
   └──────────┬───────────────────┘
              │ なし
              ↓
   ┌──────────────┐
   │  入院経過観察  │  *状態に応じて支持療法を行う
   └──────┬───────┘
診断基準(入院後)
              ↓
   ┌──────────────────────────────┐
   │ 1)神経所見                    │
   │  [確定例]                     │
   │   ・意識障害が経過中，増悪する│
   │    場合                       │
   │   ・JCS 10以上の意識障害が24  │
   │    時間以上続く場合           │              あり      ┌──┐
   │  [疑い例]                     │───────────────────────→│特│
   │   ・JCS 10以上の意識障害が12  │                        │異│
   │    時間以上続く場合           │                        │的│
   │   ・JCS 10未満の意識障害で    │                        │治│
   │    あってもその他の検査から   │                        │療│
   │    脳症が疑われる場合         │                        │開│
   │  または，                     │                        │始│
   │ 2)頭部CT：来院時に同じ        │                        └──┘
   └──────────┬───────────────────┘
              │ なし
              ↓
       ┌──────────┐
       │ 経過観察 │
       └──────────┘
```

その他の検査
- **脳波検査**
  ・びまん性高振幅徐波，平坦脳波
- **頭部MRI検査**
  ・T2強調画像で高信号・T1強調画像で低信号の病変，FLAIR法や拡散強調画像で高信号の病変
- **血液・尿検査**
  ・血小板減少，AST・ALT上昇，CK上昇，高血糖，低血糖，凝固異常，高アンモニア血症，血尿・蛋白尿

図3 インフルエンザ脳症の診断フローチャート

明らかになる場合は，特異的治療を開始する。

その他，脳波検査，頭部 MRI 検査，血液・尿検査も脳症診断上有用であり，参考とする。

治療／救急処置

インフルエンザ

対症療法と抗ウイルス療法がある。従来，インフルエンザに対しては対症療法が行われてきた。すなわち，鎮咳薬，去痰薬，喀痰融解剤，抗ヒスタミン薬，解熱剤，抗菌薬などが投与され，全身状態の程度によっては入院治療が行われてきた。

解熱剤では，インフルエンザに対するアスピリンの投与はライ(Reye)症候群の発生に関連するため，以前よりアスピリンは禁忌とされていた。インフルエンザ脳症症例の解析から，ジクロフェナク(ボルタレン®)やメフェナム酸(ポンタール®)の使用例で死亡率が上昇するため，これらの非ステロイド性解熱鎮痛薬は脳症の重症化に関連していると考えられる。このため，これらの解熱剤はインフルエンザには使用しない。解熱剤を使用するのであれば，脳症の死亡率を上昇させないアセトアミノフェンがすすめられている。

インフルエンザの治療薬としてノイラミニダーゼ阻害薬が用いられることが多い。ウイルスの膜蛋白であるノイラミニダーゼを阻害する薬剤で，新たに合成されたウイルスの遊離を阻害する。現在は内服で使用するオセルタミビル(タミフル®)と吸入で用いられるザナミビル(リレンザ®)がある。いずれも，発症早期に使用すれば，発熱などのインフルエンザの主要症状を 1〜1.5 日短縮させる。発熱は通常のインフルエンザでも 2〜4 日なので，薬剤を早期に服用すれば，その翌日には解熱する場合が多く，効果を実感することになる。

最近，「インフルエンザに罹患しタミフル®を内服したのちに異常行動・言動を呈した例」が報道され，問題になっている。日本においては，2007 年 3 月まではインフルエンザ症例のほとんど(約 90％)にタミフル®が処方されている。そのため，観察された異常行動・言動はタミフル®の有害事象として報告されることになり，「タミフル®内服による異常行動・言動」と報道された。しかし，インフルエンザでは熱性けいれんや熱せん妄などの発症頻度が高く，インフルエンザそのもので異常行動・言動をきたすことがあることは周知の事実である。タミフル®が真に異常行動・言動の頻度を増加させるか否かについて，今後の公正な検討が待たれる。結論が得られるまでは，緊急安全情報に示されているように，「10歳以上の未成年の患者においては，合併症，既往歴などからハイリスク患者と判断される場合を除いては，原則として本剤の使用を差し控える」とする方針に従わなければならない。

ノイラミニダーゼ阻害薬は，ウイルスの増殖を止め，発熱期間を短縮するが，咽頭や鼻腔からのウイルスの排泄は解熱後も数日間持続する。早期に解熱しても，周囲への感染源となるので，解熱後も 4〜5 日間は自宅で療養するように指導する必要がある。

インフルエンザ脳症

インフルエンザ脳症ガイドライン[1]では，全国調査の解析から早期の治療開始が有効と考えられるメチルプレドニン・パルス療法を，診断確定例と疑い例に対し早期に開始するようすすめている。γグロブリン大量療法については，統計的には有意差はないが，早期使用例の予後が良好である傾向があり，特異的治療に加えてある。

これら，特異的治療によっても病状の改善が得られない場合，脳低体温療法，血漿交換療法，シクロスポリン療法，アンチトロンビンIII大量療法などの特殊療法を考慮する。しかし，これらの治療に関しては，本症の病態から有効性が推測されるが，エビデンスは得られていない。

参考文献
1 厚生労働省インフルエンザ脳症研究班：インフルエンザ脳症ガイドライン，2005

4章 感染症

11 咽頭結膜熱

[著] 原 三千丸

原因

咽頭結膜熱（プール熱）(pharyngoconjunctival fever：PCF)は，アデノウイルス(adenovirus)（1～7型）のなかで，3型によることが多い。主として飛沫感染であり，塩素消毒の不完全なプールを介しての流行は，最近ではまれである。したがって，発生は夏季に多いわけではなく，通年性にみられる。

臨床症状

主として幼児や小学生（低学年）が罹患し，潜伏期は5～7日で，突然の高熱で発症し，咽頭扁桃炎と結膜炎を伴う。鼻汁，鼻閉，いびきは経過とともに認められることはあるが，咳はまずない。腹痛や軟便はみられるが，原発性の腸管感染症を疑う程度ではない。高熱のわりには，比較的全身状態のよいことが特徴である。

39～40℃の稽留熱または弛張熱が5, 6日続き，分利的に解熱する。咽頭・扁桃が発赤のみのことや，扁桃に滲出物（白苔）が付着することもある（滲出性扁桃炎）（図1）。結膜炎（両眼または片眼）は，発熱に先行することもあれば，遅れて出現することもある。

診断の進め方

発熱，咽頭扁桃炎，結膜炎の3主徴がそろえば，臨床的に本症と診断してほぼ間違いない（図1）。アデノウイルス抗原検出用の迅速診断キット（チェックAd®，キャピリアアデノ®，ラピッドテスタhsア

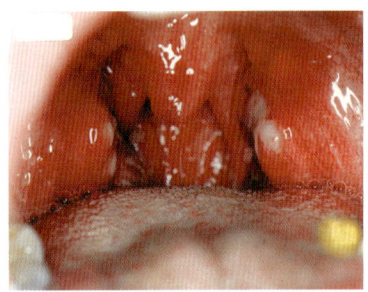

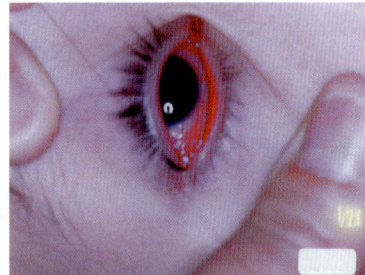

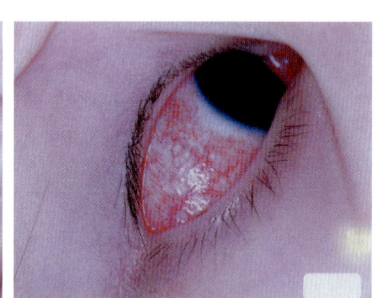

第3病日　　　第3病日　　　第5病日

図1　咽頭結膜熱の咽頭扁桃と結膜所見（アデノウイルス7型，9.5歳，女児）
佐久間孝久先生（佐久間小児科医院〈福岡県北九州市〉）提供

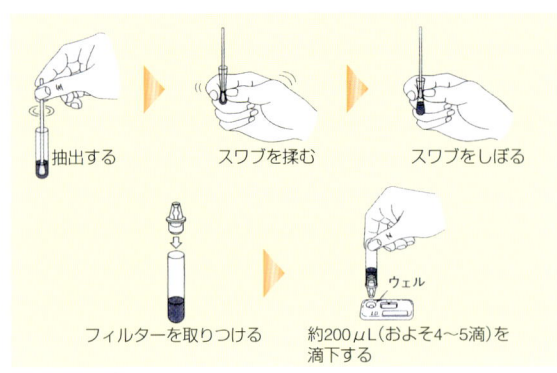

チェックAd®の操作法

図2　迅速診断キット（チェックAd®）の操作法とその陽性例

抽出する　スワブを揉む　スワブをしぼる
フィルターを取りつける　約200μL（およそ4～5滴）を滴下する

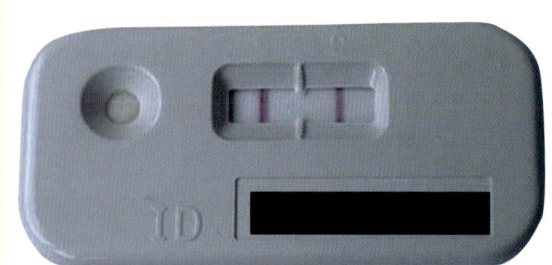

チェックAd®の陽性例

表1 アデノウイルス感染症 415 例（自験例）における咽頭結膜熱（PCF）の頻度（1992〜2005）

検討期間	PCF 頻度	PCF の型別
1992/3〜1995/9	6/73(8%)	3型：5，6型：1
1997/8〜2000/12	11/103(11%)	3型：9，1型：1 4型：1
2001/7〜2002/2	5/44(11%)	3型：1，2型：1 4型：2，6型：1
2003/9〜2004/5	2/91(2%)	3型：2
2004/5〜2005/8	8/104(8%)	3型：8
合計	32/415(7.8%)	3型：25 3型以外：7

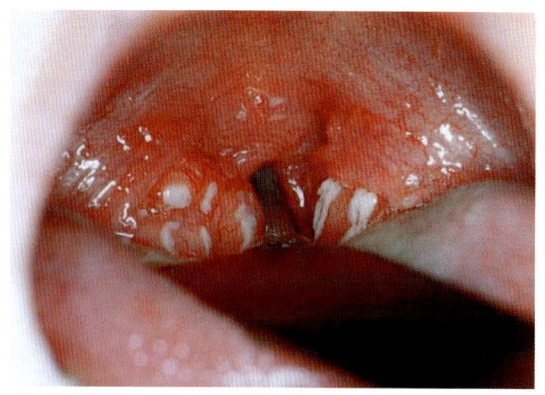

図3 結膜炎を伴わない滲出性扁桃炎（アデノウイルス3型，3歳，男児）
佐久間孝久先生（佐久間小児科医院〈福岡県北九州市〉）提供

デノ®：保険適応あり）が陽性であれば（図2），確定的である．この際，結膜拭い液ではなくて，より感度の高い咽頭拭い液を検体とすべきである．綿棒で両側扁桃と咽頭後壁を丁寧に拭って迅速診断試験を行えば（図2），その感度は約90％である[1,2]．きわめて簡便なキットなので，外来診療の場や救急室に備えておくと重宝する．

アデノウイルスの流行時に，病型として咽頭結膜熱を呈するのは一部であり（表1）[1,2]，その周辺には5〜10倍の結膜炎を伴わないアデノウイルス上気道感染症患児が存在するはずである．咳のない高熱と，咽頭・扁桃の発赤，さらには滲出性扁桃炎（図3）を呈する幼児・小学生をみた場合（口腔所見に異常のないこともある），迅速診断試験が陽性であれば，有用性は高い．

治療／救急処置

咽頭結膜熱を含めたアデノウイルス上気道感染症に有効な治療薬はなく，抗菌薬の必要もない．むしろ，臨床的あるいは迅速診断キットによる診断のあとに，高熱が持続するが予後良好な疾患であることを説明することが大切である．結膜の炎症所見の強いときには，抗菌薬点眼薬とステロイド点眼薬（フルメトロン®）を使用する．

参考文献

1 原三千丸：アデノウイルス気道感染症の診断における免疫クロマトグラフィー法を用いた診断キットの有用性．日児誌 106：42-45，2002
2 原三千丸：アデノウイルス迅速診断キットチェック Ad の有用性と限界．小児科臨床 59：2357-2361，2006

12 溶連菌感染症

[著] 城 裕之

原因

レンサ球菌（Streptococcus）はグラム陽性球菌で，細胞壁多糖体の抗原性によりランスフィールド（Lancefield）分類でA～V群（I，Jは除く）に分類される。溶連菌感染症（Streptococcal infection）の原因菌は，このうちのA群に属し，ヒツジ赤血球加血液寒天培地上でβ溶血（完全溶血）を起こすので，A群β溶血性レンサ球菌（溶連菌）と呼ばれる。

本菌は，溶血毒素，発熱毒素（発赤毒素），核酸分解酵素，ストレプトキナーゼなど，種々の活性蛋白物質を産生して細胞外に分泌し，多彩な症状を起こす。溶連菌感染症の代表的疾患は咽頭扁桃炎と伝染性膿痂疹を代表とする皮膚感染症である。そのほか，中耳炎，肺炎，化膿性関節炎，骨髄炎，髄膜炎などを起こす。

また，溶連菌感染症で最も重要な点は，菌の直接的作用ではなく，免疫学的機序を介して，リウマチ熱や急性糸球体腎炎などの合併症を起こすことである。さらに，発症機序は不明であるが，軟部組織壊死を伴い，敗血症性ショックをきたす劇症型溶血性レンサ球菌感染症（レンサ球菌性毒素性ショック症候群）は，重篤な病態を呈するため注意が必要である。本稿では咽頭扁桃炎について述べる。

臨床症状

病歴聴取

咽頭扁桃炎は，幼児期から学童期に多くみられ，主に気温が低く乾燥した冬季に好発する。感染経路は飛沫感染であり，家庭内や保育園などの密接した環境下では感染の危険性が高くなる。2～5日間の潜伏期ののち，発熱，咽頭痛，頭痛などを訴え発症する。また，病初期に嘔気，腹痛などの腹部症状を訴えることもある。家庭内，保育園，学校での流行を確認しておく。年齢も重要であり，家庭内，保育園での流行がないかぎり，3歳以下の乳幼児に溶連菌感染症が発症することは少ない。

身体診察

咽頭発赤，口蓋扁桃の発赤・腫脹に加え，口蓋の出血斑や苺舌を認める場合には本症を疑う（図1）。同時に，有痛性の頸部リンパ節の腫脹や猩紅熱様の発疹（サンドペーパー様の癒合した紅斑）を伴う例も多い（図2）。

口蓋扁桃に白苔の付着した所見を呈する場合は，アデノウイルスやエプスタイン-バー（Epstein-Barr：EB）ウイルスなどによるウイルス性の咽頭扁桃炎も考慮する必要がある。

診断の進め方

咽頭扁桃炎について述べる。臨床診断のみで，正確にウイルス感染と溶連菌感染症とを区別することは困難であるため，咽頭培養により菌を分離することが基本である。最近は，咽頭培養の代わりに，A群溶連菌多糖体抗原を検出する迅速診断キットを使用することが多い。迅速診断キットの特異度は一般的に高く，また感度は80％以上であるが，抗原量，すなわち菌量に依存するため，咽頭擦過物の採取方法が重要である。迅速診断検査で陰性であっても溶連菌感染症が疑わしいときには，咽頭培養も行うべきである。迅速診断検査の特異度は高いので，陽性であれば咽頭培養検査を行う必要はない。血清学的には抗ストレプトリジン-O（ASO）抗体，抗ストレプトキナーゼ（ASK）抗体などの抗体上昇をみる方法があり，診断の参考になる。

咽頭扁桃炎を認めたときに，溶連菌感染症を疑い，検査を行うかどうかは，患者の年齢，臨床症状，季節，溶連菌感染症の家庭内，保育園，学校での流行状況を考慮して判断する。家庭内，保育園での流行がないかぎり，3歳以下では溶連菌感染症の発症は少ない。鼻症状，結膜炎，咳，口内炎，下痢などの症状を伴うときは，ウイルス感染を疑わせるため，通常，咽頭培養または迅速診断検査は行わない。突然発症する咽頭痛，滲出物の存在，前頸部リンパ節腫脹，嚥下痛，溶連菌感染症患者との接触があると

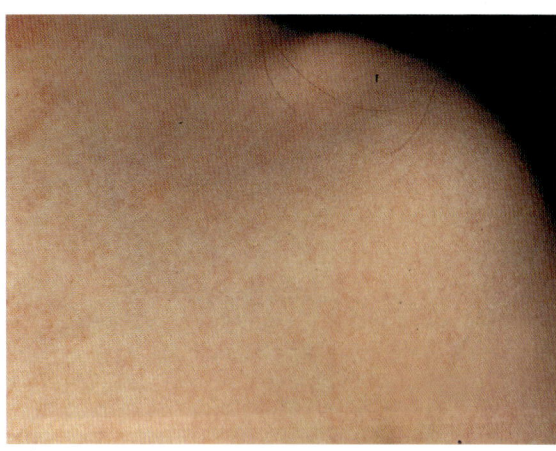

12 溶連菌感染症

皮疹

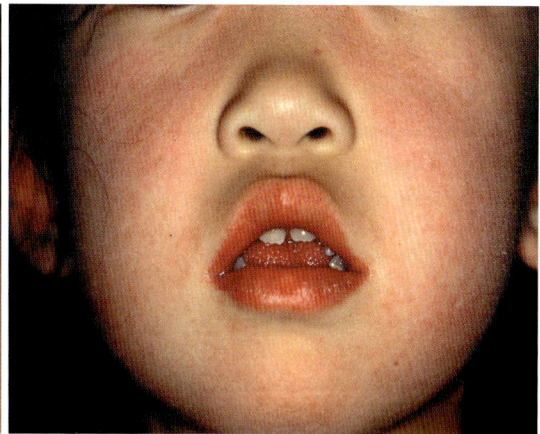

口囲蒼白

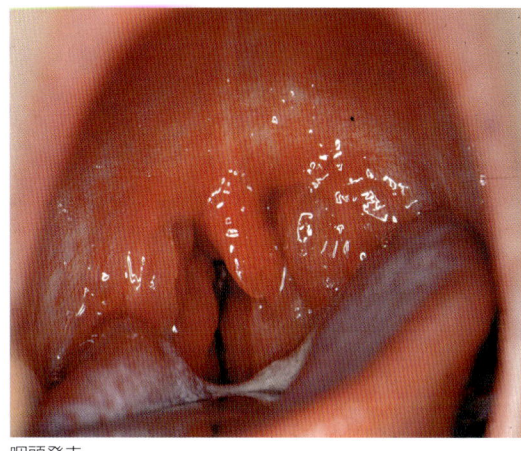

咽頭発赤

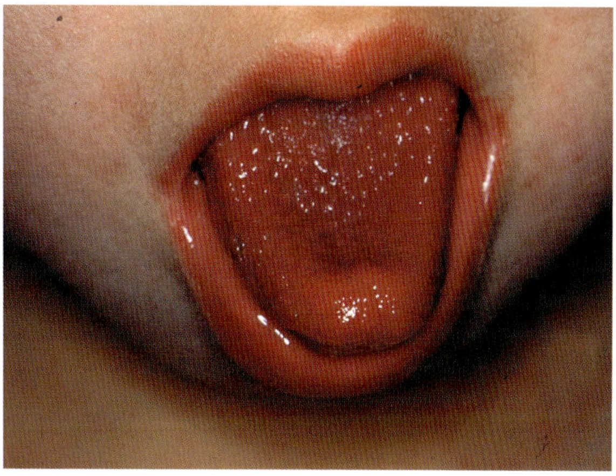

苺舌

図1 A群溶血性レンサ球菌感染症（猩紅熱）
岩田敏先生（国立病院機構東京医療センター小児科）提供

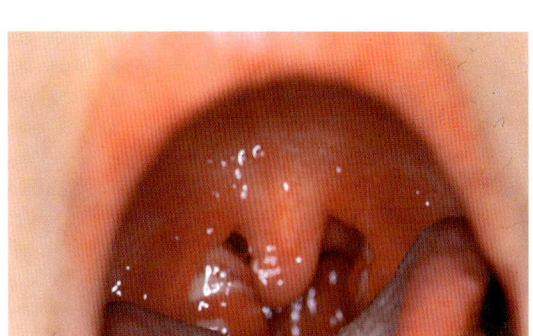

アデノウイルス感染症

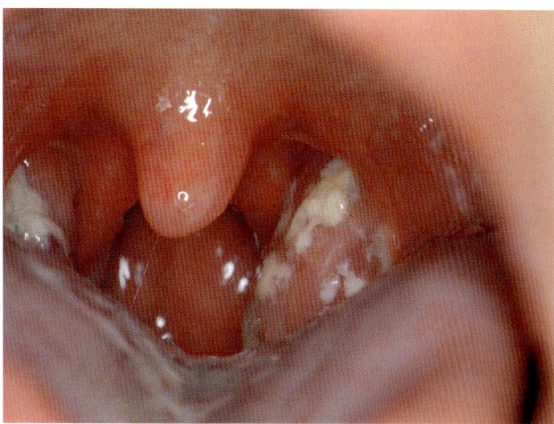

EBウイルス感染症

図2 ウイルス性扁桃炎の咽頭所見
岩田敏先生（国立病院機構東京医療センター小児科）提供

きは，溶連菌感染症の可能性が高く，咽頭培養または迅速診断検査を行う。

治療／救急処置

リウマチ熱の予防という観点からは，受診当日からの抗菌薬療法は必ずしも必要ではない（第9病日までに開始すればよいとされる）が，抗菌薬療法開始による臨床症状の改善，周囲への感染性の低下が期待できることから，早期からの治療が望ましい。

治療として，アメリカ小児科学会，アメリカ心臓協会は，ペニシリンV（PCV）を10日間内服することを推奨している。日本では，PCVが販売中止となっているため，ベンジルペニシリンベンザチン（バイシリンG®）3～5万U/kg/日（上限150万単位），分2～3，10日間，または，フェネチシリンカリウム（シンセペン錠®）4～6万U/kg/日（上限200万単位），分3～4，10日間が第1選択薬となる。

βラクタム薬に対してアレルギーのある場合は，エリスロマイシン30～50 mg/kg/日，分3，10日間が第2選択薬となる。セフェム系抗菌薬も効果があるが，肺炎球菌などの耐性化を誘導しやすいので，その使用はできるだけひかえることが重要である。

通常，治療開始後24時間以内に解熱する。解熱しない場合は，服薬が不十分であるか，または溶連菌保菌者がウイルス感染に罹患したことが多い。

謝辞

溶連菌感染症の写真をご提供くださった，国立病院機構東京医療センター小児科の岩田敏先生に深謝いたします。

参考文献

1 多田有希，岡部信彦：A群溶血性レンサ球菌咽頭炎（http://idsc.nih.go.jp/idwr/kansen/k03/k03-37/k03_37.html）
2 America Academy of Pediatrics：Group A Streptococcal Infections. RED BOOK, 27th ed, p610-620, 2006
3 草刈章，武内一ほか：小児上気道炎および関連疾患に対する抗菌薬使用ガイドライン．外来小児科 8：150-154，2005

13 急性中耳炎

[著] 大宜見 力

原因

中耳炎は，鼓膜炎，急性中耳炎（acute otitis media：AOM），滲出性中耳炎に分類される。本稿では救急外来でよくみられるAOMについて主に述べる。

AOMは幼小児期における代表的な感染症であり，生後3歳までに約70%の児が少なくとも1回は罹患する。AOMは耳管を介して鼻咽腔の細菌が中耳に感染し，発熱・耳痛・鼓膜の発赤や膨隆をきたす疾患であり，肺炎球菌，インフルエンザ桿菌，モラキセラが3大起炎菌である。

中耳腔貯留液から細菌が検出されなかったり，ウイルスが検出されたりすることもあるが，その鑑別は困難であり，臨床的意義も確立されていない。

臨床症状

耳痛や発熱など急性炎症症状があればAOM，急性症状がなく難聴や耳閉感のみを訴えれば滲出性中耳炎が疑われる。

耳痛は上気道炎に引き続き出現することが多く，耳介を引っ張ったり押したりしても増強しない。また乳幼児では耳をよく触ったり不機嫌になったりす

表1 急性中耳炎の診断基準

1）**急性発症の症状・所見**
　最近の急性発症の，中耳の炎症や中耳腔貯留液を示す症状・所見
2）**中耳貯留液の存在**
　●鼓膜の膨隆
　●鼓膜の可動不良あるいは無動
　●鼓膜に水面形成像
　●耳漏
3）**中耳の炎症を示す症状・所見**
　●鼓膜の明確な発赤
　●明確な耳漏（活動や睡眠が障害される不快感）

急性中耳炎の診断には上記3つの条件が必要

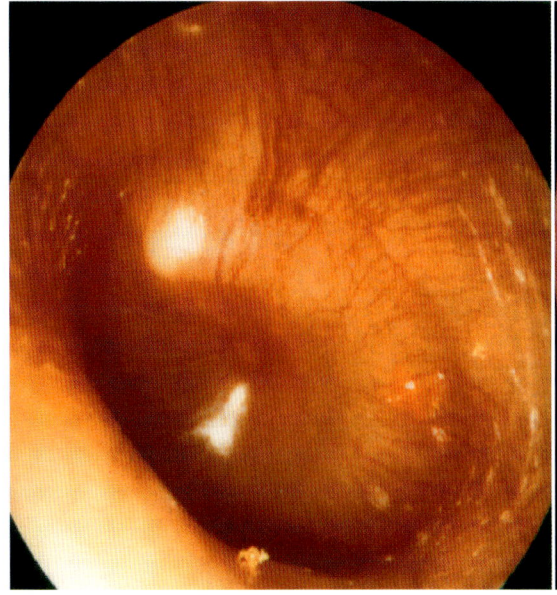

鼓膜の発赤，膨隆 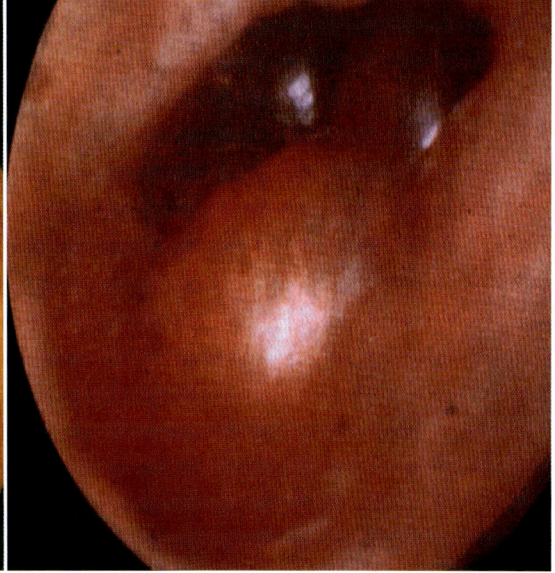　　　　　　　　　　　鼓膜の発赤，水面形成像

図1　急性中耳炎の鼓膜所見
坂田英明先生（目白大学クリニック院長）提供

4章 感染症

表2 小児の急性中耳炎の初期治療選択の判定基準（抗菌薬 or 経過観察）

年齢	診断確定	診断不確定
6カ月未満	抗菌薬投与	抗菌薬投与
6カ月～2歳	抗菌薬投与	重症→抗菌薬投与 非重症→経過観察（オプション）*
2歳以上	重症→抗菌薬投与 非重症→経過観察（オプション）*	重症・非重症→経過観察（オプション）*

- 急性中耳炎の確定：①急性発症，②中耳腔貯留液の証明，③中耳の炎症の症状・所見．以上3つすべて満たした場合
- 経過観察（オプション）*：フォローアップが適切に行われ，症状が持続・悪化時には抗菌薬が投与できるという体制で選択される
- 重症：中等度～重度の耳痛，39℃以上の発熱
- 非重症：軽度の耳痛，過去24時間の最高体温が39℃未満

ることもある．ただしAOMにおいて耳漏や耳痛は特異性があるが，発熱は非特異的である．

診断の進め方

表1にAOMの診断基準を示すが，その診断には鼓膜の評価が必要であり，小児は発熱・号泣するだけでも鼓膜の発赤を認めることもあり，注意を要する．図1にAOMの典型的な鼓膜所見を示す．

治療／救急処置

表2に2004年にアメリカ小児科学会・アメリカ家庭医療学会から発表されたAOMの診断治療ガイドラインから抜粋した，小児のAOMの初期治療選択の判定基準を示す．

反復性でないAOMは抗菌薬の投与がなくてもその約8割は自然軽快し，抗菌薬の使用によりその治癒率は約95％となるとされ，その臨床効果は必ずしも高くはない．年齢ごとに対応が分かれているのは，年少児，特に2歳未満では細菌感染に対する免疫学的未熟性から，予後が悪く合併症を起こしやすいためである．

ただし，オランダのガイドラインでは初診時からの抗菌薬投与は低年齢でも行わず，2～3日は対症療法のみによる経過観察としており，抗菌薬の適応基準はより厳格である．オランダはこのガイドラインにより，AOMへの抗菌薬処方率を3割程度に抑え，耐性菌の割合を低い水準に保っている．AOMの自然治癒率の高さと抗菌薬適性使用の観点からは，表2の抗菌薬適応基準も比較的ゆるいと考えられる．

初期治療で抗菌薬を投与せず経過観察した場合も，抗菌薬を投与した場合も，48～72時間で効果判定し改善の得られないときは抗菌薬の投与あるいは変更を考慮する．

図2に抗菌薬の選択を示す．第1選択薬は組織移行性，スペクトラムの狭さ，安価を考慮し，①のアモキシシリン（AMPC）が第1選択薬となる．初期治療でも重症例や初期治療が無効な例では，②の抗菌薬から選択するが，それでも無効な場合，起炎菌の薬剤感受性，重症度を勘案し，②の抗菌薬のなかから選びなおしてもよい．このときには近年問題となっている耐性肺炎球菌にはペニシリン系，βラクタマーゼ非産生アンピシリン耐性インフルエンザ桿菌に対してはセフジトレンピボキシル（CDTR-PI）の有効性が高いことを考慮する．またこれらの経口薬で改善を認めない場合，セフトリアキソン（CTRX）あるいはセフォタキシム（CTX）の静注が

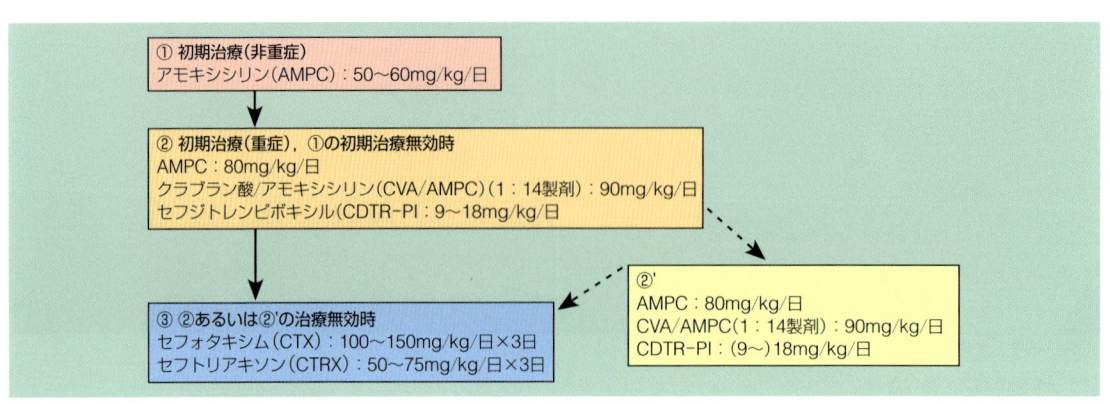

```
① 初期治療（非重症）
   アモキシシリン（AMPC）：50～60mg/kg/日
        ↓
② 初期治療（重症），①の初期治療無効時
   AMPC：80mg/kg/日
   クラブラン酸/アモキシシリン（CVA/AMPC）（1：14製剤）：90mg/kg/日
   セフジトレンピボキシル（CDTR-PI：9～18mg/kg/日
        ↓                          ↘
③ ②あるいは②'の治療無効時           ②'
   セフォタキシム（CTX）：100～150mg/kg/日×3日   AMPC：80mg/kg/日
   セフトリアキソン（CTRX）：50～75mg/kg/日×3日   CVA/AMPC（1：14製剤）：90mg/kg/日
                                                CDTR-PI：（9～）18mg/kg/日
```

図2 急性中耳炎における抗菌薬の選択

有効である。ただし抗菌薬の高用量については保険診療上の問題が生じる可能性があり，注意を要する。

起炎菌同定のための検体は中耳腔貯留液が望まれるが，全例鼓膜切開をするのは現実的ではない。鼻咽腔培養における肺炎球菌，インフルエンザ菌の陽性的中率，陰性的中率はそれぞれ43〜64％，93〜99％と報告され，参考となりうる。

点耳薬は少なくとも鼓膜穿孔を認めない場合，鼓室内へ薬剤が浸透することはほとんどなく，その抗菌作用は期待できない。

鼓膜切開に関しては，現時点でエビデンスはないが，治療に抵抗する症例や耳痛が強い症例では，排膿と起炎菌同定のため考慮される。

耳痛に対しては，抗菌薬の使用の有無にかかわらず，当初の24時間は疼痛の管理に重きをおくべきであり，日本の現状ではアセトアミノフェンが選択肢となる。また鎮痛に対する抗菌薬の効果は明らかではない。

治療期間は，以前は10日間がスタンダードであったが，最近は短期間でよいとする報告も多い。乳幼児でない非重症例では，5〜7日間の治療が適切である。乳幼児や重症例では10日間の治療が現在も推奨されているが，今後さらに短期間になっていくことも予想される。

AOMでは発症1カ月で40％，3カ月で10〜25％に中耳腔貯留液が存在し，それだけでは抗菌薬の適応とはならないが，3カ月以降も難聴が持続する場合はチューブ挿入などが考慮される。

参考文献

1 American Academy of Pediatrics Subcommittee on Management of acute Otitis media：Diagnosis and management of acute otitis media. Pediatrics 113：1451-1465, 2004

4章 感染症

14 伝染性単核球症

[著] 国富 泰二

原因

90％の症例はエプスタイン・バー（Epstein-Barr：EB）ウイルスの初感染が原因である．日本では3歳頃までにほとんどの小児が初感染し，無症状に経過するが，それ以降に初感染すると伝染性単核球症（infectious mononucleosis）を発症することがある．

感染経路は唾液で，アメリカでは kissing disease ともいわれる．小学生〜大学生まで多く認められる．いったん感染すると，一生潜伏感染し，免疫が低下すると再活性化する．EB ウイルス以外の伝染性単核球症様疾患の原因には，サイトメガロウイルスなどが報告されているが，不明の場合が多い．

臨床症状

倦怠感，急性咽頭炎，リンパ節腫大が3大症状である．

小学校以下の小児では，疲労，倦怠感は訴えないが，年長児ではこれらの症状に続いて，咽頭痛と発熱が徐々に悪化し受診する．診察時，全身のリンパ節腫大（症例の90％）が認められ，脾腫（症例の50％），肝腫（症例の10％）も認められる．リンパ節の腫大は，頸部で好発し，鼠径部には少ない（図1）．

咽頭痛が認められると，扁桃に発赤と腫大がみられ，急性扁桃炎を発症している．急性扁桃炎は溶連菌によるものと区別できないこともある．硬口蓋と軟口蓋の移行部に出血斑を認めることが多い．痛みのために食べられないこともある．発疹は斑状丘疹で，患者の約10％に認められる．アンピシリンあるいはアモキシリンを投与すると発疹が高頻度に出現するので，投与してはならない．急性期には眼瞼に浮腫が認められることがある．

診断の進め方

急性扁桃炎に全身性のリンパ節腫大を認めれば伝染性単核球症を診断することは比較的容易である．白血球数と分類，肝機能検査をすれば，診断は比較的簡単である．

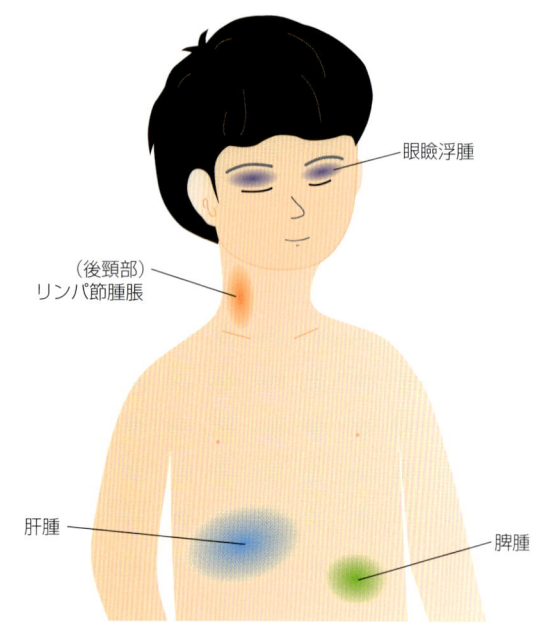

図1 伝染性単核球症の臨床像
（眼瞼浮腫，（後頸部）リンパ節腫脹，肝腫，脾腫）

ルーチンの検査では，10,000〜20,000/μL の白血球増多が認められ，その60％はリンパ球が占める．異型リンパ球は全リンパ球の20〜40％を占めるのが特徴である．この異型リンパ球は CD8$^+$ T リンパ球で，EB ウイルス感染 B リンパ球に対する，サプレッサー T 細胞としても細胞障害性細胞としても作用する．

急性期には肝機能障害を伴うことが多いが，黄疸は認めない．アスパラギン酸アミノトランスフェラーゼ（AST），アラニンアミノトランスフェラーゼ（ALT）は 200〜300 IU/L，乳酸デヒドロゲナーゼ（LDH）は 500〜1,000 IU/L くらいまでの上昇を認めるが，AST や ALT よりも LDH が高い傾向にある．

EB ウイルス特異抗体検査が診断には最も重要である．EB ウイルスの初感染か既感染かの判別も可能で最も有用な検査法であるが，結果がわかるまでに1週間を要する点が臨床ではやや不満なところである．図2に示すように，伝染性単核球症の典型

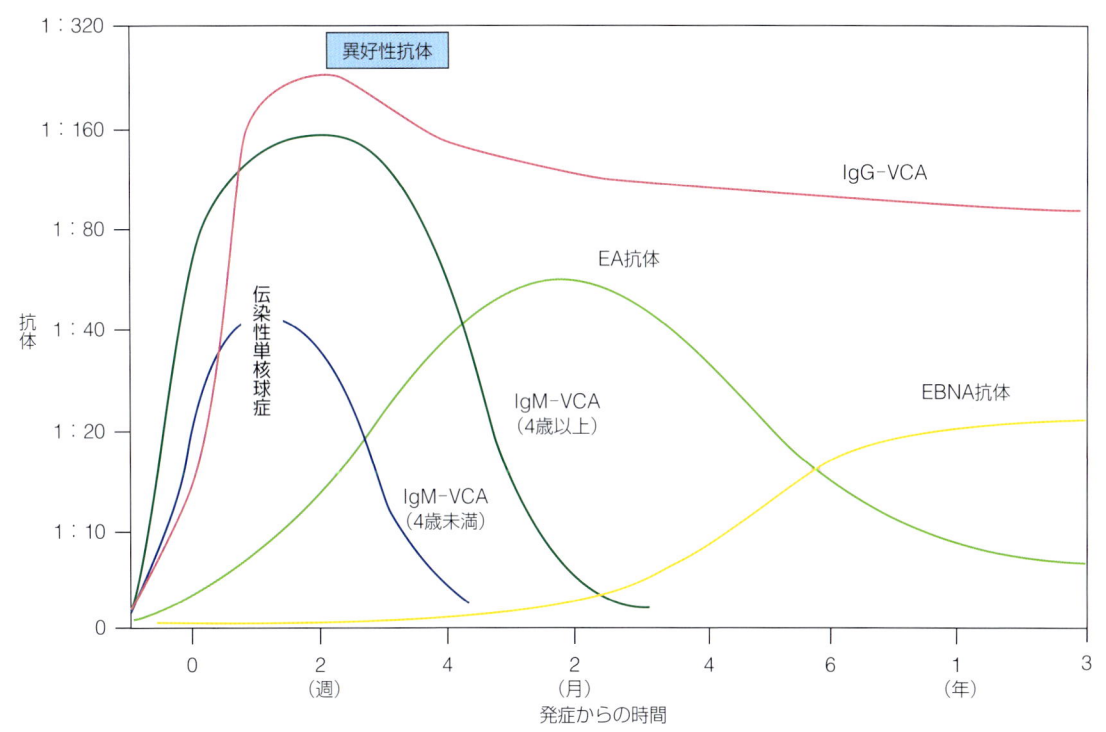

図2 伝染性単核球症の患者にみられる，種々のEBウイルス抗原に対する抗体の発現
(文献1を改変)

例ではEBNA抗体は陰性であるにもかかわらず，EA抗体は陽性，IgM-VCA抗体も陽性，IgG-VCA抗体は陰性〜陽性である．既感染では，EBNA抗体が陽性となるのが特徴である．異好性抗体試験であるポール-バンネル(Paul-Bunnell)試験も，伝染性単核球症で特異的に陽性である(図2)．

治療／救急処置

伝染性単核球症に特異的な治療法はないが，発熱し，食べられず，ASTが100 IU/L以上の間は入院するのがよい．細菌感染があれば，抗生剤を投与する．日本では，肝機能障害に対しては強ミノCを静注しているようである．

合併症の治療には，2週間以内の副腎皮質ホルモンの投与が有効なことがある．適応症は，初期の気道閉塞，出血に伴う血小板減少症，自己免疫性溶血性貧血，けいれん，髄膜炎などである．プレドニソロン1 mg/kg/日(60 mg/日を上限とする)を7日間投与し，次の7日間で減量するというものである．

救急処置としては，脾臓皮膜下出血や脾破裂がある．罹患後から7〜14日に多く，緊急手術を要する．扁桃炎に伴う急性閉塞性呼吸困難の場合には，気管内挿管を必要とすることもある．急性期に溶血性貧血や，血球貪食症候群を合併し，輸血，副腎皮質ホルモンを投与しても改善せず，骨髄移植を必要とすることもある．

急性期に合併症が起こらなければ2〜4週間で回復する．

参考文献

1 金兼弘和, 宮脇利男：Epstein-Barrウイルス．ネルソン小児科学 原著第17版, 衛藤義勝監修, 五十嵐隆ほか編, p1088-1092, エンゼビア・ジャパン, 2005

15 伝染性膿痂疹

[著] 多田　譲治

原因

伝染性膿痂疹（impetigo contagiosa）は，黄色ブドウ球菌あるいはレンサ球菌が表皮に感染し，紅斑とともに水疱・膿疱・びらん・痂皮を形成する限局性化膿性疾患である[1,2]。

臨床的に水疱性膿痂疹と非水疱性膿痂疹（痂皮性膿痂疹）に分けられる。

水疱性膿痂疹

黄色ブドウ球菌の感染により，その産生する表皮剝奪素（exfoliative toxin：ET）によって表皮顆粒層レベルで水疱が形成される。コアグラーゼⅤ型（ファージⅡ群71型）とコアグラーゼⅠ型（ファージⅠ・Ⅲ混合群）黄色ブドウ球菌が多く，Ⅴ型は主にETAを，Ⅰ型は主にETBを産生する。

日本の水疱性膿痂疹は，ETA産生黄色ブドウ球菌による場合がやや多い。

痂皮性膿痂疹

A群β溶血性レンサ球菌（化膿レンサ球菌）によることが多い（黄色ブドウ球菌との混合感染も少なくない）が，その外毒素のいずれが関与しているかはなお明らかでない。

表1　伝染性膿痂疹

臨床型	起炎菌	臨床的特徴	治療 第1選択薬	治療 第2選択薬	備考
水疱性膿痂疹	・黄色ブドウ球菌（表皮剝脱素AまたはB）	・幼小児期，夏季に多い ・疱膜の薄い水疱・びらん・痂皮 ・全身症状なし	・第三世代経口セファロスポリン系薬 ・βラクタマーゼ阻害薬配合ペニシリン系薬 ・ペネム系薬	・ニューマクロライド系薬 ・ニューキノロン系薬	・MRSAではセフェム系薬＋ホスホマイシン，起炎菌の感受性を考慮
痂皮性膿痂疹	・化膿レンサ球菌（黄色ブドウ球菌との混合感染）	・年齢・季節を問わない ・炎症の強い膿疱，厚い痂皮 ・発熱など全身症状	・ペニシリン系薬 ・第三世代経口セファロスポリン系薬 ・ペネム系薬	・ニューマクロライド系薬 ・ニューキノロン系薬	・腎炎の合併に注意
手(足)部水疱性膿皮症	・黄色ブドウ球菌，または化膿レンサ球菌	・主に掌蹠に限局した水疱・びらん・痂皮	・第三世代経口セファロスポリン系薬 ・βラクタマーゼ阻害薬配合ペニシリン系薬 ・ペネム系薬	・ニューマクロライド系薬 ・ニューキノロン系薬	
blistering distal dactylitis	・黄色ブドウ球菌，または化膿レンサ球菌	・指尖・指腹(趾尖・趾腹)に限局した水疱・びらん・痂皮	・第三世代経口セファロスポリン系薬 ・βラクタマーゼ阻害薬配合ペニシリン系薬 ・ペネム系薬	・ニューマクロライド系薬 ・ニューキノロン系薬	

15 伝染性膿痂疹

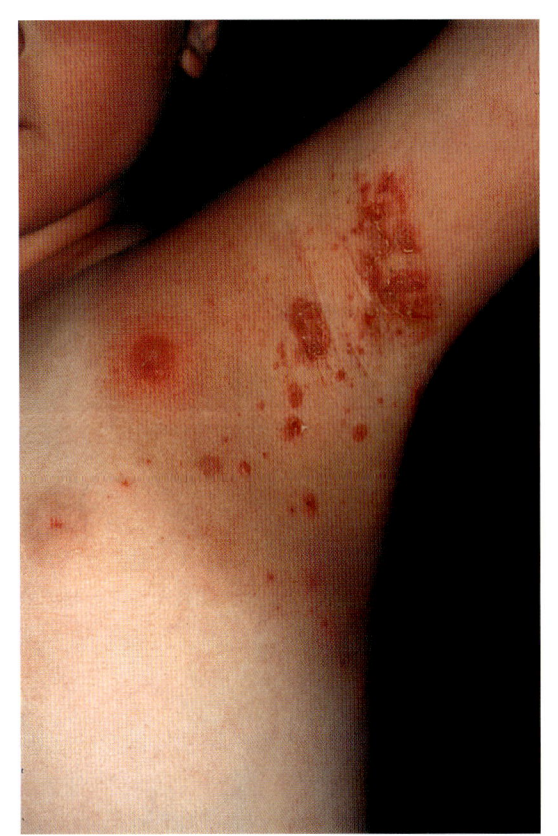

図1 水疱性膿痂疹 左腋窩(8歳，女児)
貨幣大までの痂皮をつけるびらんと水疱が混在する

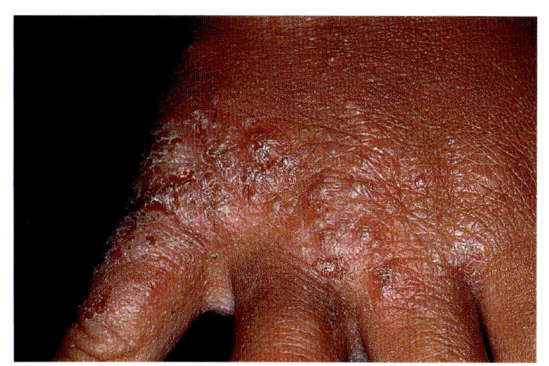

図2 痂皮性膿痂疹 右手背(3歳，男児)
小膿疱・痂皮・びらんが混在し，潮紅が強い

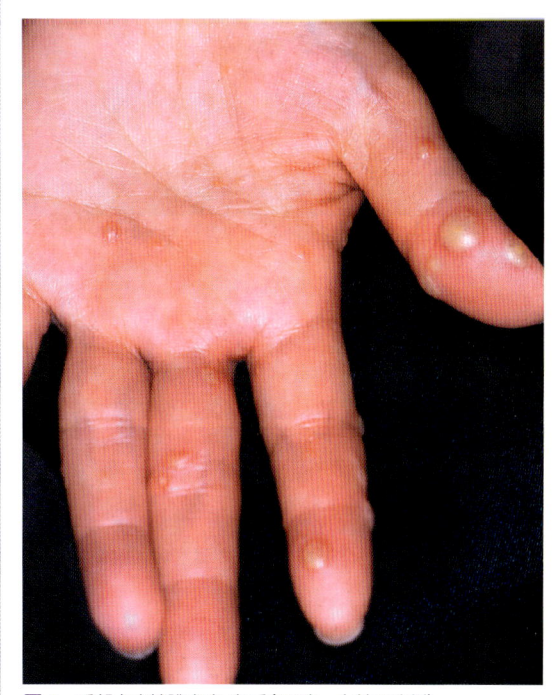

図3 手部水疱性膿皮症 左手(57歳，女性の症例)
大小の水疱・膿疱が散在する

A群以外にB，C，あるいはG群による場合もある。

臨床症状

臨床的に，①水疱性膿痂疹(impetigo bullosa)，②痂皮性膿痂疹(impetigo crutosa)，③手(足)部水疱性膿皮症(pyoderma bullosa manuum〈pedis〉)，④blistering distal dactylitis に分類される(表1)。

水疱性膿痂疹

乳幼児に多く，夏季に発症しやすい。虫刺され・湿疹の掻破部位や小外傷部に疱膜の薄い弛緩性水疱を生じ，淡い紅斑を伴う(図1)。

水疱は容易に破れてびらんとなるが，辺縁を縁取るように水疱が拡大する。遠隔部位にも新生病変が増加して，いわゆる「飛び火」していく。軽いかゆみを伴うが全身症状はない。湿疹病変に合併するとかゆみが強い。

痂皮性膿痂疹

年齢や季節に関係なく発症する。顔面や手など局所の小水疱や膿疱ではじまり，滲出液は厚い黄色痂皮へと急速に変化して，これらが一気に多発する(図2)。

身体の一部に多発する場合と全身に汎発する場合がある。病変部では初期から炎症症状が強く，発熱・咽頭痛・所属リンパ節腫脹など全身症状を伴うのが定型例である。近年アトピー性皮膚炎患者での発症が目立つ。

手(足)部水疱性膿皮症

手足では角層が厚いので，水疱蓋がしっかりした大きな緊満性水疱・膿疱となる(図3)。

145

4章 感染症

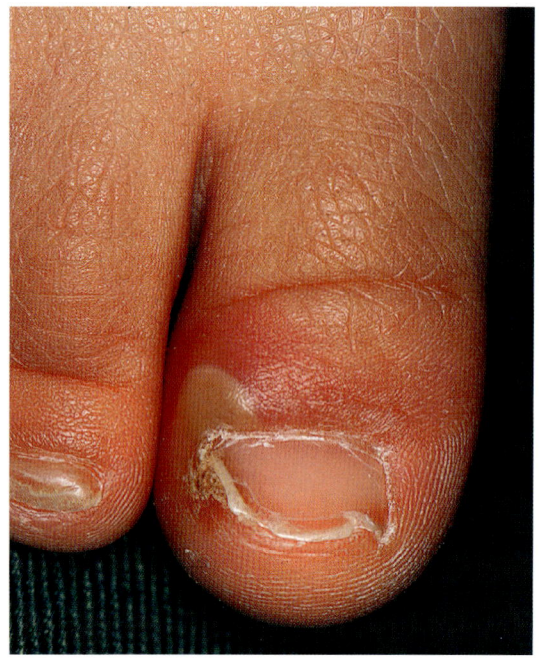

図4 blistering distal dactylitis 右1趾（1歳，男児）
爪郭部に紅暈を伴う水疱を認める

いずれの年代にもみられ，季節的偏りも少ない。黄色ブドウ球菌・化膿レンサ球菌のいずれによっても生じるが，化膿レンサ球菌性では全身症状を伴うことが多い。

blistering distal dactylitis

水疱・膿疱が指（趾）尖部や指（趾）腹部に限局したものを指し，単発，時に多発する（図4）。

診断の進め方

天疱瘡（特に落葉状および紅斑性），類天疱瘡，水痘，カポジ水痘様発疹症，虫刺症，熱傷，角層下膿疱症，先天性表皮水疱症，単純性疱疹，接触皮膚炎，掌蹠膿疱症，スティーブンス-ジョンソン（Stevens-Johnson）症候群，皮膚カンジダ症，疥癬などとの鑑別が必要な場合がある。

破れていない水疱あるいは膿疱を無菌的に穿刺して培養するが，内容液の塗抹・グラム染色所見は原因菌を判断する際に参考となる。レンサ球菌性では，白血球増多，C反応性蛋白（CRP）陽性となり，抗ストレプトリジン-O（ASO）・抗ストレプトキナーゼ（ASK）も上昇することがある。

治療／救急処置

原則として抗菌薬の内服を行う[3,4]。

水疱性膿痂疹

第三世代経口セファロスポリン系薬（セフゾン®，メイアクトMS®，バナン®，フロモックス®），βラクタマーゼ阻害薬配合ペニシリン系薬（クラバモックス®，ユナシン®），ペネム系薬（ファロム®）から選択する。

薬剤アレルギーなどで第1選択薬が使えない場合は，ニューマクロライド系薬（クラリス®）を選ぶ。

痂皮性膿痂疹

ペニシリン系薬を第1選択薬とするが，黄色ブドウ球菌との混合感染を考慮すれば水疱性膿痂疹の治療薬と同じである。メチシリン耐性黄色ブドウ球菌（MRSA）の場合にはβラクタム薬とホスホマイシンを併用するが，培養後の感受性を参考にして抗菌薬を選択する。ミノサイクリンやニューキノロン系薬は患者の年齢を考慮して選択する。レンサ球菌性の場合には，糸球体腎炎の併発予防の観点から，軽快後さらに約10日間の内服を続ける。

病変局所はシャワー浴などで十分に洗浄する。滲出液・痂皮が多い部はフシジンレオ®軟膏とゲンタシン®軟膏を併用し，さらに亜鉛化単軟膏を重層して包帯する。病変部にかゆみが強い場合には，抗生物質軟膏に代えてステロイド軟膏を外用する。乾燥して痂皮がとれるまで治療を続ける。

参考文献

1 多田譲治：伝染性膿痂疹，ブドウ球菌性熱傷様皮膚症候群．MB Derma 93：79-84，2004
2 多田譲治：細菌性皮膚疾患（一般細菌・抗酸菌）．図解皮膚科学テキスト，石川治，宮地良樹編，p187-199，中外医学社，2003
3 多田譲治：伝染性膿痂疹（とびひ）．今日の小児治療指針 第14版，大関武彦，古川漸ほか編，p628-629，医学書院，2006
4 多田譲治：伝染性膿痂疹．疾患別最新処方 改訂4版，矢崎義雄，菅野健太郎監修，p774-777，メジカルビュー社，2005

5章

アレルギー

1 気管支喘息 148
2 食物アレルギー 152
3 蕁麻疹 156
4 薬物アレルギー，アナフィラキシー 160
5 接触皮膚炎 165

1 気管支喘息

[著] 向山 徳子

原因

　気道過敏性を持つ気管支喘息（bronchial asthma）患者の気管支は，種々の要因により敏感に反応し，喘息発作へと進展する。急性喘息発作時の気道狭窄に関与する病態としては，気管支平滑筋の収縮，気道粘膜浮腫，気道分泌物増加などがあげられる。これらの作用により気管支内腔の狭窄がもたらされ，換気が障害される。

　喘息発作の誘因としては，アレルゲン，ウイルス感染，大気汚染，運動，気象，情動ストレスなど様々なものがあげられる。

臨床症状

　典型的な喘息発作の症状は，笛声喘鳴を伴う呼吸困難である。喘息発作時の呼吸困難は呼気性が主体であるが，症状が進んでくると，吸気性呼吸困難も合併してくる。

　年長時においてこれらの症状を把握することは比較的容易であるが，乳児においては呼吸困難を自覚的に訴えることができないため，発作程度を他覚的所見から判断する。咳嗽が強い，機嫌が悪い，嘔吐，

表1　発作程度の判定基準[1]

		小発作	中発作	大発作	呼吸不全
呼吸の状態	喘鳴	軽度	明らか	著明	減少または消失
	陥没呼吸	なし〜軽度	明らか	著明	著明
	呼気延長	なし	あり	明らか*	著明
	起坐呼吸	横になれる	座位を好む	前かがみになる	
	チアノーゼ	なし	なし	可能性あり	あり
	呼吸数	軽度増加	増加	増加	不定
覚醒時における小児の正常呼吸数の目安			<2カ月　<60/分 2〜12カ月　<50/分 1〜5歳　<40/分 6〜8歳　<30/分		
呼吸困難感	安静時	なし	あり	著明	著明
	歩行時	急ぐと苦しい	歩行時著明	歩行困難	歩行不能
生活の状態	話し方	一文区切り	句で区切る	一語区切り	不能
	食事の仕方	ほぼ普通	やや困難	困難	不能
	睡眠	眠れる	時々目を覚ます	障害される	
意識障害	興奮状況	正	やや興奮	興奮	錯乱
	意識低下	なし	なし	ややあり	あり
PEF	（吸入前）	>60%	30〜60%	<30%	測定不能
	（吸入後）	>80%	50〜80%	<50%	測定不能
SpO_2	（大気中）	≧96%	92〜95%	≦91%	<91%
$Paco_2$		<41 mmHg	<41 mmHg	41〜60 mmHg	>60 mmHg

判定のためにいくつかのパラメーターがあるが，全部を満足する必要はない
*多呼吸のときには判定しにくいが，大発作時には呼気相は吸気相の2倍以上延長している
注：発作程度が強くなると，乳児では肩呼吸ではなくシーソー呼吸を呈するようになる。呼気，吸気時に胸部と腹部の膨らみと陥没がシーソーのように逆の動きになるが，意識的に腹式呼吸を行っている場合はこれに該当しない

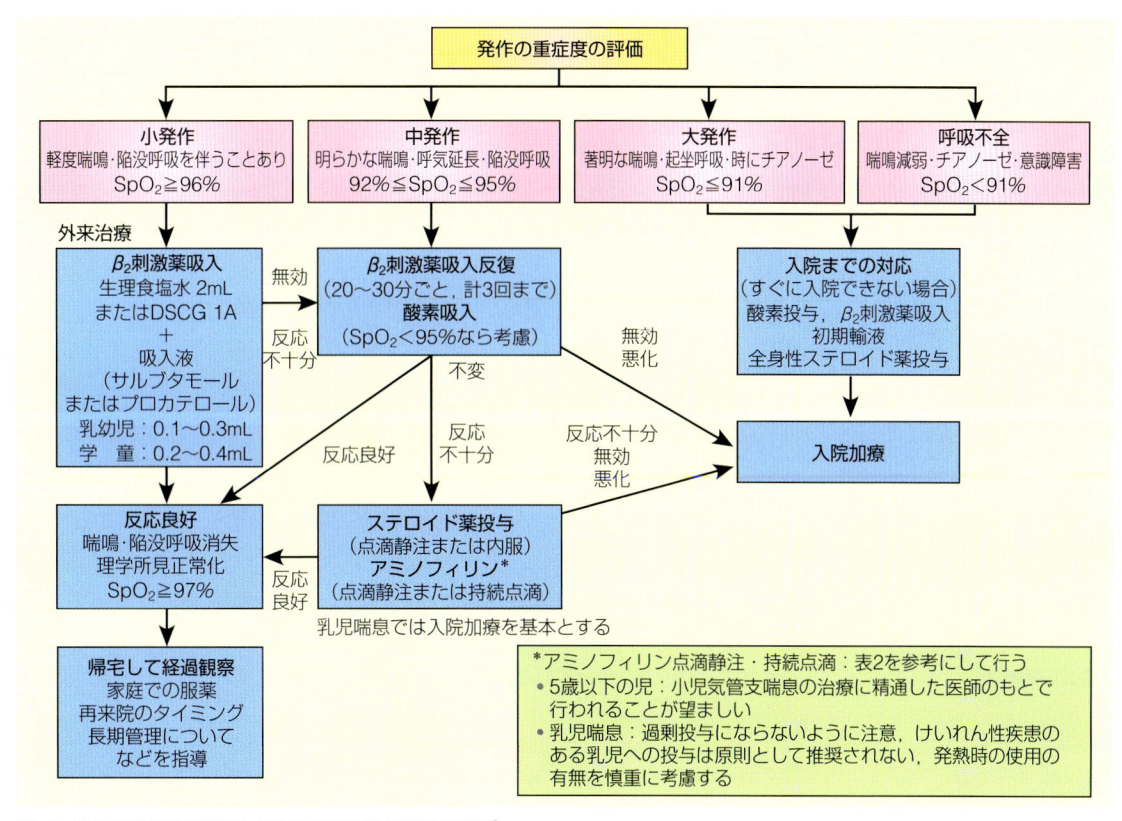

図1 発作の重症度の評価と外来における救急処置の手順[2]

泣き叫ぶ，母親が抱いていないと夜間も眠れないなどは，重症発作時の症状として重要である．

診断の進め方

喘息発作の程度の診断は，発作時の救急処置を行ううえで重要である．発作程度は小・中・大発作と呼吸不全の4段階に分類される．

呼吸状態の判断は，喘鳴の程度，陥没呼吸の程度，起坐呼吸やチアノーゼの有無，呼吸数などの項目の把握によって行われる．生活状態は，動作，会話，食欲，睡眠などの障害の程度で判断する．

喘鳴の程度は，一般的には発作が強くなるにつれ大きくなるが，重症発作では呼吸音減弱に伴い，喘鳴の程度が小さくなることがあるので注意する．また乳幼児においては，発作が強くなるにつれ頻呼吸となる．

パルスオキシメーターによる酸素飽和度(SpO_2)やピークフローメーターによる最大呼気流量（ピークフロー値）は，発作程度の判定基準として参考になる（表1）．

治療／救急処置

喘息発作時の救急対応に際しては，まず発作の程度を評価し，治療にあたる．図1に発作の重症度の評価と外来における救急処置の手順を示す．

小発作

喘鳴を軽度聴取し，呼吸困難感も軽度である．日常生活に大きな支障はないが，軽度に陥没呼吸を認めることもある．SpO_2は96%以上である．

まずβ_2刺激薬の吸入を行う．ジェットネブライザーを用いた吸入が望ましい．サルブタモール，またはプロカテロール吸入液0.1〜0.4 mLを生理食塩水2 mLあるいはDSCG（クロモグリク酸ナトリウム）1 A（2 mL）に混ぜて吸入する．学童以上であれば，家庭あるいは外出先などで定量噴霧式吸入器を用いた吸入でもよい．

小発作の状態であれば，1回の吸入にて症状は軽快することが多いが，咳嗽，喘鳴，陥没呼吸が残存する場合には，20〜30分後に再度吸入を行う．その後，症状の改善が認められれば帰宅可能である．

149

表2 急性発作に対する初期投与量[2]

	2歳未満	2〜5歳	6〜15歳
β_2刺激薬 ネブライザー吸入 SpO_2＜95％では酸素とともに	サルブタモールあるいは プロカテロール 0.1〜0.3 mL ＋ 生理食塩水（2 mL）あるいは DSCG（2 mL）		サルブタモールあるいは プロカテロール 0.2〜0.4 mL ＋ 生理食塩水（2 mL）あるいは DSCG（2 mL）
アミノフィリン 30分以上かけて点滴静注	●追加治療として適応に注意 ・前の経口投与なし 　3〜4 mg/kg ・前の経口投与あり 　3〜4 mg/kg を適宜減量		●中発作では追加治療として ・前の経口投与なし 　4〜5 mg/kg ・前の経口投与あり 　3〜4 mg/kg
ステロイド薬静注 10分程度かけてゆっくりと静注, または30分程度かけて点滴静注	ヒドロコルチゾン：5 mg/kg プレドニゾロン：0.5〜1 mg/kg メチルプレドニゾロン：0.5〜1 mg/kg		ヒドロコルチゾン：5〜7 mg/kg プレドニゾロン：1〜1.5 mg/kg メチルプレドニゾロン：1〜1.5 mg/kg
ステロイド薬経口	プレドニゾロン：0.5〜1 mg/kg/日，分2〜3 *プレドニゾロンが内服できない場合，ベタメタゾンシロップあるいは 　デキサメタゾンエリキシル 0.05 mg（0.5 mL）/kg/日，分2		
急速初期輸液	乳児：100〜150 mL/時間，10 kg 以上：200 mL/時間 排尿あるまで		

中発作

中発作の場合，喘鳴，呼吸困難，呼気延長，陥没呼吸が明らかとなる。夜間には時々目を覚まし，日常生活はやや困難となる。SpO_2 が 92〜95％ となる。

β_2刺激薬の吸入を 2〜3 回行っても症状が改善しない場合には，ステロイド薬とアミノフィリンのいずれか，または両者を投与する。ステロイド薬は静脈内投与または内服にて投与する。静脈内投与としては，ヒドロコルチゾン 5〜7 mg/kg（乳児では 5 mg/kg），プレドニゾロンまたはメチルプレドニゾロン 1〜1.5 mg/kg（乳児では 0.5〜1 mg/kg）をゆっくり静注あるいは 30 分程度かけて点滴静注する。内服の場合にはプレドニゾロン（0.5〜1 mg/kg/日，分3），乳幼児においてはベタメタゾンシロップまたはデキサメタゾンエリキシル（0.05 mg〈0.5 mL〉/kg/日，分2）を投与する。

アミノフィリンについては初期投与量を 30 分以上かけて点滴静注し，その後持続点滴を行う。ただし，5 歳以下の児への投与は，小児喘息の治療に精通した医師のもとでの投与，2 歳未満では入院したうえでの投与が望ましい。

SpO_2 95％以下で呼吸困難感が強い場合には，酸素投与を行う。

大発作

大発作の場合，喘鳴，呼吸困難は著明となり，起坐呼吸の状態となり，時にチアノーゼを呈する。日常生活は著しく障害される。SpO_2 は 91％以下となる。

β_2刺激薬を反復吸入，酸素投与，点滴のうえステロイド薬，アミノフィリン投与が必要となる。入院での加療が望ましい。入院後は定期的に β_2刺激薬を吸入し（4〜6 回/日），ステロイド薬を静脈内投与する。

呼吸不全

呼吸不全になると，陥没呼吸，呼気延長，チアノーゼが著明となり，尿便失禁，喘鳴の減弱・消失，意識消失を伴うことがある。通常の大発作に対する治療にもかかわらず，呼吸状態が改善しないときは，動脈血ガス分析を行って呼吸状態を評価する。

ステロイド薬を増量し，イソプロテレノール持続吸入を行う。アシドーシスの補正を行う。それでも呼吸状態が改善しない場合には，気管内挿管のうえ，補助呼吸または人工呼吸が必要となる。

人工呼吸管理の目安としては，十分な酸素を吸入させても動脈血酸素分圧（PaO_2）が 60 mmHg 未満，動脈血炭酸ガス分圧（$PaCO_2$）が 65 mmHg 以上，または 1 時間に 5 mmHg 以上上昇するなどである。

急性発作に対する各種薬物の初期投与量を表2に示す。

救急処置終了後の指導

気管支喘息は急性発作を繰り返し、呼吸困難が急速に悪化することから、救急医療において重要な疾患である。しかし、その病態は慢性炎症性疾患であるため、急性発作の救急処置終了後には、日常生活の指導やその後の長期管理の指導が必要となる。

発作終了時には気道過敏性が持続し、残存するため、激しい運動はひかえ、日常生活における環境整備指導を行う。

長期管理にあたっては重症度を判断し、吸入ステロイド剤やロイコトリエン受容体拮抗薬などの抗アレルギー薬を選択する。継続的な長期管理にあわせて、急性発作出現時のすみやかな対処法や医療機関受診のタイミングなども指導しておく。

参考文献

1 日本小児アレルギー学会(森川昭廣, 西間三馨監修):小児気管支喘息治療・管理ガイドライン 2005, 協和企画, 2005
2 日本小児アレルギー学会(森川昭廣, 西間三馨監修):小児気管支喘息治療・管理ハンドブック 2007, 協和企画, 2007

2 食物アレルギー

[著] 海老澤 元宏

原因

　食物アレルギーとは，「原因食物を摂取したあとに免疫学的機序を介して生体にとって不利益な症状（皮膚，粘膜，消化器，呼吸器，アナフィラキシー反応など）が惹起される現象」をいう．食物アレルギーは「食物による生体に不利益な反応（adverse reactions to food）」に含まれる現象の1つで，その分類を**表1**に示した．

　毒性物質による反応は誰にでも起きうる反応で，非毒性物質による反応はある特定の人に起こる現象である．非毒性物質による反応を大きく分けると，免疫学的機序を介する食物アレルギー（food allergy）と免疫学的機序を介さない食物不耐症（food intolerance）に分類される．

　食物アレルギーの病型分類は，機序（IgE依存型，非依存型，その両者）で分類する場合，臨床症状の出現時間（即時型・遅発型・遅延型），さらに臓器ごとの疾患別に分類する場合があり，単純にまとめにくく複雑である．ここでは日本で頻度の高い食物アレルギーの臨床型分類を示す（**表2**）．

臨床症状

　食物アレルギーの症状は多彩であり，「食物アレルギーの診療の手引き2005」における食物アレルギーによる臨床症状を**表3**に示す．ここでは臨床症状を大きく皮膚粘膜症状，消化器症状，呼吸器症状，全身性症状と分類している．食物アレルギーの症状として最も多いのは皮膚粘膜症状であり，次いで呼吸器症状，消化器症状の順に多い．

　多臓器に出現した場合をアナフィラキシーと呼び，血圧の低下などのショック症状を伴う場合をアナフィラキシーショックという．症状の出現時間は，通常食品摂取後1時間以内のことが多いが，口腔アレルギー症候群や乳幼児の場合には，口腔粘膜での接触蕁麻疹により，口唇・口腔粘膜や近傍の皮膚に紅斑・蕁麻疹などが5分以内に出現することがある．小麦アレルギーによる皮膚症状として紅斑を

表1　食物による不利益な反応の分類

- **毒性物質による反応**（toxic reactions）
  （すべてのヒトに起こる現象）
  ―細菌毒素や自然毒など
- **非毒性物質による反応**（nontoxic reactions）
  （ある特定のヒトに起こる現象）
  ―食物アレルギー反応（food allergy）
  　（免疫学的機序を介する現象）
  　・IgE依存性反応
  　・IgE非依存性反応
  　・その両者が関与する反応
  ―食物不耐症（food intolerance）
  　（免疫学的機序を介さない現象）
  　・薬理活性物質による反応
  　・代謝性疾患（乳糖不耐症など）

呈した幼児の症例を**図1**に示す．

病歴聴取

　食物アレルギーによる症状を疑う場合の病歴聴取のポイントを**表4**にまとめた．小児期において即時型症状の出現により医療機関を受診する頻度が高いのは，0歳代，次いで1歳代であり，特に離乳食開始後にはじめて，あるいは数回摂取した食物などにより症状が惹起されることがある．

　救急の対象となるのは即時型症状が中心となるので，臨床症状の多くは食物摂取後2時間以内に出現した皮膚症状，呼吸器症状，消化器症状，全身性症状である．親が食物アレルギーによる症状と思っていないケースもあるので，感冒などにも罹患しておらず全く健康であった乳幼児が，突然食事後になんらかの症状を呈してきたような場合に，鑑別診断として食物アレルギーも考慮することが必要である．

身体診察

　まず視診により顔貌，皮膚症状，口腔粘膜の状態，陥没呼吸などの努力性呼吸の有無，全身状態をチェックし，触診として脈の触知，末梢冷感の有無を調べ，聴診として喘鳴の有無など呼吸音の状態，腸管の雑音の亢進の有無，さらにバイタルサイン，

2　食物アレルギー

表2　食物アレルギーの臨床型分類[1]

臨床型		発症年齢	頻度の高い食品	耐性の獲得（寛解）	アナフィラキシーショックの可能性	食物アレルギーの機序
新生児消化器症状		新生児期	牛乳（育児用粉乳）	（＋）	（－）	IgE非依存型
食物アレルギーの関与する乳児アトピー性皮膚炎*		乳児期	鶏卵，牛乳，小麦，大豆など	多くは（＋）	（－）～（＋）	主にIgE依存型
即時型症状（蕁麻疹，アナフィラキシーなど）		乳児期～成人期	乳児～幼児：鶏卵，牛乳，小麦，ソバ，魚類など　学童～成人：甲殻類，魚類，小麦，果物類，ソバ，ピーナッツなど	鶏卵，牛乳，小麦，大豆など（＋）その他の多く（－）～（±）	（＋＋）	IgE依存型
特殊型	食物依存性運動誘発アナフィラキシー（FEIAn/FDEIA）	学童期～成人期	小麦，エビ，イカなど	（－）～（±）	（＋＋＋）	IgE依存型
	口腔アレルギー症候群（OAS）	幼児期～成人期	果物・野菜など	（－）～（±）	（±）～（＋）	IgE依存型

*慢性の下痢などの消化器症状，低蛋白血症を合併する例もある．すべての乳児アトピー性皮膚炎に食物が関与しているわけではない

表3　食物アレルギーにより引き起こされる症状[1]

皮膚粘膜症状
　皮膚症状：瘙痒感，蕁麻疹，血管運動性浮腫，発赤，湿疹
　眼症状：結膜充血・浮腫，瘙痒感，流涙，眼瞼浮腫
　口腔咽喉頭症状：口腔・口唇・舌の違和感・腫脹，喉頭絞扼感，喉頭浮腫，嗄声，喉のかゆみ・イガイガ感
消化器症状
　腹痛，悪心，嘔吐，下痢，血便
呼吸器症状
　上気道症状：くしゃみ，鼻汁，鼻閉
　下気道症状：呼吸困難，咳嗽，喘鳴
全身性症状
　アナフィラキシー：多臓器の症状
　アナフィラキシーショック：頻脈，虚脱状態（ぐったり）・意識障害・血圧低下

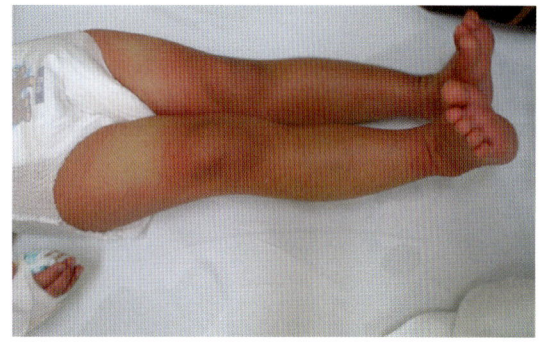

図1　小麦アレルギーによる紅斑

表4　食物アレルギーの問診上のポイント

- 症状と症状出現状況
- 疑われる原因食物を摂取してからの時間経過
- 年齢
- 食物アレルギーの既往歴（アナフィラキシーの有無）
- 食物アレルギーの診断状況
- 気管支喘息の合併の有無
- 症状に対する薬物の使用状況（抗ヒスタミン薬，ステロイド薬内服，エピペン®の使用）
- 食物依存性運動誘発性アナフィラキシーを疑う場合（食事をしてから2時間以内の運動の有無）
- 服薬状況（成人におけるβ遮断薬，非ステロイド性抗炎症薬〈NSAIDs〉）
- 食習慣，環境因子
- 乳児期の栄養方法
- アレルギー性疾患の家族歴

必要なら血圧のチェックを行う．

診断の進め方

　原因のところで述べたように食物アレルギーを疑う場合には，まず食物による生体に不利益な反応のなかで他の疾患を除外診断する必要がある．過去に食物アレルギーの診断がなされていて該当の食品を摂取しての症状であれば診断は比較的難しくないが，新たに発症したケースではすぐに確定診断でき

5章 アレルギー

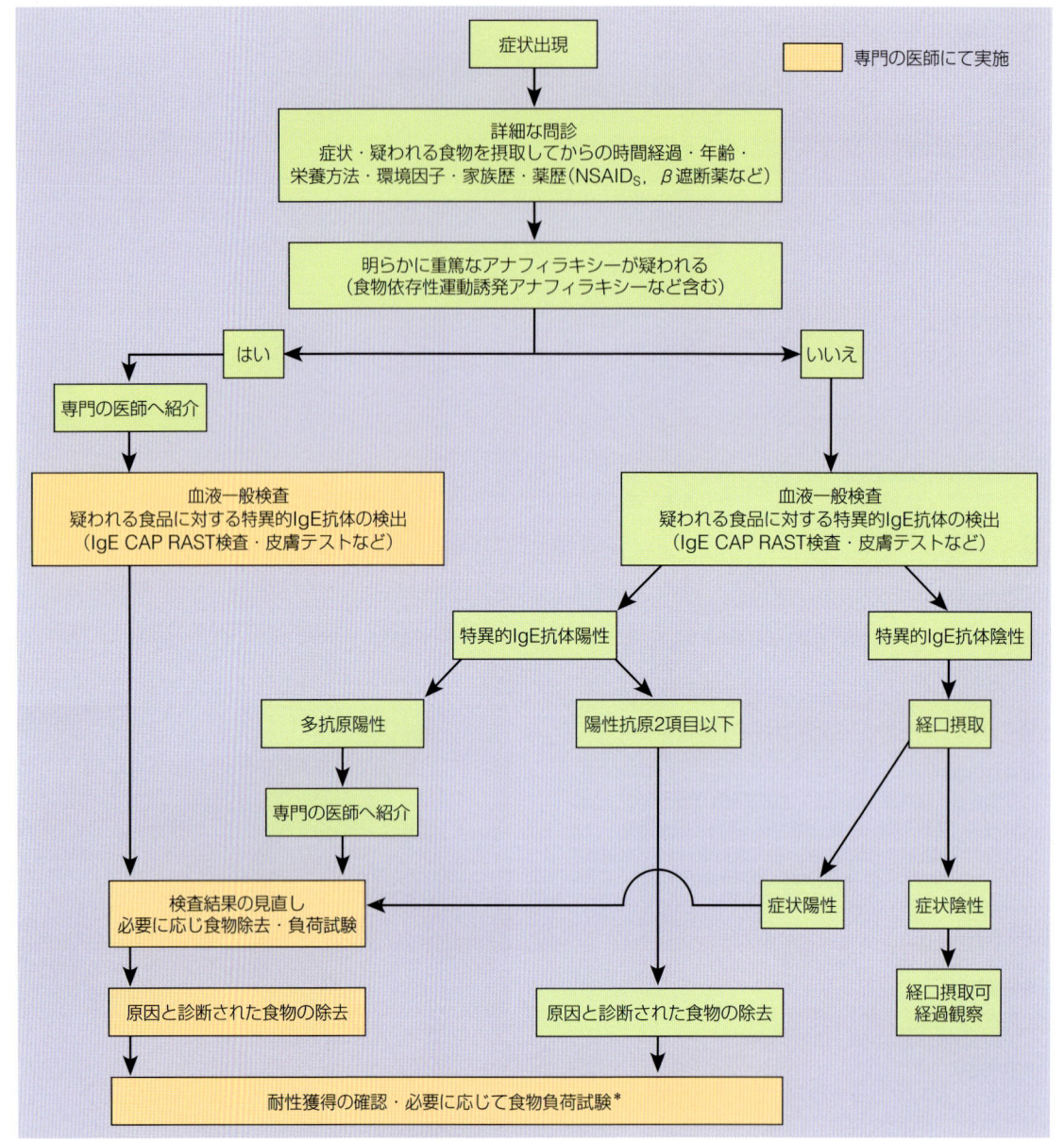

図2 食物アレルギーの診断フローチャート（即時型症状）[1]
*学童期以降発症の即時型症例は一般的に耐性を獲得する頻度は少ない

ないことが多い。

その場合にはまず救急処置としての対症療法を優先し、原因の確定は症状が落ち着いたあと、あるいは日を改めて専門医を紹介し、図2に示すような即時型の食物アレルギーの診断フローチャートに沿って進めていく。その基本方針としては、即時型症状、特にアナフィラキシーを繰り返させないように原因の追及を行うことである。どうしても原因が確定できない場合には、対症療法としてのプレホスピタルケアを行えるように備えたうえで、一方では緊急時の対応を想定して医療機関の受診のタイミングを指導することが重要である。

治療／救急処置

食物アレルギーの救急においてまず行うべきことは重症度の適切な把握である。食物によるアナフィラキシーの重症度分類を表5に示す。即時型の食物アレルギーの治療として皮膚粘膜症状のみであれ

154

2 食物アレルギー

表5 食物によるアナフィラキシーの臨床的重症度[1,4]

グレード	皮膚	消化器	呼吸器	循環器	神経
1	限局性瘙痒感，発赤，蕁麻疹，血管性浮腫	口腔内瘙痒感，違和感，軽度口唇腫脹	—	—	—
2	全身性瘙痒感，発赤，蕁麻疹，血管性浮腫	上記に加え，悪心，嘔吐	鼻閉，くしゃみ	—	活動性変化
3	上記症状	上記に加え，繰り返す嘔吐	鼻汁，明らかな鼻閉，咽頭喉頭の瘙痒感/絞扼感	頻脈（+15/分）	上記に加え，不安
4	上記症状	上記に加え，下痢	嗄声，犬吠様咳嗽，嚥下困難，呼吸困難，喘鳴，チアノーゼ	上記に加え，不整脈，軽度血圧低下	軽度頭痛，死の恐怖感
5	上記症状	上記に加え，腸管機能不全	呼吸停止	重度徐脈，血圧低下，心拍停止	意識消失

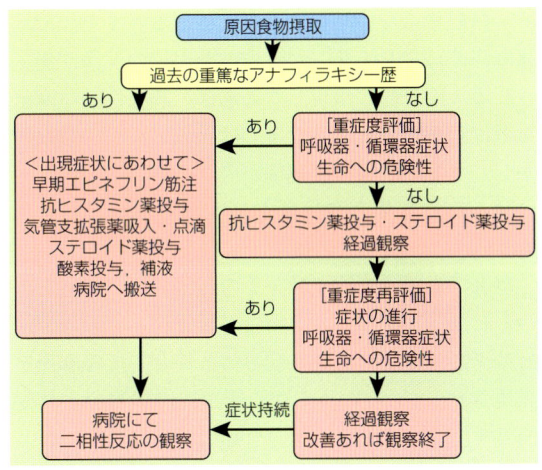

図3 医療機関におけるアナフィラキシー発症時のフローチャート
（文献1を改変）

ば，抗ヒスタミン薬の内服あるいは静注を行う。効果の発現は通常1時間以内に認められる。消化器症状の場合，軽症であれば経過観察をし，繰り返す嘔吐や下痢を伴う場合には静脈路確保のうえ輸液開始液にて経過観察をすることで回復することが多い。

表5においてグレード3，4の喉頭や下気道の呼吸器症状を伴う場合にはアドレナリン（0.1％）（ボスミン®液0.1％）の筋注が適応となる。ショック状態になってから使用するのでは効果の発現がすみやかでないことを肝に銘じておくべきである。1回の使用で効果が得られない場合には15分間隔で繰り返し使用することも可能である。医療機関におけるアナフィラキシーへの対応を図2に示すので参考にしてもらいたい。

2005年よりプレホスピタルケアとしてアドレナリンの自己注射（エピペン®0.3 mg，0.15 mg）が食物アレルギーに対して認可になっており，アナフィラキーの既往のある患者においてはすでに救急外来受診前に使用されているケースもあるので，使用の有無を確認のうえ救急処置に臨むことが大切である。経口あるいは静注ステロイド剤の使用はアナフィラキシー例，喉頭浮腫などの呼吸器症状に対して上記治療に加えて行うことが一般的である。

参考文献

1 食物アレルギー研究会：食物アレルギーの診療の手引き2005（http://foodallergy.jp/manual.pdf）
2 海老澤元宏：食物アレルギーの対応について 厚生労働科学研究班による「食物アレルギーの診療の手引き2005」．アレルギー 55：107-114，2006
3 斎藤博久監修，海老澤元宏編：食物アレルギー 小児アレルギーシリーズ，診断と治療社，2007
4 Sampson HA：Anaphylaxis and emergency treatment. Pediatrics 111：1601-1608，2003

3 蕁麻疹

[著] 有田 昌彦

原因

蕁麻疹（urticaria）は，その発現機序からアレルギー性と非アレルギー性とに大別される。さらに，アレルギー性蕁麻疹の原因は食物アレルゲンと食物以外のアレルゲンに分けられる。

食物アレルゲンとして，乳児では卵白，牛乳，小麦などが多く，幼児期〜学童期では甲殻類，魚介類，ソバ，ピーナッツなどが代表的であるが，あらゆる食物が原因となりうる。食物以外のアレルギー性蕁麻疹ではネコ，イヌなどのペットが代表的である。本稿では，アレルギー性蕁麻疹の救急治療に限定して述べる。

臨床症状

蕁麻疹は，肉眼的には様々な大きさの膨疹と紅斑が特徴で，通常瘙痒を伴う。膨疹は，皮膚真皮血管の拡張によって血液中の血漿成分が漏出したために生じる表皮の局所性膨隆であり，紅斑は表皮毛細血管の拡張によると考えられている。なお，皮膚ないし粘膜の深部に限局性浮腫を生じる蕁麻疹の一型は，血管性浮腫と呼ばれる。

蕁麻疹や血管性浮腫の発現に強く関与しているのは，ヒスタミン（histamine）である。アレルギー性蕁麻疹の発現機序はいくつか存在するが，小児ではほとんどがIgE抗体を介した反応である。皮膚マスト細胞に結合したIgE抗体にアレルゲンが結合することによってマスト細胞内でヒスタミンが合成され，さらにマスト細胞から遊離して血管の拡張と透過性亢進をもたらす。IgE抗体を介した反応は，I型（即時型）アレルギーとも呼ばれ，原因が体内に入った直後から2時間以内に症状が出現する。

診断の進め方

IgE抗体が関与するI型反応では，原因物質の摂取あるいは接触から短時間で症状が発現するので，十分な問診を行うことで診断は容易である。推定されるアレルゲンについて，さらに血清特異的IgE抗体（RAST）やアレルゲン皮膚プリックテスト（SPT）で確認を行う。

しかし，薬物，食品添加物などが原因となっている場合は，よほど詳細な問診を行わないかぎり，原因を特定できない。RASTやSPTは有用でない。

治療／救急処置

図1に，急性蕁麻疹が発現した場合の治療フローチャートを示した。

原因が判明したならば，原因物質の排除を考慮する。摂取まもない場合には嘔吐させる。また，接触蕁麻疹ではアレルゲンが付着した部位の洗浄が優先される。部分的に出現した蕁麻疹，散在性の蕁麻疹などは特別の治療なしで多くは自然に消退する。しかし，全身の皮膚に蕁麻疹が広がった場合，血管性浮腫が高度な場合には薬剤による治療が必要となる。

蕁麻疹の薬物療法では，その発現に強く関与しているヒスタミンに対する薬物が第1選択薬となる。ヒスタミンはヒスタミン受容体と結合して蕁麻疹を発現させるが，このうち血管透過性にはH_1受容体が関与する。したがって，蕁麻疹の抑制には，主としてヒスタミンH_1受容体拮抗薬（H_1拮抗薬）が用いられる。

H_1拮抗薬は第一世代と第二世代に分けられ，第一世代のH_1拮抗薬は抗ヒスタミン薬と呼ばれている。第一世代のH_1拮抗薬は構造的にヒスタミンと類似し，容易に血液脳関門を通過するため，眠気などの中枢神経症状が生じやすく，けいれん閾値の低下も指摘されている。第二世代のH_1拮抗薬の一部は経口抗アレルギー薬としても分類される。第二世代のH_1拮抗薬は脂肪親和性で血液脳関門を通過しにくいために，中枢神経への作用は少ないとされている。急性蕁麻疹に対しては第一世代，第二世代のいずれも使用されるが，注射薬は第一世代のみである。現在使用が可能な第一世代および第二世代H_1拮抗薬を表1に示した。しかし，このなかには小児への適応が認められていないものもあるので留意したい。

3 蕁麻疹

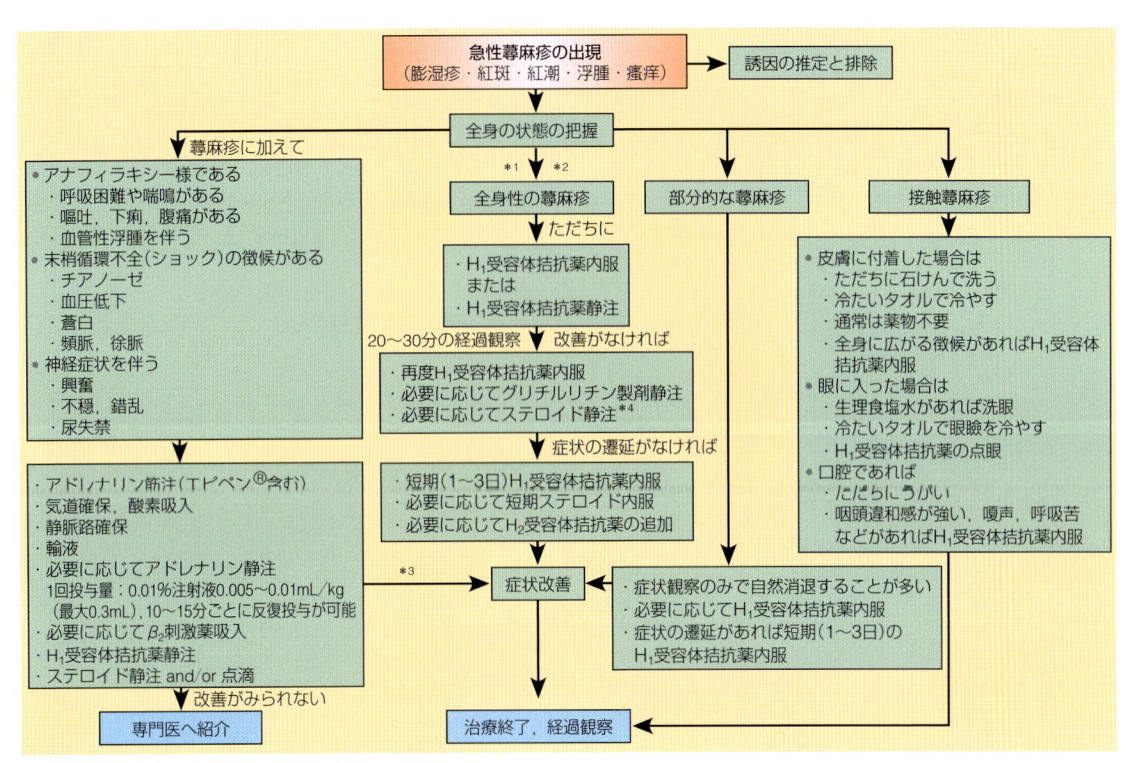

図1 急性蕁麻疹の治療フローチャート

*1：原因接触・摂取から短時間で症状が出現するものほど重篤化に注意
*2：過去にアナフィラキシーなど重篤な症状の既往がある場合は，1ランク早めの対応を行う
*3：アナフィラキシーはいったん改善がみられたあと，2〜3時間後に二相性の症状が出現することがある
*4：ステロイド静注は急性期にはヒドロコルチゾン，メチルプレドニゾロン，プレドニゾロン，遷延が危惧される場合はベータメサゾン，デキサメサゾンを用いる

表1 ヒスタミン H_1 受容体拮抗薬

第一世代ヒスタミン H_1 受容体拮抗薬（抗ヒスタミン薬）			第二世代ヒスタミン H_1 受容体拮抗薬		
薬物名	代表的な商品名	適応	薬物名	代表的な商品名	適応
塩酸ジフェニルピラリン	ハイスタミン	注	エバスチン	エバステル	
塩酸ジフェンヒドラミン	ベナ，レスタミン	注	塩酸アゼラスチン	アゼプチン	児
塩酸シプロヘプタジン	ペリアクチン	児	塩酸エピナスチン	アレジオン	児
塩酸トリプロリジン	ベネン		塩酸オロパタジン	アレロック	
塩酸ヒドロキシジン	アタラックス		塩酸セチリジン	ジルテック	
塩酸プロメタジン	ヒベルナ，ピレチア	注	塩酸フェキソフェナジン	アレグラ	児
塩酸ホモクロルシクリジン	ホモクロミン		オキサトミド	セルテクト	児
酒石酸アリメマジン	アリメジン	児	フマル酸エメダスチン	ダレン，レミカット	
タンニン酸ジフェンヒドラミン	レスタミンA		フマル酸クレマスチン	ザジテン	児
dl-マレイン酸クロルフェニラミン	アレルギン，クロール・トリメトン，ネオレスタミン	児，注	ベシル酸ベポタスチン	タリオン	
			メキタジン	ニポラジン，ゼスラン	児
			ロラタジン	クラリチン	児
d-マレイン酸クロルフェニラミン	ポララミン，ネオラレルミンTR	児，注			
テオクル酸ジフェニルピラリン	アギール，プロコン	注			
パモ酸ヒドロキシジン	アタラックスP	児，注			
フマル酸クレマスチン	タベジール	児			

児：小児適応のあるもの（適応年齢に注意）
注：注射薬があるもの

5章　アレルギー

表2　食物・食品に含まれる血管作動性物質

血管作動性物質	含まれる食物・食品
ヒスタミン	ホウレンソウ，トマト，ナス，トウモロコシ，セロリ，タケノコ，エノキダケ，ジャガイモ，豚肉，牛肉，鳥肉，チーズ，ワインなど
コリン	トマト，ナス，タケノコ，ピーナッツ，ヤマイモ，サトイモ，ソバ，クリなど
セロトニン	トマト，バナナ，パイナップル，キウイ・フルーツなど
ノイリン	塩サケ，冷凍タラ，古くなった青背魚，マカレイなど
トリメチルアミン	甲殻類（イカ，カニ，エビなど），貝類，軟体動物，魚類（サメ，タラ，カレイなど）
チラミン	チーズ，ニシンの塩漬，アボカド，オレンジ，バナナ，トマトなど
フェニルエチルアミン	チョコレート，赤ワイン，チーズなど
トリプタミン	トマト，プラムなど
サリチル酸化合物	マト，キュウリ，ジャガイモ，アーモンド，リンゴ，イチゴなど

表3　過敏症状を呈する主な食品添加物

添加物	化学薬品名	含まれる食品
着色料	食用黄色4号（タートラジン） 食用黄色5号（サンセットイエロー） 食用赤色2号（アマランス） 食用赤色102号（ニューコクシン） （現在は使用を禁止されている）	漬物，福神漬，中華麺，カレー，ゼリー，アメ，清涼飲料水，コーラ，水産加工品，佃煮，ワサビ漬など
発色剤	亜硫酸ナトリウム	食肉製品，食肉ハム，ソーセージなど
漂白剤	亜硫酸ナトリウム，亜硫酸カリウム メタ重硝酸カリウム，亜硫酸ガス	カンピョウ，干しアンズ，干しモモ コンニャク粉，ゼラチン，天然果汁，果実酒，水アメなど
着香料	ケイ皮酸，ベンジルアルコール	多くの食品
酸化防止剤	ジブチルヒドロキシトルエン（BHT） ジブチルヒドロキシアニソール（BHA） ビタミンE	冷凍魚介類，魚介の塩漬，乾燥魚介，油脂，バターなど
保存料	安息香酸，安息香酸ナトリウム パラオキシ安息香酸エステル（パラベン酸） ソルビン酸	キャビア，マーガリン，清涼飲料水，シロップ，醤油，酢，ソース，チーズ，食肉練り製品，ウニの瓶詰など
その他	各種スパイス，プロピレングリコール アルギン酸ナトリウム	ホワイトペッパー，マスタード，生麺，ギョウザやシュウマイの皮など

H_1拮抗薬には，内服薬，注射薬，外用薬などの剤型がある。全身蕁麻疹など緊急を要する場合は，H_1拮抗薬の注射薬を5～20％糖水，または生理食塩水，あるいはグリチルリチン静注製剤で希釈してゆっくりと静注する。内服薬の場合は，服用後効果が現れるまで20～30分を要する。投与20～30分後にまったく効果が認められない場合は，ほかのH_1拮抗薬を再投与する。また，H_1拮抗薬で十分な効果が得られない場合にH_2拮抗薬（シメチジン）の併用を行うと，有効な場合がある。

これらの処置で即時型蕁麻疹のほとんどは2～3時間以内に消失するものが多く，遅くとも24時間以内には消失する。しかし，以上の処置でも改善がなく，蕁麻疹が全身に及ぶ場合にはステロイド薬の

投与を考慮する。なお，外用薬は瘙痒などにある程度の効果はもたらすが，十分な抑制は困難である。

蕁麻疹が生命的危険を及ぼすことはまれである。しかし，即時型アレルギーによるアナフィラキシーでは蕁麻疹が初発症状のことが多く，蕁麻疹からアナフィラキシーへの進展があることに留意しなければならない。アナフィラキシー症状に移行する兆候がみられる場合には，アドレナリンの筋注または静注を行う。同時に点滴静注とステロイド薬の全身投与を行う。即時型アレルギー反応に対してステロイド薬は無効であるが，いったん消失した蕁麻疹が数時間後に再出現する二相性反応が生じることも知られており，このような非即時型反応の出現が懸念される場合にもステロイド薬の全身投与の適応とな

る。

家庭での対応指導

　前述したように，蕁麻疹は皮膚真皮の血管拡張に伴って生じる。従って，皮膚を温める（入浴，日光），発汗，皮膚の掻痒や圧迫は，蕁麻疹を増強させる因子となる。一般的には皮膚を冷却するよう指導する。

　また，鮮度が低下した魚介類・肉類，アクの強い野菜などにはヒスタミン（血管作動性アミノ類）を多く含有するものがあるので，蕁麻疹が多く出現しているときなどは摂取を減らすように指導する（**表2**）。また，食品添加物を多く含むものも蕁麻疹の原因となる場合があるので，食材を選び自家調理に努めるなどの指導も必要であろう（**表3**）。

4 薬物アレルギー, アナフィラキシー

[著] 狩野 博嗣

原因

薬物アレルギー

薬物アレルギー(drug allergy)は, 解熱鎮痛薬, 感冒薬, 胃腸薬, 抗生剤, ワクチンなど様々な薬物の投与に起因する不利益な反応(adverse reaction)のうち, 免疫学的機序が関与するものをいう. 実際には非アレルギー性の機序によるものや機序不明なものも含め, adverse reactions to drugs とほぼ同義語として使用されている.

アナフィラキシー

アナフィラキシー(anaphylaxis)は, アレルギーの原因物質に接触したり, 摂取したりしたあと数分〜数十分以内にアレルギーによる症状が身体の複数の臓器や全身に現れる, 激しい急性(即時型)のアレルギーをいう.

重症の場合には, 呼吸困難や意識障害を引き起こし, ショックにいたることもある. 原因物質は表1のように多岐にわたるが, 小児では食物アレルゲン, 成人では薬剤やハチ毒によることが多いとされている.

臨床症状

薬物アレルギー

症状は多彩で, 全身の各臓器に及ぶ. ①アナフィラキシー, ②発熱, ③血清病, ④呼吸器障害, ⑤造血器障害, ⑥肝障害, ⑦腎障害, ⑧薬疹, などがみられる. Coombs & Gell 分類に従えば, 表2のように分類される.

アナフィラキシー

口内や喉頭の違和感, 掻痒あるいは狭窄感, 胸部不快感, 嘔気, 尿意, 便意などの前駆症状に続いて, 皮膚粘膜症状が現れる. 広範囲の皮膚所見, 喘鳴, 呼吸困難や虚脱感, 顔面蒼白を認めれば重症であり, 血圧低下, 意識障害があれば, アナフィラキシーショック(anaphylactic shock)と考えられる. 症候は皮膚粘膜, 呼吸器, 循環器, 消化器, 神経系に多彩にみられる(表3).

表1 アナフィラキシーショックの原因[6]

食物
　ソバ, 小麦, 甲殻類(エビ, カニ), 魚介類, 牛乳, 卵白など
食品・薬剤の添加物
　亜硫酸塩(sulfite), 防腐剤, 着色剤
アルコール飲料
　エタノール, ブドウ酒
虫刺症, 刺咬症
　ハチ, その他の昆虫
　ヘビ, イソギンチャク
　ペット(イヌ, ネコ, ハムスターなど)
ラテックス(ゴム手袋)
薬剤
　抗生剤・合成抗菌薬
　非ステロイド性抗炎症薬(NSAIDs)
　造影剤
　局所麻酔薬
　消毒薬
　筋弛緩薬
　インスリン, その他のホルモン製剤
　抗悪性腫瘍薬
　抗血清
　麻薬
　ステロイド静注剤
その他の医療行為
　減感作療法
　ワクチン接種
　輸血, 血液製剤投与
運動
　食物依存性運動誘発アナフィラキシー(FEIAn)
　食物摂取と関連のない運動誘発アナフィラキシー(EIAn)
特発性

病歴聴取

薬物アレルギー

詳細な病歴聴取が重要である. 薬物アレルギーの既往, 服用薬物の種類, 量, 期間, 服薬から症状出現までの時間, 服薬中止後の症状の消腿などを問診する. 食物アレルギーなど他のアレルギー疾患や自己免疫疾患の既往や合併についても聴取する. 特に卵アレルギー児の塩化リゾチーム系薬剤内服, 牛乳アレルギー児のタンニン酸アルブミン内服の有無には留意する.

4 薬物アレルギー，アナフィラキシー

表2 薬物アレルギーの分類，症状，原因薬物[1]

免疫反応の型	症状 皮膚症状	症状 全身症状	主な原因薬物
Ⅰ型	蕁麻疹	アナフィラキシーショック 血管浮腫 気管支喘息 アレルギー性鼻炎	抗生剤(ペニシリン系，セフェム系，硫酸ストレプトマイシン〈SM〉)，スルピリン，インドメタシン インスリン，ACTH，エノシタビン(BHAC)，サイクロスポリン A，塩化リゾチーム 免疫グロブリン製剤，アレルゲンエキス，抗血清，ワクチン(ゼラチン) ヨード造影剤，局所・静注麻酔薬，クロルヘキシジン，タンニン酸アルブミン
Ⅱ型		溶血性貧血 顆粒球減少症 血小板減少症	抗生剤(ペニシリン系，セフェム系)，パラアミノサリチル酸カルシウム(PAS)，イソニアジド(INH)，リファンピシン，メフェナム酸，アスピリン，フェナセチン，フロセミド，メチルドパ，インスリン
Ⅲ型	紫斑	溶血性貧血，発熱 血管炎，SLE 様症状 間質性肺炎，腎障害	抗生剤(ペニシリン系，セフェム系)，PAS プロカインアミド，ヒドラジン，ヒダントイン メチルドパ，クロルプロマジン，ペニシラミン
Ⅳ型	接触性皮膚炎 湿疹様薬疹 中毒性表皮壊死症	肝障害 膀胱炎様症状	抗生剤(内服，外用)，抗ヒスタミン薬(内服，外用)，オキサトミド，外用抗炎症薬，局所麻酔薬，消毒薬，メトトレキセート，ネオカルチノスタチン，バルビタール系薬，ヒダントイン，ナリジック酸

表3 アナフィラキシーの症状[6]

臓器	前駆・初期症状	重篤な症状
全身	冷や汗，不安・焦燥感，熱感，倦怠感，冷感	チアノーゼ，意識消失，ショック
皮膚粘膜	瘙痒，蕁麻疹，紅潮，眼瞼浮腫，口唇浮腫，粘膜浮腫	皮膚蒼白，チアノーゼ
呼吸器	くしゃみ，咳嗽，鼻閉，喘鳴，咽喉頭狭窄感，胸部絞扼感	浮腫による咽喉頭狭窄，気管・気管支けいれん，呼吸困難
循環器	動悸，頻脈，胸腔内苦悶	血圧低下，脈拍微弱，ショック，不整脈，心筋梗塞
消化器	悪心，嘔吐，腹痛，下痢	失禁，下血
神経系	四肢や口唇周囲のしびれ感，耳鳴り，めまい，眼前暗黒感，頭痛，四肢の冷感	けいれん，意識消失

アナフィラキシー

表1であげた原因物質に接触・曝露・摂取していないかを問診する．アレルギー疾患を有する患者はアナフィラキシーを生じる頻度も高いといわれているので，食物や薬物に対するアレルギーのみならず，気管支喘息，アトピー性皮膚炎，花粉症を有しているか既往があるかについても聴取する．

IgA 欠損症患者では輸血や血液製剤投与で，ラテックスアレルギーを有する患者ではバナナ，キウイ，アボカドなどの果物に対してアナフィラキシーを生じる危険性も高いので，その有無には留意する．

身体診察

薬物アレルギー

皮膚症状は 90％程度現れるともいわれている．斑状丘疹状紅斑～紅皮症(図1)のように比較的広い範囲にみられる場合と固定疹(図2)のように局所的にみられる場合がある．蕁麻疹(図3)の形態をとることもあれば，多型紅斑，麻疹・猩紅熱様発疹，湿疹様薬疹，あるいはまた紫斑のこともある．

重症薬疹としては中毒性表皮壊死症(toxic epidermal necrolysis：TEN)，スティーヴンス-ジョンソン(Stevens-Johnson)症候群，薬剤性過敏症症候群(drug-induced hypersensitivity syndrome：DIHS)，急性全身性発疹性膿疱症(acute generalized exanthematous pustulosis：AGEP)があげられる．DIHS は薬物アレルギーとヒトヘルペスウイルス 6 (HHV-6)再活性化の重複する特異な薬疹であるが，

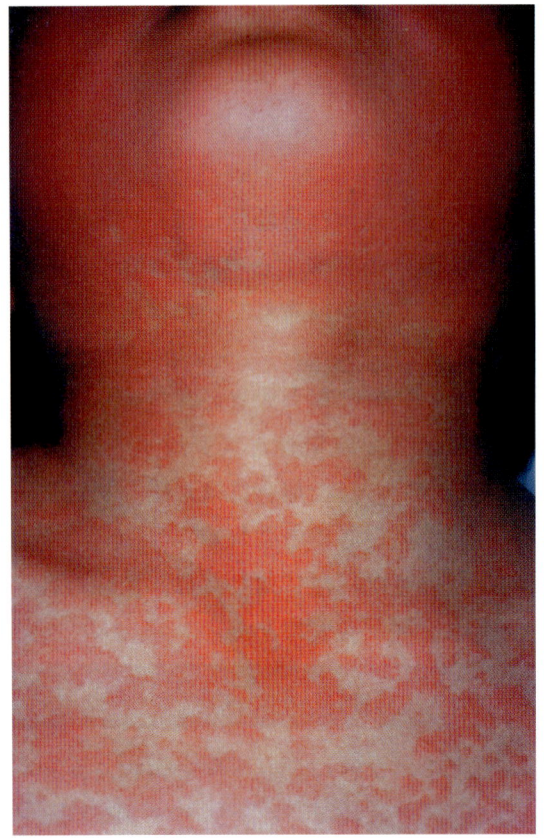

図1 斑状丘疹状紅斑〜紅皮症
(馬場直子：薬疹．外来でみる子どもの皮膚疾患，p16-17，診断と治療社，2006を引用)

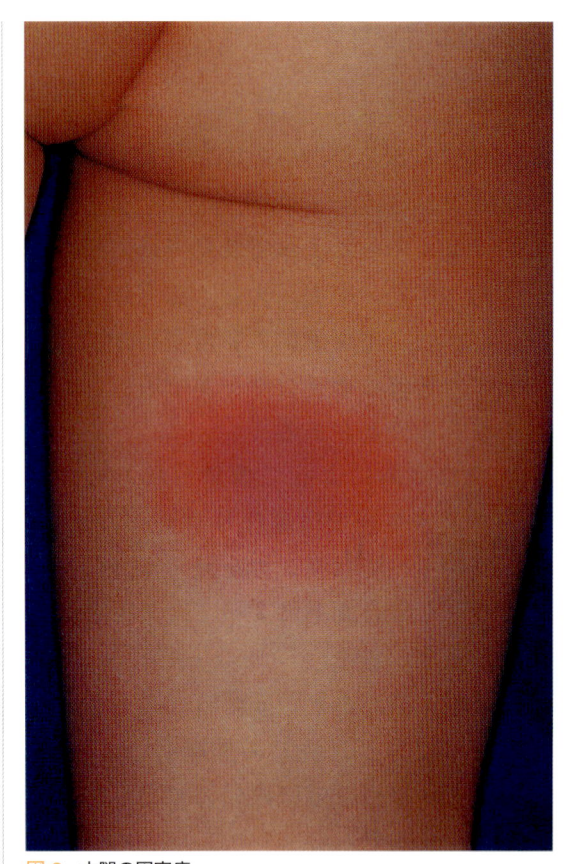

図2 大腿の固定疹
(馬場直子：薬疹．外来でみる子どもの皮膚疾患，p16-17，診断と治療社，2006を引用)

高熱，臓器障害，リンパ節腫脹，白血球（好酸球）増多を伴う薬疹の場合には強くこれを疑う。アナフィラキシー症状を呈すると口内や喉頭の違和感といった粘膜症状，前述した皮膚症状に加え，喘鳴，呼吸困難，顔色不良，血圧低下，意識障害にいたる。その他，発熱，筋肉痛，関節痛がみられることもある。

アナフィラキシー

最も高頻度にみられるものは皮膚粘膜症状であり，蕁麻疹，紅斑，眼瞼・口唇の浮腫がみられる（図4）。

重症例では皮膚が蒼白になるが，これは血圧低下・循環虚脱を示唆している。喘鳴などの呼吸器症状もほぼ必発であるが，咽喉頭部の浮腫による狭窄は致死的になるので，胸部のみならず頸部の聴診も必ず行う。聴診時には頻脈，不整脈の有無にも留意する。悪心，嘔吐，腹痛，下痢などの消化器症状も約1/3にみられ，重症例では下血もあるので，腹部の診察も重要である。四肢のしびれ，めまい，耳鳴り，さらにはけいれんがみられることもあるので，神経学的所見のチェックも行う。全身症状としては冷汗，不安・焦燥感からチアノーゼ，意識消失，ショックにいたる。

診断の進め方

薬物アレルギー

1) まず病歴聴取により疑わしい薬剤の見当をつける。
2) 次にスクリーニングとして皮膚テストを行う。即時型反応をみるには皮内テストを行うが，アナフィラキシーショックの既往がある場合には代替としてプリックテストを行う方が安全である。遅延型反応，接触性皮膚炎の診断にはパッチテストを行う。
3) in vitro 検査の代表として即時型反応をみる放射性アレルゲン吸着試験（radioallergosorbent test：RAST）があるが，薬物抗原は吸入（環境）抗原や

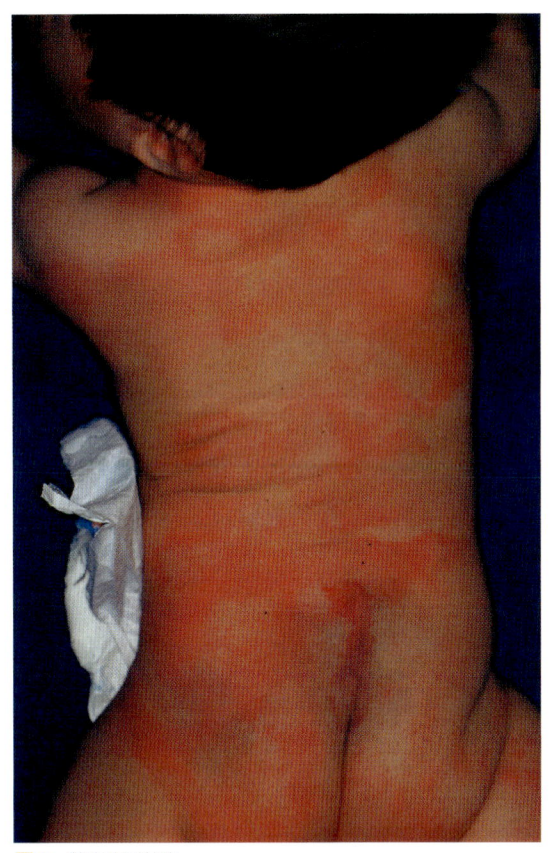

図3 蕁麻疹型薬疹
(馬場直子：薬疹．外来でみる子どもの皮膚疾患，p16-17，診断と治療社，2006を引用)

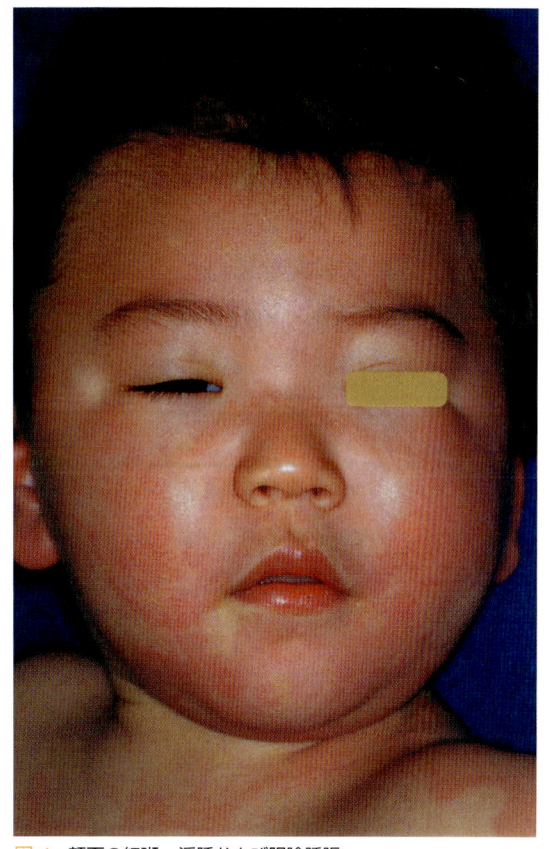

図4 顔面の紅斑，浮腫および眼瞼腫脹
(馬場直子：じんま疹．外来でみる子どもの皮膚疾患，p14-15，診断と治療社，2006を引用)

　食物抗原と違い，ヒトインスリン，ゼラチン，ペニシリンと実用化されているものが限定されている。遅延型反応をみるには薬剤リンパ球刺激試験（drug lymphocyte stimulation test：DLST）が繁用されているが，反応陽性でも病因を意味しないこともあるので，その解釈には注意を要する。

4）以上でも診断が確定できない場合には，原因薬を確認するために薬物の再投与による誘発負荷試験を行う。ただこの試験は危険を伴うので，患者と家族に十分説明し同意を得たうえで，なるべく入院下，救急体制を整えて実施する必要がある。投与量もできるだけ少量（例：常用量の1/20）から開始し，徐々に増量する。

アナフィラキシー

1）問診，臨床症状にて原因を探りながら，診断をつける（緊急を要することが多いので同時に治療にも取りかかる）。食物，薬物，ハチ毒，ラテックスの頻度が高く，的確な診断が必要である。加工食品が原因として疑わしいときには，そのなかの原因物質を特定するために製品の包装，容器などを保存しておく。特殊型として特定の食物摂取と運動の組み合わせでのみ症状が誘発される食物依存性運動誘発アナフィラキシー（food-dependent exercise-induced anaphylaxis：FEIAn）がある。

2）全身状態（呼吸器・循環器症状）の把握，重症度評価（生命への危険性）のためにバイタルチェック（心拍数，呼吸数，血圧，酸素飽和度），血液検査（血算，生化学，凝固系，血液ガス）を施行する。

3）疑わしい抗原（アレルゲン）に対する血液検査としては特異的IgE抗体，皮膚テストとしてはプリックテストがあるが，皮膚テストを行うときにはアナフィラキシーの再現に備えて十分救急体制を整えるようにする。可能なら血清トリプターゼ，血漿ヒスタミンを測定する。血清トリ

プターゼの 10 ng/mL 以上の上昇は，肥満細胞からの脱顆粒が高度に起きた所見で，アナフィラキシーを示唆する。

治療／救急処置

薬物アレルギー

　薬物アレルギーが疑われる場合には，疑わしい薬物を含め，投与中の薬物は可能なかぎり中止する。大部分の症例では，中止のみで症状は軽減する。治療上どうしても中止できないときには薬物使用前に抗ヒスタミン薬やステロイド薬を前投与することもある。抗菌薬などでは，できるだけ交叉抗原性のない代替薬を用いる。

　小児の薬疹は薬剤のみならず，ウイルス感染症が基盤にあって生じることが多い。そのため重症例の治療にはステロイド薬と免疫グロブリン製剤（IVIG）の併用が効果的といえる。

　アナフィラキシーに対しては，アドレナリン（エピネフリン）の筋注（皮下注）が第 1 選択薬になる。

アナフィラキシー

　皮膚粘膜所見のみで，呼吸状態，全身状態は良好な軽症例では，蕁麻疹，搔痒感，血管運動性浮腫を軽減する目的で，抗ヒスタミン薬の内服，筋注，静注を行う。

　皮膚粘膜所見が著明で，呼吸状態，全身状態がやや不良な中等症以上では，パルスオキシメーターでSpO_2モニタリングしながら酸素投与を行う。循環血漿量が低下しているので，静脈路を確保し，ビカーボン®，ソリタ-T1 号®などで輸液を開始する。ボスミン®注（1 mg/mL）0.005〜0.01 mg/kg を大腿外側に筋注（皮下注）することで，血管を収縮させ，循環虚脱を改善させるとともに気道収縮を軽減させる。5〜10 分ごとの繰り返し投与可である。喘鳴を聴取し，気道狭窄が疑われるときには，喘息発作に準じてインタール®1A（2 mL）＋ベネトリン®あるいはメプチン®0.2〜0.3 mL 吸入を施行する。免疫担当細胞の活性化や化学伝達物質の産生・放出を抑制し，アナフィラキシー反応の重症化・遷延化やその後の遅発遅延反応を阻止するためにステロイド薬静注を行う。水溶性プレドニン®，ソル・メドロール®1〜2 mg/kg，6 時間ごと，またはヒドロコルチゾン 5〜7 mg/kg，4 時間ごとを行う。

　ショックにいたった場合には，一般的な蘇生法に準じて処置を行う。急性循環不全，急性気道閉塞の改善，末梢組織の低酸素状態の回復を目標とする。上記に加え，昇圧薬（ドパミン，ドブタミン）の持続投与や気管内挿管，人工呼吸管理を要する。

　初期治療として，エピネフリン筋注，酸素吸入，輸液が重要であり，なかでもエピネフリン筋注のタイミングを逸しないことが生命予後を決定するともいわれている。

　近年，アナフィラキシー補助治療薬である携帯用エピネフリン「エピペン®」が発売され，患者あるいは保護者が自宅で注射することも可能になった。

　エピペン®の注射時期の目安は，
1）初期症状が発現し，ショック症状が発現する前の時点
2）過去にアナフィラキシーを起こしたアレルゲンを誤食し，明らかな異常症状を感じた時点
3）過去にアナフィラキシーショックを起こしたアレルゲンを誤食した時点

とされている。

参考文献

1　近藤富雄：薬物アレルギーの病態・診断・治療．小児科診療 61：783-787，1998
2　馬場直子：薬疹．外来でみる子どもの皮膚疾患，p16-17，診断と治療社，2006
3　馬場直子：薬剤性過敏症候群（DIHS）．外来でみる子どもの皮膚疾患，p20-21，診断と治療社，2006
4　小泉一弘，池澤善郎ほか：薬物アレルギー．総合アレルギー学，福田健編，p542-576，南山堂，2004
5　馬場直子：じんま疹．外来でみる子どもの皮膚疾患，p14-15，診断と治療社，2006
6　鈴木直仁：アナフィラキシー．総合アレルギー学，福田健編，p532-541，南山堂，2004

5 接触皮膚炎

[著] 豊田 雅彦

原因

接触皮膚炎(contact dermatitis)とは，外界の物質(接触原)が皮膚に接触し，その接触部位に一致して生じる湿疹(発赤，水疱，腫脹など)である．刺激性物質による非アレルギー性の皮膚障害である一次性刺激性接触皮膚炎と，遅延型アレルギーを介したアレルギー性接触皮膚炎に分類されるが，臨床症状から区別することは困難である．また原因物質が経口的に摂取され，全身の皮膚に湿疹を起こすこともある(全身性接触皮膚炎)．

原因となる接触原は多岐にわたり，日常で接触するほとんどすべての物質(家庭用品，金属，衣類，果物，植物，化学薬品など)が原因物質となりうる．いくつかの物質が同時に接触原となっていることもある．

臨床症状

病歴聴取

接触部位にほぼ一致して生じた湿疹など，視診にてまず接触皮膚炎を疑い，次いでその原因物質を明らかにするために，生活環境を含めた問診が最も重要である．

身体診察

外来刺激物が接触した部位に一致した比較的境界明瞭な湿疹反応を示す．刺激物が限局した部位に作用しても，掻破によって刺激物が撒布され，湿疹反応が周辺に拡大してみられることもある．急性症状では接触部位に一致して，かゆみを伴って急速に境界明瞭な浮腫，紅斑，丘疹，小水疱，落屑などが生じ，これらは癒合して局面やびらんを形成する(図1)．

一次性刺激性の場合にはしばしばヒリヒリ感や灼熱感を訴える．繰り返し刺激を受け慢性化すると，徐々に境界不鮮明な苔癬化や色素沈着を伴うようになり，皮疹は乾燥・肥厚し，しばしば亀裂を生じる．

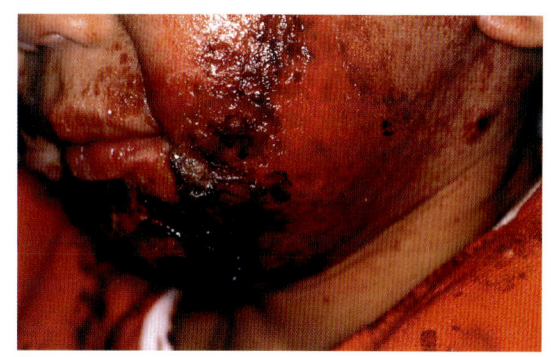

図1 市販外用薬による接触皮膚炎

刺激物が広範囲に作用すると，同部位に湿疹反応を示すとともに，全身倦怠感や発熱などの全身症状を示す．刺激が強い場合には皮膚壊死や潰瘍形成に至ることもある．

「おむつ皮膚炎」は，刺激性の弱い物質が同じ皮膚部位に長時間繰り返して作用する場合に，皮膚が次第に障害を受けて湿疹を生じる代表である．おむつ部位では，密閉された環境で尿や便の刺激が皮膚に繰り返し加わっているうちに，紅斑とびらんを生じてくる．

診断の進め方

皮膚炎の出現部位と臨床経過について詳細な問診をとり，原因となりうる物質を推測する．疑わしい物質についてパッチテスト(貼付試験)を行い，接触原を決定することが重要である(図2)．原因物質が同定されれば，これらの物質との接触を最小限にするよう除去することが可能となりうるからである．

パッチテストは，疑わしい物質をパッチテスト用絆創膏あるいはフィンチャンバーに塗布し，患者の背部や上腕屈側などの健常皮膚に貼付する．48時間後に絆創膏をはがして，炎症反応の有無を調べる．陽性の場合は，かゆみを伴う紅斑，丘疹，小水疱が認められる．陽性所見が出れば，それが原因物質の1つであると判明する．判定方法は，ICDRG判定基準，パッチテスト研究班判定基準がある(表1)．さらに貼付72時間，7日後の判定が有用である．

5章　アレルギー

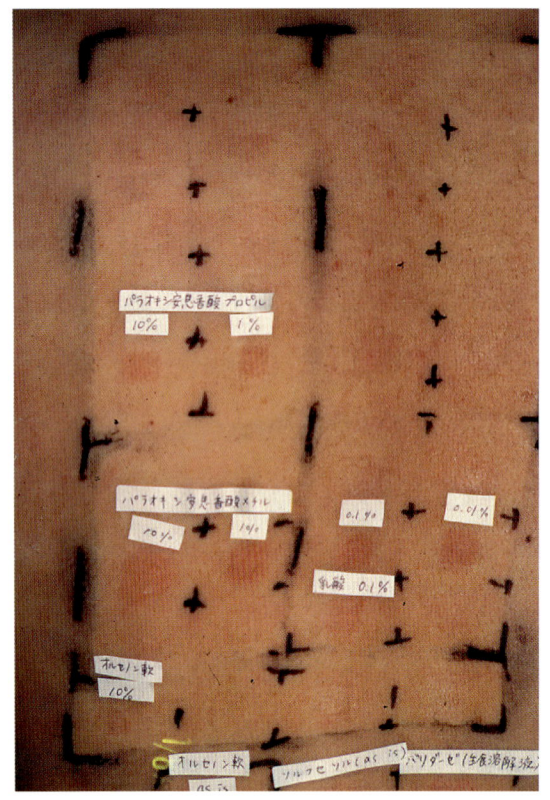

図2　パッチテストの実例

表1　パッチテスト判定基準

【ICDRG判定基準】
NT	not tested
?+	doubtful reaction
+	weak (nonvesicular) reaction
++	strong (edematous or vesicular) reaction
+++	extreme reaction (only sometimes required)
IR	irritated reaction

【パッチテスト研究班判定基準】
−	反応なし
+/−	軽微な紅斑
+	紅斑
++	紅斑，浮腫
+++	紅斑，浮腫，丘疹，水疱

これは試料によっては，遅れて皮膚反応が出現するものがあり，見落としを避けるためである．接触皮膚炎が光線によって誘発されたと考えられる場合には光パッチテストを施行する．貼付物質が高濃度すぎると，パッチテストのときに患者を感作させることもあり注意を要する．逆に弱い接触原であると，背部皮膚では反応しないことも多いので，疑われる場合は皮膚炎のあった部位に原因と思われる物質を実際に使用してみる必要がある．パッチテストの結果と問診による調査が一致すれば，そのまま接触原と決定できることもあるが，パッチテストの結果をもとにして使用試験を行い，原因物質を決定することが多い．これは，原因と思われる物質を約1週間皮膚に繰り返し塗布して，その皮膚反応を観察する試験である．

以上のように接触皮膚炎は，湿疹病変が原則として限局性に生じていること，皮膚症状の発生部位に特定の物質が接触した事実があること，およびパッチテストで接触原が証明されることなどで診断する．

治療／救急処置

接触皮膚炎の治療において最も重要なことは，皮膚炎の原因物質の同定である．症状が急性で強い場合は，積極的かつ迅速な薬物療法を行うべきである．
1) 接触原を除去する．
2) 外用療法としてステロイド外用薬を塗布する．ステロイド外用薬は症状の程度，年齢や外用部位に応じたランクのものを使用する．通常は単純外用であるが，湿潤部位ではステロイド外用後にサトウザルベをのばしたリント布（ボチシート）を重層塗布する．湿潤した局面に二次感染を併発する場合には，消毒や抗菌薬の外用・内服を行うこともある．慢性病変に対しては密封療法や局所注射も考慮する．皮膚のバリア機能が破綻した乾燥皮膚では容易に皮膚が障害を受け，一次性刺激性接触皮膚炎が生じやすいので，保湿剤を用いた日常のスキンケアも重要である．
3) 内服薬には止痒を目的として抗ヒスタミン薬を使用するが，症状が激しい場合はステロイド薬の短期内服を行う．
4) 慢性の接触皮膚炎の場合は搔破により難治化するため，搔破により皮膚が傷つかない工夫・指導（包帯などによる皮膚の保護，就寝時の手袋の着用，爪切りなど）も重要である．

6章 免疫疾患, 膠原病

1 リウマチ熱 168
2 若年性特発性関節炎 170
3 全身性エリテマトーデス 172
4 ヘノッホ・シェーンライン紫斑病 176
5 川崎病 178

6章 免疫疾患，膠原病

1 リウマチ熱

[著] 玉那覇 榮一

原因

リウマチ熱（rheumatic fever）は，A群溶血性レンサ球菌（溶連菌）の先行感染に引き続いて起こる二次疾患である．心臓弁膜症などの後遺症を残す恐れがあるため，その初期治療および再発予防管理が重要である．

発症には個体の遺伝的素因も関係し，ヒト組織適合性白血球抗原（HLA）ではBw35やDRw9が多い．A群溶連菌感染では，腎炎を起こしやすい菌型（T12など）の存在はよく知られているが，リウマチ熱と特定の菌型との関連については不明である．

心炎は，免疫機構を介して抗溶連菌抗体や自己免疫反応による心臓への障害が考えられる．先進国でリウマチ熱が激減したのは，社会経済状況の変化や医療衛生環境の改善など，主に環境要因によるものである．

臨床症状

リウマチ熱は，持続性の発熱，関節痛・多関節炎（腫脹，発赤，運動制限を伴う），心症状（動悸・心雑音，浮腫など），発疹（輪状紅斑），皮下小結節，不随意運動（小舞踏病）など，多彩な症状を呈する（図1）．輪状紅斑（図2）や皮下小結節（図3）は見逃されていることが多く，実際の頻度はもっと多い．リウマチ熱の70％に心炎が存在するが，年々その頻度は低下して，弁膜症などの後遺症も少なくなり軽症化している．

診断の進め方

診断は，ジョーンズ（Jones）診断基準（1992年改訂）による（表1）．1992年の改訂では，初発時の急性リウマチ熱に限定して使用するようになり，リウマチ熱既往は副（小）症状から除外されている．主（大）症状2つ，あるいは主症状1つに副症状2つが

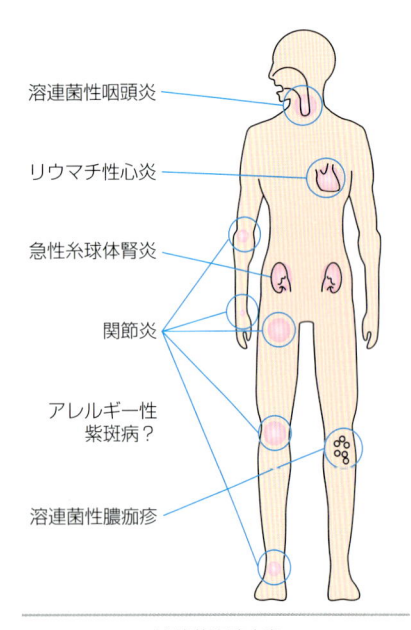

溶連菌関連疾患
- 溶連菌性咽頭炎
- リウマチ性心炎
- 急性糸球体腎炎
- 関節炎
- アレルギー性紫斑病？
- 溶連菌性膿痂疹

A群溶連菌感染症（咽頭炎など）

要因	免疫機序
●個体差（遺伝的素因など） ●環境，菌型 ●人種差	①抗溶連菌抗体による障害 ②自己免疫疾患 ③免疫複合体病
病理組織学的所見	後遺症
●心筋炎 ●心内膜の増殖性変化 ●弁膜：浮腫，肥厚，疣状形成 ●心嚢膜：貯留液	●リウマチ性心疾患 　僧帽弁閉鎖不全症 　僧帽弁狭窄 　大動脈閉鎖不全症 　各種連合弁膜症

図1 リウマチ性心炎・心疾患の成立機序

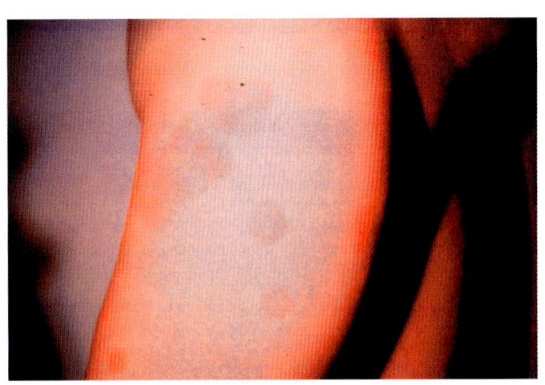

図2 輪状紅斑（左上肢）

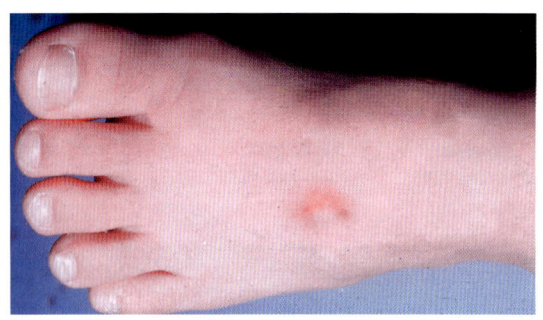

図3 皮下小結節（左足背）

あり，さらに先行する溶連菌感染が証明されれば，リウマチ熱と診断する。

心炎の診断では，心雑音の新たな発生（心尖部収縮期雑音，心尖部拡張中期雑音，心底部周辺の拡張期雑音），頻脈，心電図変化，うっ血性心不全症状などの所見から，弁膜炎，心筋炎，心嚢炎などの診断を行う。

心エコー検査は，わずかな心嚢液の検出や弁膜の異常でも発見できるようになったが，正常児でも軽度の僧帽弁逆流などの所見を示すことがあり，弁膜炎の診断には慎重でなければならない。また，僧帽弁逸脱症を合併しやすいといわれ，両者の鑑別は難しい。リウマチ性弁膜炎と逸脱症はコラーゲンの遺伝的・質的異常を介して密接に関連していると思われる。

溶連菌感染の証明には，通常の咽頭細菌培養のほかに，迅速溶連菌抗原反応検査や抗ストレプトリジン-O（ASO）などの血清学的検査が有用である。心電図検査で，PR間隔の延長や一過性の房室解離，STやT波の変化などが参考になる。心エコーは心炎や弁膜症の診断には必修の検査である。

鑑別疾患として，ウイルス性心筋炎，心内膜炎，全身性エリテマトーデス（SLE）による心障害，溶連菌性咽頭炎後の一過性の関節痛などがある。

治療／救急処置

治療は，溶連菌対策として経口ペニシリン5万単位/kg/日の10日間投与および抗炎症薬としてサルチル酸薬とステロイド薬の投与がある。

表1 ジョーンズ診断基準による初診時の症状の比較

主症状	自験例(287)	副症状	自験例(287)
1）心炎	202(70%)	1）リウマチ熱の既往	71(25%)
2）多関節炎	117(41%)	2）関節痛	82(29%)
3）小舞踏病	17(6%)	3）発熱	191(67%)
4）輪状紅斑	14(5%)	4）急性期反応	
5）皮下結節	6(2%)	赤沈亢進	202(70%)
		CRP陽性	185(64%)
		白血球増多	77(27%)
		5）心電図PR間隔延長	70(24%)

心炎には，プレドニゾロン換算で2 mg/kg/日で開始し，重症度やC反応性蛋白（CRP）や赤沈などを参考に投与量を調整する。重症例で心不全を併発する場合は，一般的な心不全の治療に準じる。減量途中で発熱，赤沈亢進などの再燃をきたすことがあるので，適時増減して治療する。後遺症などの予後を左右するのは，初発時の重症度と再発の有無であり，経口ペニシリン20万単位の1日2回投与で予防する。

参考文献

1　AHA Working Group：Guidelines for the Diagnosis of Rheumatic Fever: Jones Criteria. Updated 1992. Circulation 87：302-307, 1993
2　AHA Scientific Statement：Proceedings of the Jones Criteria Workshop. Circulation 106：2521-2523, 2002

2 若年性特発性関節炎

[著] 横田 俊平

原因

若年性特発性関節炎（juvenile idiopathic arthritis）の原因は不明であるが，関節滑膜の炎症により軟骨・骨破壊が進行し，やがて関節の強直にいたる疾患である．全身型と関節型（少関節型，多関節型）とに分かれる（表1）．

全身型：インターロイキン6（IL-6）と可溶性IL-6受容体の産生調節不全により過剰なIL-6血症が生じ，強い全身炎症が進行する．

関節型：関節腔内で様々な炎症性サイトカイン（IL-1β，IL-6，腫瘍壊死因子α〈TNF-α〉など）の過剰状態が生じる．

臨床症状

全身型：弛張熱，発疹，関節炎を主徴とし，時にマクロファージ活性化症候群へ移行するので，救急受診の対象となる．

関節型：亜急性に関節の腫脹，熱感，疼痛，可動域制限が生じる．

いずれも顕著な倦怠感，食指不振を伴う（図1）．

病歴聴取

全身型：高熱が続くことから，感染症，他のリウマチ性疾患，自己炎症症候群，白血病などを鑑別する．発熱は毎日決まった時間に出現する．咽頭痛を訴えることが多く，発疹は高熱時に明らかになる．早期には関節痛はあるものの関節炎は明らかでない例もある．

関節型：早朝に関節痛・こわばりを訴え，対称性関節炎であることが多い．また数週間にわたり持続した関節炎である．

身体診察

全身型では全身のリンパ節の腫脹，肝脾腫，心囊炎を伴うこともある．関節炎は関節型についても四肢の大小関節，顎関節，頸椎関節など約70カ所の関節の触診を行う．関節の部位により触診の方法は異なるが，疼痛を誘発するような診察を行う．

また手掌をあてて熱感・腫脹を触知したり，関節

表1 国際リウマチ学会による若年性特発性関節炎の分類・診断基準

全身型	1．全身型関節炎 2週間以上続く弛張熱を伴い，次の項目の1つ以上の症候を伴う関節炎 　1）一過性の紅斑 　2）全身のリンパ節腫張 　3）肝腫大または脾腫大 　4）漿膜炎
関節型	2．少関節炎 発症6カ月以内に1～4カ所の関節に限局する関節炎．2つの型を区別する 　（a）持続型：全経過を通して4関節以下の関節炎 　（b）進展型：発症6カ月以降に5関節以上に関節炎がみられる 3．多関節炎（リウマトイド因子陰性） 発症6カ月以内に5カ所以上に関節炎が及ぶ型で，リウマトイド因子が陰性 4．多関節炎（リウマトイド因子陽性） 発症6カ月以内に5カ所以上に関節炎が及ぶ型で，リウマトイド因子が3カ月以上の間隔で測定して2回以上陽性を示す型
症候性関節炎	5．乾癬関連関節炎 以下のいずれか 　1）乾癬を伴った関節炎 　2）少なくとも以下の2項目以上を伴う例 　　（a）指関節炎 　　（b）爪の変形 　　（c）1，2親等以内に乾癬の例がいること 6．付着部炎関連関節炎 以下のいずれか 　1）関節炎と付着部炎 　2）関節炎または付着部炎で，少なくとも以下の2項目以上を伴う例 　　（a）仙腸関節の圧痛または炎症性の脊椎の疼痛 　　（b）HLA-B27 陽性 　　（c）1，2親等以内にHLA-B27関連疾患患者がいる例 　　（d）しばしば眼痛，発赤，羞明を伴う前部ぶどう膜炎 　　（e）8歳以上で関節炎を発症した男児
	7．その他 6週間以上持続する小児期の原因不明の関節炎

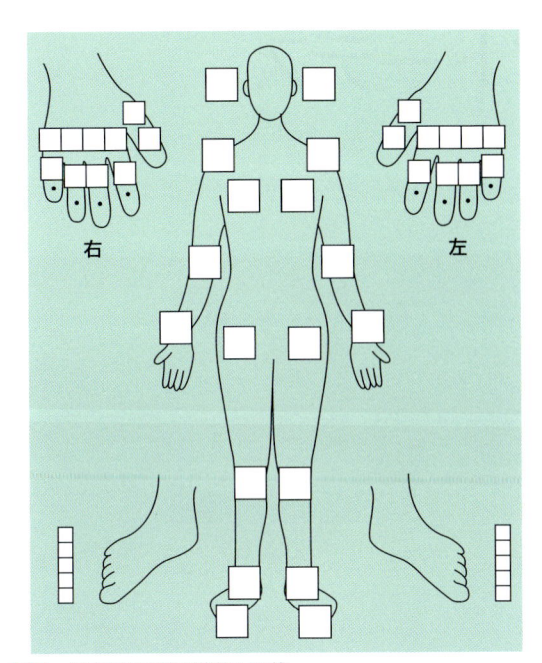

図1　炎症関節の診察部位と記載

の屈曲・伸展を行い，疼痛の有無や可動域制限の有無を確かめる。筋の把握痛や筋緊張の具合から，関節炎の持続期間を推察する。

診断の進め方

全身型：血液検査にて末梢血白血球数は15,000/μL以上，特に分葉核好中球80〜90％，血小板数の増加，貧血の進行がみられる。C反応性蛋白（CRP）や赤沈値は著しく亢進し，時に尿中β_2ミクログロブリンが著増，血清フェリチン値が高値を示す。原則として抗核抗体や抗DNA抗体，リウマトイド因子は陰性である。なによりも鑑別診断が重要である（表2）。心嚢炎や胸水貯留，肝脾腫を胸腹部CTスキャンで描出する。

関節型：CRP，赤沈値，アミロイドAなどの炎症マーカーが上昇する。関節の軟骨破壊マーカーであるマトリックスメタロプロテイナーゼ-3（MMP-3）やヒアルロン酸，滑膜における血管新生を示唆するフィブリン分解産物（FDP-E，Dダイマー）も上昇する。単純X線検査では発症早期には異常を検出できない。関節炎症が1〜2年間持続すると関節裂隙の狭小化，骨破壊像が出現する。造影MRIにより，滑膜の増殖，滑液の貯留が確認されれば，臨床所見，血液検査所見とともに診断の重要な根拠となる。

表2　全身型若年性特発性関節炎の鑑別疾患

- ●感染症
  - 急性感染症，菌血症・敗血症，伝染性単核球症，伝染性紅斑
- ●感染因子に対する過剰免疫反応
  - ウイルス性血球貪食症候群
- ●炎症性腸疾患
  - クローン病，潰瘍性大腸炎
- ●他のリウマチ性疾患
  - 血管炎症候群（特に大動脈炎症候群，結節性多発動脈炎），全身性エリテマトーデス，若年性皮膚筋炎，混合性結合組織病
- ●腫瘍性病変・悪性腫瘍
  - 白血病，筋線維芽腫症
- ●自己炎症症候群
  - 新生児発症多臓器炎症性疾患（NOMID症候群），または慢性炎症性神経皮膚関節症候群（CINCA症候群），高IgD症候群，家族性地中海熱，TRAPS，キャッスルマン病

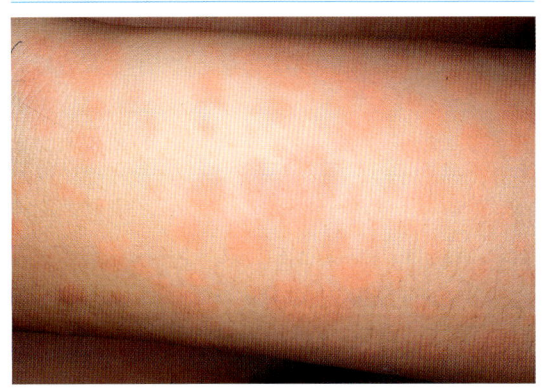

参考図　若年性特発性関節炎のリウマトイド疹

治療／救急処置

　全身型で高熱とともに白血球数，血小板数が減少し，尿中β_2ミクログロブリン，血清フェリチン値，フィブリン分解産物が著増し，アスパラギン酸アミノトランスフェラーゼ（AST）/乳酸デヒドロゲナーゼ（LDH）が上昇しはじめたら入院のうえ，小児リウマチ専門医へ早急に連絡をとる（マクロファージ活性化症候群の疑い）。

参考文献

1. Yokota S：IL-6 as a therapeutic target in systemic-onset juvenile idiopathic arthritis. Curr Opin Rheumatol 15：581-586, 2003
2. 横田俊平：リウマチ治療の新時代 治療薬を使いこなす〜特殊な状態に対する配慮．小児内科 99：636-638, 2007
3. 横田俊平：プライマリ・ケア医のための関節リウマチの診かた 知っておきたいその基本と最新知見〜若年性特発性関節炎．治療 89：373-377, 2007

6章 免疫疾患，膠原病

3 全身性エリテマトーデス

[著] 森 雅亮

原因

　全身性エリテマトーデス（systemic lupus erythematosus：SLE）は，自己免疫現象を基盤とする血管および結合組織の全身性慢性炎症性疾患であり，小児リウマチ性疾患のなかでは慢性関節炎に次いで頻度が高い。原因は遺伝的要因や環境を含めた後天的要因など多因子の関与が示唆されているが，確定されたものはない。

　SLEでは，寛解と増悪を繰り返し，長期経過のなかで徐々に標的臓器の組織破壊と修復過程における線維化が蓄積していく。小児期発症SLEは，ループス腎炎が90％以上の症例でみられ，組織所見も発症時からすでにWHO分類Ⅲ〜Ⅳ型の悪化例が多く，また約半数に他のリウマチ性疾患（シェーグレン〈Sjögren〉症候群〈SjS〉，抗リン脂質抗体症候群〈antiphospholipid syndrome：APS〉など）を合併しているなど重症例が多い。このほかにも中枢神経系や循環器，呼吸器など多臓器に障害が及ぶことが知られており，小児では疾患活動性が高く，疾患活動性の激しい時期が成長期にあたることや，成人に比べ罹病期間が長いなどの特徴もある。症状も多彩であるため，初期より積極的に全身にわたる検索を系統立てて行い，適切な治療を導入する必要がある。

臨床症状

　初発症状として，発熱，全身倦怠感，皮膚の紅斑（図1），関節痛，筋痛，出血傾向，腎炎による浮腫，けいれんなどが報告されているが，それぞれ特異的な症状ではないので，診断までに時間を要することがある。SLEの初発時の症状は，再発時にも繰り返す傾向にある。

検査所見

　血算では，白血球数・血小板数減少，貧血傾向（ヘモグロビン〈Hb〉8〜10 g/dL）を示す。赤沈値は亢進（>30 mm/時間）しているが，C反応性蛋白（CRP）は陰性を呈する。血清補体価の低下（C3<50 mg/

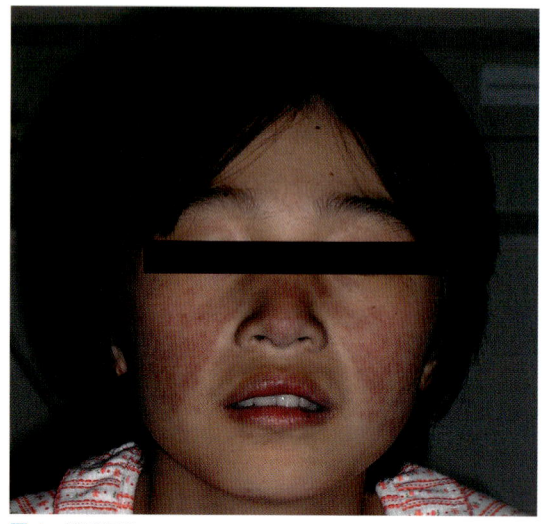

図1　蝶形紅斑

dL，C4<10 mg/dL，総補体価（CH50）<20 U/mL）は一義的にループス腎炎の進行を表し，小児では90％以上でループス腎炎を伴うため，SLEの高い活動性を表す。高γグロブリン血症（蛋白分画γグロブリン>20％，IgG>1,800〜2,000 mg/dL）も慢性炎症反応の結果として認められる。尿検査では，低補体血症がはじまり3〜6カ月経過すると尿蛋白が出現し，症状の進行を示唆する。発病初期には血尿を伴うこともある。

　自己抗体検査では，均質型/斑紋型の混合核型を持つ抗核抗体が陽性であり，抗ssDNA抗体あるいは抗dsDNA抗体が診断的に有用である。一方，抗Sm抗体陽性は小児ではまれである。

診断の進め方

　診断基準の照合のみならず，治療選択をも目指した「診断のための3段階プロセス」に即して診断を進める。これは，全身状態によって治療を優先させることもしばしばあるが，初回の入院時にスクリーニング検査を行い評価しておくことで，治療方針を決定し，以後どこを重点的に観察していくかを明確にすることができるからである。

表1 小児SLEの診断基準

1) 頰部(蝶形)紅斑
2) 円板状紅斑
3) 光線過敏症
4) 口腔内潰瘍
5) 関節炎
6) 漿膜炎(胸膜炎・心膜炎)
7) 腎障害(0.5g/日以上の蛋白尿,細胞性円柱)
8) 神経障害
9) 血液学的異常
   (溶血性貧血,白血球<4,000/μL,リンパ球<1,500/μL
   血小板<10万/μL)
10) 免疫学的異常
    (抗DNA抗体,抗Sm抗体,抗リン脂質抗体)
11) 抗核抗体陽性
12) 低補体血症

● 1〜11は1997年ACRの改定基準,12は小児基準の追加項目
● 診断は,観察期間に経時的にあるいは同時に,12項目のうちいずれか4項目以上を満たした際になされる
(厚生省〈現厚生労働省〉研究班:診断の手引き,1986)

第1段階

小児SLE診断の手引きに即した「病名診断」と「活動性診断」。

小児SLEの診断には,厚生省(現厚生労働省)研究班の診断の手引き(表1)が用いられる。これは成人SLEのACR基準(1982)に,低補体血症を加えて12項目としたもので,ACR基準と同様に4項目以上をいずれかの時期に満たせば小児SLEである可能性が高い。

第2段階

全身諸臓器の検索。

全身諸臓器(特に中枢神経系,腎,循環器,呼吸器など)について,傷害とその程度を把握するために個別臓器の検索を行う。ループス腎炎は,腎生検所見でWHO分類Ⅳ型であるメサンギウム領域のびまん性増殖性変化を呈する例が約半数を占める。組織検索はSLEの診断的価値も高く,治療方針決定の重要因子となる。中枢神経系に対しては,脳波,頭部CTまたはMRI,脳血流シンチグラフィ(SPECT)検査が重要である。脳波所見では高振幅徐波をみるのが特徴的であり,CTでは高頻度に大脳基底核に石灰化を認める。SPECTにより脳血流低下をしばしば認め,無症候性の血流異常の存在が示唆される。呼吸器に対しては,呼吸機能検査にて%DL_{co}(肺拡散能)の低下を認め,胸部X線や心エコーにてそれぞれ胸水,心囊液貯留を認める。眼科的には眼底に綿花状白斑を認めることがあり,また治療薬として用いるステロイド薬による白内障や眼圧上昇,ぶどう膜炎などの精査が必要である。

第3段階

オーバーラップするリウマチ性疾患の精査。

オーバーラップするリウマチ性疾患には,シェーグレン症候群,抗リン脂質抗体症候群が知られている。

1) シェーグレン症候群:抗SS-A/SS-B抗体陽性,唾液腺シンチグラフィ陽性,小唾液腺生検陽性。ただし,シルマー(Schirmer)試験やガムテストは,唾液腺の残存機能があれば分泌は補完されるため,補助的検査として考える。
2) 抗リン脂質抗体症候群:活性化部分トロンボプラスチン時間(APTT)延長(プロトロンビン時間〈PT〉は正常),ループスアンチコアグラントあるいは抗$β_2$-GPI抗体陽性。活動性があれば脳血管に多発梗塞を起こすことがあるため,SLEの中枢神経症状と誤ってはならないが,この際CT検査が有用である。

治療/救急処置

当科における治療フローチャートを図2に示すが,以下の点を考慮したうえで症例に適した方法を選択している。中等症以上の症例については専門医との協働による治療が望まれる。

1) 病勢を早期に鎮静させて臓器障害の進行を阻止し,質の高い日常生活を長期にわたり患者に提供することが治療目標であり,そのためには早期の積極的な治療で炎症を抑制する必要がある。
2) 治療を「寛解導入療法」と「寛解維持療法(後療法)」に分けて考える。
3) 血液・血清学的な検査所見,ループス腎炎の病理組織像,中枢神経・末梢神経障害や他の臓器障害の有無などから軽症例,中等症例,重症例,超重症例に分類し,初期治療の方法を選択する。それぞれについて,経口プレドニゾロン(PSL),メチルプレドニゾロン(mPSL)パルス療法,シクロホスファミドパルス(IVCY)療法,その併用あるいは血漿交換療法,二重濾過血液浄化療法などの選択肢があるが,重症性の判断やIVCY療法導入にあたっては専門医への相談が欠かせない。
4) 寛解導入療法は,重症度に応じて選択する。寛解維持療法では,パルス療法後に抗炎症薬として少量ステロイド薬と免疫抑制薬としてアザチ

6章 免疫疾患，膠原病

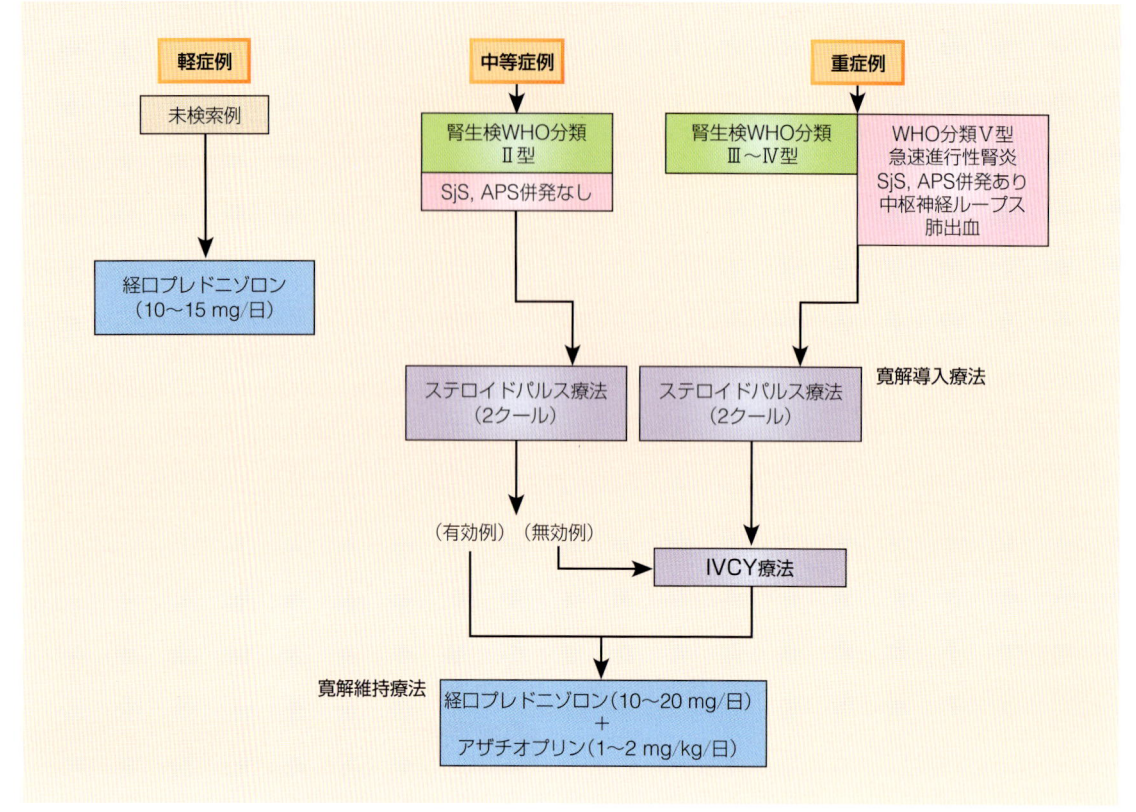

図2 当科におけるSLEの治療フローチャート

オプリンまたはミゾリビンを併用する。
5) ステロイド薬は炎症を抑制はするが，通常使用量では免疫抑制作用はごくわずかでSLEを治癒に導く薬剤ではない。本質的にステロイド薬は生理的物質であり，過剰量により全例に肥満，骨粗鬆症，成長障害，尿糖陽性などの副作用が出る。

臨床所見と検査所見から病状を大きく「軽症」「中等症」「重症」に分ける。

軽症例
発熱，皮疹，関節痛程度で，検査所見上抗核抗体陽性であるが抗dsDNA抗体低値，補体価正常など臓器所見に欠けるもので，経口PSL 10〜15 mg/日程度で開始する。

中等症例
腎生検でWHO分類Ⅰ〜Ⅱ型，中枢神経・末梢神経症状はなく，まれな臓器症状もなく（軽度胸膜炎や心膜炎は含む），オーバーラップ疾患はない例とし，寛解導入療法としてmPSLパルス療法2クール後，後療法は経口PSL 10〜20 mg/日とする。ただし，発症時に中等症であっても1年経過中に病状が進行する例もよくあるので，血液・血清学的検査と諸臓器の検索を定期的に行う。再燃を起こす例は次項の「重症例」として扱う。

重症例
腎生検でWHO分類Ⅲ〜Ⅳ型，中枢神経・末梢神経症状を併発，寛解導入が得られてもPSL減量中に補体の低下，抗dsDNA抗体の増加，尿所見の悪化などが出現し，長期投与可能なPSL量（0.2〜0.3 mg/kg/日）では寛解維持が困難な症例を有する例を含む。これらの例では寛解導入療法として，IVCY療法を開始するか，抗凝固療法とともにmPSLパルス療法を2クール行い，まず炎症抑制を行った後にIVCY療法を開始することも多く，適用時期の判断を誤りなく行うことが重要である。寛解維持療法は，抗炎症薬として経口PSL 15〜20 mg/日，免疫抑制薬としてアザチオプリン1〜2 mg/kg/日とする。

超重症例
ネフローゼ症候群〜急性腎不全にいたったループ

ス腎炎(通常腎生検所見も WHO 分類Ⅳ型，Ⅵ型)，けいれん・意識障害，末梢神経麻痺と運動障害，しばしばまれな臓器症状も併発，血液検査でも著しい白血球(リンパ球)減少症や血小板減少症，フィブリン分解産物の高値と凝固線溶系の破綻，低アルブミン血症など緊急対応を要する数値にも異常を認める例も存在する．このような例では即座に抗血栓，抗凝固療法を開始するとともに，寛解導入療法として mPSL パルス療法 2 クール後，IVCY 療法を開始する．なお，二重濾過血液浄化療法，血漿交換療法の適応となる例もある．

患者に対する注意点

1) 病勢を早期に鎮静させて臓器障害の進行を阻止し，質の高い日常生活を長期にわたり提供することが治療目標である．
2) 小児における特性，投与しうる薬剤の効果および副作用，全身諸臓器の状態把握，オーバーラップするリウマチ疾患の検索の必要性を十分説明し認識してもらう．
3) 日常生活における登校，体育，運動，食事，趣味などについては禁止項目を増やすのではなく，積極的に参加することを支援する旨，伝える．

参考文献

1 Petty RE, Cassidy JT : Systemic lupus erythematosus. Textbook of Pediatrics Rheumatology 5th ed. Petty RE, Cassidy JT et al ed. p342-391, WB Saunders, 2005
2 黒澤るみ子，梅林宏明ほか：小児期発症全身性エリテマトーデス 38 例の臨床的特徴と診断における問題点. 日児誌 110：398-405, 2006

4 ヘノッホ・シェーンライン紫斑病

[著] 金子 一成

原因

ヘノッホ・シェーンライン紫斑病（Henoch-Schönlein purpura：HSP）は皮膚症状，関節症状，腹部症状を3主徴とする非血小板減少性の全身性小血管炎で，同義語として血管性紫斑病，アレルギー性紫斑病がある。病理学的には小血管周囲の多核白血球を中心とした炎症性細胞浸潤と血管壁のIgA沈着によって特徴づけられる。重要な合併症として腎炎がある。

小児では最も頻度の高い血管炎で，年間10万人あたり10人程度の発症率である。4～7歳に好発し，季節的には秋から冬に多い。

明確な原因は不明であるが，約半数にA群β溶血性レンサ球菌（溶連菌）感染などの先行感染がみられ，IgA型免疫複合体やIgA型自己抗体（抗血管内皮細胞抗体）が存在することから，免疫複合体病と考えられる。HSPの原因として報告のあるものを表1に示した。

臨床症状

3主徴の出現順位に一定の傾向はない。ほぼ同時に出現する場合が多いが，約40％の例で関節炎や腹痛が紫斑に先行する。

皮膚症状：左右対称性の隆起性紫斑がほぼ全例にみられる（図1）。一般に無痛性で，下肢や背部に出現し，約2週間で消失する。そのほか血管神経性浮腫（クインケ〈Quincke〉浮腫）がみられることがある。

関節症状：痛みと腫脹を主症状とし，70～80％にみられる。熱感や発赤は少なく，移動性はない。通常，下肢大関節（足関節や膝関節）が侵されるが，約1/3の例では手関節，肘関節も侵される。

消化器症状：腹痛，嘔吐，血便，下血などが50～70％にみられる。腹痛を訴えるHSPの小児の約2％に腸重積症がみられる。これらは血管炎による消化管壁の浮腫と出血による。そのほか，腸閉塞，腸管穿孔，壊死性腸炎，腸管内大量出血，蛋白漏出性胃腸症などがある。

表1 ヘノッホ・シェーンライン紫斑病の原因

病因	原因病原体および物質
1）感染症	
● ウイルス	EBウイルス，アデノウイルス，パルボウイルスB19，水痘，麻疹，風疹
● 細菌	A群β溶連菌，マイコプラズマ，キャンピロバクター・ピロリ，バルトネラ・ヘンセラ
2）アレルギー	
● 薬物	ペニシリン，テトラサイクリン，エリスロマイシン，アスピリン，サイアザイド
● 食物	ミルク，卵，魚肉，トマト，チョコレート，ジャガイモ，小麦
3）その他	虫刺症（ハチ，蚊），寒冷曝露

腎症状：他の症状よりも遅れて出現し，10～50％に合併する。一般に検尿で発見されるが，時に肉眼的血尿，高血圧，腎機能低下やネフローゼ症候群で発症する。80％は1カ月以内に出現し，血尿のみが90％で，血尿と蛋白尿の両者を有するものは3％程度である。

その他の症状：中枢神経系の血管炎によるものと考えられる精神状態の変化，けいれん（2％），頭痛（30％）などがみられる。睾丸・陰嚢症状（腫脹，疼痛）も少なからず合併するので，男児では陰嚢も診察する。

診断の進め方

3主徴がそろっていれば診断は容易であるが，皮膚症状が遅れて出現したときは診断が困難で，消化器症状が先行する場合，誤って急性虫垂炎として開腹手術が行われることがある。そのほか，感染性胃腸炎などとの鑑別も必要である。関節症状に関してはリウマチ熱や若年性特発性関節炎と，また出血斑については出血傾向を認める疾患（白血病，特発性血小板減少性紫斑病）や血管炎（結節性動脈周囲炎など）との鑑別が必要である。精巣・陰嚢症状がある

4 ヘノッホ・シェーンライン紫斑病

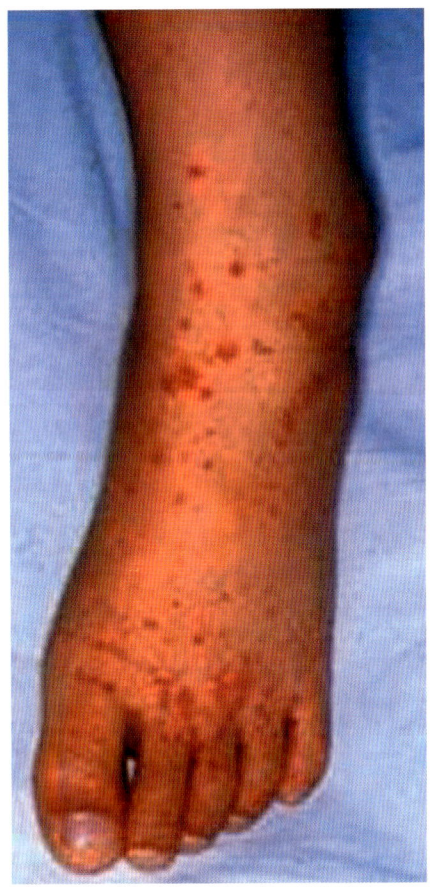

図1 ヘノッホ・シェーンライン紫斑病における典型的な紫斑（5歳，男児）
圧迫によっても退色しない隆起性紫斑が下腿を中心にみられる

物質を避ける．
　短期予後は良好で，通常2～3週間以内に回復するが，約1/3の例で再発を，またまれに症状の持続を示す．死亡率は1%未満で，死因は重度の消化管，腎，肺または神経系の障害による．特に腸穿孔や大量の消化管出血は重症化しやすい．長期予後は腎炎の合併に左右される．
　全体としての予後は良好で，腎不全への移行率は1%程度であるが，ネフローゼ症候群を呈したものは15%，また急性期に腎機能低下を認めたものや腎組織で50%以上の糸球体に半月体を認めたものは半数が10年で腎不全に進行する．

腎症の合併がなく関節症状や腹部症状も軽微なとき：溶連菌感染の可能性を考慮し，感受性を有するペニシリン系抗生剤を2週間経口投与する．

皮膚の有痛性浮腫や搔痒感が強いとき：抗ヒスタミン薬を経口投与して改善しなければ筋注で投与する．

関節症状や睾丸の腫脹・疼痛が強いとき：安静や湿布で様子をみて，鎮まらなければ非ステロイド系消炎鎮痛薬を経口投与する．血漿第XIII因子が低下している症例では血漿第XIII因子製剤が有効なことがある．

腹部症状が強いとき：鎮痛薬の投与を行っても鎮まらない場合はステロイド薬を投与し（プレドニゾロン1～2 mg/kg/日，静注または経口），1～2週間で漸減中止する．血漿第XIII因子が低下している場合，血漿第XIII因子製剤の投与を考慮する．

腎症が出現したとき：腎症を合併した場合，その重症度に応じて治療を行う．血尿のみか軽度蛋白尿（<1 g/日）の場合には抗血小板薬の投与を，またネフローゼ症候群，高血圧，腎機能低下や高度蛋白尿（>1 g/日）の持続を認める場合には腎生検を施行し，ステロイド薬や免疫抑制薬を中心とした多剤併用療法を行う．

場合には精巣捻転との鑑別が必要である．
　検査所見は非特異的で，白血球数は軽度増加，ヘモグロビンは消化管出血や肺出血がなければ正常，血小板数は正常か軽度増加のことが多い．血漿第XIII因子活性は約3/4で基準値（>70%）を下回り，臨床的に重症なほど低値をとる．毛細血管抵抗減弱を示すルンペル-レーデ（Rumpel-Leede）試験は約20～30%で陽性を示す．血清免疫グロブリンは病初期にIgAが約60%で，IgGやIgMも10～20%の例で上昇する．

治療／救急処置

　特別な治療はなく，安静を保ち対症療法を行う．先行感染が疑われる場合，感受性のある抗生剤を投与し，食物・薬物などの原因が明らかな場合は原因

参考文献

1 金子一成：Henoch-Schönlein紫斑病．日本臨床 63：346-351，2005
2 金子一成：ヘノッホ・シェーンライン紫斑病．リウマチ科 34：74-79，2005
3 金子一成：小児の全身性血管炎診断と治療．小児科 45：1141-1150，2004

6章 免疫疾患，膠原病

5 川崎病

[著] 土屋 恵司・薗部 友良

原因

　川崎病（Kawasaki disease）は1967年，川崎富作博士により初めて新しい疾患として発表されたものである。原因はいまだに不明であるが，疾患の本態は全身性血管炎で，特に冠動脈を強く侵し，冠動脈瘤などを形成する。また，心血管系の合併症以外に，脳炎，胆囊腫大，肝障害をはじめ，きわめて多くの合併症を持つ特異な疾患である。

　症状は膠原病に類似する点もあるが，基本的にセルフリミティングな疾患で，膠原病ではない。病態は腫瘍壊死因子α（TNF-α）などが増加する高サイトカイン血症である。日本の子どもに多発しており，この点からもきわめて重要な疾患である。いかに早期に発見して，冠動脈障害が起きる前（通常第7病日以前）に入院して適切な治療を行うかがきわめて大切である。

臨床症状（図1，表1）[1]

　表1の「診断の手引き」のうち，主要症状を記す。

1) **発熱**：通常37.5℃以上を発熱ととるが，38.5℃以上になることが多い。
2) **結膜充血**：眼球結膜の血管1本1本がくっきりとみえる。通常は眼脂を伴わないので，感染などによる結膜炎とは異なる。
3) **口唇，口腔の変化**：基本的には口唇が，口紅を塗ったように赤くなる。そして，口唇が乾いて，亀裂が入り出血することもある。口腔内はびまん性に発赤して，時に苺舌になる。どれかがみられれば変化ありとする。
4) **非化膿性頸部リンパ節腫脹**：片側，あるいは両側の頸部リンパ節が腫脹する。触ると痛がることも多い。大きさは拇指頭大になれば確実だが，急性期以後に縮小すればリンパ節腫脹ありとする。ただし，リンパ節腫脹が強くても，皮膚が発赤するほどになるのは大変まれである。エコー検査では多胞性の腫大を認め，単胞性になる化膿性リンパ節炎との鑑別になる。
5) **不定型発疹**：川崎病に特有な発疹はなく，様々なタイプ（麻疹様，多型性滲出性紅斑様など）があるので，不定型の発疹とされる。水疱形成はないが，肘や膝に小膿疱を認めることもある。
6) **四肢末端の変化**：急性期には掌蹠（てのひらと足の裏）が赤くなる。また指や手足に圧痕はつかずにかたくむくむ（硬性浮腫）が，目立たないことも多い。第10病日前後に手足の指先の爪先下の部分に亀裂が入り，指の腹に向かっていわゆる特異的な落屑が起こる。これらのどれかがあれば四肢末端変化ありとする。

参考条項：これらが診断の補助になる。特に3歳以下ではBCG接種部位の発赤などの変化が大変参考になる。血液検査では白血球増多，C反応性蛋白（CRP）高値になる。

不全型：「診断の手引き」を満たさなくとも，他の疾患が否定的で，川崎病が疑われる容疑例があり，不全型（不完全型）とも呼ばれる。病態は典型型（完全型）と同じで，冠動脈瘤を含めて多くの合併症がみられる。なかには，無熱の巨大冠動脈瘤例もあり，川崎病は奥が深い。

診断の進め方

　いまだに血液検査などによる確定診断法はなく，「診断の手引き」にある臨床症状（主要症状および参考条項の症状）を主に，それに臨床検査（参考条項）を組み合わせて行う。主要症状の写真などの情報は日本川崎病研究会のサイトでみることができる（http://www.kawasaki-disease.org）。

　いまや日本の子どもの約100例に1例が川崎病に罹患している状況なので，少なくとも発熱患者においては川崎病を念頭におくことが肝要である。臨床症状と病歴から確定診断あるいは川崎病の疑いを持つことが可能なので，まず病歴をしっかりとることが必要である。結膜充血，口唇発赤などの症状は，保護者は気づいていても，短期間であったりして重要性を意識していないこともあるので，医師からの確認が大切である。診察にあたってはまず患児の上

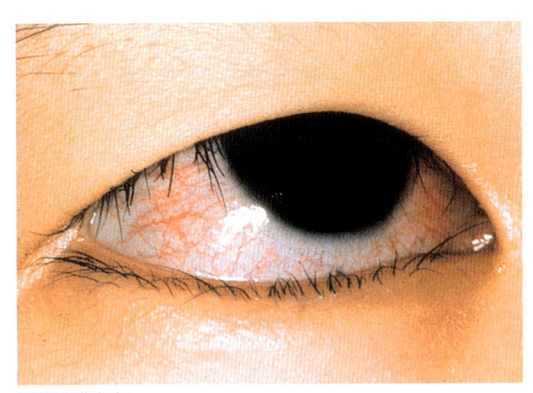

眼球結膜充血

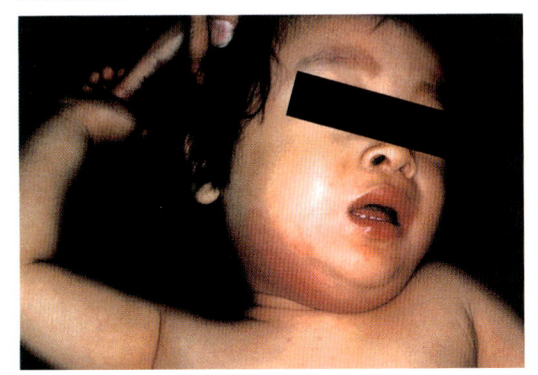

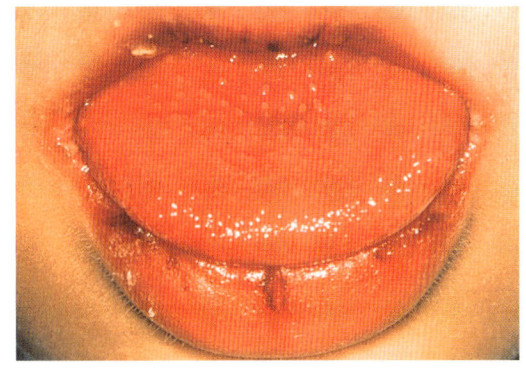

口唇の紅潮と苺舌

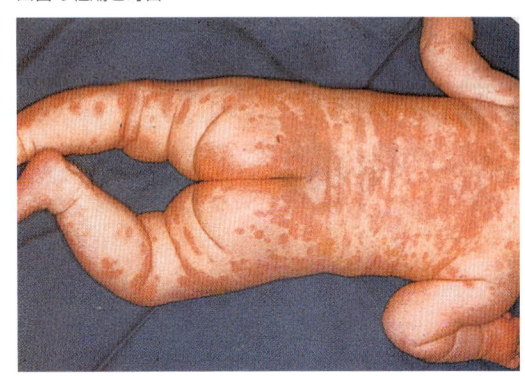

頸部リンパ節腫脹

発疹

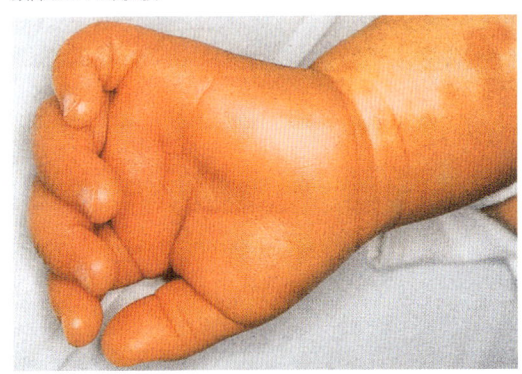

手の紅斑

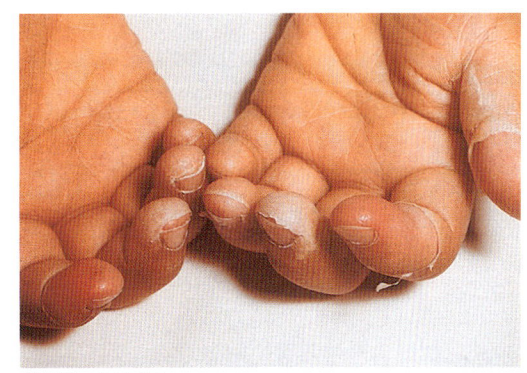

膜様落屑（回復期）

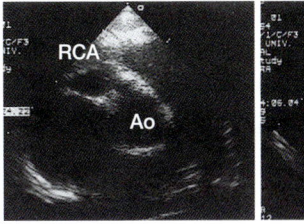

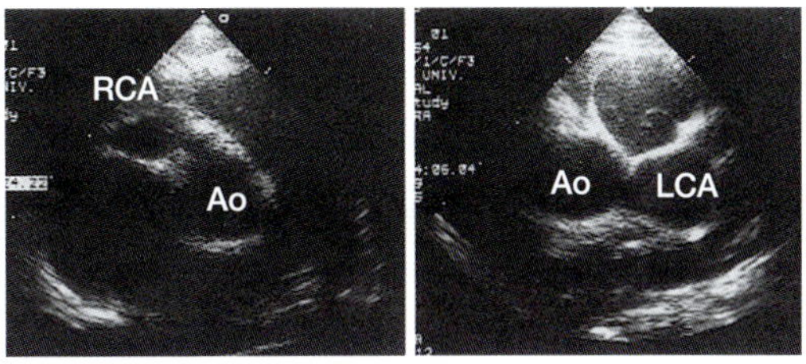

冠動脈瘤（心エコー像）
Ao：大動脈，RCA：右冠動脈，LCA：左冠動脈

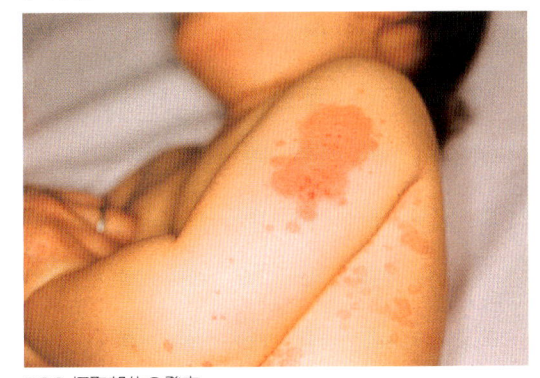

BCG摂取部位の発赤
図1 川崎病
（厚生労働省川崎病研究班提供）

半身を裸にして，BCG接種部位の変化や頸部リンパ節腫脹，発疹の有無を確認する．裸にしないとこれらを見落とす可能性が高い．

症状は病初期からすべて出現するものではない．

6章　免疫疾患，膠原病

表1　川崎病の診断の手引き　改訂5版

本症は，主として4歳以下の乳幼児に好発する原因不明の疾患で，その症候は以下の主要症状と参考条項とに分けられる

A　主要症状
1) 5日以上続く発熱（ただし，治療により5日未満で解熱した場合も含む）
2) 両側眼球結膜の充血
3) 口唇，口腔所見：口唇の紅潮，苺舌，口腔咽頭粘膜のびまん性発赤
4) 不定形発疹
5) 四肢末端の変化
　　急性期：手足の硬性浮腫，掌蹠ないし指趾先端の紅斑
　　回復期：指先からの膜様落屑
6) 急性期における非化膿性頸部リンパ節腫脹

・6つの主要症状のうち5つ以上の症状を伴うものを本症とする．ただし，上記6主要症状のうち，4つの症状しか認められなくても，経過中に断層心エコー法もしくは心血管造影法で，冠動脈瘤（いわゆる拡大を含む）が確認され，他の疾患が除外されれば本症とする

B　参考条項
・以下の症候および所見は，本症の臨床上，留意すべきものである
1) 心血管：聴診所見（心雑音，奔馬調律，微弱心音），心電図の変化（PR・QTの延長，異常Q波，低電位差，ST-Tの変化，不整脈），胸部X線所見（心陰影拡大），断層心エコー図所見（心膜液貯留，冠動脈瘤），狭心症状，末梢動脈瘤（腋窩など）
2) 消化器：下痢，嘔吐，腹痛，胆嚢腫大，麻痺性イレウス，軽度の黄疸，血清トランスアミナーゼ値上昇
3) 血液：核左方移動を伴う白血球増多，血小板増多，赤沈値の促進，CRP陽性，低アルブミン血症，α_2グロブリンの増加，軽度の貧血
4) 尿：蛋白尿，沈渣の白血球増多
5) 皮膚：BCG接種部位の発赤・痂皮形成，小膿疱，爪の横溝
6) 呼吸器：咳嗽，鼻汁，肺野の異常陰影
7) 関節：疼痛，腫脹
8) 神経：髄液の単核球増多，けいれん，意識障害，顔面神経麻痺，四肢麻痺

備考
1) 主要症状Aの5は，回復期所見が重要視される
2) 急性期における非化膿性頸部リンパ節腫脹は他の主要症状に比べて発現頻度が低い（約65％）
3) 本症の性比は，1.3〜1.5：1で男児に多く，年齢分布は4歳以下が80〜85％を占め，致命率は0.1％前後である
4) 再発例は2〜3％に，同胞例は1〜2％にみられる
5) 主要症状を満たさなくても，他の疾患が否定され，本症が疑われる容疑例が約10％存在する
　このなかには冠動脈瘤（いわゆる拡大を含む）が確認される例がある

（厚生労働省川崎病研究班，2002）

また発熱5日間以上を満たさなくても，少なくとも発熱と主要症状の2項目が存在すれば川崎病の疑いが濃厚になる．そのうえにBCG接種の変化や，他の参考条項の症状が存在すれば，疑いがなお濃厚である．たとえばアデノウイルス検査が陽性であっても，川崎病を否定できるものではなく，総合的に判断する．また，罹患年齢は6カ月〜5歳までに多いが，最長年齢は43歳，最少では生後数日の例も報告されている．実際に「診断の手引き」を満たさなくとも，他の疾患（特に細菌感染症）との鑑別も含めて，入院治療が開始されている．

治療／救急処置[2]

まずアスピリン30 mg/kgを分3で経口投与する．ただしAST，ALTが200単位以上の場合は通常フロベン®（フルルビプロフェン）4 mg/kgを分3で投与する．

免疫グロブリン投与の適応に関しては完璧なものはなく，血液検査を含めてごく軽症と思われる例以外は，免疫グロブリン超大量療法（2 g/kg/日）を上記アスピリンとの併用で投与する．免疫グロブリン投与は投与速度が速いとショックを起こすこともあり，投与速度も製剤により異なる．厳重な監視が必要なので，夜間に入院した場合などは翌朝人手がそろってから開始されることが多い．また，潜在的心不全などが存在するので，輸液量は少なめにする．

参考文献

1　薗部友良：川崎病診断の手引き．小児科臨床 55：1109-1115，2002
2　佐治勉ほか：川崎病急性期治療のガイドライン．日本小児循環器学会雑誌 20：54-62，2004

7章

呼吸器疾患，胸部疾患

1 扁桃炎 ……………………………… 182
2 クループ …………………………… 184
3 急性気管支炎 ……………………… 186
4 ウイルス性肺炎 …………………… 189
5 マイコプラズマ肺炎 ……………… 191
6 細菌性肺炎 ………………………… 194
7 ニューモシスチス肺炎 …………… 198
8 真菌肺炎 …………………………… 200
9 急性呼吸窮迫症候群 ……………… 203
10 先天性喘鳴 ………………………… 206
11 無気肺 ……………………………… 209
12 気胸 ………………………………… 211

7章 呼吸器疾患，胸部疾患

1 扁桃炎

[著] 坂田 宏

原因

扁桃炎（tonsillitis）の原因としてA群β溶血性レンサ球菌（溶連菌）が重要である。それ以外には，アデノウイルスやエプスタイン-バー（EB）ウイルスをはじめとするウイルスが原因になることが多い。

扁桃表面の細菌培養を行うと，A群以外の溶連菌，肺炎球菌，黄色ブドウ球菌，インフルエンザ菌，マイコプラズマなどが検出されることが少なくないが，病原菌となっているかどうかは明らかではない。

ワクチンの普及で日本では最近きわめてまれになったが，ジフテリアも扁桃炎の原因となる。また，川崎病でも扁桃の発赤など扁桃炎様の所見を認める。

臨床症状

発熱と咽頭痛が主要な症状である。そのほか全身倦怠感，食欲低下，頭痛，腹痛などの非特異的な症状を伴うことが多い。咳嗽や鼻漏は顕著ではないが，扁桃の腫脹が強いと鼻閉や無呼吸といった上気道の閉塞症状が現れる。

咽頭・扁桃は，咽頭後壁から口蓋垂にかけて発赤し（図1），扁桃は発赤・腫脹し，時に白色の滲出物が点状あるいは線状，帯状となって扁桃に付着するといった滲出性扁桃炎像を呈する。

扁桃周囲に炎症が波及すると，扁桃の被膜と上咽

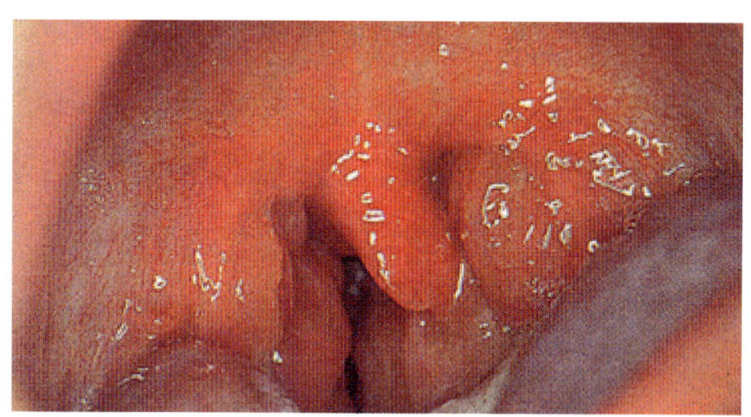

図1 扁桃炎（肉眼的所見）

表1 主な扁桃炎の所見を呈する疾患の鑑別の要点

	扁桃炎以外のところ	末梢白血球数	CRP	一般的診断方法
A群溶連菌	発疹，頸部リンパ節腫脹，苺舌	→～↑↑ （好中球増多）	→～↑↑	咽頭培養，迅速検査
アデノウイルス	結膜充血	→～↑ （好中球増多）	→～↑↑	迅速検査
EBウイルス	発疹，頸部リンパ節腫脹，眼瞼浮腫，肝脾腫	→～↑↑ （単核球増多，異形リンパ球）	→～↑	抗体価測定
川崎病	発疹，手足の硬性浮腫，頸部リンパ節腫脹，結膜充血	↑～↑↑ （好中球増多）	↑～↑↑	診断基準に合致する症状

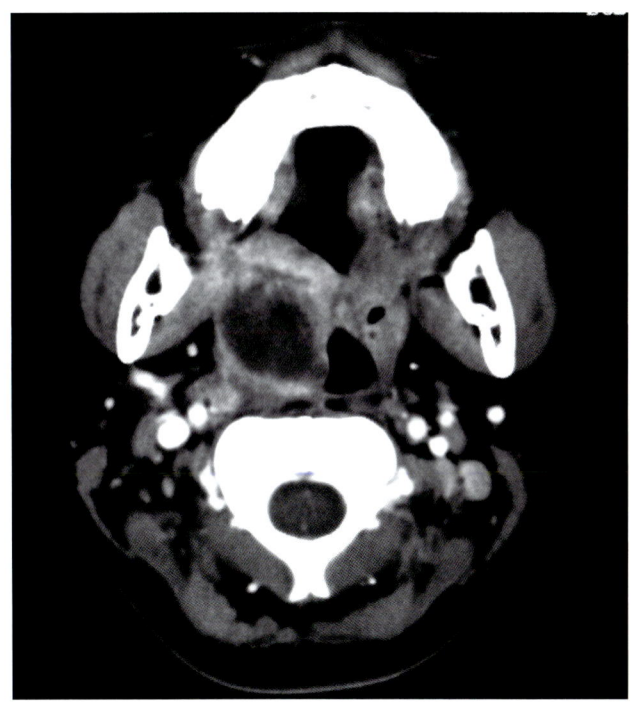

図2 扁桃周囲膿瘍(CT像)

頭収縮筋との間に膿瘍を形成することがある。この状態が扁桃周囲膿瘍である。膿瘍が筋層を穿孔して，副咽頭間隙，さらに咽頭後壁に広がると副咽頭間隙膿瘍，咽後膿瘍となる。副咽頭間隙は縦隔とつながっているので，縦隔膿瘍形成することもある。

また，膿瘍が気道を狭窄したり，気道に破裂したりして呼吸困難症状が現れると生命にもかかわる。膿瘍を形成するときには，ペプトコッカスやバクテロイデスなどの嫌気性菌が関与することが少なくない。

扁桃周囲に膿瘍を形成すると，高熱とともに咽頭痛が強くなり，嚥下障害や開口障害が認められる。また，頸部の痛みが強くなると，頸が動かせず，患側に頸を傾けるようになる。口蓋垂は浮腫状になり，健側に偏位する。

診断の進め方

主な扁桃炎の原因についての鑑別診断の要点を表1に示した。発熱・咽頭痛を主訴に来院した小児で，扁桃炎の所見を認める場合には，まず咽頭粘液を採取して，A群溶連菌の迅速診断を試みる。アデノウイルスも迅速診断キットがある。

症状・所見からEBウイルス感染を疑うときには，白血球数と肝機能を検査し，特徴的な結果が得られれば診断はほぼ確定する。扁桃周囲膿瘍・咽後膿瘍を疑う症状・所見がある場合にはCTを必ず行うべきである。もしくは耳鼻咽喉科の診察を依頼する必要がある(図2)。

CTがなかったり，耳鼻咽喉科医がいない施設では，二次・三次救急施設に患者を転送すべきである。

治療／救急処置

ウイルス性であれば対症療法を行うが，著しい脱水や肝機能異常を認めれば，入院のうえ管理する。A群溶連菌の迅速診断キットが陽性であれば，経口抗菌薬(例：アモキシシリン10日間またはセフカペンピボキシル5〜7日間)を投与する。

膿瘍が確認されたときには，入院させて嫌気性菌にも抗菌力がある注射薬(例：カルバペネム系)を投与する。症状が進行する場合には耳鼻咽喉科に切開排膿を依頼する。

7章 呼吸器疾患，胸部疾患

2 クループ

[著] 関 一郎

原因

クループ（croup）の多くはウイルス性の急性上気道閉塞性疾患の総称であり，声門下部を中心とした喉頭部周辺の炎症を主とする一群である．従来は真性（ジフテリア性）と仮性（非ジフテリア性・混合性）に分けられていたが，前者が激減したため，最近では後者を指すことが多い．

同義語として，喉頭気管気管支炎，クループ症候群，痙性クループ，喉頭蓋炎がある．

臨床症状

ほとんどは鼻閉・咽頭痛・軽度の咳嗽・微熱（無熱のこともある）を伴う一般上気道感染症状に引き続き，特徴的な咳嗽（犬吠様咳嗽：ケンケン，オットセイの鳴き声）・嗄声・吸気性喘鳴を示すようになる．

泣いたり，興奮したりすると，症状は悪化することがあるので，要注意である．重症化すると，鼻翼呼吸・陥没呼吸・顔色不良・チアノーゼ・意識低下が現れることもあり，ただちに気道確保を考慮する必要がある．

- 好発年齢：2～3カ月から5～6歳に多く，性別では男児，季節的には冬に多い．

診断の進め方

臨床診断が基本である．特異な咳嗽を聴取すれば容易に診断可能である．X線写真や喉頭の腫脹発赤所見などはなくともよい．むしろX線室に入ったときの恐怖心や不安のために症状が悪化するのを防ぐべきである．

頸部X線

前後像で声門下狭窄を表す wine bottle shape をみる（図1）が，特異的ではない．軽度のクループでははっきりしなかったり，重症度とも相関しない．X線撮影は気道を確保してから行い，固執すべきでない．

鑑別診断

細菌性気管支炎

症状は同様であるが，高熱・咽頭痛・呼吸困難，

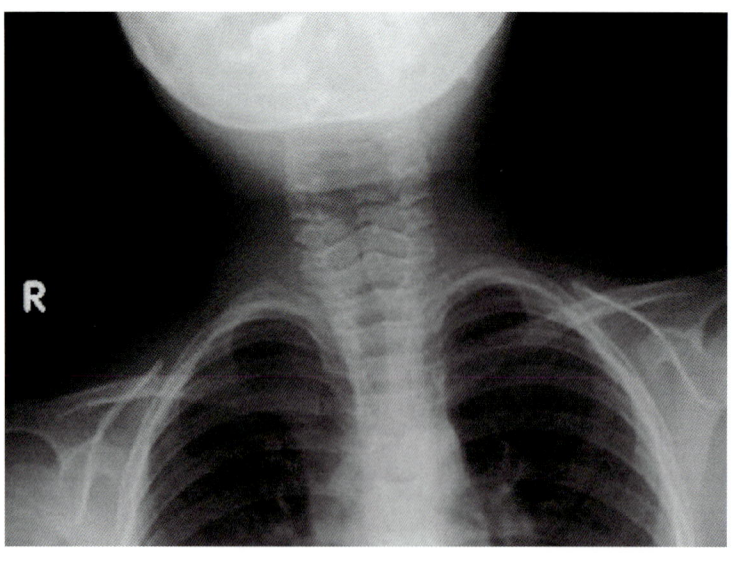

図1 クループ
wine bottle shape といわれる肩のない瓶の陰影が特徴的

急速進行性の気道閉塞を特徴とする。(突然死の危険を持つ)流涎を伴うことが多い。不穏状態が著明で，チアノーゼに発展しやすい。犬吠様咳嗽は少ない。

痙性クループ
症状は同じような咳嗽だが，発熱はなく家族内に感染性疾患患者もいない。アレルギー性クループとも呼ばれる。数時間で軽快することもあり，繰り返すこともある。

急性喉頭蓋炎
細菌感染(多くはインフルエンザ菌)が声門上部に生じ，突然の高熱・急速な悪化など，みるからに重症感を持っている。嚥下障害・呼吸困難・陥没呼吸に陥る。病変部位が声門上部のため，声帯は侵されない。内視鏡検査により赤く腫脹した喉頭蓋をみる。X線写真の側面像でthumb-sign(母指徴候)を認める。好発年齢はやや高く，7〜8歳に多い。

高熱があったり，全身状態がよくないなど，いわゆるクループらしくない場合は細菌感染合併や他の疾患を考えておくべきである。
● 除外すべき疾患：喉頭喘鳴，喉頭軟化症，喉頭嚢腫，気道異物など。

治療／救急処置

治療
1) 加湿・冷却酸素投与：炎症を抑え，湿度により分泌物を排出しやすくする。
2) エピネフリン吸入：アドレナリン受容体が細動脈を収縮し，気道粘膜の浮腫を改善するためと考えられる(1,000倍溶液0.2 mL×6回/日以上)。
3) 中等症＝ステロイド吸入または静脈投与：気道粘膜の浮腫を改善するために有効とされる(デキサメタゾン0.1 mg/kg/回×3〜4回/日)。
重症＝「救急処置」参照(デキサメタゾン0.5 mg/kg/回×4〜6回/日に増量)。
4) 抗生剤：基本的には不要であるが，発熱や感染徴候が強い場合はビクシリン®(200 mg/kg/日)またはクラフォラン®かロセフィン®(100 mg/kg/日)を投与する。
5) 安静：増悪・悪化をふせぐ。
6) 輸液：80〜100 mL/kgを目安に十分投与する。

救急処置
通常の処置を施行しても，呼吸数改善が認められない，SpO_2が改善しない，またはチアノーゼが出現，不穏状態が著明，意識が低下するなどの緊急性を意味する症状が認められたら，ただちに気道獲保などの管理を行わなければならない。

気道確保のための気管内挿管は，後遺症予防のため普通より1〜2サイズ細くともよい。絶対の自信を持つ医師が時間を費やすことなく施行すべきである。ステロイド吸入または静脈投与は，6〜8回/日を繰り返す。気管確保に引き続いて人工呼吸による管理が行われる。

原因検索の検査
血算，生化学，一般血清など。アレルギーの有無またはアレルゲン検索。ウイルス学的(アデノウイルス，インフルエンザウイルス，RSウイルス，パラインフルエンザウイルスなど)，細菌学的(肺炎球菌，ブドウ菌，溶連菌，インフルエンザ菌など)検査を行う。

参考文献
1 衛藤義勝監修, 五十嵐隆ほか編：急性炎症性上気道閉塞. ネルソン小児科学 原著第17版, p1436-1440, エルゼビア・ジャパン, 2005

3 急性気管支炎

[著] 門井 伸暁

原因

　吸気運動によって鼻腔あるいは口腔から入った空気は，咽頭・喉頭・気管・気管支・細気管支を経由し肺胞に到達して，ガス交換が行われる。この経路のうちの気管支における急性で一過性の炎症が急性気管支炎（acute bronchitis）である。

　原因の大部分はウイルス感染（RSウイルス，アデノウイルス，インフルエンザウイルス，パラインフルエンザウイルス〈特に3型〉，ライノウイルス，コロナウイルス，ヒトメタニューモウイルス，ヒトボカウイルスなど）である。

　原因の一部は肺炎マイコプラズマ，肺炎クラミジアによる感染，百日咳菌などによる細菌感染である。

臨床症状

　急性気管支炎の「咳き込み」は，上気道感染症状のくしゃみ・鼻汁・鼻閉が出現してから3日後ないし4日後に出現する。咳の出現は炎症が気管および気管支に広がったことを意味する。

　最初，咳は乾性だが，次第に湿性となって痰が絡むようになる。咳の出る時間帯は1日中だが，夜間に強く出て眠れなかったり，咳き込んで嘔吐したりする。湿性咳嗽を伴う乳幼児は痰を吐き出すことができないので，しばしば吐物に痰の混入を認める。通常は5〜10日以内に痰の絡みは薄れ，咳き込みも次第に軽くなる。年長児では胸痛が主要な症状のことがあり，咳き込みにより悪化する。

　急性気管支炎のほとんどは約2週間の経過で症状は軽くなる。もし，この期間を過ぎて咳が続く場合には，遷延性気管支炎（3週以上），反復性気管支炎（年4回以上）を疑って検査を進める。

病歴聴取

　アレルギー歴やペット飼育の有無，両親の喫煙について聴く。さらに家族内や幼稚園，学校で流行している感染症の有無を尋ねる。

　現病歴では「どんな咳か？」「喀痰を伴うか？」「咳の出る時間帯は？」などを尋ねることが重要である。

身体診察

　まず呼吸状態を観察する。呼吸困難は苦悶表情や皮膚色，呼吸数，鼻翼呼吸の有無，陥没呼吸の有無を観察することによって把握できる。

　次いで聴診所見は病初期には有意の所見が得られないが，病気の進展に伴って咳が増強すると，正常気管音や気管支音が粗あるいは鋭利に変化する。さらに病状が進展すると部分的な気道閉塞によって，下気道喘鳴（wheezing）や水泡音（coarse crackle）が聴取されるようになる。

　急性気管支炎の打診音は清澄（resonant）であり，鼓音（tympanic）や濁音（dull）は認められないのが普通である。

診断の進め方

　急性気管支炎の診断は「咳き込んでいる」という臨床所見に基づいてなされることが多い（図1）。そのためにどんな咳であるかを確認することが最初のステップとなる。たとえば，けいれん性咳嗽や犬吠様咳嗽は百日咳やクループに特徴的な咳嗽であるため，気管支炎から除外しうる。

　第2のステップは咳が喀痰を伴う湿性咳嗽か，喀痰を伴わない乾性咳嗽かを区別することである。湿性咳嗽を呈する急性疾患には急性気管支炎，急性細気管支炎，気管支肺炎があり，乾性咳嗽を呈する急性疾患には感冒や急性咽頭炎がある。湿性咳嗽で慢性経過を辿る症例ではウイルス性気管支炎の反復，副鼻腔炎やアレルギー性鼻炎の後鼻漏に伴う咳を考慮して検査を進めなければならない。

　第3のステップは胸部X線所見である。咳が出ているという理由だけでは胸部X線撮影の適応とはならないが，臨床症状から肺炎，無気肺，肺気腫，結核，気道異物などが強く疑われる場合にはこれらを除外するために適応となる。急性気管支炎では肺門陰影増強や肺紋理増強が認められることもあるが，これらの所見がなく正常であってもX線所見

3 急性気管支炎

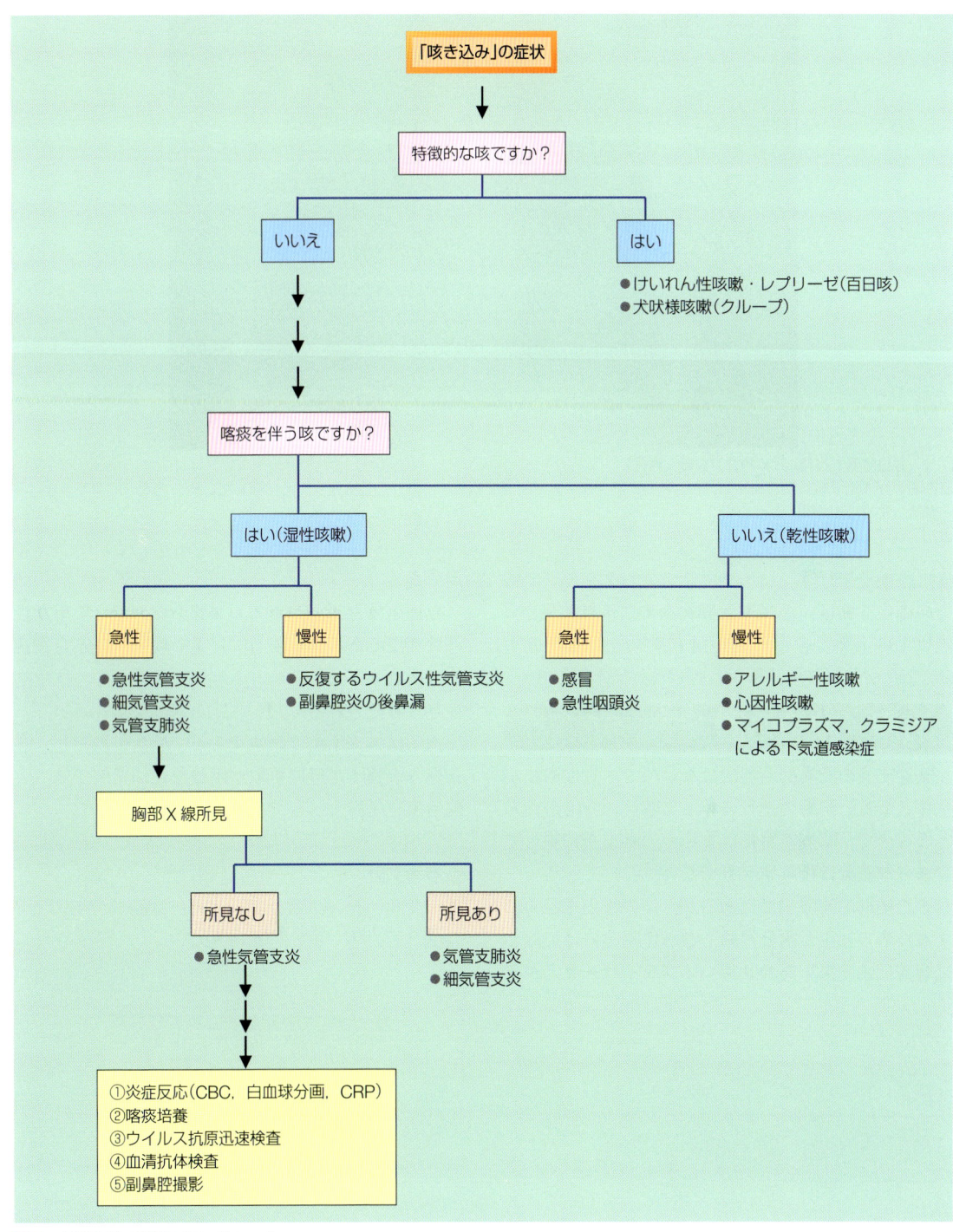

```
                    「咳き込み」の症状
                           ↓
                    特徴的な咳ですか？
                    ┌──────┴──────┐
                  いいえ            はい
                    ↓            ● けいれん性咳嗽・レプリーゼ（百日咳）
                    ↓            ● 犬吠様咳嗽（クループ）
                    ↓
                咳痰を伴う咳ですか？
          ┌──────────────┴──────────────┐
       はい（湿性咳嗽）                  いいえ（乾性咳嗽）
       ┌────┴────┐                     ┌────┴────┐
      急性        慢性                  急性        慢性
   ● 急性気管支炎  ● 反復するウイルス性気管支炎  ● 感冒   ● アレルギー性咳嗽
   ● 細気管支炎   ● 副鼻腔炎の後鼻漏    ● 急性咽頭炎  ● 心因性咳嗽
   ● 気管支肺炎                                    ● マイコプラズマ，クラミジア
       ↓                                              による下気道感染症
   胸部X線所見
   ┌────┴────┐
  所見なし   所見あり
 ● 急性気管支炎  ● 気管支肺炎
              ● 細気管支炎
       ↓
   ① 炎症反応（CBC，白血球分画，CRP）
   ② 喀痰培養
   ③ ウイルス抗原迅速検査
   ④ 血清抗体検査
   ⑤ 副鼻腔撮影
```

図1 気管支炎の診断フローチャート

として矛盾しない。むしろ肺野の浸潤陰影や斑状陰影，間質陰影の増強などの肺炎を示す所見がないことが重要である（図2）。

最後のステップは臨床検査である。膿性喀痰には細菌による二次感染を除外するために炎症反応（CBC，白血球分画，C反応性蛋白〈CRP〉），喀痰培養を，ウイルス感染には各種ウイルス抗原迅速検査を，マイコプラズマやクラミジア感染の診断には血

7章 呼吸器疾患，胸部疾患

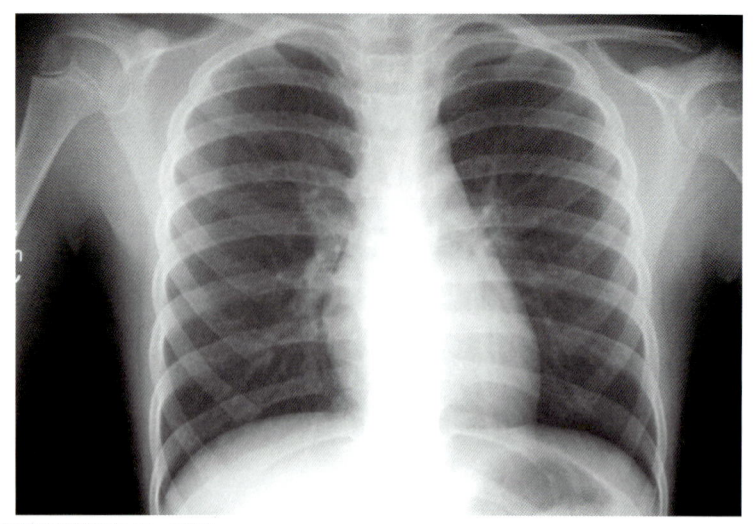

図2 急性気管支炎（胸部X線像）（8歳，男児）
湿性咳嗽が1週間続くため撮影したが，肺野，肺門部に異常所見を認めないので急性気管支炎と診断した。約2週間の経過で咳き込みは軽快した

清抗体検査を行う。マイコプラズマやクラミジア感染の確定診断は，急性期と回復期の血清抗体価が4倍以上の上昇，もしくはIgM抗体の上昇を確認する。

治療／救急処置

気管支炎の特異的治療法はないので，対症療法が主体となる。疾患の進行に伴って喀痰の分泌が盛んとなるので，喀痰溶解剤はよいが，喀出を抑制してしまう鎮咳薬は投与すべきでない。

また補助的治療法ではあるが，痰の喀出を容易にするための加湿と水分補給，さらに喘鳴には加湿と気管支拡張効果をあわせ持つネブライザー吸入が有用である。

原因のほとんどがウイルス感染なので，抗生剤投与は不要である。しかし，経過や検査所見から細菌の二次感染が強く疑われる症例にかぎっての抗生剤投与は容認される。

通常は外来治療で軽快するが，発熱が持続し，咳き込みが強くて経口摂取が困難な乳幼児例では，入院治療を考慮すべきである。

参考文献

1 上原すゞ子，砂川慶介編：小児呼吸器感染症診療ガイドライン 2007，協和企画，2007

4 ウイルス性肺炎

[著] 岡田 賢司

原因

『小児呼吸器感染症診療ガイドライン 2007』では小児肺炎を病原微生物別に分類すると，ウイルス性の割合は約 18％とされている。年齢別では 0〜1 歳 23.2％，1〜2 歳 27.5％，2〜5 歳 14.8％，6 歳以上 8％と，2 歳までが多い。

ウイルス性肺炎（viral pneumonia）の主な病原ウイルスとその特徴的な臨床像を表 1 に示す。新生児期は，周産期感染症として，サイトメガロウイルス肺炎に注意が必要である。乳児期は respiratory syncytial（RS）ウイルス，パラインフルエンザウイルス 3 型が多い。幼児期ではパラインフルエンザウイルス，インフルエンザウイルス，アデノウイルス，ヒトメタニューモウイルスなども認められる。

臨床症状

RS ウイルス肺炎：小児肺炎の 15〜25％，細気管支炎の 50〜75％が RS ウイルスによるとされている。1 歳までに 70％，2 歳までにほぼ 100％が RS ウイルスの初感染を受ける。乳児で鼻汁が多く，喘鳴，努力呼吸，湿性咳嗽，発熱などがあるとき本症を疑う。10〜3 月に多いが，最近はそのほかの季節にも認められる。感染乳児の 2〜3％に入院治療が必要となる。低出生体重児や先天性心疾患を持つ患児は重症化しやすい。乳児期早期の感染，特に細気管支炎で入院が必要な場合は，その後の乳児喘息のリスクと考えられている。

パラインフルエンザウイルス：3 型は，RS ウイルスに次いで乳幼児の肺炎の原因となることが知られている。症状からは RS ウイルス肺炎との鑑別が難しいが，好発季節が春から初夏に多い。1 型，2 型は初秋から初冬に多く，肺炎の原因にもなるが，クループを引き起こすことも多い。

アデノウイルス：小児ウイルス性肺炎の約 10％を占める。7 型は重症化しやすく，死亡率がその他のウイルス性肺炎より高い。多くの血清型があり，多彩な臨床像を呈する。1，3，7，21 型が肺炎から多

表 1 年齢別小児市中肺炎の主な病原ウイルスと特徴的な臨床像

年齢別病原ウイルス	特徴的な臨床像
出生〜20 日 　サイトメガロウイルス	全身性サイトメガロウイルス感染症の肺病変で先天感染に随伴するほかの症状も認められる
3 週間〜3 か月 　RS ウイルス	発症年齢のピークは 2〜7 カ月で真冬〜早春に多い。肺炎と細気管支炎との鑑別が困難な喘鳴を伴う
パラインフルエンザウイルス 3 型	RS ウイルスと同様な症状を示すが，やや年長児に多く，発症は冬だけに集積しない
4 カ月〜4 歳 　RS ウイルス	この年齢群では細菌性に比較してウイルス性が多い
パラインフルエンザウイルス 　ヒトメタニューモウイルス 　アデノウイルス 　ライノウイルス 　インフルエンザウイルス	

（文献 2 を改変）

く分離される。気道症状だけでなく，頭痛，高熱，悪寒，倦怠感，筋肉痛など全身症状を伴うことが多い。病院内感染の原因となることがあり，基礎疾患を持つ患児や乳酸デヒドロゲナーゼ（LDH）高値症例は重症化しやすく，注意を要する。

麻疹肺炎：麻疹ウイルスの直接浸潤による肺炎だけでなく，傷害された気道上皮で増殖した細菌による二次性細菌性肺炎，免疫不全児に認められる巨細胞性間質性肺炎などにも注意が必要。国内から麻しん排除（elimination）に向けて 2006 年 6 月から麻疹・風疹混合（MR）ワクチンの 2 回接種が開始された。重症化を防ぐためにも 1 歳になれば早期の接種がすすめられる。

ヒトメタニューモウイルス：2001 年，RS ウイルスと同様の臨床像を呈する小児から分離された。気道感染症の 5〜10％を占めると推定されている。乳幼

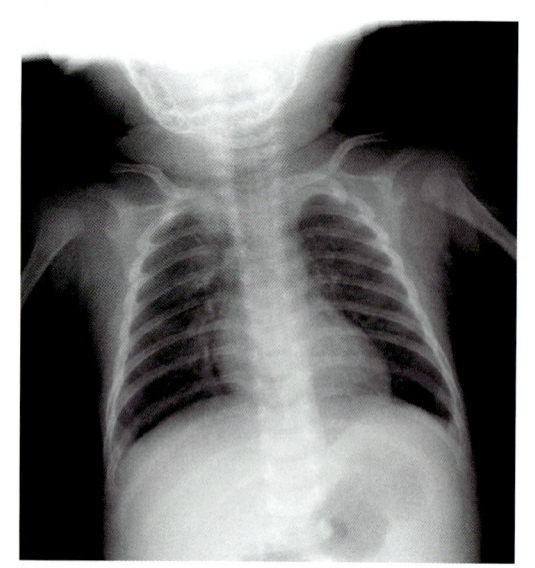

図1 RSウイルス感染症で人工呼吸管理を行った例(2カ月,男児)
陥没呼吸・鼻翼呼吸著明,呼吸数60/分,血液ガス(O_2 3L/分)
pH 7.255, Pao_2 94.5 mmHg, $Paco_2$ 64.7 mmHg
HCO_3 27.7 mEq/L, BE −0.8, Sao_2 95.9%

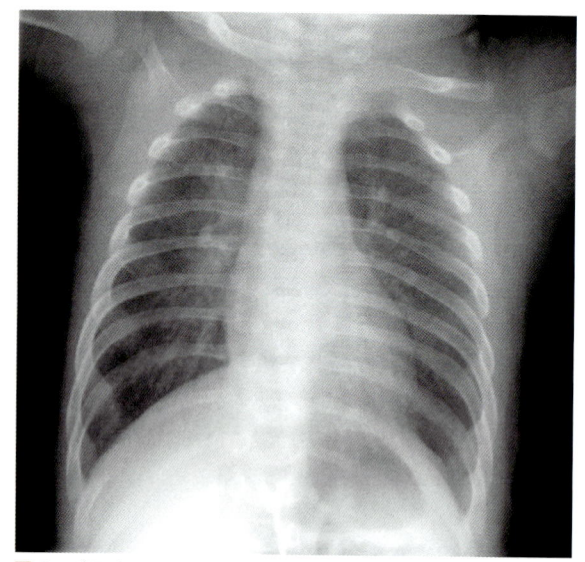

図2 パラインフルエンザウイルス3型感染症で人工呼吸管理を行った例(4カ月,男児)
陥没呼吸・鼻翼呼吸著明,呼吸数70/分,血液ガス(O_2 1L/分)
pH 7.167, Pao_2 360.9 mmHg, $Paco_2$ 98.6 mmHg

児の喘鳴をきたす疾患(細気管支炎や乳児喘息)との関連を示す報告が多い。症状や検査所見はRSウイルスとほぼ同様であるが,初感染年齢がやや高く,軽症例が多いとされている。

インフルエンザウイルス:ウイルスの直接浸潤による肺炎と二次性の細菌性肺炎とに分類される。小児の肺炎は少ないが,高齢者ではインフルエンザ死亡の80%以上が肺炎の合併とされている。

診断の進め方

細菌性およびマイコプラズマ/クラミジアなどとの鑑別が必要。ウイルス性では咳や熱のわりに元気で,周囲に感染源がいることが多い。検査所見は白血球増多や核左方移動は軽度で,炎症反応も弱い(アデノウイルスは例外)。胸部X線所見は肺門周囲から末梢にかけて,びまん性の淡い浸潤影や気管支周囲陰影が主体。気管支壁肥厚は,peribronchial cuffing(正面像ではring sign,横からはtram lineとして描出)として認められる。

抗原迅速診断キットが頻用されている。インフルエンザウイルスでは抗インフルエンザ薬による治療や院内感染防止,RSウイルスでは院内感染防止や喘息との鑑別,アデノウイルスでは細菌性肺炎との鑑別や抗菌薬の適正使用などの観点から有用である。その他のウイルスでは抗原迅速診断はキット化されていない。ウイルス分離か,ペア血清による抗体の有意上昇を確認する。

治療/救急処置

臨床症状や検査所見からウイルス性肺炎が考えられる場合,抗菌薬は必要ない。①元気がない,②呼吸数が年齢基準(新生児:60回/分,乳児:50回/分,幼児:40回/分,学童:30回/分)以上,③呻吟,鼻翼呼吸,陥没呼吸などの努力呼吸,④酸素飽和度(SpO_2)が95%以下,⑤チアノーゼなどの項目が1つ以上あれば重症肺炎とみなし入院をすすめる。

その他,①1歳未満,②脱水が認められた場合,③治療薬の内服ができない場合,④基礎疾患がある場合,⑤主治医が入院の必要性を認めた場合などは,入院を考慮する。

外来では十分な水分補給を指導し,呼吸状態の悪化(多呼吸や陥没呼吸など)があれば,救急外来を受診するよう説明しておく(図1,図2)。

参考文献

1 上原すゞ子,砂川慶介監修,小児呼吸器感染症診療ガイドライン作成委員会:小児呼吸器感染症診療ガイドライン2007,p45-69,協和企画,2007
2 Burroughs M, Horga MA et al : Respiratory infection in Krugman's Infectious Diseases of Children 11th ed, p493-529, Mosby, 2004

5 マイコプラズマ肺炎

[著] 尾内 一信

原因

マイコプラズマ肺炎（mycoplasma pneumonia）は，細胞壁を欠くマイコプラズマ・ニューモニエ（*Mycoplasma pneumoniae*）に感染して発症する。人から人に飛沫感染する。潜伏期間は2～4週と長く，家族内や集団で流行することが多い。

3歳以下の発症では，上気道炎や気管支炎の病型が多く，4歳以上で発症すると肺炎が多くなる。学童期の肺炎の最も多い原因である。近年日本ではマクロライド耐性マイコプラズマが増加している。

臨床症状

発熱，咳嗽を主症状とする。発症は緩徐なことが多く，徐々に咳嗽が強くなる。全身状態は，保たれていることが多く，肺炎クラミジアやウイルス感染とともに異型肺炎の重要な原因菌である。

病歴聴取

全身状態，発症の緩急，咳の性状（湿性か乾性か），家族や集団での流行，経口抗菌薬などの薬歴を聴取する。

身体診察

全身状態と呼吸状態の把握が最も重要である。本症では比較的全身状態は保たれている。聴診で断続性副雑音や呼吸音の減弱を聴取する。

しかし，マイコプラズマ肺炎では一般に間質の炎症が強く，特に肺胞病変が乏しい症例では，聴診で断続性副雑音の聴取が困難なケースも多い。微細な

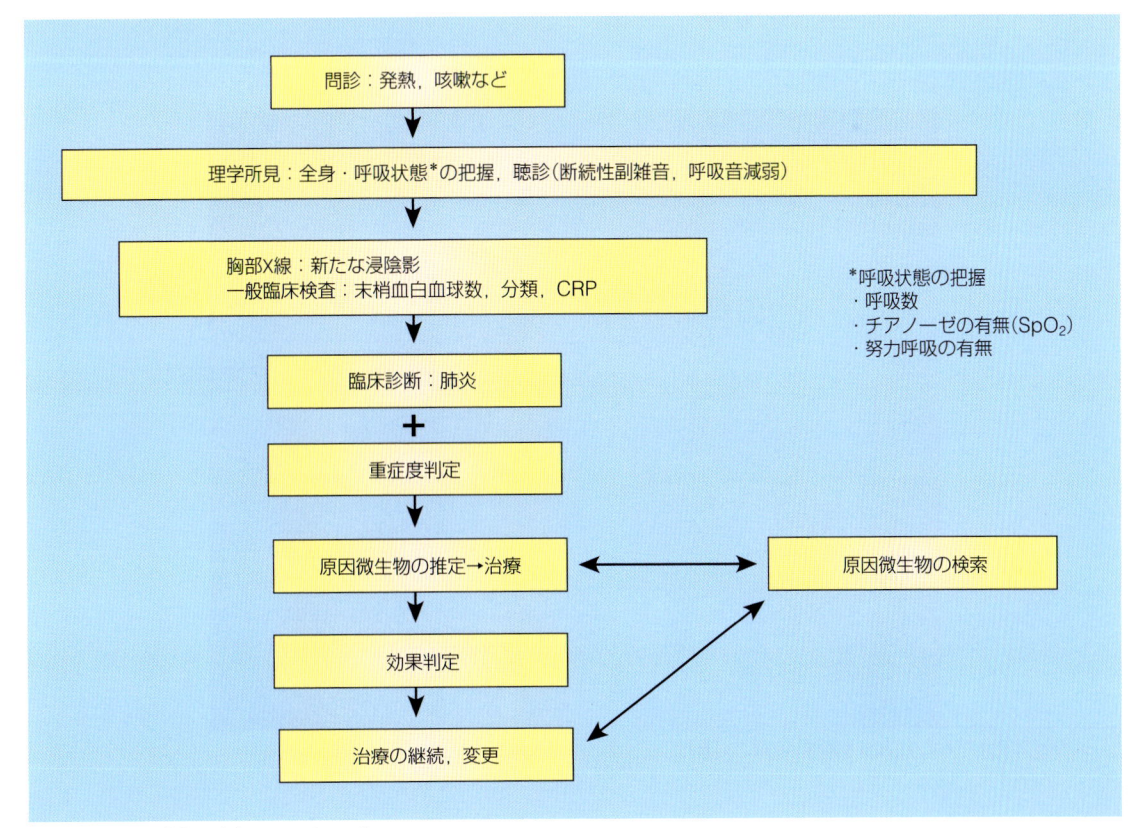

図1 小児市中肺炎の診療フローチャート

7章 呼吸器疾患，胸部疾患

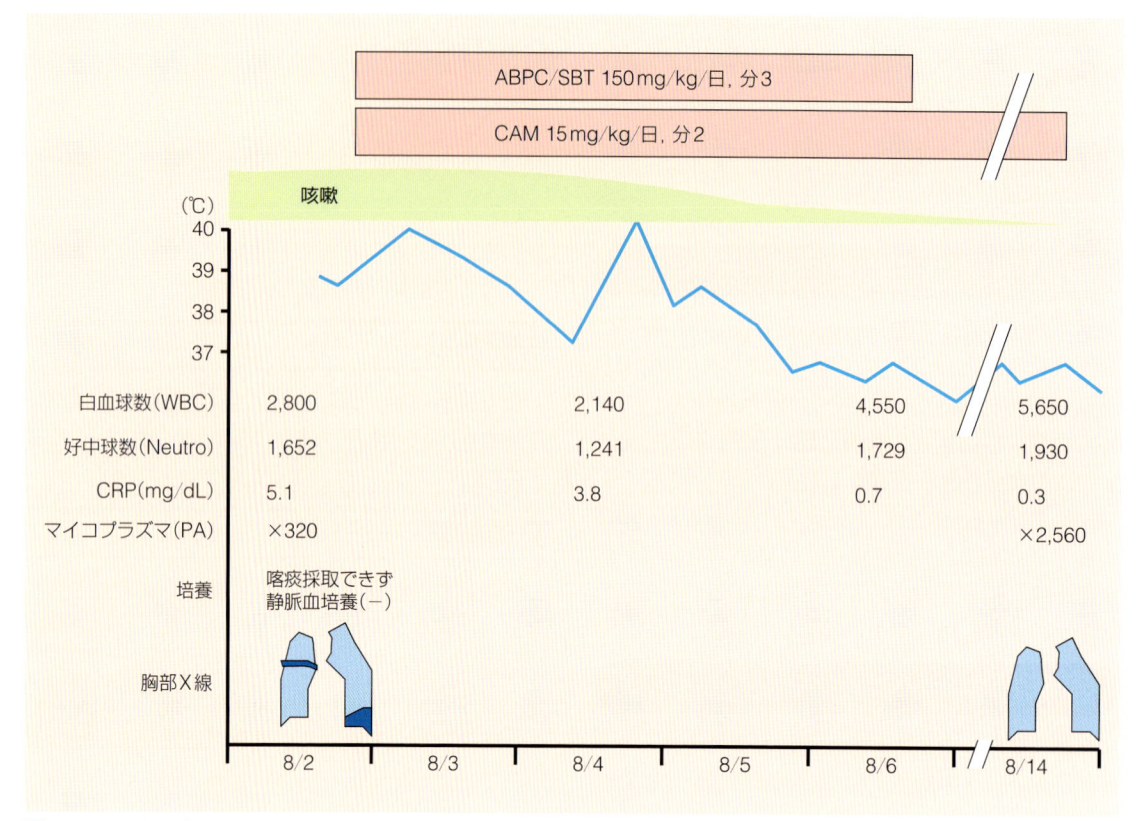

図2 マイコプラズマ肺炎の臨床経過（9歳，女児）

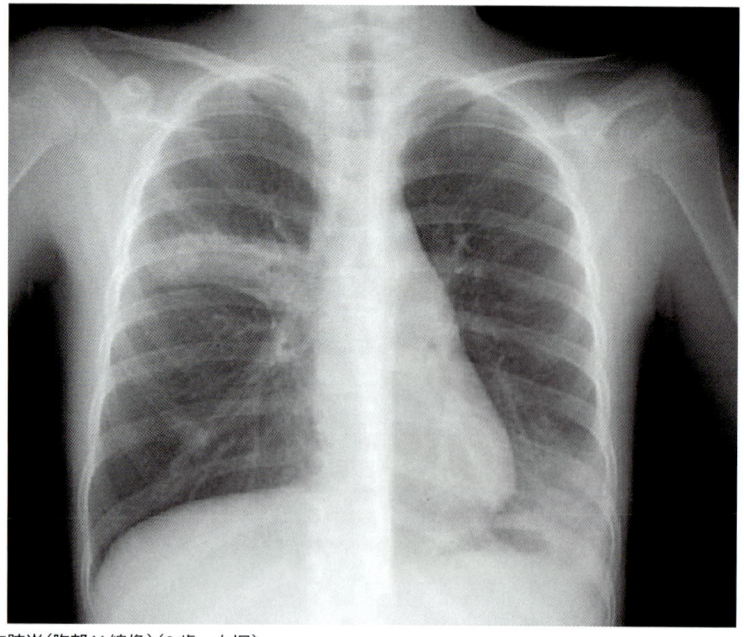

図3 マイコプラズマ肺炎（胸部X線像）（9歳，女児）

副雑音を聴き逃さないために，試しに深呼吸をしてもらうのが聴診のポイントである。患児に深呼吸を促すために風車を診察室に常備しておくと便利である。

診断の進め方

身体診察を行い，全身状態と呼吸状態（呼吸困難）を確認する（図1，図2）。また，胸部X線撮影で新たな肺野の浸潤影を確認する（図3）。治療の管理上，重症度を決定するために末梢血液検査とC反応性蛋白（CRP）を検査し，呼吸困難が強い例ではSpO_2を測定する。炎症所見（白血球数やCRP）は正常ないし軽度上昇を示すことが多い。

原因診断として，ペア血清（微粒子凝集反応〈PA〉，補体結合反応〈CF〉など）で4倍以上の抗体価の上昇を確認する。単一血清では，イムノカードマイコプラズマIgM抗体陽性，PA≧640倍，CF≧64倍を有意とする。

治療／救急処置

軽症であれば外来で管理し，中等症以上では入院管理とする。抗菌薬は，マクロライド系薬（クラリスロマイシン〈CAM〉10日間，アジスロマイシン3日間など）を選択する。治療開始後48時間以上解熱しないときは，マクロライド耐性マイコプラズマ感染症を疑い，テトラサイクリン系薬（ミノサイクリン10日間など）に変更する。

参考文献
1 上原すゞ子，砂川慶介監修，小児呼吸器感染症診療ガイドライン作成委員会：小児呼吸器感染症診療ガイドライン2007．協和企画，2007

7章 呼吸器疾患，胸部疾患

6 細菌性肺炎

[著] 岩田 敏

原因

小児細菌性肺炎（bacterial pneumonia）の原因微生物としては，市中肺炎では肺炎球菌，インフルエンザ菌，モラキセラ・カタラーリス，黄色ブドウ球菌，百日咳菌などが，また人工呼吸器関連肺炎をはじめとする院内肺炎では，成人の場合と同様に，緑膿菌，アシネトバクター，メチシリン耐性黄色ブドウ球菌（MRSA）などがあげられる。

小児市中肺炎では年齢によって頻度の高い原因微生物の種類が異なる点が特徴であり，2歳未満の乳幼児ではウイルス性と細菌性が，6歳以上の小児では肺炎マイコプラズマ性が多い。また細菌性肺炎のほとんどは肺炎球菌とインフルエンザ菌によるものであるが，黄色ブドウ球菌は乳児期の膿胸を伴うような重症肺炎の原因となり，新生児期には黄色ブドウ球菌とともにB群溶血レンサ球菌（B群溶連菌）や腸内細菌も原因となる。

臨床症状

発熱，咳嗽，呼吸困難が主な臨床症状である。細菌性肺炎の場合，ウイルス性や肺炎マイコプラズマ，肺炎クラミジアによる肺炎と比べ，一般に発症が急激で，発熱には悪寒戦慄を伴う場合が多い。新生児・乳児では，呼吸器症状が目立たず，嘔吐や腹部膨満，腹痛などの消化器症状が前面に出る場合もあるので注意が必要である。胸膜炎を合併した場合は胸痛を認める。

病歴聴取

通常はウイルス性上気道感染症から下気道に炎症が波及し，細菌の混合感染が起きて発症する場合が多いので，発熱，咳嗽，鼻汁，咽頭痛などの上気道炎症状に関する病歴，湿性咳嗽の有無，胸痛の有無，悪寒戦慄の有無の確認が重要である。また重症度の判定のためには，呼吸困難の有無，経口摂取の程度についても確認しておく必要がある。

身体診察

全身状態の観察に加え，まず体温，心拍数，呼吸数，酸素飽和度などの基本的なバイタルサインを確認し，頻脈，多呼吸，低酸素血症の有無をチェックする。

胸部の診察としては，視診では多呼吸，陥没呼吸などの呼吸困難の有無，聴診では呼吸音の減弱，ラ音の有無，打診では濁音の有無についてチェックする。そのほか腹部膨満の有無，皮疹の有無，中耳炎の有無，脱水の有無についても観察する必要がある。

診断の進め方

病歴，身体診察所見から肺炎を疑った場合は，胸部X線写真を撮影し，肺炎像の有無について確認する。

胸部X線写真上肺炎が認められた場合は，鑑別診断のための諸検査を行う。胸部X線写真の所見から細菌性肺炎か否かを判定するのは難しいが，典型的な細菌性肺炎では大葉性の硬化陰影が特徴的である。また，アデノウイルスを除くウイルス性肺炎，マイコプラズマ肺炎，クラミジア肺炎では好中球増多やC反応性蛋白（CRP）強陽性を伴うことは少なく，これらの臨床検査は細菌性肺炎との鑑別に有用である。ただ好中球増多やCRP値などの炎症反応はオーバーラップした測定値を示す場合もあるため，明確に鑑別することは難しい。

表1 小児市中肺炎の病因診断

- 血液培養，喀痰・吸引喀痰培養（洗浄または定量培養），胸水培養
- 鼻咽腔粘液培養，鼻腔洗浄液培養
- 気道からの抗原検出（クラミジア，RSウイルス，アデノウイルス，A型およびB型インフルエンザウイルス）
- 尿からの抗原検出（肺炎球菌，レジオネラ）
- 血清学的診断
- 遺伝子診断（肺炎マイコプラズマ，クラミジア，レジオネラなど）

表2 小児市中肺炎における重症度判定の目安

観察項目	軽症*1	中等症*2	重症*3
全身状態	良好	良好～やや不良	不良
経口摂取	可能	可能～やや不良	不良
呼吸困難	なし	なし～あり（軽度）	あり（重度）
チアノーゼ	なし	なし	あり
発熱	38℃未満	38℃以上	38℃以上（4日以上持続）
脱水	なし	なし～あり（軽度）	あり（重度）
胸水貯留	なし	なし	あり
低酸素血症	なし	なし	あり
白血球数	10,000/μL未満	10,000～14,999/μL	15,000/μL以上
CRP	5 mg/dL未満	5～9.9 mg/dL	10 mg/dL以上

*1 軽症は各項目をすべて満たす場合
*2 中等症は軽症にも重症にも入らないもの
*3 重症は各項目が1つ以上ある場合

細菌性肺炎の病因診断は血液，喀痰，上咽頭粘液の培養検査により，またウイルス性肺炎，マイコプラズマ肺炎，クラミジア肺炎の病因診断は血清抗体価の測定もしくは気道からの抗原検出による迅速診断により，それぞれ行う（表1）。

肺炎球菌，レジオネラに関しては，尿中抗原の検出も診断の補助となる。今後の方向性として，real-time PCR法やLAMP法による遺伝子診断が病因診断として利用できる可能性がある。

小児肺炎の重症度の目安を表2に示した。

また肺炎球菌による細菌性肺炎の典型的な症例を図1に示した。

治療／救急処置

治療の中心は抗菌薬による化学療法，また去痰薬，気管支拡張薬，鎮咳薬などによる対症療法，および理学療法である。

小児市中肺炎の入院適応の目安を表3に，外来治療の適応基準と注意点を表4にそれぞれ示した。

化学療法

小児市中肺炎では年齢によって頻度の高い原因菌が異なるので，その点を念頭において抗菌薬の選択を行う。一般に新生児期には大腸菌のようなグラム陰性腸内細菌，B群溶連菌，黄色ブドウ球菌が多く，2～3カ月以降の乳児期になると肺炎球菌，インフルエンザ菌の頻度が増加する。さらに4～5歳以降の幼児・学童になると，肺炎マイコプラズマの割合

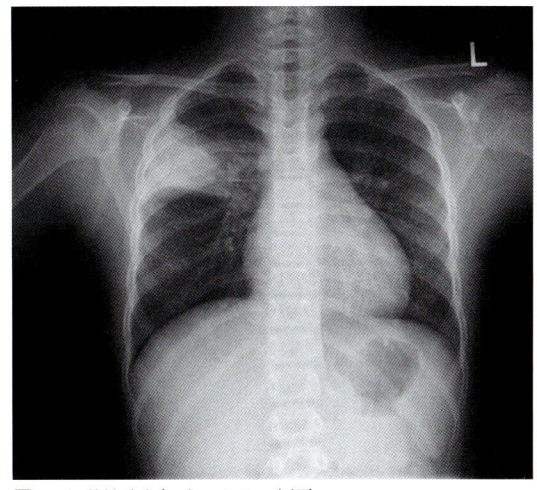

図1 細菌性肺炎（9歳3カ月，女児）
肺炎球菌性肺炎
● 主訴：発熱，咳嗽，腹痛，背部痛，全身倦怠
● 現病歴：湿性咳嗽が1週間持続し，入院前日から高熱を認め，全身倦怠，腹痛，背部痛も伴うため，国立病院機構東京医療センターに紹介され，胸部X線にて右上肺野に硬化陰影を認め，入院となる
● 初診時所見：咽頭発赤なし，胸部聴打診上異常所見なし，腰背部に打診痛あり
● 検査所見：WBC 28,000/μL，CRP 14.3 mg/dL，寒冷凝集反応40倍，肺炎マイコプラズマ抗体40倍以下，上咽頭培養および血液培養で莢膜血清型14型の肺炎球菌が分離された
● 経過：臨床経過，入院時所見より細菌性肺炎を疑い，パニペネム／ベタミプロンを開始，原因菌判明後はアンピシリンに変更し，2週間の経過で治癒した

が増加する。クラミジア肺炎の頻度は低いが，生後2～3カ月以内の新生児・乳児ではトラコーマ・クラミジア，幼児期以降は肺炎クラミジアの可能性も考

慮する必要がある。

原因菌が肺炎球菌，インフルエンザ菌などの一般細菌なのか，肺炎マイコプラズマ，肺炎クラミジアなどの非定型菌かによって選択する抗菌薬の種類が異なるので，治療開始前に血液検査を実施して白血球数，CRPなどを確認することが望ましい。

なお原因菌として頻度の高い肺炎球菌，インフルエンザ菌では，近年ペニシリン結合蛋白が変異してβラクタム系薬に対する親和性の低下した耐性株であるペニシリン耐性肺炎球菌(PRSP)，βラクタマーゼ非産生アンピシリン耐性インフルエンザ菌(BLNAR)，およびβラクタマーゼ産生アンピシリンクラブラン酸耐性インフルエンザ菌(BLPACR)が増加している点，および日本で分離される肺炎球菌はマクロライド系薬に耐性を示す場合が多い点に対しても注意をはらう必要がある。

新生児期では，原因菌として頻度の高いB群溶連

表3 小児市中肺炎の入院適応の目安

絶対的適応	相対的適応
重症例（以下の項目のいずれかを有する） ・全身状態不良 ・経口摂取不良 ・呼吸困難あり ・チアノーゼを伴う ・4日以上続く38℃以上の発熱 ・脱水を伴う ・胸膜炎を伴う ・低酸素血症を伴う ・著明な白血球増多，CRP高値 新生児・乳児 肺炎重症化の要因となる基礎疾患を有する	中等症例 経口抗菌薬の服薬困難 自宅での安静が保てない 保護者が入院治療を希望

表4 小児市中肺炎における外来治療の適応基準と注意点

適応基準	注意点
軽症例 相対的入院適応だが保護者が外来治療を希望	原則として以下の条件が必要 ・経口抗菌薬が確実に服薬できる ・自宅でも安静が保てる ・症状が悪化した場合の対応が可能 白血球数，CRPを重症度の判定，抗菌薬の選択の参考にする

表5 原因微生物不明時の小児市中肺炎に対する初期抗菌薬の選択

	重症度	2カ月～5歳[*2,*5]	6歳以上
外来	軽症	AMPC±CVA or SBTPC po あるいは 広域セフェム po[*3]	マクロライド po あるいは テトラサイクリン po[*5]
入院	中等症～重症	ABPC±SBT or PIPC iv[*1,*2] あるいは 広域セフェム iv[*1,*2,*3]	ABPC±SBT or PIPC iv[*1,*2] あるいは 広域セフェム iv[*3] ± マクロライド po/div あるいは テトラサイクリン po/div[*5]
	最重症	カルバペネム div ± マクロライド po/div[*6]	カルバペネム div ± マクロライド po/div[*6]

原因菌判明時に適切な抗菌薬に変更
[*1] トラコーマ・クラミジア感染が考えられるとき，マクロライド系薬を併用
[*2] 肺炎マイコプラズマ，肺炎クラミジア感染症が強く疑われるとき，マクロライド系薬を併用
[*3] 肺炎球菌，インフルエンザ菌に抗菌力が優れているもの
　　代表経口薬：CDTR-PI，CFPN-PI，CFTM-PI
　　代表注射薬：CTRX，CTX
[*4] 8歳までの小児には他剤が使用できないか無効の場合にかぎる
[*5] 原則1歳までは入院
[*6] レジオネラ症が否定できない場合はマクロライド系薬を併用する
AMPC：アモキシシリン，CVA：クラブラン酸，SBTPC：スルタミシリン，ABPC：アンピシリン，SBT：スルバクタム，PIPC：ピペラシリン，CDTR-PI：セフジトレン・ピボキシル，CFPN-PI：セフカペン・ピボキシル，CFTM-PI：セフテラム・ピボキシル，CTRX：セフトリアキソン，CTX：セフォタキシム，po：経口，iv：静注，div：点滴静注
（文献1を改変）

菌，黄色ブドウ球菌，大腸菌に有効で，新生児に対する安全性の確立されているアンピシリン（ABPC），フロモキセフ（FMOX），セフォタキシム（CTX），セフォゾプラン（CZOP），イミペネム/シラスタチン（IPM/CS）などのなかから選択する。

乳児期では黄色ブドウ球菌，肺炎球菌，幼児期以降はインフルエンザ菌も考慮し，βラクタマーゼ阻害薬とABPCの合剤（スルバクタム・アンピシリン〈SBT/ABPC〉）や第二世代セフェム系薬を選択するが，最近増加しているBLNARに対しては第三世代セフェム系薬あるいはペントシリン（PIPC）が有効である。

白血球増多がみられない場合にはマイコプラズマ肺炎やクラミジア肺炎の可能性があるので，マクロライド系薬を選択する。いずれの場合も起炎菌が判明すればその薬剤感受性成績に従って，適切な抗菌薬に変更する。ペニシリン耐性肺炎球菌による重症肺炎に対してはカルバペネム系薬を，MRSAが原因菌の場合にはバンコマイシン（VCM），テイコプラニン（TEIC）などの抗MRSA薬を選択する。

「小児呼吸器感染症診療ガイドライン2007」に記載されている原因微生物不明時の小児市中肺炎に対する初期抗菌薬の選択を表5に示した。

院内肺炎の場合は，前述したとおり，緑膿菌，アシネトバクターなどのブドウ糖非醗酵グラム陰性桿菌，MRSAが多いので，これらの細菌を考慮した抗菌薬の選択が必要となるが，院内環境由来株の場合，各種抗菌薬に耐性を示すケースがあるため，病棟ごとの患者由来株や監視培養による患者本人からの分離株の薬剤感受性を日頃から把握しておき，適切な抗菌薬を選択する必要がある。

細菌性肺炎の場合，抗菌薬の投与期間は通常5〜7日間（解熱後3日間）で十分であるが，黄色ブドウ球菌およびクラミジアが原因となった場合は10〜21日間投与する。投与期間は，あくまでも典型例に対して再発や合併症を発症することなく治癒させることができる最小限の目安なので，合併症や基礎疾患を有する症例ではさらに長期間の投与が必要になる場合もあり，逆に副反応などにより抗菌薬の中止や変更を余儀なくされる場合もある。

対症療法／理学療法

脱水や抗利尿ホルモン分泌異常症（SIADH）に対しては適切な輸液療法を行う必要がある。また必要に応じて酸素吸入（入院例），去痰薬，気管支拡張薬，鎮咳薬の投与を行う。体位ドレナージや気道吸引による理学療法も重要である。

参考文献

1 上原すゞ子，砂川慶介監修，小児呼吸器感染症診療ガイドライン作成委員会：肺炎．小児呼吸器感染症診療ガイドライン2007，p45-69，協和企画，2007
2 Committee on Infectious Diseases, American Academy of Pediatrics, Pickering LK ed：Appropriate use of antimicrobial agents. Red Book^R 2006：Report of the Committee on Infectious Diseases, 27th ed, p737-741, American Academy of Pediatrics, Elk Grove Village, 2006

7 ニューモシスチス肺炎

［著］川﨑 一輝・中野 孝子

原因

ニューモシスチス肺炎（*Pneumocytis* pneumonia）は従来カリニ肺炎と呼ばれていた。最近になって各種哺乳類に感染するニューモシスチス（*Pneumocystis*）は感染動物に特異的な別種であることがわかってきた。すなわち，ニューモシスチス・カリニ（*Pneumocystis carinii*）はラットに感染するものであり，ヒトに感染するものはニューモシスチス・イロベシ（*Pneumocystis jiroveci*）と命名された。*Pneumocystis jiroveci* は，以前には原虫と考えられていたが，遺伝子学的研究から最近は真菌の近縁とされている。

臨床症状

亜急性型と急性型により症状発現の様子が異なる。

亜急性型：1～2カ月の潜伏期後に，活気がない，食欲の低下，下痢などで発症し，やがて多呼吸，乾性咳嗽が出現する。次第に呼吸困難が増強し，陥没呼吸，チアノーゼを呈する。

急性型：突然の高熱，多呼吸，乾性咳嗽で発症し，顔色不良，チアノーゼを呈し，数日で呼吸不全に陥り，死亡することがある。

病歴聴取

多呼吸，低酸素血症，胸部X線写真でびまん性のスリガラス様陰影がみられた場合には，本症を疑って病歴聴取を行う。

免疫不全の有無を確認することが重要である。まず既往歴（先天性免疫不全，後天性免疫不全症候群〈AIDS〉，悪性腫瘍，膠原病など）と薬剤投与歴（ステロイド，免疫抑制薬，抗癌薬など）を聴取する。AIDSでは，診断が意図的に隠されることがあるので注意する。逆に，AIDSを発症したことがまだ認識されていない場合もある。

上記の事項にあてはまらない場合には，体重増加や難治性の下痢・皮膚感染症についても聴取する。

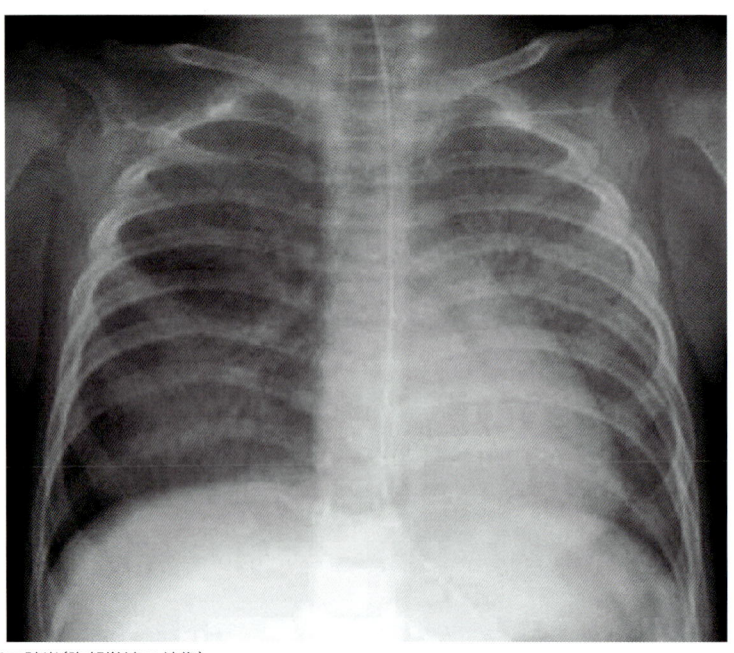

図1　ニューモシスチス肺炎（胸部単純X線像）
両側びまん性スリガラス様陰影

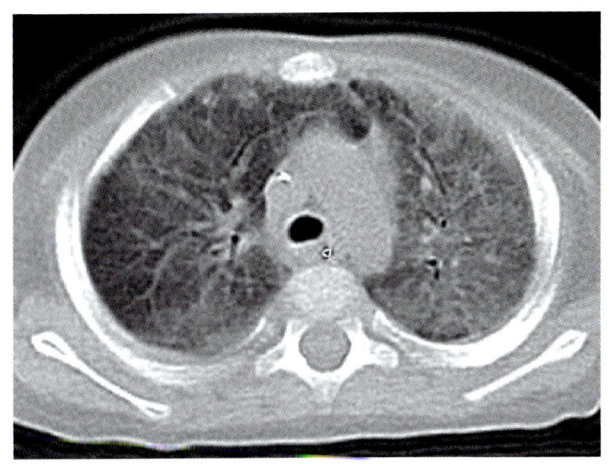

図2 ニューモシスチス肺炎（胸部CT像）
両側びまん性高吸収域を呈している

身体所見

本症に特徴的な所見はない。多呼吸，陥没呼吸はあるが，胸部聴診で副雑音はない。

診断の進め方

前述したように，本症を疑う重要なキーワードは多呼吸，低酸素血症，胸部X線写真でのびまん性のスリガラス様陰影である。また病歴で免疫異常が確認できれば，本症の可能性はさらに高くなる。しかし，同様の所見を呈する疾患は他にもあるので，鑑別診断が重要となる。

血液検査では，白血球数やC反応性蛋白（CRP）などの炎症所見の上昇は軽度で，乳酸デヒドロゲナーゼ（LDH）は高値をとる。動脈血液ガス分析では，換気血流比不均等分布による低酸素血症のために動脈血酸素分圧（Pao$_2$）は低下し，肺胞気-動脈血酸素分圧較差（A-aDO$_2$）は開大する。真菌の血清診断法である β-D-グルカンや，間質性肺炎のマーカーであるシアル化糖鎖抗原 KL-6 は高値を示す。

胸部単純X線写真では，典型的にはびまん性のスリガラス様陰影を呈する（図1）。しかし，病初期には異常所見が認められないことも少なくない。胸部CTを行うと，異常所見を確認できる場合がある（図2）。気胸や縦隔気腫を呈することもある。

確定診断には，喀痰や気管支肺胞洗浄液，肺生検で Pneumocystis を証明する必要がある。しかし，すぐに結果を得られないこと，侵襲的検査であることなどから，細胞性免疫の低下した小児で前述したような症状を認めた場合には，検査結果が判明する前にニューモシスチス肺炎の治療を開始すべきである。

治療／救急処置

ST合剤：バクタ®，バクトラミン®。スルファメトキサゾール（sufamethoxazole：SMX）/トリメトプリム（trimethoprim：TMP）＝SMX100 mg に対し TMP20 mg。

有効性や効果発現が早いことから第1選択薬とされている。TMPとして15～20 mg/kg/日を分2～3で経口投与する。重症例や激しい嘔吐・下痢を伴う症例では点滴静注で開始する。

ST合剤は腸管からの吸収が良好なので，経口摂取が困難でないかぎり経口薬を使用する。副作用の発現は高頻度で，薬剤過敏性（発熱・発疹），好中球減少などが，治療開始後7～10日目に出現することが多い。

ペンタミジン（pentamidine）：ベナンバックス®。

ST合剤で効果がみられない場合や，副作用のため継続が困難な場合には，第2選択薬とされている。ショック，低血糖，膵炎，耐糖能異常，腎機能障害などの重篤な副作用の頻度が高い。4 mg/kg を1日1回1時間以上かけて点滴静注する。

参考文献

1 横山美貴：ニューモシスチスカリニ肺炎．小児科診療 69（増刊号）：175-177，2006
2 松田基：ニューモシスチスカリニ（ジロベッチィ）診断法．小児内科 37（増刊号）：556-558，2005

7章 呼吸器疾患，胸部疾患

8 真菌肺炎

[著] 森 雅亮

原因

　真菌感染に対する宿主側の防御機構は非特異的機構と免疫学的機構とからなり，通常弱病原性である真菌により真菌肺炎が発症することはほとんどない．つまり深在性真菌症の発症には，宿主の防御能の未熟性または破綻が大きく関与しているといわれている．

　免疫能の破綻をきたしている者，いわゆるimmunocompromised hostに発症する深在性真菌症として，カンジダ症（candidiasis），アスペルギルス症（aspergillosis），クリプトコッカス症（cryptococcosis），ムーコル症（mucormycosis）があげられるが，最近では真菌症の種類により主たる防御機構が異なることが示唆されている．

　具体的には，化学療法で著明な好中球減少をきたす急性白血病や再生不良性貧血患者ではカンジダ症やアスペルギルス症が多く，細胞性免疫が強く傷害される後天性免疫不全症候群（AIDS）や免疫抑制薬を投与されている腎移植患者ではクリプトコッカス症が問題となっている．

　ここでは，小児科領域でよくみられ臨床的に問題とされる代表的な真菌肺炎として，アスペルギルス症とカンジダ症について述べる．

臨床症状

　小児の臨床徴候としては，基礎疾患が重篤な際に発症するため症状に特徴的なものがみられない．従って小児における真菌肺炎の診断は困難であるが，血液や髄液など無菌的な検体から真菌が分離された場合の診断意義は大きく，反復して真菌が分離される場合や抗菌薬に不応性の臨床症状がある場合には，強く存在を疑わせる．

　原因不明または抗菌薬に不応性な発熱の存在に加え，患児の原疾患（免疫不全症〈図1〉，21番染色体トリソミーなどの染色体異常〈図2〉，悪性疾患など），家族歴（易感染性），リスクファクターの聴取・検出（中心静脈カテーテル挿入症例，ステロイド薬・

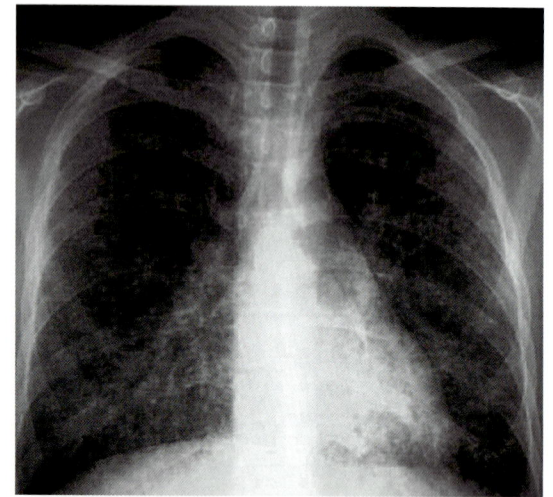

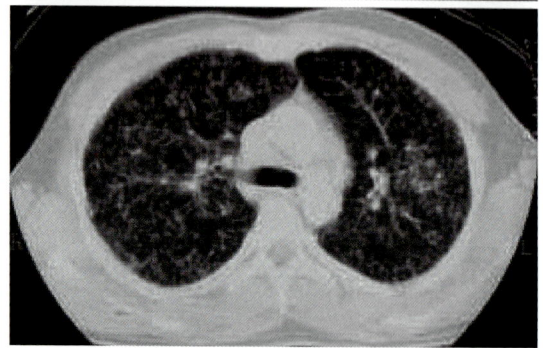

図1 侵襲性アスペルギルス症（慢性肉芽腫症）（15歳，男児）

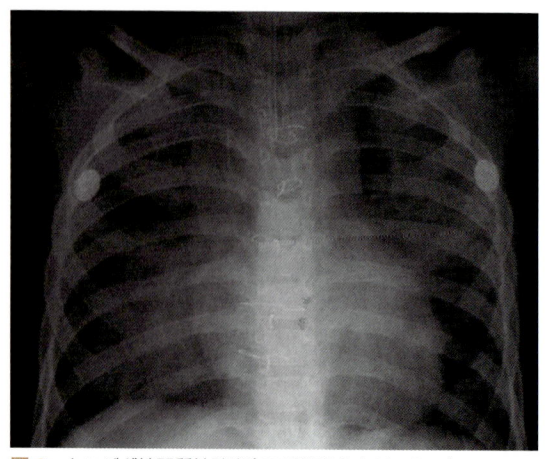

図2 カンジダ性間質性肺炎（21番染色体トリソミー）（7歳，女児）

表1 現在使用可能な真菌肺炎に対する抗真菌薬

薬品名	作用機序	用法	用量	注意事項
amphotericin B（ファンギゾン®）AMPH-B	細胞壁エルゴステロール合成障害	点滴静注	1日1回，3～6時間かけて，または24時間持続。0.25 mg/kg/日から開始し，以後1 mg/kg/日まで増量可	多くの薬剤と配合禁忌であるため単独ルートが好ましい
		経口（シロップ）	1日2～4回，食後に投与（年齢に応じて1～6 mL/回）	ほとんど吸収されないので消化管除菌のみに使用
		吸入	50 mL（1 vial）を蒸留水10～20 mLで溶解し，1回2～4 mLを1日2～5回	
liposomal amphotericin B（アンビゾーム®）L-AMB	細胞壁エルゴステロール合成障害	点滴静注	2.5～5 mg/kg/日を1日1回（クリプトコッカス髄膜炎のみ6 mg/kgまで可），1～2時間以上かけて投与	AMPH-Bと比較して有意に安全性が高い
flucytosine（アンコチル®）5-FC	DNA合成障害	経口	100～200 mg/kg/日を分4	腎毒性が強い。単独長期投与では耐性出現
miconazole（フロリード®）MCZ	細胞壁エルゴステロール合成障害，細胞膜障害	点滴静注	15～40 mg/kg/日を分2～3で，1～2時間かけて	
fluconazole（ジフルカン®）FLCZ	細胞壁エルゴステロール合成障害	点滴静注	カンジダ症には3～6 mg/kg/日，重症例では10～12 mg/kg/日（最大400 mg/日）を1日1回	腎障害患者に対してはCcrを参考に投与量を決定
		経口	同上	
itraconazole（イトリゾール®）ITCZ	細胞壁エルゴステロール合成障害	経口	4～6 mg/kg/日（最大200 mg/日）を1日1回	脂溶性であるため必ず食直後に内服
micafungin（ファンガード®）MCFG	細胞壁β-D-グルカン合成阻害	点滴静注	アスペルギルス症には3～6 mg/kg/日を1日1回（最大300 mg/日）。カンジダ症には2～3 mg/kg/日を1日1回（最大150 mg/日）	髄液移行が悪い
voriconazole（ブイフェンド®）VRCZ	細胞膜の生合成阻害	経口	体重40 kg未満の患者では，初日は1回150 mgを1日2回，2日目以降は1回100 mgを1日2回，食間服用する。なお，症状に応じて，または効果不十分の場合には2日目以降の服用量を1回150 mgを1日2回まで増量可	腎機能・肝機能障害の患者投与は慎重に。羞明，霧視，視力障害の症状が出現することがある
		点滴静注	初日は1回6 mg/kgを1日2回，2日目以降は3～4 mg/kgを1日2回，1時間あたり3 mg/kgを超えない速度で投与	

*小児への適応を有するのは，L-AMBとMCFGのみである

免疫抑制薬の使用症例，人工呼吸器装着症例）など，問診を含めた十分な経過観察を要する。

診断の進め方

小児での診断法としては，血液または喀痰培養および病理組織学的検査が確実な方法であるが，検査自体が生命を脅かす危険性を有するため，実施は困難であることが少なくない。

このため，胸・腹部単純X線検査，腹部エコー検査，CT検査，MRI検査などの画像所見およびラテッ

クス凝集反応法ないしカンジテックやファンギテックGテスト（β-D-グルカン）などの血清検査を組み合わせて診断する。アスペルギルスあるいはカンジダ抗原または遺伝子の証明も診断的意義は高い。

治療／救急処置

小児における真菌肺炎に対する薬物療法の原則は，原因真菌の同定，感受性のある抗真菌薬の選択と十分な治療である。現在小児に使用している薬剤一覧を示す（表1）。

予防投与としては，深在性アスペルギルス症ではイトラコナゾール（itraconazole：ITCZ）の経口投与を，カンジダ症ではフルコナゾール（fluconazole：FLCZ）またはITCZの経口投与が行われる。

また，推奨度は高くないが，予防的治療として，深在性アスペルギルス症にアムホテリシンB（amphotericin-B：AMPH-B）経口投与およびAMPH-B吸入療法を，深在性カンジダ症にAMPH経口投与を行うこともある。

白血病患児の化学療法・放射線治療に引き起こされる白血球減少症では，感染症のリスクを負った状態で予防的抗菌薬とともに予防的に抗真菌薬を投与する。また原発性免疫不全症の1つである慢性肉芽腫症では，アスペルギルス感染症が致命的になることから，予防的抗真菌薬投与の対象となっている。

経験的治療としては，深在性アスペルギルス症ではITCZ経口投与，脂質製剤を含むAMPH-B点滴静注（AMPH-B，リポゾーマルアムホテリシンB〈liposomal amphotericin-B：L-AMB〉）およびミカファンギン（micafungin：MCFG）点滴静注が，カンジダ症ではFLCZ増量投与，AMPH-BあるいはL-AMB点滴静注およびMCFG点滴静注が行われる。

標的治療として，血液培養，喀痰培養（気管内挿管を施行している場合は気管痰培養）にて明らかに真菌が証明された際は深在性真菌症と診断し，治療を開始する。経験的治療に準じて，深在性アスペルギルス症ではAMPH-BまたはL-AMBの点滴静注，あるいはMCFG点滴静注との両者併用療法が，カンジダ症ではFLCZ増量投与，AMPH-BあるいはL-AMB点滴静注およびMCFG点滴静注が行われる。

現在，小児に対して保険適応上使用可能な深在性真菌症治療薬はMCFGとL-AMBのみである。その他新規の治療薬としてボリコナゾール（Voriconazole：VRCZ），ITCZ静注薬およびシロップ薬が，今後日本でも有力な薬剤として使用されていくと思われる。

注意すべき点

小児領域では，新生児や乳児期における免疫能の未熟性という特殊性が真菌肺炎の発症に関与しており，染色体異常や免疫不全症を呈する児では易感染性が問題であり，真菌感染症は常に念頭においておく必要がある。

近年，骨髄移植や抗癌薬などの白血病などに対する治療，放射線治療，ステロイド薬や免疫抑制薬による治療などの医療の進歩により原病の予後が改善する一方，小児科領域においても真菌感染症の患者は増加してきている。また，抗菌薬の長期使用による菌交代現象やカテーテル留置なども重要な因子である。

参考文献

1 Steinbach WJ：Antifungal agents in children. Pediatr Clin N Am 52：895-915, 2005
2 森雅亮：小児科領域における深在性真菌症の診断・治療ガイドライン．深在性真菌症の診断・治療ガイドライン2007，深在性真菌症のガイドライン作成委員会編，p24-25，p109-111，協和企画，2007

9 急性呼吸窮迫症候群

[著] 小原 崇一郎・清水 直樹

原因

急性呼吸窮迫症候群(acute respiratory distress syndrome：ARDS)は，心不全以外の原因により，重症の呼吸不全を呈する状態である。ARDS は，American-European Consensus Conference において「心原性肺水腫を除いたもので，胸部X線写真上両側肺野びまん性浸潤影を呈し，急速に進行する低酸素血症($Pao_2/F_IO_2 ≦ 200$)を呈する急性呼吸不全」と定義されている(図1，表1)[1]。

その基本的な病態は，なんらかの基礎疾患の存在下に惹起される肺血管透過性亢進に起因する肺水腫である[2]。基礎疾患としては，肺炎，誤嚥などのように肺自体に原因がある場合(直接肺損傷)と，敗血症，重症外傷などのように肺外に原因がある場合(間接肺損傷)がある(表2)。小児の ARDS の場合，成人の場合と異なり，肺炎などによる直接肺損傷が多いとされている。

表1 ALI/ARDS の診断基準

1) 急性発症
2) 低酸素血症　$Pao_2/F_IO_2 ≦ 200$：ARDS
　　　　　　　$Pao_2/F_IO_2 ≦ 300$：急性肺損傷
　　　　　　　　　　　(acute lung injury：ALI)
　　　　　　　(いずれも PEEP の値によらない)
3) 胸部単純X線写真上，両側性の浸潤影
4) 左心不全徴候なし(肺動脈楔入圧の測定は必ずしも必要ではない)
上記1)〜4)をすべて満たすことが必要

臨床症状

ARDS は急性呼吸不全の最重症型であり，臨床症状としては，呼吸不全(respiratory failure)の徴候と症状を呈する[3,4]。

まず，成人と比較して，小児の場合には，呼吸不全を呈しやすい解剖学的要素が存在する。それは，気道径が小さいために気道抵抗が大きい，胸壁のコ

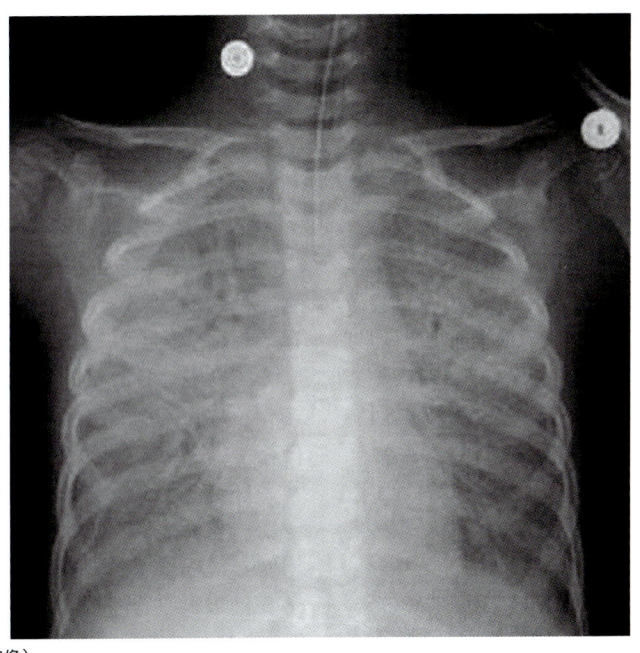

図1 ARDS(胸部単純X線像)
両側肺野に浸潤影が広がり，肺野の透過性が低下している

表2　ALI/ARDSの主な基礎疾患

直接肺損傷 (pulmonary ALI/ARDS)	間接肺損傷 (extrapulmoanry ALI/ARDS)
頻度の多いもの ● 肺感染症 ● 誤嚥(胃内容物の吸引)	頻度の多いもの ● 全身性炎症反応症候群(敗血症を含む) ● 外傷,高度の熱傷(特にショックを伴う場合)
頻度の少ないもの ● 脂肪塞栓 ● 吸入傷害(刺激性ガスなど) ● 再灌流肺水腫(肺移植後など) ● 溺水 ● 放射線肺障害 ● 肺挫傷	頻度の少ないもの ● 体外循環後 ● 薬物中毒 ● 膵炎 ● 自己免疫疾患 ● 大量輸血

表3　呼吸不全の徴候と症状

意識状態：不安・不穏・混乱→傾眠→昏睡
呼吸状態：多呼吸→徐呼吸→無呼吸
　　　　　● 鼻翼呼吸,呻吟
　　　　　● 呼吸補助筋を使用した呼吸
　　　　　● 呼吸困難,奇異呼吸
　　　　　● 異常呼吸音,呼吸音の減弱
循環状態：頻脈→徐脈→心停止
　　　　　● 皮膚：発汗過多,蒼白,チアノーゼ

ンプライアンスが大きい(胸郭がやわらかい),乳児の横隔膜には疲労しやすいⅡ型筋線維が多いといった要素である。また,3カ月未満の乳児,神経筋疾患や慢性肺疾患や複雑先天性心奇形を有する小児は,平素より持続的に呼吸努力が増大しており,代償することが困難となっている。

呼吸不全の徴候と症状は,筋緊張を含めた全身状態,意識状態,呼吸状態,循環状態により評価できる。一般に,呼吸不全の初期は,低酸素血症を呈し,顔色不良,不穏,多呼吸,頻脈を呈する。呼吸不全が進行すると,低酸素血症に加えて高炭酸ガス血症を呈し,意識レベルの低下,筋緊張減弱,脈拍数低下を呈するようになる。さらに呼吸不全が進行すると,無呼吸,呼吸停止,低血圧性ショックから,最終的には心肺停止となりうる(表3)。

診断の進め方

ARDSの診断は,前述した定義に従うが,救急外来においては,呼吸不全の臨床徴候を早期にとらえるよう心肺中枢機能を迅速に評価することが臨床上重要である。

呼吸状態の評価としては,呼吸努力が増加している徴候を観察すること,異常呼吸音を注意深く聴取することが必要不可欠である。低酸素ストレスを代償するための本能的な動きとしてみられる姿勢の異常(sniffing positionやtripod positionなど),陥没呼吸,鼻翼呼吸,多呼吸などの徴候を視覚的にとらえることからはじめなければならない[3]。

ARDSの定義上,その診断にあたっては胸部X線や動脈血液ガス分析は必要であるが,呼吸不全の病態そのものは,上記の臨床症状および呼吸心拍モニターやパルスオキシメトリなどから得られるバイタルサインに基づいた迅速な心肺中枢機能の評価により,(できれば呼吸不全の前駆状態である呼吸窮迫〈respiratory distress〉の段階で)認識することが可能である[4]。

治療/救急処置

呼吸不全の治療の鍵は,まずは,呼吸窮迫の段階で病態を的確に認識すること,そのうえでの的確な初期治療である。的確な初期治療にもかかわらず呼吸不全への進行を認めた場合には,人工呼吸を含めた集中治療管理が必要となる。また呼吸不全に対する人工呼吸管理だけではなく,基礎疾患に対する治療,循環管理,中枢管理,栄養管理,感染対策を含めたトータルな集中治療管理が必要である。したがって,ARDSへの進行を認めた場合は集中治療管理が可能な施設での管理が望ましい。

ARDSの治療の根幹は人工呼吸管理である。ARDSに対する非侵襲的陽圧呼吸(non-invasive positive pressure ventilation：NPPV)についての有効性はいまだ低く,このため気管挿管による人工呼吸管理を必要とすることがほとんどである。

人工呼吸の目的の第1は肺酸素化能の改善であるが,ARDSの急性期には肺コンプライアンスが低下していること,肺病変が均一ではないことに留意する必要がある。人工呼吸管理に際しては,血液ガス上の動脈血酸素分圧(PaO_2)や動脈血炭酸ガス分圧($PaCO_2$)の正常化を追求するあまりに起こりうる,人工呼吸関連肺障害(ventilator-associated lung injury：VALI)を招かないように注意しなければならない。このVALIの進展には,

1）肺胞の過膨張
2）繰り返される肺胞・末梢気道の虚脱・再開放
3）高濃度酸素の吸入

が関与する。

VALIの予防をはかる肺保護的人工呼吸管理法として，
1）気道内圧を制限したうえでの一回換気量の制限
2）適切な呼気終末陽圧（positive end-expiratory pressure：PEEP）やリクルートメント手技（recruitment maneuver）の設定による，肺胞の虚脱・再開放の回避

が提唱されている[5,6]。

現状では，エビデンスが確立された治療法として，人工呼吸の吸気圧を制限したうえでの一回換気量を制限する低容量換気法（small tidal volume ventilation）が推奨されている[7]。一回換気量の数値に関しては，大きすぎる（例：12 mL/kg）一回換気量に害があるというメタ分析もあり[8]，現状では，一回換気量が10 mL/kg以下，吸気終末のプラトー圧が30 cmH₂O以下とする換気量設定が推奨されている。

この一回換気量を制限する究極の人工呼吸法として，解剖学的な死腔以下で人工呼吸を行う高頻度振動換気法（high-frequency oscillation：HFO）のARDSへの臨床応用が，小児・成人用HFOの開発に伴って，国内外で進んでいる[5,6]。

成人ARDSを対象としたHFOの無作為化臨床試験では，HFO装着前後の酸素化能の改善がみられ，30日後の死亡率にも従来型人工呼吸法と比較して実死亡率にして15％の減少が認められたが，統計学的な有意差は示されなかった。しかし，HFOのARDSへの安全性は示されており，今後の臨床研究が期待される。

肺保護戦略による人工呼吸に反応しない症例のうち，肺および肺外の病変が可逆的な症例に対しては，膜型人工肺による体外循環を用いた人工肺の使用（extracorporeal membrane oxygenation：ECMO）が適応となる[9]。しかし，死亡率の改善に寄与するような有用性を示す無作為化臨床試験の報告はいまだなく，抗凝固薬の使用，出血の危険性，侵襲が大きいこと，高費用などの点から，適応を吟味しての実施が推奨される。

肺保護戦略を補う手段として虚脱した肺胞を再開放させることを目的としたリクルートメント手技，背側無気肺の改善を目的とした腹臥位，酸素化の改善を目的とした一酸化窒素吸入療法やβ刺激薬吸入療法，サーファクタント補充療法などの補助的治療が提唱されているが，いずれも高いエビデンスは示されていない[10]。

また，グルココルチコイド，好中球エラスターゼ阻害薬などの薬物療法については，ARDSの生存転帰を改善するまでの十分に高いエビデンスはなく，現状ではその使用について推奨されていない[10,11]。

参考文献

1　Bernard GR et al：The American-European Consensus Conference on ARDS. definitions, mechanisms, relevant outcomes, and clinical trial coordination. Am J Respir Crit Care Med 149：818-824, 1994
2　Ware LB et al：The acute respiratory distress syndrome. N Engl J Med 342：1334-1349, 2000
3　Ameraican Academy of Pediatrics, American College of Emergency Physicians：APLS：The Pediatric Emergency Medicine Resource, 4th ed, Jones and Bartlett, 2006
4　American Heart Association：Pediatric Advanced Life Support provider manual, American Heart Association, 2006
5　Anderson MR：Update on pediatric acute respiratory distress syndrome. Respiratory Care 48：261-276, 2003
6　Fan E et al：Ventilatory management of acute lung injury and acute respiratory distress syndrome. JAMA 294：2889-2896, 2005
7　The Acuter Respiratory Distress Syndrome Network：Ventilation with lower tidal volumes as compared with traditional tidal volumes for acute lung injury and acute respiratory distress syndrome. N Engl J Med 342：1301-1308, 2000
8　Derdak S et al：High-frequency oscillatory ventilation for acute respiratory distress syndrome in adults：a randomized controlled trial. Am J Respir Crit Care Med 166：801-808, 2002
9　Extracorporeal Life Support Organization：ECMO：Extracorporeal Cardiopulmonary Support in Critical Care, 3rd ed, ELSO, 2006
10　日本呼吸療法医学会・多施設共同研究委員会：ARDSに対するClinical Practice Guideline 第2版．人工呼吸 21：44-61．2004
11　Zeiher BG et al：Neutrophil elastase inhibition in acute lung injury：results of the STRIVE study. Crit Care Med 32：1695-1702, 2004

10 先天性喘鳴

[著] 小泉 武宣

原因

喘鳴とは風の吹くような高い調子の騒がしい呼吸で，鼻腔，咽頭，喉頭または気管の気道狭窄の徴候で，通常吸気に聞かれる．その吸気性喘鳴が出生直後あるいは生後早期にみられるものを総称して先天性喘鳴（congenital stridor）と呼ぶので，原因は種々である．つまり先天性喘鳴は単一の疾患名ではなく症候群である．

従って，疾患ではなく正常範囲か？　と判断されるものから，音としては気になるが経過をみているだけで成長に伴い自然に軽快するものが多くみられるため，一般的には予後のよい病態であると判断されることが多い．

しかし先天性喘鳴のなかには緊急処置を行わないと生命に危険が及ぶ疾患もあるので，原因疾患の鑑別（表1）を行うことが必要である．

表1　先天性喘鳴の原因疾患

原因の存在部位	原因疾患
鼻咽頭	鼻腔狭窄・閉鎖症，アデノイド腫大 小顎症（ピエール・ロバン症候群，トリーチャー・コリンズ症候群など） 巨舌症，舌根部囊腫
喉頭	声門上：喉頭軟化症，喉頭裂，扁平喉頭 声門：先天性喉頭隔膜，声帯麻痺，喉頭囊腫 声門下：声門下狭窄（先天性，後天性），声門下血管腫
気管	気管軟化症，気管狭窄症，気管食道瘻
気道外	血管輪，縦隔腫瘍，胸腺囊腫，リンパ管腫

臨床症状

喘鳴

「ヒーヒー」「ゴロゴロ」「ズーズー」などの音で，喘鳴の音質や程度は気道狭窄の程度やそれを構成するものにより，また気体の気流速度によってもかなり異なる．喘鳴の多くは啼泣時や興奮時に増強する．

小顎症，ピエール・ロバン（Pierre Robin）症候群，トリーチャー・コリンズ（Treacher Collins）症候群，巨舌症，舌根部囊腫，扁平喉頭の場合には，睡眠時に増強し，腹臥位や下顎を挙上することにより改善することが多い．

呼吸困難

胸骨上窩の陥没，肋間や胸骨下部の陥没，および多呼吸を伴う症例は狭窄症状が強いことを示す．

哺乳困難

先天性喘鳴のある児によくみられる症状である．先天性喘鳴のみられる児では特別な治療を行わなくても，多くの児で成長に伴い喘鳴は自然に軽快する．

従って成長の遅れは極力避けたいので，むせたり哺乳がスムーズに行えない場合，経口哺乳だけにこだわらず，一時的に経管栄養を行う方が早い解決につながることも多い．

嗄声

通常は声帯麻痺でみられる症状である．しかし時に，扁平喉頭や舌根囊腫でも嗄声が聞かれることもある．

咳嗽

哺乳困難がみられる児では，誤嚥により吸引性肺炎を起こしやすい．そのような児では発熱を伴わない湿性咳嗽がみられる．

全身症状

呼吸困難，嚥下障害が持続した場合は，心不全症状や発育不全を認めることがある．

診断の進め方

喘鳴があり先天性喘鳴と考えたら，顔面の異常や頸部の腫瘤があるかないか，呼吸困難がみられるかどうか，内因性のものか外因性のものか，先天性のものか後天性のものかなどを組み合わせて診断を行う（図1）．

①：小顎症や巨舌症などを伴う顔貌の異常がみられる場合は，ピエール・ロバン症候群，トリーチャー・コリンズ症候群やベックウィズ-ウィー

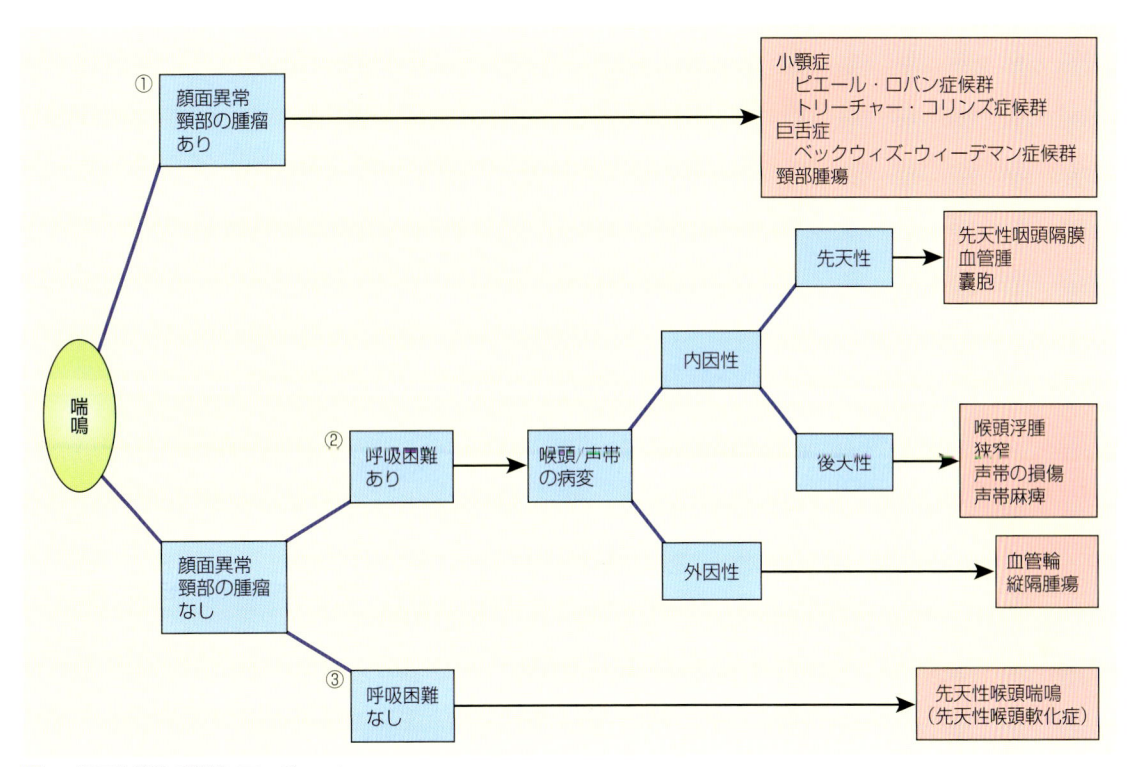

図1 先天性喘鳴の診断フローチャート

デマン（Beckwith-Wiedemann）症候群などを考える。頸部腫瘤による上気道閉塞では囊腫やリンパ管腫を考える。

②：呼吸困難があれば内因性か外因性かを考える。内因性の先天性の喉頭の異常では，生後早期から症状が出る（例：先天性喉頭隔膜，血管腫，囊胞，狭窄）。内因性の後天性の病変には喉頭浮腫，狭窄，声帯の損傷，声帯麻痺があるが，それらは気管挿管，蘇生，人工換気後の合併症と考えられる。声帯麻痺は分娩時の反回神経の損傷の結果かもしれない。外因性の喉頭閉塞には血管輪，まれに縦隔内甲状腺腫瘍がある。新生児期では喉頭炎による喘鳴はまれである。

③：呼吸障害を伴わない喘鳴は先天性喉頭喘鳴として経過を追う。生直後からみられることはまれで，通常生後1週の頃である。喘鳴は通常披裂喉頭蓋溝あるいは喉頭蓋そのものの虚脱しやすさによる。喘鳴は間欠的で，体位に影響され，啼泣，授乳，睡眠によって誘発される。経過としては自然消失が期待される。

問診

喘鳴が吸気性か呼気性かを確認する。喘鳴がはじまったのはいつ頃からか，どのような状況のときに増強あるいは軽減するか（啼泣時と安静時，体位や哺乳との関係）を確認する。哺乳の仕方，嗄声や咳嗽の有無を確認する。

身体所見

図1のフローチャートに沿って鑑別できるように理学的所見をとる。

単純X線撮影

上気道側面のX線撮影でアデノイドの大きさ，下咽頭腔の前後径，気管の空気像をみる。胸部X線撮影で気管狭窄を鑑別しておく。

喉頭ファイバースコピー

熟達した耳鼻科医，トレーニングを受けた小児科医による喉頭ファイバースコピーで先天性喘鳴の多くが鑑別診断可能である。

CT

喉頭疾患の鑑別にはあまり有用ではない。

超音波，MRI

舌根囊腫や喉頭囊腫の診断には特に有用である。

気管支ファイバースコピー

喉頭ファイバースコピーで原因が確定できなかった場合，気管狭窄や気管軟化症の確定あるいは除外

診断のため，熟達した耳鼻科医に検査を依頼する。

治療／救急処置

先天性喘鳴の多くは成長とともに軽快するので，十分な経過観察と対症療法が主体となる。喉頭軟化症の場合にはほとんどの症例で1歳半頃までには自然軽快する。しかし，なかには以下に示すように特別な処置や対応が必要となることもある。

呼吸困難

腹臥位や側臥位にする体位の工夫や下顎の挙上を試みる。ただし，ご存知のように腹臥位保育を避けることは乳児突然死症候群(SIDS)の予防キャンペーンでも取り上げられており，十分な監視の下で行う。

低酸素血症がみられるときは酸素投与，必要に応じて気道確保を目的とした気管挿管や気管切開に踏み切る。

哺乳困難

哺乳困難の程度によるが，誤嚥による吸引性の気管支炎や肺炎を回避するため，一時的に経管栄養を行う。吸引性の気管支炎や肺炎では抗菌薬の投与も行う。

外科的手術

喉頭や頸部の腫瘍および血管輪などが原因の場合，確定診断後にできるだけ早く外科的手術を行う。舌根嚢腫や喉頭嚢腫では嚢腫の開窓術を行う。

気管切開

先天性声門下狭窄では気管挿管が困難であることもあり，気管切開も考慮する。また両側声帯麻痺では気管切開が必要となることが多い。

声門下血管腫

声門下血管腫では生後6週頃から喘鳴が増強したり弱まったりする。そして生後1歳を超える頃まで血管腫は増大し，気道を塞ぐので，約60%は気管切開が行われるとの報告がある。しかし，病気の自然歴をみると，生後数年で自然に軽快する。

ステロイド薬(プレドニン)の全身投与あるいは病変部への投与で，気管切開を避けることができる症例がある。しかし，ステロイド薬投与を中止すると症状が再燃する。長期間のステロイド薬の全身投与は有効ではあるが，功罪の両面があり，一概にはすすめられない。

呼吸不全に伴う肺性心や成長障害などに十分注意する。定期的な心電図や心エコーで経過を追い，場合によっては強心利尿薬の投与も考慮する。

参考文献

1 Rennie JM：Roberton's Textbook of Neonatology. 4th ed. p603-617, Elsevier, Churchll Livingstone, 2005
2 川﨑一輝：先天性喘鳴．小児内科 34(増刊号)：44-48, 2002

11 無気肺

[著] 小田嶋 博

原因

無気肺(atelectasis)は，なんらかの原因で肺の含気が減少して肺の容積が縮小した状態で，乳幼児に多い。

早期診断のうえ，基礎疾患の治療が大切である。成因からの分類を以下に示す。これらが単一で，または組み合わさって発症する。

閉塞性無気肺(吸収性無気肺)

気管内腔が分泌物や異物，気管支壁の炎症・浮腫，瘢痕，気道平滑筋の収縮などで閉塞し形成される。気管支外の縦隔リンパ節の腫大，血管による圧迫など。原因は，①気道粘液，②異物，③結核，④腫瘍など。

受動性無気肺

主気道の閉塞を伴わずに，肺外病変で末梢含気腔が圧迫され形成される。原因は，①気胸，②胸水貯留，③胸膜，胸壁，縦隔腫瘍，④心肥大，⑤横隔神経麻痺など。

圧迫性無気肺

主気道の閉塞を伴わずに，肺内病変で末梢含気腔が圧迫され形成される。受動性無気肺とは原因病変が肺内か肺外かの違いによる。原因は，①肺腫瘍，②肺膿瘍など。

粘着性無気肺

主気道の閉塞を伴わずに，肺胞表面を覆う表面活性物質の減少・活性の低下により肺収縮力が増強し，末梢含気腔の容積が減少し形成される。原因は，①新生児呼吸窮迫症候群(IRDS)，②急性呼吸窮迫症候群(ARDS)，③ウイルス性肺炎，④尿毒症，⑤肺水腫，⑥肺梗塞，⑦放射線肺炎など。

瘢痕性無気肺

炎症性病変による瘢痕化，間質性病変の線維化による収縮機転から末梢含気腔の容積が減少し形成される。原因は，①陳旧性肺結核，②肺線維症，③放射線肺炎など。

特殊な無気肺として以下のものがある。

中葉症候群

右中葉，左舌区の無気肺および気道炎症からなる症候群。中葉気管支は側副換気に乏しく，脆弱で細長いため，容易に閉塞する。さらに中葉気管支はリンパ節が取り巻き，感染，腫瘍転移，リンパ節腫大で容易に圧迫される。無気肺の約30%を占める。

板状無気肺

正面像で下肺野を平行に走る線状あるいは索状の長さ数cm程度の陰影。人工呼吸時，腹部手術後，横隔神経麻痺，肺梗塞，膠原病などでみられる。

臨床症状

基礎疾患に伴う症状が主体である。他覚的所見は

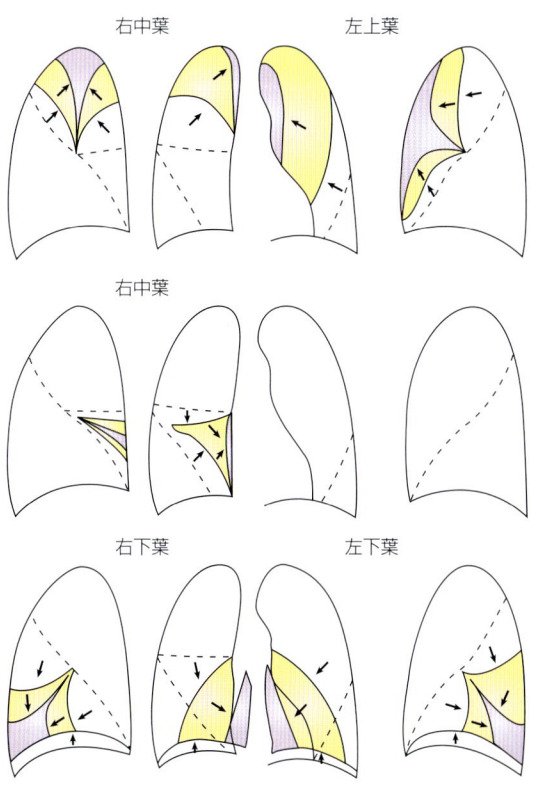

図1 無気肺(X線像)(肺葉別，程度別)
(須甲憲明，川上義和：無気肺．呼吸器症候群 上巻 別冊日本臨床，1994を改変)

7章　呼吸器疾患，胸部疾患

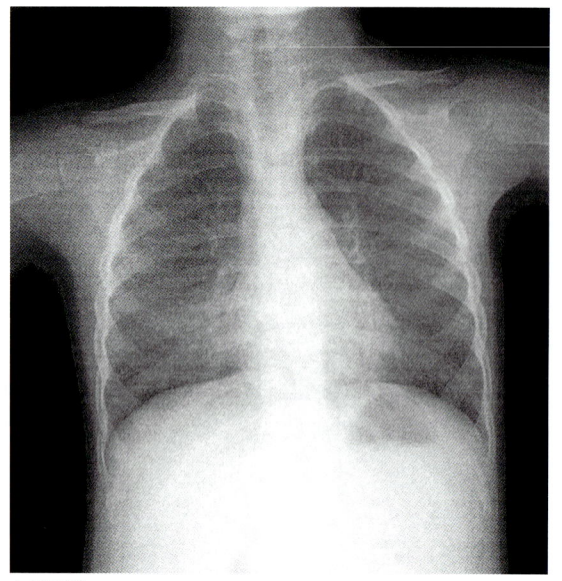

A　正面像
B　側面像

図2　無気肺（X線像）（3歳，男児）
A：正面像のシルエットサインから右中葉，左舌区に無気肺を認める
B：側面像でより明らかに確認される

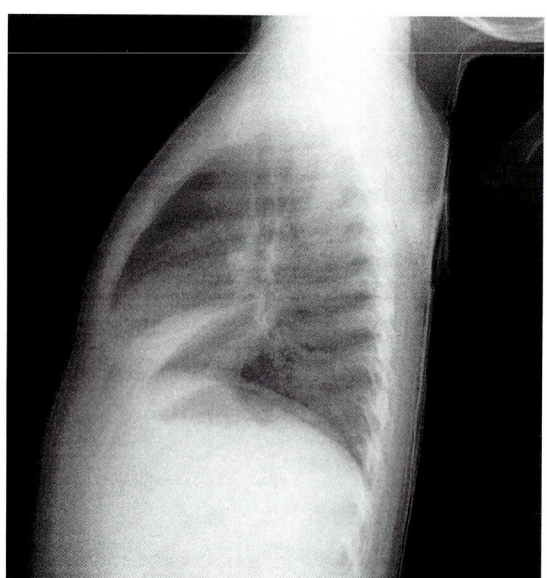

胸郭運動制限や呼吸音の減弱など．

X線所見（図1〜図2）

1）直接所見：①葉間裂の偏位，②X線透過性の低下．
2）間接所見：①患側横隔膜の挙上，②縦隔の偏位，③肋間腔の狭小，④代償性過膨張，⑤肺門部偏位，⑥air bronchogramの欠如（閉塞性無気肺で）．
3）部位別また進行上の特徴を図1に示す．右上葉では肺尖部三角形均等陰影，minor fissureの挙上，右肺門陰影挙上，気管右側偏位などが，進行により上縦隔のわずかな拡張のみとなるなど変化する．

診断の進め方

胸部聴診上，呼吸音の一部低下，左右，上下肺野の差がある，打診音が短・濁，酸素飽和度が低値などの場合には胸部X線写真（正面，側面）を撮り，図1の所見を確認する．CT検査も重要．経過観察には叉腔位（lordotic view）での撮影が有用である．

治療／救急処置

原因疾患の治療を優先する．補助的に喀痰の排出を促す下記の治療を行う．呼吸器疾患急性期には抗菌薬を含めた薬物療法が中心となる．

理学療法

遷延性，反復性，または慢性無気肺の治療，予防目的に積極的な理学療法を行う．加湿や気管支拡張薬吸入後体位ドレナージを行う．また，タッピング，フラッター，年少児ではアカペラなどが痰の喀出を容易にする．

薬物療法

発熱，咳嗽，黄色痰を伴い炎症所見が陽性の場合には，抗菌薬を使用する．肺炎球菌，インフルエンザ菌，ブランハメラ・カタラーリスの3菌，その他，特にマイコプラズマもよく経験する．気管支拡張薬，去痰薬を用いる．湿性咳嗽の場合，抗ヒスタミン薬は喀痰を粘稠にするのでよくない．

参考文献

1　須甲憲明，川上義和：無気肺．呼吸器症候群 上巻 別冊日本臨床，p380，1994

12 気胸

[著] 有吉 孝一

原因

気胸（pneumothorax）は，成人に比べまれであるが，小児では新生児に多い。自然気胸と外傷性気胸に大別できる。自然気胸は一次性，二次性に分類され，以下のような原因によって起こる。

自然気胸
- 一次性：ブラ，ブレブの破裂。マリファナ・コカインの吸引によって引き起こされる。
- 二次性：喘息，肺炎，慢性閉塞性肺疾患（COPD），肺線維症，サルコイドーシス。

外傷性気胸

鈍的・鋭的損傷による。日本では鈍的損傷が圧倒的に多いが，アメリカでは銃創による鋭的損傷が多い。

臨床症状

外傷に伴うもので，当初から気胸を疑えればよいが，難治性の咳嗽や，治療に抵抗する喘息発作を主訴とするものに注意する。頻度は低いが，緊張性気胸を見逃さないようにせねばならない。

病歴聴取

労作時でなく，安静時に発症する。突然の呼吸苦，胸痛，乾性咳嗽。

身体診察

まずは多呼吸，努力様呼吸，チアノーゼの有無をみる。頸部，胸部において以下の所見をとる。

視診
頸静脈怒張（図1），気管偏移（図2，図3），奇異性運動。

聴診
呼吸音左右差，心音減弱。

触診
皮下気腫（図3），血腫の有無。

打診
鼓音，濁音。

診断の進め方

1) まずバイタルサインの確認を。
話せるか？　顔面蒼白でないか？　sick かそうでないかを見極める。
2) 病歴聴取と身体診察。
3) X線をポータブルにすべきか，撮影室まで歩いていかせるか？
撮影室まで患者さんを搬送するか，技師さんに来てもらってポータブル撮影するかを決定しなくてはならない。バイタルサインが安定してい

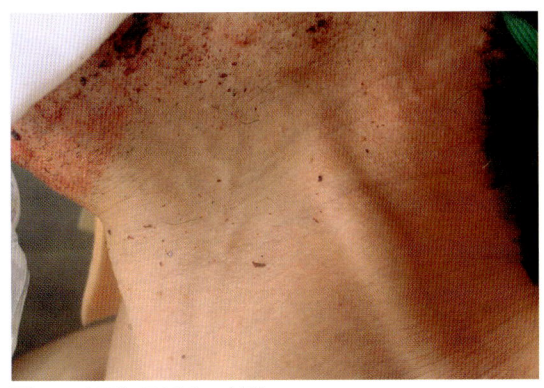

図1　頸静脈怒張（成人の症例）

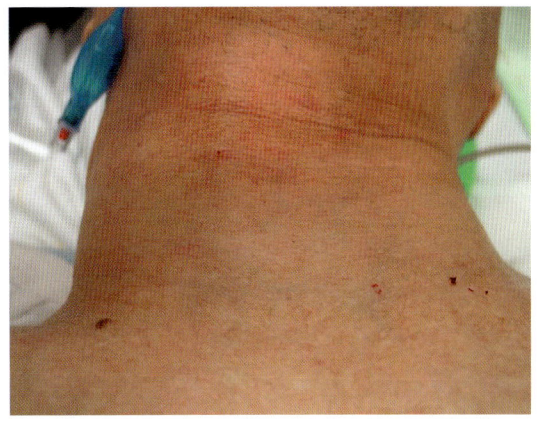

図2　気管偏移（成人の症例）
実際にはまれである

7章　呼吸器疾患，胸部疾患

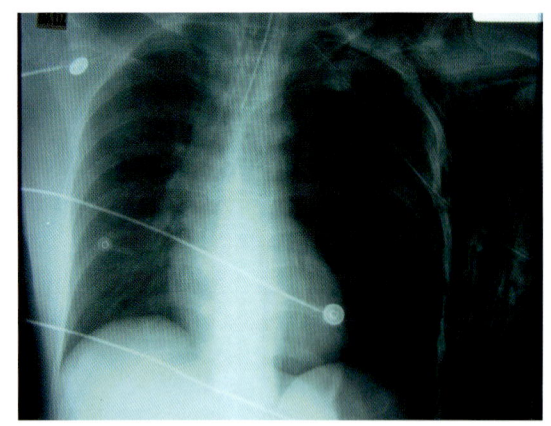

図3　気胸（胸部X線像）（成人の症例）
皮下気腫と気管偏移が著明である

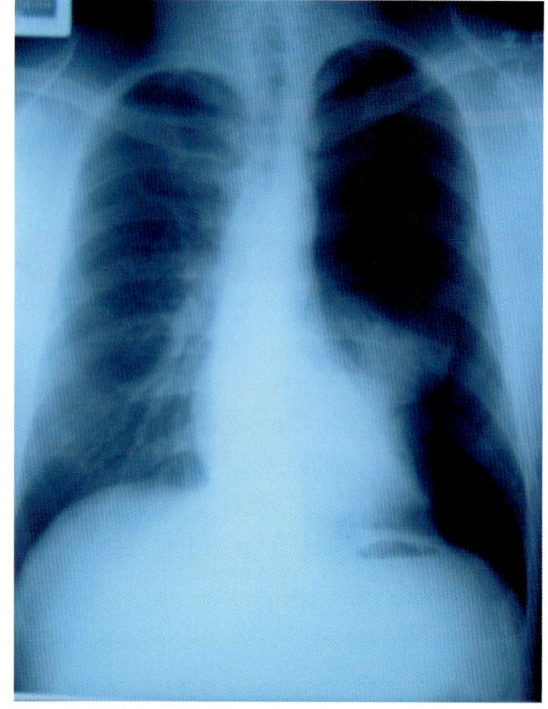

図4　気胸（胸部X線像）（成人の症例）
左肺の完全虚脱である。肋骨横隔膜角は deep sulcus sign を呈する

なければ，迷わずポータブルにすべきである。
　胸部X線写真上，虚脱した肺のラインがみえるような症例では，気胸の診断は容易である。小さな気胸を診断するためには，呼気時のX線撮影をオーダーする。立位での撮影が望ましいが，仰臥位で撮影した場合，肋骨横隔膜角が深くみえる deep sulcus sign（図4）に注意する。

治療／救急処置

　成人では片肺25％以上の虚脱で胸腔ドレーン留置の適応となるが，小児では保存治療を選択できる場合が多い。緊張性気胸ではただちに穿刺・胸腔ドレーン留置を行う。

酸素投与
15 L リザーバーマスクで行う。

脱気
　鎖骨中線第二肋間から，口径の大きい静脈留置針を用いて穿刺する。三方活栓とシリンジを用い，引けなくなるまで空気を吸引する。

胸腔ドレーン留置
　脱気によっても肺虚脱が改善しない場合や再発した場合は，胸腔ドレーンを留置する。

参考文献
1　衛藤義勝監修，五十嵐隆ほか編：ネルソン小児科学原著第17版，403章，エルゼビア・ジャパン，2005
2　Cantor RM：Pediatric trauma. Rosen's Emergency Medicine：Concept and Clinical Practice, 6th ed, Chapter 36, Mosby-Year Book, 2006
3　Darr CD et al：Pediatric Respiratory Emergencies：Lower Airway Obstruction. Rosen's Emergency Medicine：Concept and Clinical Practice, 6th ed, Chapter 167, Mosby-Year Book, 2006

8章 循環器疾患

1 不整脈 ……………………… 214
2 先天性心疾患 …………………… 218
3 心不全 …………………………… 225
4 低酸素発作 ……………………… 227
5 心筋症 …………………………… 230
6 心筋炎 …………………………… 232
7 感染性心内膜炎 ………………… 235

8章 循環器疾患

1 不整脈

[著] 芳本 潤・中村 好秀

不整脈(arrhythmia)とは心臓のリズムの異常を呈するものをいう。人体に必要とされる心拍出量に見合った心拍数を調節する機構の異常であり，大別して徐脈(bradycardia)と頻脈(tachycardia)に分けられる。

小児の心拍数の基準値は表1に示すものが一般的であるが，発熱や興奮，あるいは覚醒状態によって非常に幅広く変化する。一回拍出量で代償されている間は，徐脈や頻脈であったとしても心拍出量低下がすぐには顕在化しないこともある。正しい診断に基づいて適切な処置を行うことが肝要である。

原因

徐脈

徐脈の原因となる疾患は洞結節の異常としての洞不全症候群(sick sinus syndrome：SSS)と房室結節の異常としての房室ブロックがある。

洞不全症候群は通常なんらかの基礎疾患(先天性心疾患，開心術，心筋炎など)を有しており，特発性はまれである。房室ブロックは先天性特発性に起こることもあるが，心筋炎や開心術後にもみられる。また小児の場合，換気不全に伴う洞性徐脈もみられる。

頻脈

頻脈性不整脈(tachyarrhythmia)は上室性頻拍(期外収縮)と心室性頻拍(期外収縮)に分けられる。原因となる疾患は多岐にわたる(表2)。

発作性頻拍ではなんらかの回路を旋回することで生じるリエントリー性頻拍が多くみられる。代表的なリエントリー性の頻拍は房室リエントリー性頻拍，房室結節リエントリー性頻拍，心房粗動，そしてある種の心室頻拍である。慢性持続性で心拍数が変動する頻拍の多くは心筋の持つ自動能が亢進するために起こる。

臨床症状

徐脈

徐脈により心拍出量低下をきたし，その結果脳虚血やその他の低心拍出量に伴う症状を呈する。

脳虚血の症状として失神発作，けいれん，めまいといった症状が，またその他の低心拍出に伴う症状としては胸部不快感や易疲労感，運動能の低下がみられる。

低拍出に伴うショック症状としては全身蒼白や毛細血管充満時間の延長，酸素飽和度の低下，また心筋炎に合併したものでは，発熱や嘔吐，下痢などの消化器症状を認めることもある。胸骨圧迫を行うことで一時的に拍出量が増え，症状が改善することもある。

頻脈

乳児や幼児では頻拍時の心拍数が200/分を超えることが珍しくない。しかし一回拍出量がもともと少ないので，それほど心拍出量が変わらない。数日間頻拍が持続してはじめて心不全症状を呈してくることもある。

表1 小児の心拍数の基準値(毎分)[1]

年齢	覚醒時心拍数	平均	睡眠時心拍数
新生児〜3カ月	85〜205	140	80〜160
3カ月〜2歳	100〜190	130	75〜160
2〜10歳	60〜140	80	60〜 90
10歳以上	60〜100	75	50〜 90

表2 頻脈の原因疾患

1)上室性頻拍(期外収縮)
・洞性頻脈
・心房頻拍(期外収縮)
・心房粗動
・心房細動
・房室結節リエントリー性頻拍
・房室リエントリー性頻拍：顕在性/潜在性 WPW 症候群
・接合部頻拍

2)心室性頻拍(期外収縮)
・心室頻拍(期外収縮)
・心室細動
・torsades de pointes

低心拍出に伴う症状としては，末梢冷感や蒼白，チアノーゼ，呼吸窮迫，嘔吐といった症状がみられる。学童期になると自分で頻拍の症状を自覚し，動悸や頻脈感を訴える。特発性の心室細動（ventricular fibrillation：VF）の場合には，突然の意識消失やけいれんがみられる。

診断の進め方

検査所見

徐脈
心電図上 QRS 波形が示す心室心拍数が低下している。洞不全症候群（図1）では P 波が示す心房心拍数も低下しているが，房室ブロック（図2）では P 波は正常か増加していることで鑑別できる。

胸部 X 線写真上，心不全による心拡大を呈する場合もあるが，急性の場合には心拡大を認めないこともある。

頻脈
12 誘導心電図上では上室性頻拍は幅の狭い QRS を呈し，心室頻拍は幅の広い QRS を呈することが多い。しかし，小児の上室性頻拍はしばしば脚ブロックを合併し，見た目では幅の広い QRS を呈していることもある。

- 洞性頻脈（sinus tachycardia）：正常な P 波と正常な QRS を伴っており，泣いたりすることで変動をきたす。
- 異所性心房頻拍：P 波のかたちが正常のものと異なっている。洞性頻脈と異なり，変動が少ない。睡眠-覚醒のリズムで変動し，warm up-cool down のパターンを呈する。複数箇所から出現する場合もある。
- 心房粗動（atrial flutter：AFL）（図3）：典型的には鋸歯状波を呈する。先天性心疾患術後では，明らかな鋸歯状波を認めないこともある。
- 心房細動（atrial fibrillation：AF）：小児期ではまれであるが，詳細にみると細かな P 波を認め，RR 間隔が不規則であることから判断する。
- 房室結節リエントリー性頻拍（atrioventricular nodal reentrant tachycardia：AVNRT）（図4）：房室結節で旋回する頻拍で，通常型（slow-fast type）の場合，P 波は QRS と重なり，わずかに V₁ 誘導や aVF 誘導で確認されることがある（Pseudo r'）。
- 房室リエントリー性頻拍（atrioventricular reen-

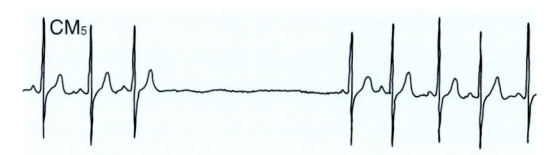

図1 洞不全症候群
3.3 秒の洞停止を認める

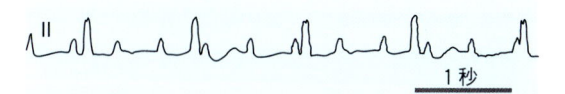

図2 完全房室ブロック
完全房室ブロックで，心房心拍数は 180/分であるのに対し，心室の補充調律は 50/分である

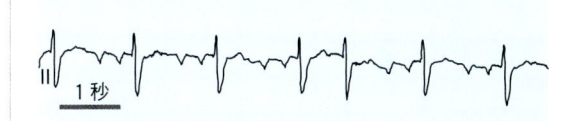

図3 心房粗動
約 200/分の鋸歯状波を認める

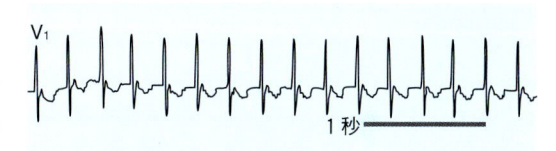

図4 房室結節リエントリー性頻拍
心室心拍数 230/分の房室結節リエントリー性頻拍で，S 波のあとに偽性 r'（pseudo r'）を認める

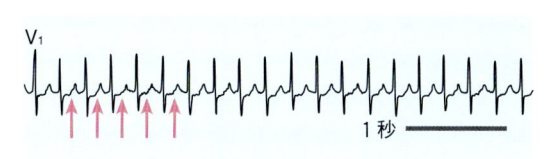

図5 房室リエントリー性頻拍
心室心拍数約 240/分の房室リエントリー性頻拍で，T 波に重なる逆行性 P 波を認める

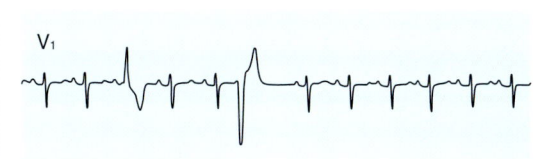

図6 心室性期外収縮
2 種類の心室性期外収縮を認める

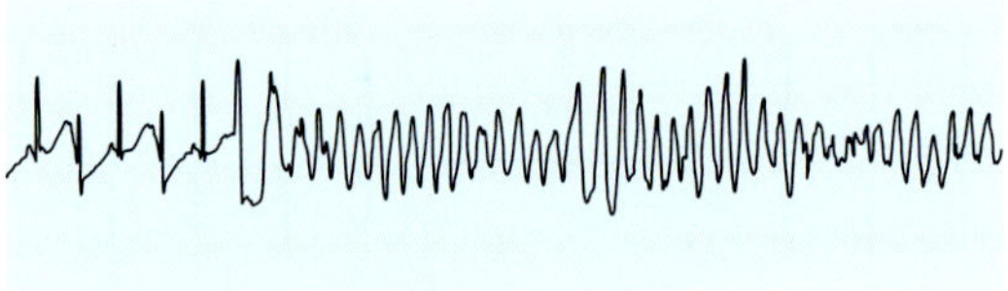

図7 torsades de pointes
軸がねじれるように変化する心室頻拍である

trant tachycardia：AVRT）（図5）：ウォルフ-パーキンソン-ホワイト（WPW）症候群や潜在性WPW症候群でみられる頻拍の一種で，逆行性のP波を認める．心電計のフィルターによってみえにくくなることもあるので，できるかぎりフィルターを除いて心電図をとることが大事である．
- 接合部頻拍：先天性心疾患術後などでみられる上室頻拍で，房室結節の自動能亢進に伴うものである．心房拍数よりも心室拍数の方が多く，房室解離を認めることが多い．
- 心室頻拍（ventricular tachycardia：VT）（図6）：心室を起源とする頻拍で，単形性心室頻拍と多型性心室頻拍に分けられる．洞調律時と異なるQRS波形を呈し，通常はQRSの幅が広いことを特徴とするが，小児では比較的QRS幅の狭い心室頻拍も存在する．小児期の心室頻拍の典型的な発生部位としては心室流出路と左室中隔があげられる．心室流出路起源の心室頻拍（期外収縮）はⅡ，Ⅲ，aVF誘導で上向き，左脚ブロックパターンを呈する．左室心尖部中隔起源のものはⅡ，Ⅲ，aVF誘導で下向き，右脚ブロックパターンを呈する．また，右室流出路起源の心室頻拍はtriggerd activity（撃発活動）によるものがみられ，左室心尖部中隔起源のものはリエントリーによるものがみられる．
- 多型性心室頻拍：失神などの症状を伴う．特殊なものとしてtorsades de pointes（トルサード・ド・ポアンツ）と呼ばれる心室頻拍がある（図7）．先天性QT延長症候群や後天性のQT延長に伴って起こることがある．軸がねじれるような心室頻拍が特徴である．

治療／救急処置

徐脈

小児高度救命救急処置（PALS）の徐脈のプロトコールに従う．症状を呈する徐脈の場合は必要に応じてA（airway〈気道〉），B（breathing〈呼吸〉），C（circulation〈循環〉）を補助し，酸素を投与，モニターを装着したうえで，徐脈による症状が改善しない場合は心臓マッサージと換気を行い，薬物療法や非薬物療法を行う．

頻脈

頻脈性不整脈の治療は大きく分けて薬物療法と非薬物療法に分けられる．しかしなによりも肝要なのは，診断である．正確な頻拍機序の推定がその後の治療の成功のために不可欠である．

薬物療法

徐脈

薬物療法に用いられる薬剤としては硫酸アトロピンとエピネフリンがあげられる．
- 硫酸アトロピン：0.02 mg/kgを初回投与量とし，再投与してもよい（小児に対する最少投与量は0.1 mgで最大総投与量は1 mg）．
- エピネフリン：一次性の房室ブロック以外の原因が考えられる場合に選択する．静注量は0.01 mg/kgとなっていて，3～5分ごとに反復投与を行う．

頻脈

PALSのガイドラインによると，循環動態が安定している場合，QRS幅の狭い頻拍であれば，迷走神経刺激（アイスバッグ法）を考慮し，アデノシンを急速静注し，停止しなければ専門医にコンサルトし，必要に応じてカルディオバージョンとなっている．
- アデノシンは日本では製剤として手に入らないのでアデノシン三リン酸（ATP）を用いている．その際の投与量は0.3 mg/kgとしている．喘息発作を誘発することがあるので注意が必要である．
- QRS幅の広い頻拍の場合，プロカインアミド15 mg/kgを20～60分かけて静注，またはリドカイン1 mg/kgをボーラス静注となっている．

非薬物療法

徐脈

薬物療法に反応しない徐脈においてはすみやかな心臓ペーシングを行う．場合によっては経皮的ペーシングも考慮するが，できるだけ早急に専門施設での治療を行う必要がある．恒久的な房室ブロックや洞不全の場合には永久ペースメーカーの適応となる．

頻脈

循環動態が不安定な場合には，積極的にカルディオバージョン 0.5〜1 J/kg を行うことになっている．しかし機序によってはカルディオバージョンでは停止しないか，もしくは停止してもすぐに発作になる場合がある．

頻脈を繰り返す場合には電気生理学検査やアブレーションの適応となる場合がある．専門施設への紹介が必要である．

参考文献

1 Gillette PC et al：Moss'Heart Disease in Infants, Children, and Adolescents, 4th ed, p725-741, Williams & Wilkins, 1989
2 2005 American Heart Association Guidelines for Cardiopulmonary Resuscitation and Emergency Cardiovascular Care: Part 12: Pediatric Advanced Life Support. Circulation 112：IV-167-IV-187, 2005

2 先天性心疾患

[著] 安河内 聰

原因

　先天性心疾患（congenital heart disease：CHD）は，心臓・大血管の発生の過程で形態異常を生じ，その結果として血行動態の異常を生じる疾患群である。

　心臓発生には多くの遺伝子が関係することが報告され，一部の先天性心疾患でその原因と考えられる遺伝子の領域が特定されるようになっているが（Williams症候群，22q11.11欠失症候群など），まだすべての先天性心疾患の形態発生と遺伝子の関係が明らかにされているわけではない。

　現時点では，遺伝因子ばかりではなく，妊娠中の環境因子など多因子が影響して心形態異常が発生すると考えられている。

臨床症状

　先天性心疾患は，その形態異常とそれに伴う血行動態異常の特徴により，様々な症状を様々な時期に発症する。重度の房室弁逆流を伴う場合には，胎児期から胎児心不全や子宮内死亡として発症することもあるが，動脈管依存性先天性心疾患や肺静脈還流異常などの重症例では，出生時胎児循環から肺循環に移行するときに動脈管閉鎖性ショックなどで発症することが多い。また，大きな心室中隔欠損などの左-右短絡疾患では，生後肺血管抵抗の低下とともに肺血流が増加して，乳児早期に症状が明らかとなることが多い。

　先天性心疾患では，図1のようにもともとの形態異常の種類と血行動態の異常により発症する時期と臨床症状が異なるため，鑑別診断のときには発症時期と初発の症状の組み合わせは重要である。重症な先天性心疾患の多くは，新生児期・乳児期早期に発症し，その症状も重篤で，この時期の死亡の大きな原因となっている。

　臨床症状としては，酸素飽和度が低い体静脈血が体循環に流れ込む（右-左短絡）短絡によるチアノーゼ，逆に体循環から肺循環に血液が流れ込む（左-右短絡）短絡血流による高肺血流を伴う低心拍出による心不全症状，または短絡は伴わなくても房室弁逆流などの低心拍出による末梢循環不全症状，拡大した心臓や肺動脈の圧迫による肺換気障害や呼吸不全症状などがあげられるが，もともとの形態異常によりこれらの症状が組み合わさり，多彩な臨床症状となる。大切なことは，基本となる形態異常とその基本的な症状がなんであるかを理解することである。

身体所見

　まず外表奇形の有無と染色体異常例などにみられる特徴的な顔貌の有無についてチェックが必要である。次いでチアノーゼの有無とその分布，四肢の血圧と脈の触知，呼吸パターンや呼吸音の異常，心音の異常，心雑音の有無，肝腫大の有無，四肢の冷感，網状チアノーゼの有無など，全身所見のチェックが非常に重要である。

　先天性心疾患というと，心雑音が聴取されると思いがちであるが，実は重症な先天性心疾患では心雑音を聴取しないことが多い。生後まもなく聴取される心雑音は，肺動脈弁や大動脈弁の狭窄音や房室弁（三尖弁/僧帽弁）の逆流雑音，または右室圧が体血圧より低下している症例での心室中隔欠損の短絡血流による雑音などで，緊急を要する先天性心疾患ではむしろⅡ音の亢進や異常心音などに注意する必要がある。また，ファロー四徴症の無酸素発作時には心雑音が消失または短縮することが診断の決め手となることも知っておくべきポイントである。

チアノーゼ

　血液100 mL中に還元型ヘモグロビンが5 g/dL以上存在すると生じる紫色の皮膚色の変化で，その主な原因としては肺・気道の異常によるガス交換不全，右-左短絡の存在，まれであるが血液のヘモグロビン異常などがあげられる。このうち，頻度が高い呼吸器疾患と心疾患によるチアノーゼの鑑別については表1のような項目があげられる。ただし，貧血などがあるとチアノーゼは肉眼上目立たないことも多いため，新生児では全例上肢と下肢に酸素飽和度モニターをつけてスクリーニングすることが簡便に

2 先天性心疾患

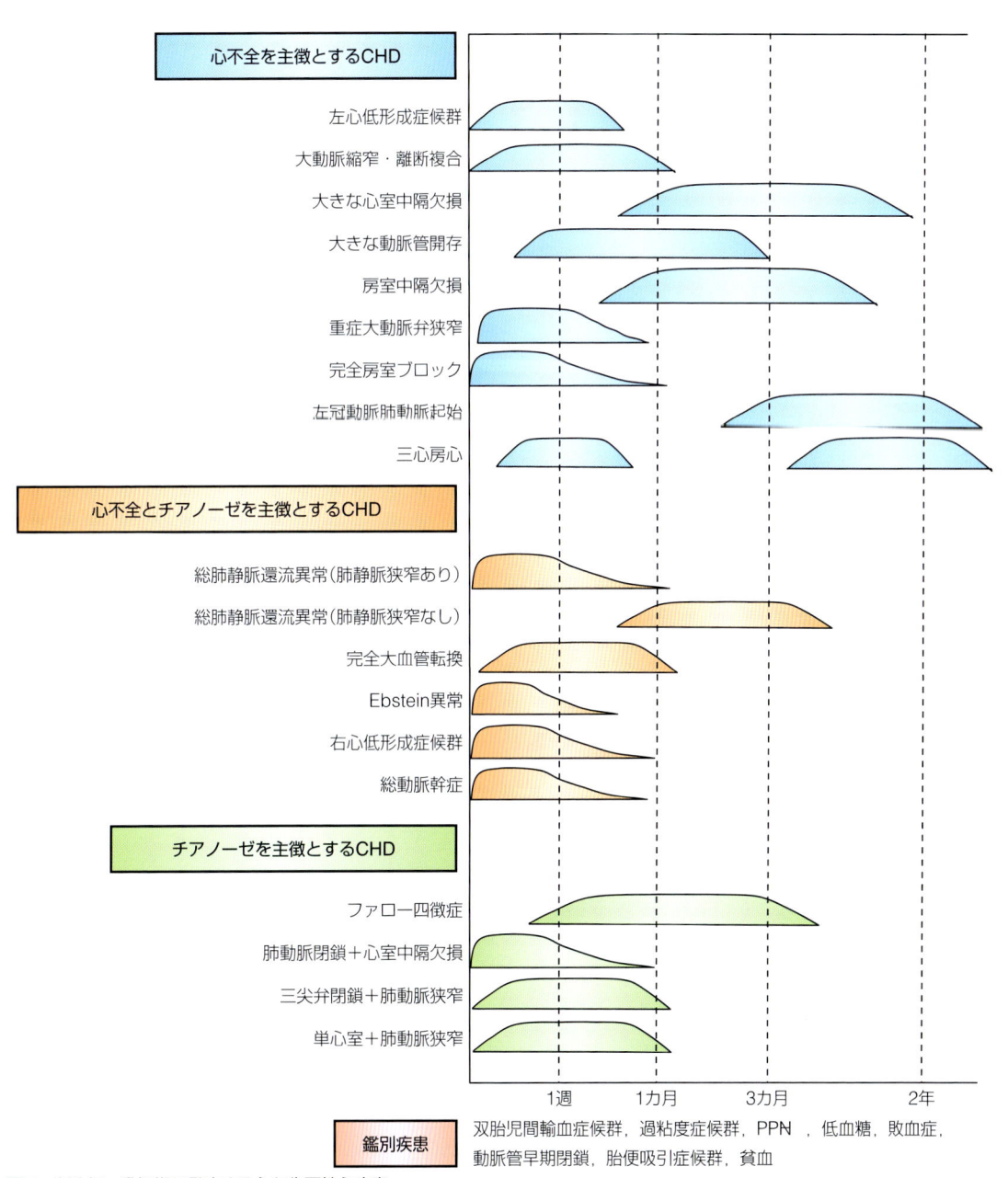

図1 新生児・乳児期に発症する主な先天性心疾患
（文献1を改変）

実施でき，非常に有用である。

さらに，もし酸素飽和度モニターでSpO_2が95％以下の場合には，5～10分間100％酸素を投与してみて95％以上になるかチェックすることは鑑別のため有効である。ただ，確定診断をしないまま長時間高濃度酸素を投与することは，動脈管依存性先天性心疾患の場合，動脈管閉鎖や高肺血流性ショックを生じるため禁忌である。

differential cyanosis

上半身と下半身などでチアノーゼの分布が異なることをdifferential cyanosisと呼ぶ。大動脈離断や大動脈縮窄など動脈管を介する右-左短絡により体循環が維持されている病態では，図2のように上下肢の収縮期血圧の差がなくても四肢のSpO_2が異なって観察される。逆にこのdifferential cyanosisがあれば，①動脈管での右-左短絡疾患であること，

8章 循環器疾患

表1 心疾患と肺疾患の鑑別

臨床所見，検査所見	心疾患	肺疾患
・未熟児，SFD，postmaturity，胎児窮迫，羊水混濁，仮死，低APGAR値		○
・元気がない，不活発，筋トーヌス低下，無呼吸発作	○	○
・多呼吸で呼吸窮迫または深いため息呼吸ができない	○	
・呼吸窮迫：肋骨陥凹，呻吟，鼻翼呼吸		○
・強いチアノーゼ（PaO_2<25 mmHg）で$PaCO_2$が正常か低下	○	
・$PaCO_2$>45 mmHg で PaO_2 <35 mmHg		○
・全身のチアノーゼでPaO_2の上下肢差	○	
・上下肢の脈圧・血圧差	○	
・心拡大，肝腫大，明らかな心雑音	○	
・大気中で低PaO_2→100%酸素でPaO_2 <150 mmHg	○	
・大気中で低PaO_2→100%酸素でPaO_2 >150 mmHg		○
・肺野血管陰影の明らかな増減	○	
・肺野の snowstorm, reticuloglanular pattern		○
・明らかな心電図異常（特に左軸偏位，左室肥大）	○	
・心エコー図異常	○	

（文献1, 2を改変）

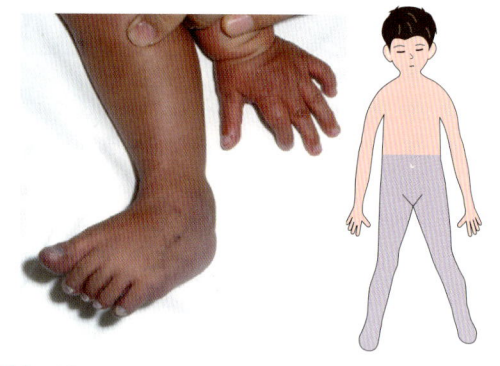

図2 differential cyanosis
大動脈縮窄複合の女児で左鎖骨下動脈分岐後大動脈峡部が狭窄。動脈管での血流は右-左短絡優位の両方向性短絡血流パターンで上肢のSpO_2は96%で，下肢のSpO_2は80%であった

②肺高血圧が存在すること，③大動脈弓に異常があることが簡単に診断できる。さらに上下肢の血圧を測定したり脈を触診することにより，大動脈縮窄などの程度が評価可能である（図3）。

網状チアノーゼ

低心拍出による末梢循環不全があると，四肢は蒼白でじっとりとして冷感を生じる。このときに網目状のチアノーゼ（図4）がみられる。末梢循環不全の診断は，capillary refilling time（手足の爪の部分を圧迫後開放してどのくらいの時間で元の爪の色に戻るか判定する方法で，正常では2秒以内といわれている）を測定することでも診断できる。網状チアノーゼがみられる場合，同時に四肢のSpO_2は低下していることが多いが，全く正常の場合もある。

チアノーゼが長時間持続すると，手足の指先は肥大していわゆる「ばち状指」と呼ばれる変化を生じる（図5）。右-左短絡を有する心房中隔欠損などが，この所見から発見されることもあり，年長児においてはチェックが必要なポイントである。

診断の進め方

まず，状態が悪い新生児・乳児をみたときに，先天性心疾患の可能性について疑うことが診断の第一歩である。次に前述したように肺・気道系疾患，代謝疾患，感染症などの全身疾患の除外診断を行いながら，四肢のSpO_2，血圧，脈拍，脈の強弱，四肢冷感などの病勢診断を進める。

動脈血液ガス分析

先天性心疾患の重症度判定などには，毛細管採血の動脈血液ガス分析も有用である。代謝性アシドーシスの存在や高乳酸血症の存在は，循環が破綻していることを示唆しており，緊急の診断と治療が必要なことを示唆している。いわゆる新生児期の呼吸不全と異なり，挿管して人工換気しても改善しないばかりか，かえって増悪する場合もあり，適切な循環動態の適正化とアシドーシスの補正が必要なことが多い。

胸部X線

内臓位（胃泡や肝臓の位置など），心臓の位置と形およびサイズ（心胸郭比），気管分岐様式，肺野の病変（気胸や無気肺など），動脈のサイズと肺血管陰影，肺静脈性うっ血の有無，胸郭変形（側弯症など），肋骨の変形（rib notch），大動脈弓の位置などを診断する（図6）。総肺静脈還流異常などの場合，重症化すると肺野全体がスリガラス様陰影や蜂の巣状（honey-comb）変化を示し，最重症の共通肺静脈閉鎖の場合には縦郭気胸を合併する（図7）。

心電図

12誘導心電図は，平均電気軸や不整脈の有無，心

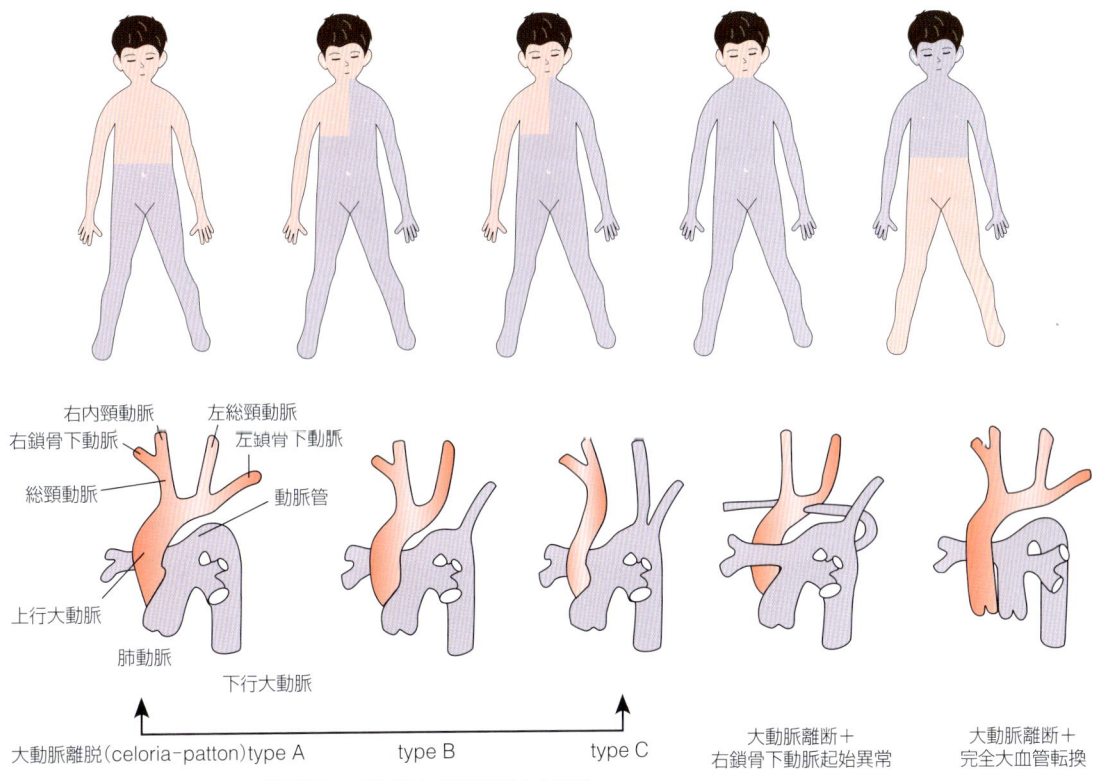

図3 differential cyanosis の鑑別診断—大動脈弓の形態異常との関係

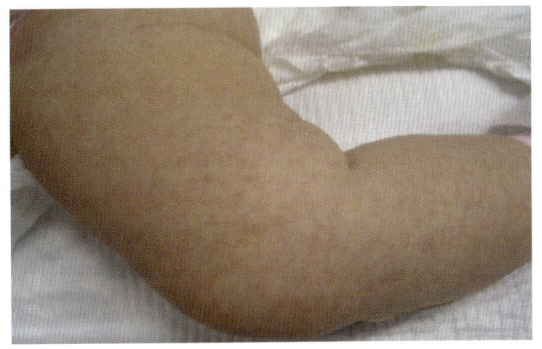

大動脈離脱(celoria-patton)type A　　type B　　type C　　大動脈離脱＋右鎖骨下動脈起始異常　　大動脈離脱＋完全大血管転換

右内頸動脈／右鎖骨下動脈／総頸動脈／左総頸動脈／左鎖骨下動脈／動脈管／上行大動脈／肺動脈／下行大動脈

図4 網状チアノーゼ(2ヵ月，男児)
総動脈幹症，総動脈幹弁狭窄兼逆流。末梢冷感とともに網状チアノーゼがみられ，末梢循環不全の存在が診断される

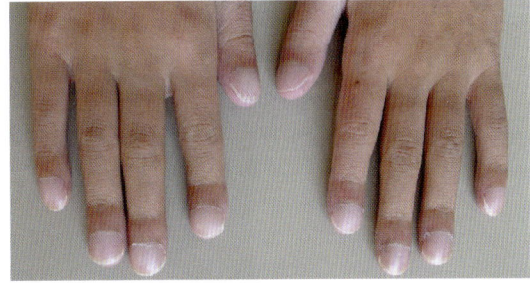

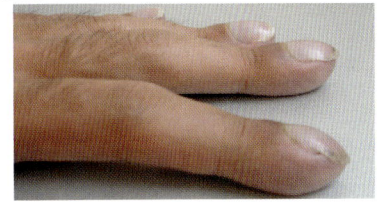

図5 ばち状指(clubbed finger)
チアノーゼが長期間持続すると，四肢の指先が丸く肥大し太鼓のばちのような形になり，爪色が紫色となる

房位の推定，心房，心室の負荷所見，心筋障害の有無を知るうえで多くの情報を提供する。小児の心不全症例で，左室内腔が拡大して収縮低下を示す例が，実は心筋疾患や先天性心疾患によるものではなく，頻脈性不整脈による頻脈誘発性心筋症が原因のこともあるため，心電図による診断は重要である。

心エコー図

近年，ほとんどすべての先天性心疾患の診断は，心エコー法で行われている。心エコー検査は，他の画像診断法(MRI，CT，心カテーテル法など)に比べ，ベッドサイドで実施が可能で，非侵襲的に正確な形態診断と血行動態診断が行える点で非常に有用な検査である。ただし，心エコーによる正確な診断を迅速に行うためには，系統だった診断のアプローチが必要である。この診断方法として区分診断法(seg-

8章　循環器疾患

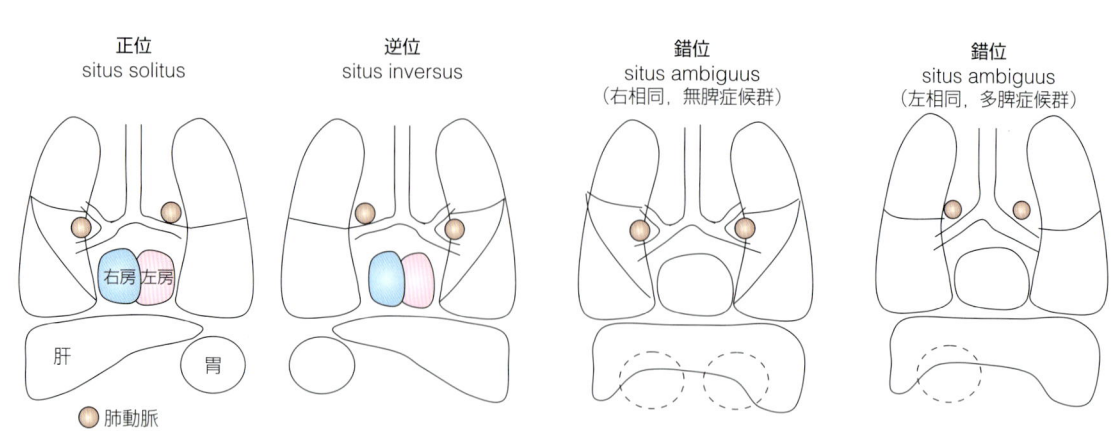

|正位
situs solitus|逆位
situs inversus|錯位
situs ambiguus
(右相同, 無脾症候群)|錯位
situs ambiguus
(左相同, 多脾症候群)|

○ 肺動脈

図6　胸部X線所見
胸部X線では，まず心臓の位置と腹部臓器(肝臓，胃泡)の位置を診断し，内臓位が正位か逆位または錯位かを診断する。次に気管分岐様式の診断を行い，胸部臓器の内臓位を診断する。右肺は3葉からなり左肺は2葉である。また右肺動脈は気管枝の下を通過し(eparterial bronchus)，左肺は気管支の上を通過する(hyparterial bronchus)。錯位の場合，肝臓は対称肝を示し，胃泡の位置は右側または正中位にあることが多い。(文献1を改変)

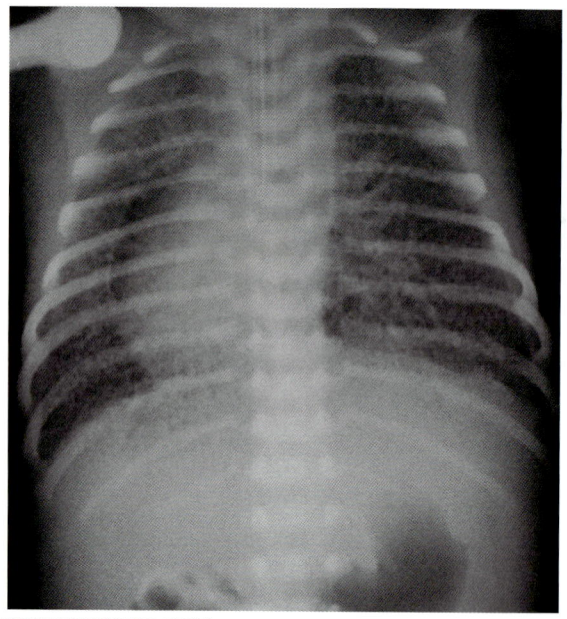

図7　無脾症候群に伴う総肺静脈還流異常例(胸部X線像)
右胸心があり，対称肝を示している。肺野は全体がスリガラス様で縦郭気胸を合併している。胃泡は中央に位置しており，内臓位は錯位である

先天性心疾患の区分診断法は，3つの部位診断と2つの関係診断からなる

step1　心房位の決定
　　↓　　　← 心房-心室関係　step4
step2　心室位の決定
　　↓　　　← 心室-大血管関係　step5
step3　大血管位の決定

step1：どちらの心房が右房か？ ── 下大静脈が還流している側の心房が98%右房である
step2：どちらの心室が右室か？ ── 乳頭筋の数や心室中隔の性状などから判断
step3：どちらの血管が大動脈か？ ── 大動脈弓を形成する血管が大動脈
step4：右房はどちらの心室に連結するか？ ── 右房-右室(concordant)，右房-左室(discordant)
step5：肺動脈，大動脈はどちらの心室から出ているか？ ── 右室-肺動脈(concordant)，右室-大動脈(discordant)，右室-肺動脈＆大動脈(double outlet)

図8　区分診断法

2 先天性心疾患

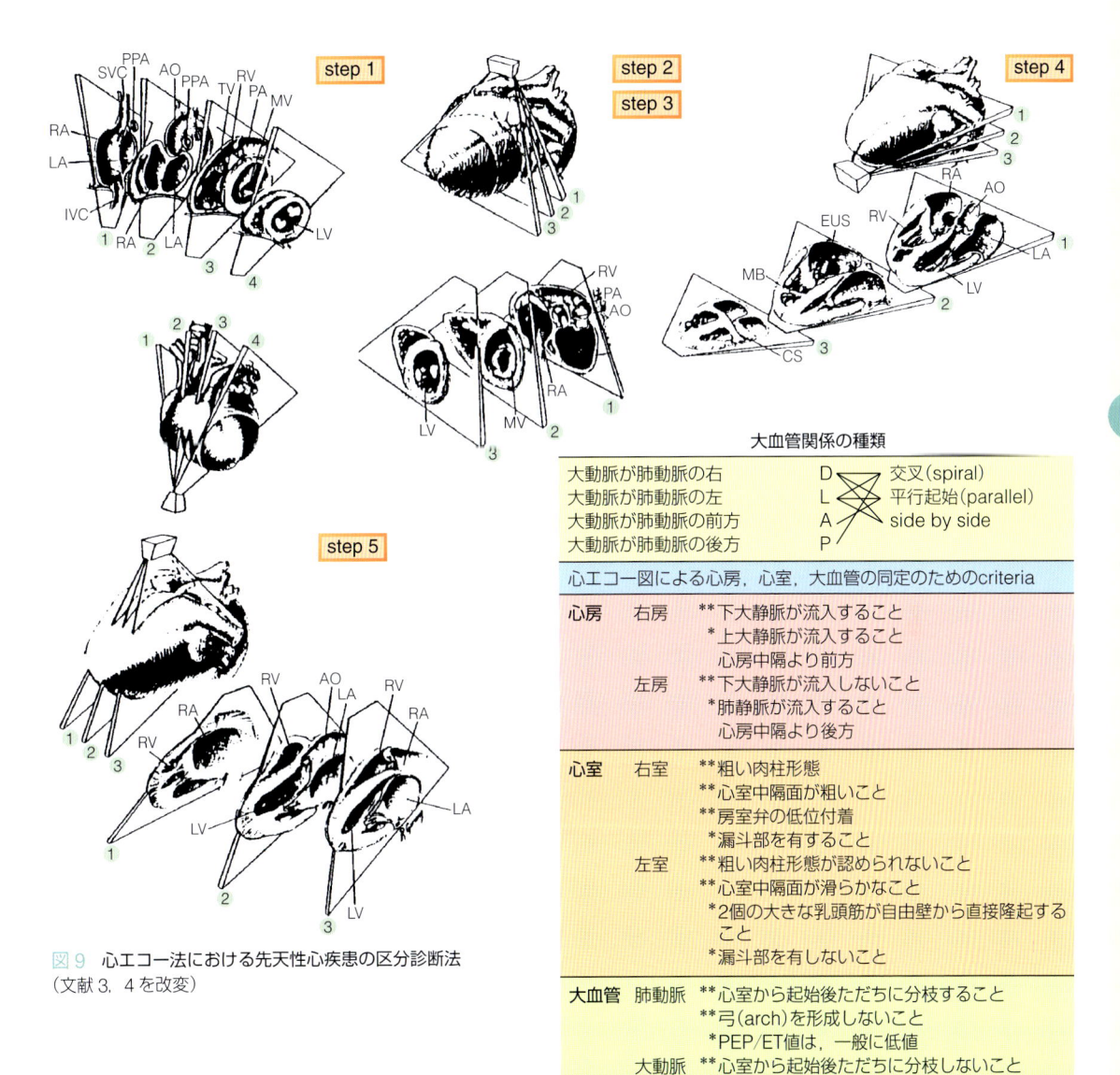

図9 心エコー法における先天性心疾患の区分診断法
(文献3, 4を改変)

大血管関係の種類		
大動脈が肺動脈の右	D	交叉 (spiral)
大動脈が肺動脈の左	L	平行起始 (parallel)
大動脈が肺動脈の前方	A	side by side
大動脈が肺動脈の後方	P	

心エコー図による心房, 心室, 大血管の同定のためのcriteria	
心房 右房	**下大静脈が流入すること *上大静脈が流入すること 心房中隔より前方
左房	**下大静脈が流入しないこと *肺静脈が流入すること 心房中隔より後方
心室 右室	**粗い肉柱形態 **心室中隔面が粗いこと **房室弁の低位付着 *漏斗部を有すること
左室	**粗い肉柱形態が認められないこと **心室中隔面が滑らかなこと *2個の大きな乳頭筋が自由壁から直接隆起すること *漏斗部を有しないこと
大血管 肺動脈	**心室から起始後ただちに分枝すること **弓(arch)を形成しないこと *PEP/ET値は, 一般に低値
大動脈	**心室から起始後ただちに分枝しないこと **弓(arch)を形成すること *PEP/ET値は, 一般に高値

**特異的所見
*特異的ではあるが, まれに例外がある所見
例外はあるが, それを支持する所見

mental approach) がある(図8)。

区分診断法とは, 心臓の形態を3つの部位診断と2つの関係診断に分けた5段階(5 step 診断法)のことである。3つの部位診断とは, ①心房位(どちらが解剖学的な右房か), ②心室位(心室ループ:どちらが解剖学的な右室か), ③大血管位(どちらが大動脈か)を決定することであり, 2つの関係診断とは, ①心房-心室の連結関係, ②心室-大血管の連結関係を診断することである。この5段階のステップに沿って診断していくことで, 複雑にみえる先天性心疾患をパズルを解くように診断することが可能で, 心エコーにかぎらずすべての画像診断に応用が可能である(図9)。

区分診断法で形態診断できれば, 次に血行動態診断に進む。この血行動態診断は, 次の治療をどう進めるべきかという治療方針を立てるための重要なステップである。そのキーポイントは以下のとおりである。

1) 肺循環・体循環の確立のために動脈管が必要か(肺動脈閉鎖, 大動脈離断など)

2）肺・体血流バランスを保つことが必要な疾患か（左心低形成症候群，単心室など）
3）動静脈血の混合のために心房中隔欠損が必要か（大血管転換症，僧帽弁閉鎖など）
4）体循環の確立のために心房中隔欠損が必要か（三尖弁閉鎖など）
5）肺静脈血の還流障害がないか（総肺静脈還流異常）

これらのチェックポイントの診断を迅速に行う必要がある。

治療／救急処置

動脈管の開存が必要な先天性心疾患では，プロスタグランジン E_1（PGE_1）製剤をただちに使用したり，肺体血流バランスが重要な左心低形成症候群や肺動脈狭窄がない単心室などでは，肺血流量のコントロールのために窒素ガスを使用した低濃度酸素換気療法を行う。

また，心房間交通が障害されて酸素化が不十分な大血管転換などの場合には，緊急的にバルーン心房中隔裂開術（BAS）を行う。総肺静脈還流異常で肺静脈狭窄を伴っている場合は，緊急手術を行う。

参考文献

1 高尾篤良ほか監修：臨床発達心臓病学 改訂3版，中外医学社，2001
2 里見元義．心臓超音波診断アトラス 小児・胎児編 増補版，ベクトル・コア，1999
3 Snider AR：Echocardiography in pediatric heart disease, 2nd ed. Mosby, 1997

3 心不全

[著] 我那覇 仁

原因

心不全(heart failure)とは，一般に心臓のポンプ機能が低下し，全身の組織代謝に必要で十分な血液を提供できなくなった状態をいう。

心不全の発生機序として，先天性心疾患に伴う容量負荷や圧負荷，また心収縮力低下による心機能不全などがある。主な心不全の原因となる疾患を表1に示した。

臨床症状

病歴聴取

乳児期では体重増加不良，哺乳力低下や哺乳に時間がかかる。呼吸器感染症を繰り返しやすい。年長児では易疲労感や顔面や手足の浮腫がみられる。

身体診察

多呼吸(新生児60/分，乳児40/分以上)があり，喘鳴，陥没呼吸がある。慢性的な呼吸不全では，肺のコンプライアンスが低下し，ハリソン(Harrison)溝という横隔膜の付着部に沿って肋骨部の陥没がみられる(図1)。

心不全では交感神経系が緊張しているため，異常な発汗，手足が冷たいことやmottlingがみられる(末梢循環不全，capillary refillが低下している〈図2〉)。心音では頻脈やギャロップリズムに注意する。肝腫大はみられるが，乳児では浮腫は初期には現れず，浮腫が出現したときはかなり進行した状態である。

診断の進め方

新生児期の肺動脈圧は生後2～3日で急速に下がり，約2週間で正常の肺動脈圧になる。中等度以上の心室中隔欠損症では，有意の左-右短絡があるため，肺動脈圧の下降が遅れ，生後6～8週に短絡量が増加し，この時期に心不全を発症する。

低出生体重児では，肺動脈の平滑筋の発達が未熟

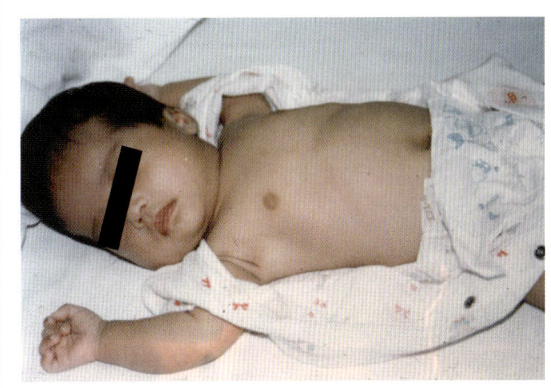

図1 陥没呼吸および肋骨部の陥没(ハリソン溝)

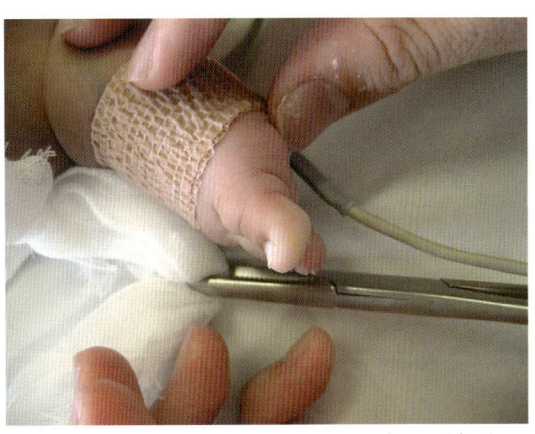

図2 末梢循環不全にみられるcapillary refill(2秒以上)の低下

表1 心不全の主な原因

先天性心疾患	心室中隔欠損症，心内膜床欠損症，動脈管開存症，大動脈縮窄症，左心低形成症候群，総動脈幹症，総肺静脈還流異常症，完全大血管転位症，冠動脈走行異常，重篤大動脈狭窄症
後天性心疾患	拡張型心筋症，心筋炎，心外膜炎，リウマチ熱，川崎病
不整脈	上室性頻拍，完全房室ブロック
医原性	過剰輸液，開心術後，心タンポナーデ，抗癌薬
その他	仮死，一過性心筋虚血，低酸素血症，敗血症，貧血，低血糖，甲状腺機能亢進症・低下症，急性糸球体腎炎

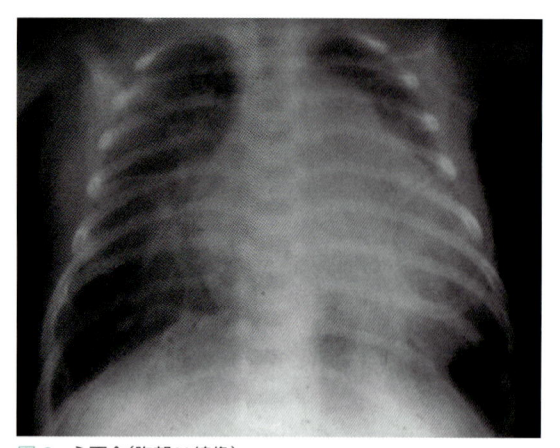

図3 心不全（胸部X線像）
心室中隔欠損症＋大動脈縮窄症。著名な心拡大と肺うっ血がみられる

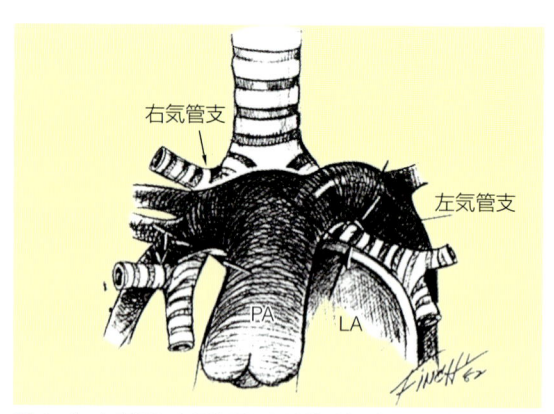

図4 左-右短絡による拡張した肺動脈（PA）と左房（LA）により左気管支が圧迫される

なため肺血管抵抗の低下が早く起こり，心室中隔欠損症や動脈間開存症の場合でも心不全の発症が早くなる。また新生児期の心不全では，左心系の閉塞性病変が多い。心房中隔欠損症では小児期での心不全の発症はまれである。ファロー四徴症では通常心不全は起こさない。

胸部X線では心拡大は心不全の診断に必須であり，心拡大がなければ他の疾患を考える（肺静脈系の閉塞性疾患を除く）（図3）。大きな左-右短絡では，左気管支が拡張した左肺動脈と左房に挟まれ，肺気腫や無気肺を呈することがある（図4）。

心電図は特徴的な所見に乏しい。心エコーは先天性心疾患の鑑別に用いる。僧帽弁閉鎖不全，心タンポナーデや心機能の評価をする。血液では脳性ナトリウム利尿ペプチド（BNP），クレアチンホスホキナーゼ（CPK），甲状腺機能，乳酸，カルニチンなどの検査などを行う。

注意事項
1) 左心低形成症候群や大動脈縮窄症複合では酸素投与や過換気は禁忌である（体循環を保つためには肺動脈圧を高く維持する必要がある）。
2) 心室中隔欠損症では過剰な酸素投与は肺血管抵抗を低下させ，左-右短絡が増強し，心不全をさらに増悪させることがあり，酸素投与は必要最小限にとどめる。

治療／救急処置

治療の目標
1) 心拍出量の増加。
2) 末梢循環の改善。
3) 肺および体循環系のうっ血の減少をはかる。

薬物療法
救急的な薬物療法として，迅速に心不全の改善をはかることが大切である。利尿薬と強心薬を経静脈的に用い，症状が安定すれば経口薬に変更する。

利尿薬：肺および体うっ血の改善。
・フロセミド（1 mg/kg/回，6～8時間ごと静注）。低Na血症に注意する。

強心薬：カテコールアミン。
・ドパミン（2～8 μg/kg/分，持続静注）。10 μg/kg/分以上では頻脈や末梢血管収縮作用が出現する。
・ドブタミン（2～8 μg/kg/分，持続静注）。
・PDE Ⅲ阻害薬：心筋収縮力を増加し，かつ末梢血管拡張作用がある。末梢から投与可能。ミルリノン（0.25～0.75 μg/kg/分，持続静注）。

末梢血管拡張薬：強心薬や利尿薬と併用すれば，最大の効果を得ることができる。
・カプトプリル（経口的に0.1～1 mg/kg/日/3）。

参考文献
1 Blume ED, Freed MD et al：Congestive heart failure. NADAS' Pediatric Cardiology, Keane JK, Lock JE et al ed, p83-95, Saunders, 2006

4 低酸素発作

[著] 佐地 勉

　低酸素発作は，古典的には1960年代からcyanotic spell，hypoxic spell，anoxic spell，hypercyanotic attack，blue turns，syncopal attacks，Tet spell，paroxysmal spell などと呼ばれてきた。

原因

　ファロー四徴症（tetralogy of Fallot：TF）に特徴的なチアノーゼ発作であるが，右室流出路漏斗部狭窄の過剰な収縮以外，たとえば肺動脈閉鎖でもこの発作があることより，次のような機序が考えられている。それには，
1) 突然の体血管抵抗の低下
2) 右-左短絡の増加
3) 呼吸中枢の感受性の変化
4) 頻脈の影響

および1)～4)の混合である（図1）。

　つまりTF以外にも，TF兼肺動脈閉鎖，両大血管右室起始症兼肺動脈狭窄，三尖弁閉鎖（TA，Ⅰb型），単心室兼肺動脈閉鎖・狭窄，総動脈幹症兼肺動脈閉鎖，無脾症，多脾症などの肺血流減少性心疾患においても同様の発作がみられる。従って，交感神経緊張亢進に対するカテコールアミンの増加による反応と考えるのが妥当である。

　さらに呼吸中枢の反応性については，種々の原因で急激に低酸素に傾くと，酸素分圧（Po_2）低下，pH低下，二酸化炭素分圧（Pco_2）上昇に対して，呼吸中枢が過剰に反応し頻呼吸（respiration drive）が出現する。この過呼吸によりさらに心拍出量が増加し，この悪循環（vicious cycle）が助長される[1]。以前はチアノーゼ発作は感染症，心カテーテルと並んで死因のなかでは頻度が高かった。

臨床症状

病歴聴取

発作の誘引

　おおむね朝食時が多く，熟睡後の覚醒時，息こらえ，排便，哺乳，体動，労作，脱水，酷寒，酷暑，

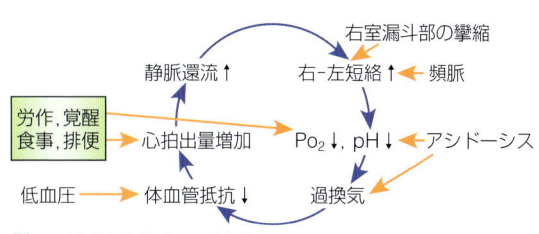

図1 低酸素性発作の悪循環

夕方，啼泣時，採血時，心カテーテル検査などに伴って起こることが多い。しかし全く誘引のない感染症に伴う場合や，夏季にも起こりうる。また，チアノーゼの程度はあてにならないとされている。生後6カ月までの間，特に生後2～3カ月に発症の頻度が高く，9～18カ月ではその出現頻度が増加し延長する傾向がある。2～3歳以上では側副血行路も発達し，社会的にみずから生活上の調節をするようになるため，出現頻度が少なくなる。小児や成人TFの術中や，開胸直後にspellが起こった症例もある[2,3]。そして，心カテーテル検査の前投薬として塩酸モルヒネ（morphine）よりもペチジン（pethidine）の方がよりspellが少なかったとの報告もある[4]。

身体診察

　発作の間は，それまでは聴かれていた駆出性雑音がほとんど聴かれない。手足は冷たく，チアノーゼが強い。それまでチアノーゼが全くないpink Fallotの症例においても発症しうるので注意を要する。TFの患児は，普段から末梢血管抵抗を上昇させる姿位をとっていることが多い（図2）[5]。

　蹲踞（squatting）もしくは胸膝位（chest-knee position）は，末梢血管抵抗を上昇させ静脈還流を減少させることにより右-左短絡を低下させ，結果的にPo_2が上昇する（図3）。乳幼児では坐位，立位でこの体位をとるか，もしくは両親が両足を屈曲したまま腹部につけ，"burping position"の体位をとるとよい。

- ヘレン・ブルック・タウシグ（Helen Brooke Taussig）女史の本発作に関する記載：この発作では，急激に低酸素症がひどくなると，乳幼児は泣

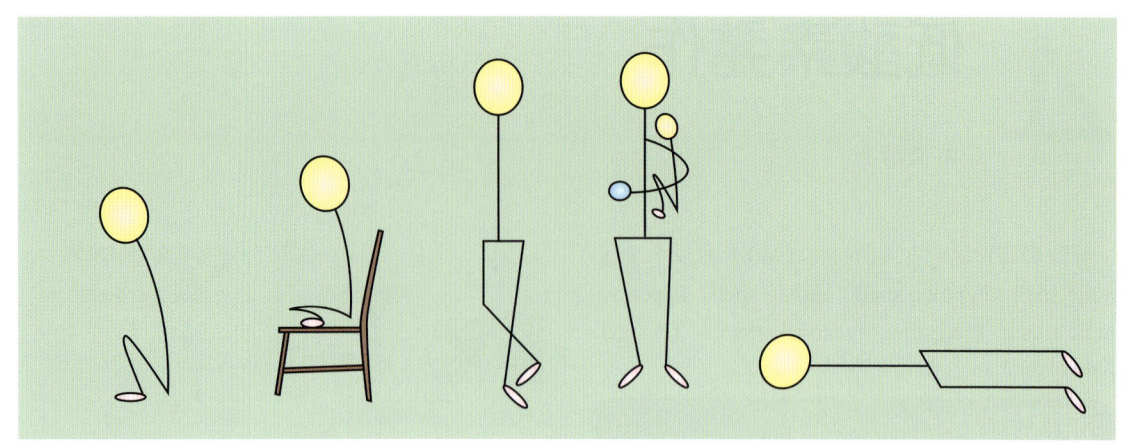

図2　TF（症例がとる体位）
（文献8を改変）

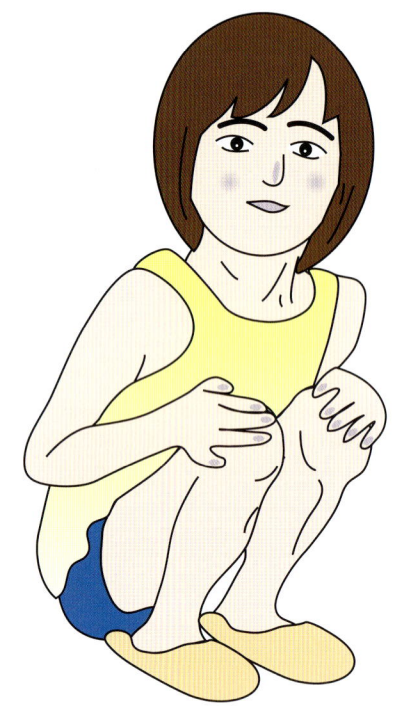

図3　幼児の蹲踞の姿勢（squatting）

き出し，チアノーゼが強くなり，gasp for breath の状態となる．大概の患児は呼気性に呻吟し，呼吸困難を示している．末梢動脈血の酸素飽和度は 8〜12％にも下がり，10％以下では死亡することもある．幼少時では泣き出さずに苦悶状に呻吟しているものが多い．またその体位をみると，患児がみずから胸膝位やうずくまり型をとっていることが多い．しばしば摂食，排便，労作，啼泣，覚醒直後，気候の変化などが誘引となっているが，時にははっきりした誘引のない場合もある．

診断の進め方

基本的検査

発作の最中は採血などの侵襲的検査はやってはいけない．経皮酸素モニターやバイタルサインのモニターで観察する．検査は十分な鎮静下で行い，看護でも興奮を避ける．心エコーでは特に右室流出路漏斗部狭窄の程度がポイント．胸部X線は通常どおり行い，発作を起こした後の観察では神経学的後遺症，高次機能障害なども検査する．

治療／救急処置（表1）[6,7]

緊急治療

1) 姿勢：蹲踞もしくは胸膝位は，末梢血管抵抗を上昇させ静脈還流を減少させることにより右-左短絡を低下させ，結果的に Po_2 が上昇する．乳幼児では両親が両足を屈曲したまま抱き，足を腹部につける体位をとるとよい．

2) 鎮静：最も効果的なのは塩酸モルヒネである．（通常 0.1 mg/kg 静注，0.2 mg/kg では劇的な効果）．これは過興奮状態にある呼吸中枢に作動して過呼吸を抑制し，強力な鎮静作用もある．

3) 輸液：糖を含んだ輸液と炭酸水素ナトリウム（メイロン®）によるアシドーシスの矯正も重要な手段である．もともと多血症のための plasma volume の減少があり，脱水状態には十分注意する．また Po_2 が 40 mmHg 以下のときはアシドーシスとなることが多い．高張液であるため，乳児では脳出血や脳浮腫などに注意する．メイロン®

表1 低酸素発作の処置と作用メカニズム

胸膝位	静脈還流を減少 体血管抵抗の上昇
酸素投与	低酸素血症なお改善 （効果に制限あり）
薬物療法	
・塩酸モルヒネ（皮下注射 0.1～0.2 mg/kg）	多呼吸の減少，鎮静効果
・プロプラノロール	漏斗部の攣縮軽減
末梢血管収縮薬	
・フェニレフリン（10～20 μg/kg ボーラス，IM または SC 0.1～0.5 μg/kg/分 静注，心拍，血圧をみて増加）	体血管抵抗上昇による左-右短絡減少
・メトキサミン（0.1 mg/kg/分 静注）	
輸液	循環血漿量の減少是正
・炭酸水素ナトリウム（メイロン®2～3 mEq/kg 静注）	代謝性アシドーシス是正
不整脈の確認と治療	上室性頻拍の治療
【発作の予防】	
貧血の改善	低酸素の改善
鎮静薬	カテコールアミン上昇の軽減
短絡手術	低酸素予防，肺血流増加・肺血管発育

（0.84 mEq/mL）は，投与量＝E. B.×B. W.×0.3×1.2（mL）とし，半量を 10～20 分かけて静注する。

4）漏斗部の攣縮：β遮断薬であるプロプラノロールを通常 0.05～0.2 mg/kg でゆっくり（10～20分）静注するか，または 0.2 mg/kg 皮下注射する。

5）貧血是正：相対的貧血とは，骨髄造血刺激に対し鉄の供給がないと代償性の多血症が起こらず，P_{O_2} の低下に見合ったヘモグロビン（Hb）の上昇が起きない状態である。

6）新生児期～乳児期早期で肺血流が動脈管に依存している（ductus dependent flow）と考えられるときは，PGE_1（0.05～0.025 μg/kg/分）もしくは lipo PGE_1（0.005～0.01 μg/kg/分）が効果的である。

慢性期治療

1）相対的貧血の改善。
2）β遮断薬：プロプラノロール（インデラル® 1～3 mg/kg/日，または 0.1～0.4 mg/kg×4 回/日）経口投与，として使用するが，長期に使用するべきではなく，術前 1 週間には中止する。
3）鎮静薬としてフェノバルビタール 3～5 mg/kg，またはセルシン® 0.3 mg/kg の経口投与もいくらかの効果が期待できる。
4）可能なかぎり早期に根治術を計画する。

参考文献

1. Nadas AJ, Fyler DC：Problem caused by Heart Disease—Hypoxicemia. Nadas' Pediatric Cardiology, 2nd ed. Keane JF, Lock JE et al ed. p97-102, Elsevir, 2006
2. Takahata O, Yurino M et al：Intraoperative anoxic spells in patients with tetralogy of Fallot. Masui 39：1040-1044, 1990
3. Kamide T, Horibe M et al：Anoxic spell in an adult case for intracardiac repair. Masui 43：1373-1375, 1994
4. Shimizu M, Inai K：The use of pethizine as pre-medication to prevent anoxic spells in patients with tetralogy of Fallot. Pediatric Int 47：388-391, 2005
5. Perloff JK：Ventricula Heart Disease with pulmonary stenosis. The Clinical Recognition of Congenital Heart Disease, 5th ed. p348-382, WB Saunders, 2003
6. Anthony CL, Arnon RG et al ed：General Concepts of Normal and abnormal cardiovascular functions. Pediatric Cardiology, p171-195, Medical Outline Series, Garden City, Medical Publishing, 1979
7. Gewitz MH, Woolf PK：Cardiac Emergencies. Hypoxic Attacks：Textbook of Pediatric Emergency Medicine, 5th ed. Fleisher GR, Ludwig S et al ed. p717-758, Lippincott Williams & Wilkins, 2006
8. Perloff JK：The Clinical Recognition of Congenital Heart Disease, 2nd ed. p458, WB Saunders, 1978

5 心筋症

[著] 吉永 正夫

原因

心筋症（cardiomyopathy）とは，心筋の侵される疾患を総称していうが，このうち原因の不明なものを特発性心筋症，原因あるいは基礎疾患の明らかなものを続発性（二次性）心筋症という。

特発性心筋症には，拡張型心筋症（dilated cardiomyopathy：DCM），肥大型心筋症（hypertrophic cardiomyopathy：HCM），拘束型心筋症（restrictive cardiomyopathy：RCM）がある。

拡張型心筋症

多因子が考えられており，既往症としてウイルス心筋炎が疑われる例もある。心室（特に左室腔）の著明な拡大による心拡大を特徴とする。心筋肥大はあっても軽度である。心筋の収縮不全が基本病態であり，一回拍出量，駆出率は著明に低下する。

肥大型心筋症

常染色体優性遺伝の遺伝形式をとり，現在まで10個の責任遺伝子が判明している。判明しているなかでは心筋βミオシン重鎖，心筋ミオシン結合蛋白C，心筋トロポニンTの3異常で過半数を占めている。遺伝子異常部位と症状出現年齢や予後との関係があることも知られている。

左室心筋，典型的には心室中隔の心筋がより著明に肥大し，肥大が左室流出路で強くなると，肥大閉塞型心筋症と呼ぶ。時に右室または両室が侵されることもある。病理学的には「心筋の錯綜配列を伴う奇妙な心筋肥大」が特徴である。血行動態としては左室心筋の異常な肥大による左室の拡張不全が基本病態になる。

臨床症状

病歴聴取

拡張型心筋症

症状の発現は徐々であったり，急激であったりするが，最終的には重症のうっ血性心不全症状を呈する。

乳児期での症状は非特異的であり，多呼吸，哺乳困難，体重増加不良，弱い泣き声であることが多い。幼児期，年長児になると，疲れやすい，運動についていけない，食欲不振，腹痛，咳嗽，呼吸困難，浮腫などが主症状になる。また不整脈を伴いやすい。経過は一般的に進行性で改善することが少ない。

肥大型心筋症

臨床症状としては動悸，運動時呼吸困難，胸部圧迫感，易疲労性などがあるが，小児では無症状のこともあり，学校心臓検診での心電図ではじめて発見される例や家族検診で発見される例も多い。閉塞型ではめまいや失神も出現する。家族歴で若年の突然死がある場合，肥大型心筋症も疑う。

身体診察

拡張型心筋症

心音の減弱，頻脈，ギャロップリズムに気をつける。全身性の浮腫を伴うが，眼瞼浮腫や陰嚢の浮腫であることが多い。

肥大型心筋症

収縮期雑音と心室拡張不全所見であるIV音を聴取する。閉塞型になると，II音の奇異性分裂（大動脈弁閉鎖音が肺動脈閉鎖音のあとに出現すること）が出現する。

診断の進め方

拡張型心筋症

うっ血性心不全の存在を疑うことからはじまる。前述した臨床症状と診察所見があった場合，胸部X線，心電図，心エコーを行う。

胸部X線にて心陰影の拡大，肺うっ血像，心電図にて心房・心室肥大，非特異的T波異常，異常Q波，種々の不整脈，心エコーにて左房・左室の著明な拡大と駆出率の低下をみる。

肥大型心筋症

救急の場面で診断することは困難と考えられるが，診察時，心雑音とIV音を聴診した場合，心電図を記録する。ほとんどの例がなんらかの心電図を

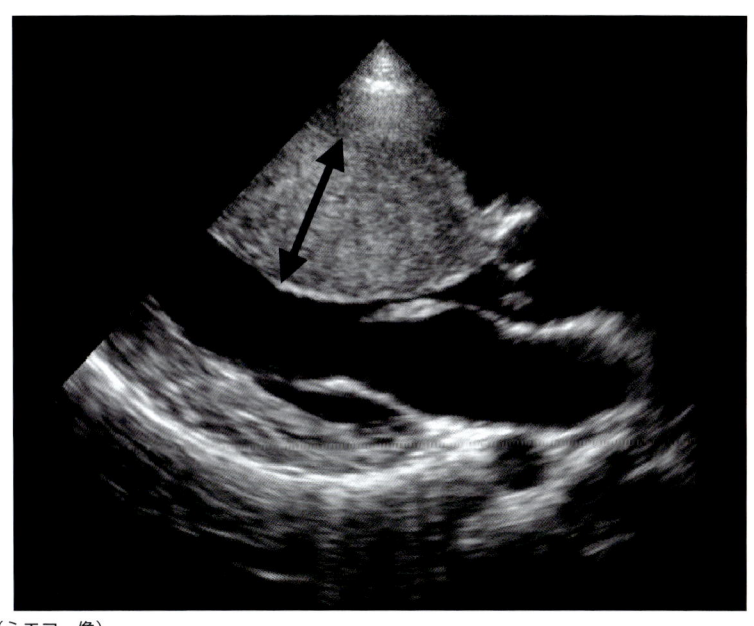

図1 肥大型心筋症（心エコー像）
肥大型心筋症の拡張期像。左室後壁も通常よりやや厚くなっているが，心室中隔は46 mm（←→）と通常（7〜8 mm）より著明に厚くなっており，非対称性中隔肥厚（心室中隔が後壁より厚くなること）を示している

持っており，特にST低下，T波逆転が多い。異常Q波やウォルフ-パーキンソン-ホワイト（WPW）症候群その他の不整脈を認めることもある。心エコー法は確定診断，心機能評価，経過観察にきわめて有効である（図1）。

所見としては，①左室壁の肥厚，②非対称性心室中隔肥厚（心室中隔が左室後壁より肥厚すること，拡張期の中隔壁厚／後壁厚が1.3以上），③肥大閉塞型での僧帽弁の収縮期前方運動，大動脈弁収縮期半閉鎖などがある。心尖部のみ肥大を示す型 apical hypertrophy（APH）も肥大型心筋症に含める。

脳性ナトリウム利尿ペプチド（brain natriuretic peptide：BNP）の結果は拡張型心筋症，肥大型心筋症ともに病勢を判断するのに有用である。

治療／救急処置

拡張型心筋症

うっ血性心不全の治療と不整脈の管理になる。うっ血性心不全の薬物療法としては，利尿薬（フロセミド，スピロノラクトン），強心配糖体ジギタリス製剤，カテコールアミン類が用いられる。重症の場合，β遮断薬も用いるが，徐々に増量していく必要がある。

肥大型心筋症

運動制限と薬物療法の併用になる。突然走り出す，突然運動をはじめる，激しい運動を行うことは控えさせる。閉塞性の場合はβ遮断薬（プロプラノロールほか），Ca拮抗薬（ベラパミルほか）が用いられる。

肥大型ではジギタリス製剤やカテコールアミン類の使用は禁忌である。肥大型心筋症は経過とともに拡張型心筋症に移行することがある。

拡張型，肥大型ともに予後は不良である。

6 心筋炎

[著] 牛ノ濱 大也

原因

心筋炎(myocarditis)の原因は，表1に示すようにウイルス，細菌，リケッチア，クラミジア，スピロヘータ，マイコプラズマ，真菌，原虫，寄生虫などの感染症，薬物，放射線，熱などの物理刺激，代謝障害，膠原病，サルコイドーシス，川崎病などの非特異的炎症性疾患，妊娠などがあげられる。

特にウイルスによって発症する心筋炎が多く，その60～80％を占めるといわれており，小児ではコクサッキーウイルス，アデノウイルスが多いと考えられている。ウイルスが上気道または消化器から侵入し増殖すると，ウイルス血症が生じる。その後ウイルスが心筋に到達し心筋細胞内で増殖することにより，心筋細胞融解やその後の免疫反応による心筋の炎症が惹起され，心機能障害を引き起こす。

臨床症状 (図1～図4)

臨床経過

劇症型，急性型，慢性型に分類される。心臓の症状の程度も症例により異なり，非特異的なカゼ症状程度で心電図異常のみを示す軽症例から，急速な経過で心不全，不整脈を発症し，時に死にいたる重症例まである。また炎症が慢性に遷延し，拡張型心筋症の病像を呈するものもある。

心臓の症状に先行する症状

まれに先行する症状もなく，突然死で発見される症例もあるが，通常，悪寒，発熱，頭痛，全身倦怠感などのカゼ症状や食思不振，悪心，嘔吐，下痢などの消化器症状が先行する。

心臓の症状

症状発現は病変の部位や炎症の程度，範囲によって決まると考えられる。広範囲に炎症が生じると，びまん性の心室壁運動低下が生じる。心外膜側に炎

表1　心筋炎の原因(代表的なものを示す)

1) 感染
　ウイルス
　　● RNAウイルス
　　・ピコルナウイルス科
　　　　コクサッキーウイルスA, B
　　　　エコーウイルス
　　　　エンテロウイルス
　　　　ポリオウイルス
　　　　ヘパトウイルス(A型肝炎ウイルス)
　　　　ライノウイルス
　　・パラミクソウイルス科
　　　　パラインフルエンザウイルス
　　　　ムンプスウイルス
　　　　麻疹ウイルス
　　　　RSウイルス
　　・オルソミクソウイルス科
　　　　インフルエンザウイルスA, B
　　・トガウイルス科
　　　　風疹ウイルス
　　・フラビウイルス科
　　　　C型肝炎ウイルス
　　・ラブドウイルス科
　　　　狂犬病ウイルス
　　・レトロウイルス科
　　　　HIV
　　● DNAウイルス
　　・アデノウイルス科
　　・ヘルペスウイルス科
　　　　単純ヘルペスウイルス
　　　　水痘・帯状疱疹ウイルス
　　　　サイトメガロウイルス
　　　　EBウイルス
　　　　HHV-6
　　・ヘパドナウイルス科
　　　　B型肝炎ウイルス
　　・ポックスウイルス科
　　　　痘瘡ウイルス
　細菌
　リケッチア
　真菌
　寄生虫

2) 薬剤性
　・鎮痛消炎薬
　・向精神薬
　・利尿薬
　・降圧薬
　・抗癌薬
　・抗生剤
　・サルファ薬
　・抗結核薬
　・生物学的製剤
　・抗糖尿病薬
　・その他
3) 炎症性疾患
　・リウマチ熱
　・膠原病
　・サルコイドーシス
　・川崎病
4) 放射線，熱などの物理刺激
5) 代謝障害
6) 妊娠

6 心筋炎

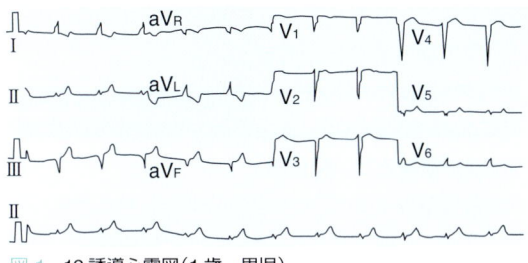

図1 12誘導心電図（1歳，男児）
心筋炎により完全房室ブロックを生じた。心室調律（完全左脚ブロック型QRS），心室レート68/分，P波形が不明瞭であったが，心内心電図で200/分の心房波が確認された

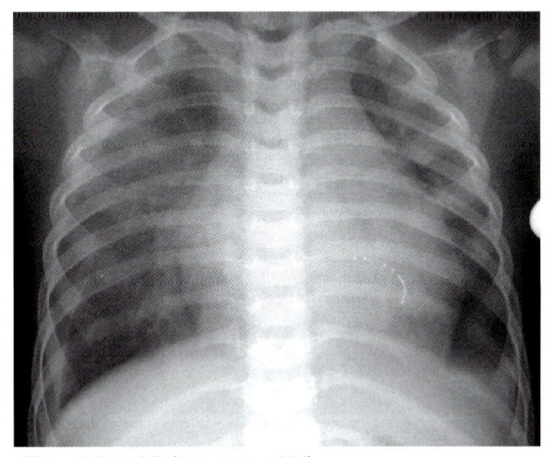

図2 胸部X線像（図1と同一症例）
胸水貯留，肺うっ血あり。心胸郭比（CTR）＝60%。下大静脈より約1.8Fの電極カテーテルを右室内に挿入し一時ペーシングを行った。心エコー上心嚢液の貯留を認めたが，左室駆出率は80%と一見維持されてみえた。心不全症状が強く一時ペーシングのほかγグロブリン，ステロイド，利尿薬，カテコールアミンが必要であった。回復後は正常QRS波形となった

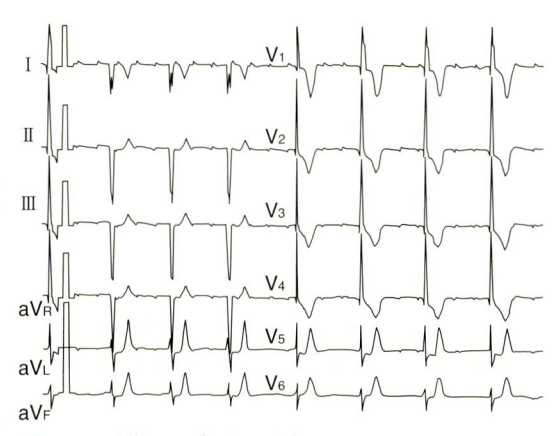

図3 12誘導心電図（1歳，男児）
心筋炎により完全房室ブロックを生じた。心房レート180/分，心室レート60/分，完全右脚ブロック型QRSを呈する

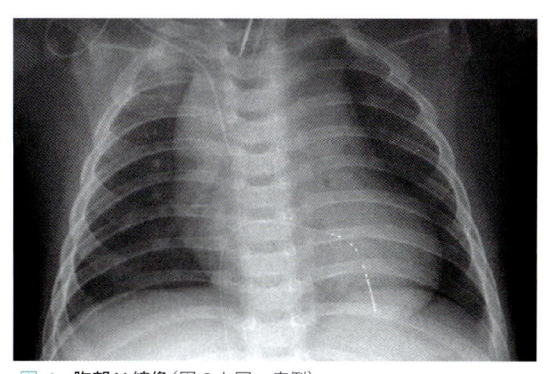

図4 胸部X線像（図3と同一症例）
胸水貯留，肺うっ血なし。CTR＝59%と軽度心拡大を認めるのみである。下大静脈より約1.8Fの電極カテーテルを右室内に挿入し一時ペーシングを行った。ペーシングを中止すると心停止となるので安静を保たせるため静脈麻酔を用い，人工呼吸管下に管理した。左室駆出率は70%以上あり，心不全症状も軽微であった。γグロブリン，ステロイドの投与のみで完全房室ブロックは改善している。回復後は正常QRS波形となった

症があると，心膜刺激症状や心タンポナーデが発現する。また心内膜側の刺激伝導系心筋が侵されれば，房室ブロックなどの伝導障害を発症する。実際には心収縮力には全く問題が生じず，完全房室ブロックのみの症例も存在する。

1）心不全症状・所見
　低心拍出量による症状である。不機嫌，顔色不良，四肢末梢冷感，頻脈，血圧低下，けいれん，失神など，軽微なものから重度のものまであり，心筋炎の程度により幅広い。

2）不整脈症状・所見
　房室ブロック，脚ブロック，心室内伝導障害などの伝導障害のほか，心室頻拍，心室細動がある。これらの不整脈は心機能障害が混在して，さらなる心不全症状の増悪をきたす要因となる。洞性頻脈時に脚ブロックが生じた場合，心室頻拍との鑑別が必要になる。

3）心外膜刺激症状・所見
　胸痛のほか，心タンポナーデによる症状を呈する場合がある。

診断の進め方

前述したように軽症例の症状や徴候は，非特異的なもののみであり，これらのものを臨床上の症候から心筋炎と診断することはきわめて困難である。しかしながら単なるカゼ症状や消化器症状などの非特異的症状のみであった患者が，急激に重症化し，致死的経過をとることもあるので，発熱のある患者の

診療にあたる際は症状や経過から心筋炎の疑いをもつことが重要である．したがってここでは，心筋炎を疑った場合にまず行うべき検査について述べる．

1）血液・生化学検査
　炎症所見のほか，心筋逸脱酵素（アスパラギン酸アミノトランスフェラーゼ〈AST〉，乳酸デヒドロゲナーゼ〈LDH〉やCK-MB，心筋トロポニンTなど）の上昇を認める．

2）胸部X線
　心拡大や肺うっ血像を認める．ただしきわめて急性に経過した患者では，明らかな心拡大が認められない場合がある．

3）心電図
　ST-T異常は，多くみられる所見であるが，全誘導で観察される場合や，かぎられた誘導にのみ現れることがある．房室ブロック，脚ブロック，心室内伝導障害などの伝導障害も多く，観察される．心室頻拍，心室細動，心静止は致死的不整脈であり，心筋炎患者の急性期には連続的な心電図モニターを行う必要がある．

4）心エコー図
　典型例では心膜液貯留，左室内腔拡大とびまん性壁運動低下を認める．初期には壁運動低下がみられない例もある．

5）原因検索
　ウイルス検査（ペア血清を用いたウイルス抗体価の測定，PCR〈polymerase chain reaction〉法など）を行う．

6）その他の検査
　MRI（ガドリニウム造影による炎症部位のT1強調画像，炎症性浮腫部位のT2強調画像），核医学検査（テクネチウム99m-ピロリン酸〈99mTc-PYP〉心筋シンチグラフィ），心臓カテーテル検査（冠動脈造影による心筋梗塞との鑑別診断，心内膜心筋生検による心筋炎の確定診断）を行う．

これらの1）〜4）の検査は簡便であり，心筋炎を疑った場合に，まず試みるべき検査である．初回の検査所見が軽微でも時間の経過とともに異常所見が明瞭になる場合があり，心筋炎が疑われる場合には，経過とともに繰り返す．

また重症化し，より高度な医療を必要とする時期を見逃さないようにするためにも，症状・所見の観察と同様にこれらの検査を経時的に繰り返すことが

重要である．診断のために病歴の詳細な聴取とともに，原因検索も並行して行う．

治療／救急処置

心症状が顕著でない軽症例

入院安静臥床とし，バイタルサインや心電図，心エコー図，心筋トロポニンT値などの注意深い経過観察を行い，急な増悪に備える．

重症例

通常の心不全治療，不整脈治療や原因治療を並行して行う．

1）心不全治療
- 薬物療法およびその他：利尿薬，強心薬（カテコールアミン薬，ホスホジエステラーゼ〈PDE〉Ⅲ阻害薬），血管拡張薬（hANP，アンジオテンシン変換酵素〈ACE〉阻害薬など）を開始する．必要に応じ，人工呼吸管理も併用する．
- 心肺補助装置：心原性ショック，低心拍出量状態，または高容量の強心薬が必要とされる場合には，経皮的心肺補助（PCPS）を考慮する．心筋炎は，急性期を乗り越えれば心機能の回復が期待でき，心肺補助による一時的危機回避は，救命の可能性が高まる．

2）不整脈治療
- 高度房室ブロックを認めた場合：一時ペーシングを行う．
- 心室性頻脈性不整脈を認めた場合：心室頻拍，心室細動に対しては直流通電（電気的除細動）を行う．
- 治療に抵抗する不整脈に対して：前述したPCPSが有用である．

3）原因治療
　原因ウイルスに対する確実な治療はないが，大量γグロブリン療法はマクロファージの抑制性Fc受容体のブロック（過剰な抗原提示やサイトカイン分泌などの炎症反応を抑制），補体系の不活性化，抗サイトカイン抗体など抗炎症作用，免疫抑制作用が期待され，中和抗体として作用すれば直接的な抗ウイルス作用も期待できる．

参考文献

1 Baughman KL, Wynne J：Myocarditis. BRAUNWALD'S HEART DISEASE: A Textbook of Cardiovascular Medicine, 7th ed, p1697-1717, Saunders, 2005

7 感染性心内膜炎

[著] 赤木 禎治

原因

　感染性心内膜炎（infective endocarditis：IE）は，弁膜や心内膜，大血管内膜に細菌集簇を含む疣腫（vegetation）を形成し，菌血症，血管塞栓，心障害など多彩な臨床症状を呈する全身性敗血症性疾患である．感染性心内膜炎はそれほど頻度の多い疾患ではないが，いったん発症し，適切な治療が奏功しないと，多くの重篤な合併症を引き起こし，致死的状況に進行する．

　小児期の感染性心内膜炎は予防法，抗菌薬療法の発達にもかかわらず，依然として一定の頻度で認められ，その罹病率，死亡率ともに高い．基礎疾患の多くは，先天性心疾患である．感染経路が不明であることが少なくないが，多くは，歯科処置，心臓外科手術に起因する．最近は，先天性心疾患，特に複雑先天性心疾患に，また小児期の先天性心疾患よりも成人期の先天性心疾患に多く認められるようになってきている．

　小児感染性心内膜炎が減少しない理由は，原因菌の時代による変化，医師・歯科医師・患者の感染性心内膜炎に対する認識不足，不十分な予防，診断の遅延，人工材料を使用した複雑心奇形の修復および姑息術例の増加，免疫抑制療法（移植後など）の増加，静脈カテーテル長期留置などが考えられている．

臨床症状

　感染性心内膜炎は通常，持続する発熱として発症する．発熱を認めない場合もあるが，多くは38〜39℃くらいの発熱で，午後に認められることが多い．食思不振，元気がない，胃腸症状，関節痛，筋肉痛などを認めることも少なくない（表1）．

　成人と比べ小児では，左心系よりも右心系感染性心内膜炎の頻度が高いため，特異的な症状は少なく，心不全，塞栓症状の頻度も低い（図1）．胸痛は年長児に多く，時に肺塞栓に起因する場合がある．脾腫は，亜急性例で認められる頻度が高い．心不全は弁閉鎖不全合併あるいは悪化例に多い．先天性心疾患

表1　感染性心内膜炎の症状

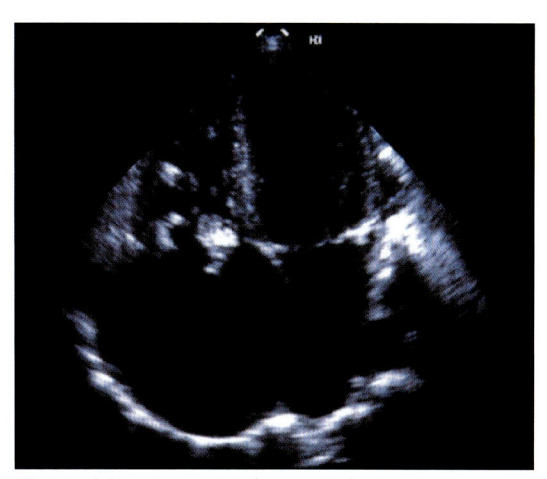

症状	頻度(%)
発熱	56〜100
食思不振，体重減少	8〜83
倦怠感	40〜79
関節痛	16〜38
神経症状	12〜21
胃腸症状	9〜36
胸痛	5〜20
心不全	9〜47
脾腫	36〜67
点状出血	10〜50
塞栓症状	14〜50
雑音の変化	9〜44
ばち状指	2〜42
オスラー結節	7〜8
ロート斑	0〜6
ジェーンウェー斑点	0〜10
爪下線状出血	0〜10

図1　三尖弁に付着する疣腫（心エコー像）
三尖弁逆流を合併しているために右房の著明な拡大を認める

を基礎疾患とする場合には，既存の心雑音にマスクされるため，心雑音の出現あるいは変化に気づきにくい場合が多い．神経学的合併症は20％程度に認められ，脳膿瘍，髄膜炎と誤診される場合もある．

　古典的皮膚病変として知られるオスラー（Osler）

表2 感染性心内膜炎の診断基準（Duke 診断基準）

【IE 確診例】
　Ⅰ．臨床的基準
　　大基準2つ，または大基準1つと小基準3つ，または小基準5つ
　●大基準
　　1．IE に対する血液培養陽性
　　　A．2回の血液培養で以下のいずれかが認められた場合
　　　　（ⅰ）Streptococcus viridans，Streptococcus bovis，HACEK グループ
　　　　（ⅱ）Staphylococcus aureus または Enterococcus が検出され，他に感染巣がない場合
　　　B．次のように定義される持続性の IE に合致する血液培養陽性
　　　　（ⅰ）12時間以上間隔をあけて採取した血液検体の培養が2回以上陽性
　　　　（ⅱ）3回の血液培養すべてあるいは4回以上の血液培養の大半が陽性（最初と最後の採血間隔が1時間以上）
　　2．心内膜が侵されている所見でAまたはBの場合
　　　A．IE の心エコー図所見で以下のいずれかの場合
　　　　（ⅰ）弁あるいはその支持組織の上，または逆流ジェット通路，または人工物の上にみられる解剖学的に説明のできない振動性の心臓内腫瘤
　　　　（ⅱ）膿瘍
　　　　（ⅲ）人工弁の新たな部分的裂開
　　　B．新規の弁閉鎖不全（既存の雑音の悪化または変化のみでは十分でない）
　●小基準
　　1．素因：素因となる心疾患または静注薬物常用
　　2．発熱：38.0℃以上
　　3．血管現象：主要血管塞栓，敗血症性梗塞，感染性動脈瘤，頭蓋内出血，眼球結膜出血，ジェーンウェー斑点
　　4．免疫学的現象：糸球体腎炎，オスラー結節，ロート斑，リウマチ因子
　　5．微生物学的所見：血液培養陽性であるが上記の大基準を満たさない場合，または IE として矛盾のない活動性炎症の血清学的証拠
　　6．心エコー図所見：IE に一致するが，上記の大基準を満たさない場合
　Ⅱ．病理学的基準
　　菌：培養または組織検査により疣腫，塞栓化した疣腫，心内膿瘍において証明，あるいは，
　　病変部位における検索：組織学的に活動性を呈する疣贅や心筋膿瘍を認める
【IE 可能性】
　「確診」の基準には足りないが，「否定的」にあてはまらない所見
【否定的】
　心内膜炎症状に対する別の確実な診断，または，
　心内膜炎症状が4日以内の抗菌薬により消退，または，
　4日以内の抗菌薬投与後の手術時または剖検時に IE の病理学的所見なし

結節（指先に出現する有痛性皮下結節），ロート（Roth）斑（網膜の出血斑），ジェーンウェー（Janeway）斑点（手掌，足底に出現する無痛性出血斑）がみられることはまれである。新生児乳児感染性心内膜炎は，呼吸機能悪化，凝固機能異常，血小板減少，心雑音出現が主症状で，敗血症に類似する。多くは静脈カテーテル留置，心臓外科手術に起因する。前者の場合は三尖弁感染が多く，症状に乏しい。

診断の進め方

現在まで，確立した小児感染性心内膜炎の診断基準はない。しかし成人で用いられている Duke 診断基準は，従来の診断基準に比べ診断感度が有意に高く，広く用いられつつある（表2）。この診断基準では血液培養と心エコー検査が重要な役割を担っている。

血液培養は診断確定の際の最も重要な検査であるが，乳幼児では採血が困難な場合が多く，血液培養回数が少なくなり，原因菌が明らかにならないことも多い。このため，小児では成人と比べて血液培養陰性が高い（20％以上）。

これに対し，小児期は経胸壁心エコー図による感染性心内膜炎診断感度が80％と高い。複雑先天性心疾患では，人工材料感染が多く，病初期に疣腫を認めない，あるいは診断が難しい場合があり，疣腫を認めないという理由だけでは感染性心内膜炎を除外できない。経胸壁心エコー図での描出が不十分な場合（成人期の先天性心疾患，人工弁感染，弁周囲感

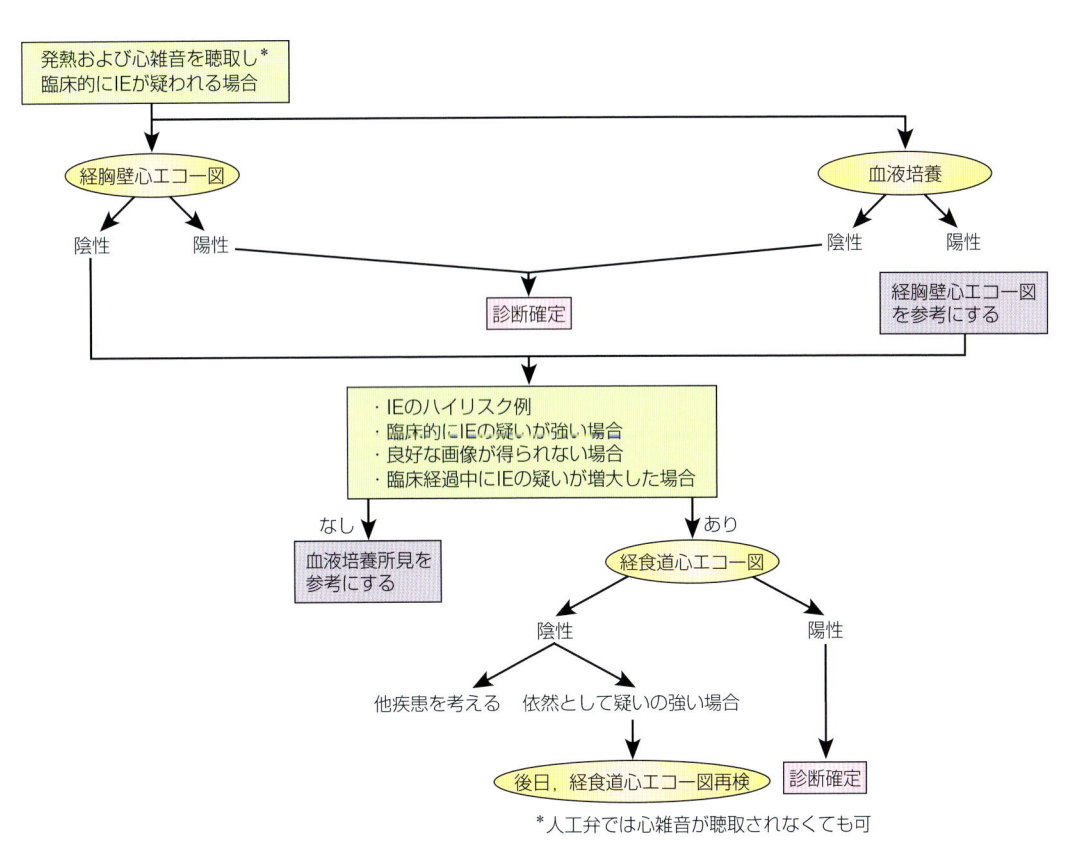

図2 感染性心内膜炎の診断フローチャート

染など)には，経食道心エコー図が有用である(図2)。

心エコー図所見として大基準にあげられているのは，①弁尖または壁心内膜に付着した可動性腫瘤(疣腫)，②弁周囲膿瘍，③生体弁の新たな部分的裂開，といった心内膜が侵されている所見である。さらに，新規の弁閉鎖不全も大基準にあげられている。これについては，カラードプラ心エコー法で新たに出現する逆流血流シグナルを検出することにより診断される。なお経過中，急速に増悪する弁閉鎖不全は大基準には入らないが，弁破壊の進行を意味する場合もあり，注意が必要である。

人工弁感染においては，人工弁によるアーチファクトのため，疣腫の検出が困難なことが多い。僧帽弁など左心系に可動性のある直径 10 mm 以上の疣腫を有する場合には，塞栓症の危険が高くなるとされている。

鑑別診断：すべての発熱疾患が鑑別の対象となる。感染性心内膜炎では漫然と抗生剤の投与を行うべきではなく，治療の過程においても血液培養や心エコー検査を繰り返す。

治療／救急処置

成人で推奨されている抗菌薬投与法に準じるが，成人と比べ副作用が少なく，よい結果が得られている。小児で広く用いられている抗菌薬治療法を表3に示す。血液培養結果が出るまでは，広域をカバーする抗生剤をやみくもに使用するのではなく，病歴や症状などによって予想される起炎菌を想定し抗生剤を選択する。一般的にはアンピシリンとゲンタマイシンの併用で治療を開始する。術後例でメチシリン耐性黄色ブドウ球菌(MRSA)感染が疑われる場合には，バンコマイシンとゲンタマイシンを選択する。

外科的治療法の適応は，心不全，不完全な感染コントロール，複数回の塞栓，真菌性感染性心内膜炎，

表3 感染性心内膜炎の抗菌薬治療法

抗菌薬	投与期間(週)
Streptococcus viridans, Streptococcus bovis	
ペニシリンG± ゲンタマイシン注	ペニシリンG：4～6 ゲンタマイシン：2
アンピシリン± ゲンタマイシン	アンピシリン：4 ゲンタマイシン：2
バンコマイシン注*	バンコマイシン：4～6
Staphylococcus aureus(メチシリン感受性黄色ブドウ球菌)	
セファゾリン± ゲンタマイシン	セファゾリン：6～8 ゲンタマイシン：2
バンコマイシン*	バンコマイシン：6～8
Staphylococcus aureus(メチシリン耐性黄色ブドウ球菌)	
バンコマイシン± ゲンタマイシン	バンコマイシン：6～8 ゲンタマイシン：2
Staphylococcus epidermidis(メチシリン耐性)	
バンコマイシン	バンコマイシン：6～8
グラム陰性菌，腸内細菌	
セフトリアキソン	セフトリアキソン：4～6
アンピシリン＋ ゲンタマイシン	アンピシリン：4～6 ゲンタマイシン：2
Haemophilus sp	
セフトリアキソン	セフトリアキソン：4～6
アンピシリン＋ ゲンタマイシン	アンピシリン：4～6 ゲンタマイシン：2
血液培養陰性(術後例)	
バンコマイシン± ゲンタマイシン	バンコマイシン：6～8 ゲンタマイシン：2
血液培養陰性(非術後例)	
セファゾリン＋ ゲンタマイシン± ペニシリンG	セファゾリン：6～8 ゲンタマイシン：2 ペニシリンG：6～8
fungus(真菌)	
アムホテリシンB	アムホテリシンB：8

*ペニシリンアレルギーの場合
● 腎機能が正常な場合の小児の1日投与量
・ペニシリンG：20万～30万単位/kg/日，分4～6
・ゲンタマイシン：3～7.5 mg/kg/日，分3
・バンコマイシン：30～40 mg/kg/日，分2～4
・セファゾリン：100 mg/kg/日，分4
・セフトリアキソン：75～100 mg/kg/日，分2
・アンピシリン：200～300 mg/kg/日，分4
・アムホテリシンB：0.5～1.0 mg/kg/日
注：特に小児の場合，個人差が大きく，有効血中濃度の維持と副作用予防の点からもゲンタマイシンとバンコマイシンに関しては，定期的に血中濃度を測定し(TDM)，投与量と投与方法を計画することが望ましい

表4 感染性心内膜炎の外科的治療法の適応

● 自己弁および人工弁心内膜炎に共通する病態
手術有効
　1) 弁機能障害による心不全の発現
　2) 心不全や肺高血圧を伴う急性弁逆流
　3) 弁輪膿瘍・仮性大動脈瘤形成および房室伝導路障害の出現
　4) 真菌性心内膜炎
　5) 適切な抗菌薬治療後(3～10日)も感染所見が持続したり再発する患者で，心エコー検査上の病変が確認される場合
手術が有効である可能性が高い
　1) 可動性のある10 mm以上の疣腫の増大傾向
　2) 塞栓症発症後も可動性のある10 mm以上の疣腫が観察される場合
手術の有効性がそれほど確立されていない
　1) 形成できる可能性が高い僧帽弁の早期感染症
手術は有効でなく，時に有害である
　1) 上記のいずれにもあてはまらない疣腫形成

● 人工弁心内膜炎における病態
手術有効
　1) 弁置換術後2カ月以内の早期人工弁感染
　2) 人工弁周囲逆流の出現
手術が有効である可能性が高い
　1) 抗菌薬抵抗性のブドウ球菌，グラム陰性菌による人工弁感染
　2) 適切な抗菌薬治療後(10日程度)も持続する菌血症で，他に感染源(原因)がない場合

人工弁置換術後感染性心内膜炎，進行性病変(弁周囲膿瘍，心筋膿瘍，伝導系異常)などである(表4)。先天性心疾患術後例の人工材料(グラフトなど)感染も外科適応の1つである。感染が急性期かどうかよりも，進行する血行動態の悪化が外科的治療に踏み切る大きな判断材料になる。先天性心疾患術後例では，パッチ，導管，人工弁など多くの人工材料が用いられており，感染性心内膜炎を治癒させるために感染人工材料の交換が必要となることが多い。

脳塞栓や脳動脈瘤の破裂など神経系合併症を起こすこともあり，心臓外科医や脳外科医と連携をとりながら治療を進める必要がある(表5)。

予防

感染性心内膜炎は予防することが最も重要である。特に10～20歳代の患者は，(これまで両親のみが病気の説明を受けていた影響で)原疾患に関する知識に乏しいことが多いため，予防に関する注意を繰り返し喚起する必要がある。先天性心疾患患者の

表5 感染性心内膜炎の治療法

1) 抗菌薬は殺菌的抗菌薬を経静脈内投与する
2) 抗菌薬は有効な血中濃度が得られる十分量を，必要期間投与する
3) 治療は通常長期間となるため，副作用に注意が必要で，有効かつ安全な抗菌薬療法を行うため，治療薬血中濃度モニタリング（TDM）を行う（アミノグリコシド系薬やグリコペプタイド系薬）
4) 院内発症（感染）の場合には耐性菌（MRSAやメチシリン耐性表皮ブドウ球菌〈methicillin-resistant Staphylococcus epidermidis：MRSE〉など）や腸球菌（Enterococcus）を念頭におく必要がある
5) 人工弁置換術後感染性心内膜炎（prosthetic valve endocarditis：PVE），特に術後2カ月以内の発症では外科的治療の必要性を十分考慮しておく
6) 状況に応じて感染症医や心臓外科医，脳外科医と連携して迅速な対応がとれるようにしておく

表6 感染性心内膜炎の予防が必要な患者

1) 特に重篤な感染性心内膜炎を引き起こす可能性が高い心疾患で，予防が必要であると考えられる患者
   - 生体弁，同種弁を含む人工弁置換患者
   - 感染性心内膜炎の既往を有する患者
   - 複雑性チアノーゼ性先天性心疾患（単心室，完全大血管転位，ファロー四徴症）
   - 体循環系と肺循環系の短絡造設術を実施した患者
2) 感染性心内膜炎を引き起こす可能性が高く，予防が必要であると考えられる患者
   - ほとんどの先天性心疾患
   - 後天性弁膜症（詳細は本文）
   - 閉塞性肥大型心筋症
   - 弁逆流を伴う僧帽弁逸脱
3) 感染性心内膜炎を引き起こす可能性が必ずしも高いことは証明されていないが，予防を行う方がよいと思われる患者
   - 人工ペースメーカあるいはICD植え込み患者
   - 長期にわたる中心静脈カテーテル留置患者

表7 感染性心内膜炎の予防薬（歯科・口腔，呼吸器，食道の場合）

対象	抗菌薬	投与方法
経口投与可能	アモキシシリン	成人：2.0 g を処置1時間前に経口投与
		小児：50 mg/kg を処置1時間前に経口投与
経口投与不能	アンピシリン	成人：2.0 g を処置前30分以内に筋注あるいは静注
		小児：50 mg/kg を処置前30分以内に筋注あるいは静注
ペニシリンアレルギーを有する場合	クリンダマイシン	成人：600 mg を処置1時間前に経口投与
		小児：20 mg/kg を処置1時間前に経口投与
	セファレキシンあるいはセファドロキシル	成人：2.0 g を処置1時間前に経口投与
		小児：50 mg/kg を処置1時間前に経口投与
	アジスロマイシンあるいはクラリスロマイシン	成人：500 mg を処置1時間前に経口投与
		小児：15 mg/kg を処置1時間前に経口投与
ペニシリンアレルギーを有して経口投与不能	クリンダマイシン	成人：600 mg を処置30分以内に静注
		小児：20 mg/kg を処置30分以内に静注
	セファゾリン	成人：1.0 g を処置30分以内に筋注あるいは静注
		小児：25 mg/kg を処置30分以内に筋注あるいは静注

なかでも人工弁置換例，チアノーゼ性先天性心疾患，体肺短絡術後の患者は感染性心内膜炎を起こすハイリスク群と考えられる（表6）。

各手技・処置時に推奨される予防薬を表7，表8に示す。成人先天性心疾患では，婦人科的処置，妊娠，出産時にも，抗生剤を投与すべきとする報告が多い。予防投与のポイントは，処置時に抗生剤の血中濃度が治療域に達していることである。このため処置の開始前に十分量を投与（内服もしくは静注）し，処置後は漫然と継続しないことが重要である。

表8　感染性心内膜炎の予防薬（泌尿生殖器，消化管の場合）

対象	抗菌薬	投与方法
経口投与可能	アモキシシリン	成人：2.0 g を処置1時間前に経口投与
		小児：50 mg/kg を処置1時間前に経口投与
経口投与不能	アンピシリン	成人：2.0 g を処置前30分以内に筋注あるいは静注
		小児：50 mg/kg を処置前30分以内に筋注あるいは静注
アンピシリン/アモキシシリンにアレルギーを示す場合	バンコマイシン	成人：バンコマイシン 1.0 g の静注（1～2時間かけて）。処置前30分以内に投与を終了させること
		小児：バンコマイシン 20 mg/kg の静注（1～2時間かけて）。処置前30分以内に投与を終了させること

予防策のなかには，日常生活での予防（歯磨きの励行，爪をむしらない，にきび，便秘のケアなど）も含まれる。心臓手術予定患者は，歯科処置を手術前にすませておくことが大切である。このことにより術後感染性心内膜炎の発生が減少する。

最近，アメリカの「心内膜炎予防ガイドライン」が大きく改訂された。これまで心内膜炎の予防投与の対象となっていた軽症の心室中隔欠損症や動脈管開存症などは，予防投与を行わなくても心内膜炎に罹患する確率がきわめて低く，かえって耐性菌の発現を促す可能性があるという理由から，感染性心内膜炎予防のための抗生剤投与は必要ないと勧告されている。また，う歯にならないような予防医療に重点が移されている。日本では今後どのように対応するのか，現時点では未定である。

参考文献

1 宮武邦夫，赤石誠ほか：循環器病の診断と治療に関するガイドライン（2001—2002年度合同研究班報告）．感染性心内膜炎の予防と治療に関するガイドライン，Circ J 67（Suppl Ⅳ）：1039-1082, 2003
2 Niwa K, Nakazawa M et al：Survey on prophylaxis and management of infective endocarditis in patients with congenital heart disease-Japanese nation wide survey-. Circ J 67：585-591, 2003
3 Wilson W, Taubert KA et al：Prevention of Infective Endocarditis Guidelines From the American Heart Association. Circulation 116：1736-1754, 2007

9章 血液・悪性腫瘍

1 特発性血小板減少性紫斑病 242
2 播種性血管内凝固 244

9章 血液・悪性腫瘍

1 特発性血小板減少性紫斑病

[著] 外松 学・林 泰秀

原因

特発性血小板減少性紫斑病（idiopathic thrombocytopenic purpura：ITP）は，小児出血性疾患のなかで一般臨床医が遭遇する機会が比較的多い。ITPは血小板膜蛋白（GP Ⅱb/Ⅲa，GP Ⅰb/Ⅴ/Ⅸ）に対する自己抗体が主として関与する自己免疫性の疾患である。

臨床症状

一般的な初発症状は皮膚の出血斑（点状出血，斑状出血）で，関節内出血は通常認めない（図1）。先行感染や予防接種から1ヵ月前後に発症することが多い。

小児ITPの多くの症例は，6ヵ月以内に無治療で血小板が回復する。初発時の著明な血小板減少例では粘膜出血が約半数に認められるが，生命を脅かす

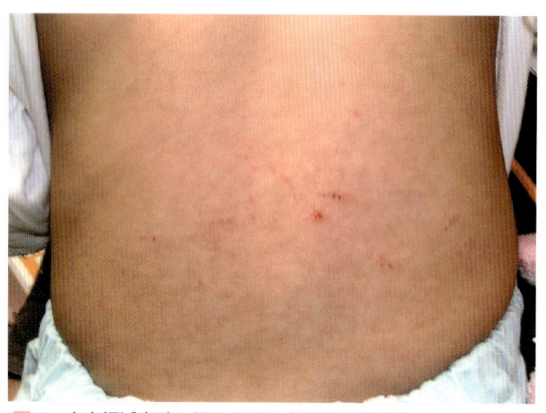

図1 血小板減少時に認められた点状出血（背部）

頭蓋内出血はきわめてまれである。

診断の進め方

日本小児血液学会ITP委員会による小児ITPの

表1 小児ITPの診断基準（一部簡略化）

1. 出血症状がある
   紫斑（点状出血あるいは斑状出血）が主で，口腔内出血，鼻出血，下血，過多月経もみられる。関節内出血は通常認めない
2. 下記の検査所見を認める
   1）末梢血液
      ⅰ）血小板減少：10万/μL以下
      ⅱ）赤血球および白血球は数，形態ともに正常：ただし，失血性または鉄欠乏性貧血を伴うことがある。また軽度の白血球増多をきたすことがある
   2）骨髄
      ⅰ）骨髄巨核球数は正常ないし増加：巨核球は血小板付着像を欠くものが多い
      ⅱ）赤血球および顆粒球の両系統は数，形態ともに正常：顆粒球/赤芽球比（M/E比）は正常で，全体として正形成を呈する
      骨髄検査はルーチンに実施する必要はない。赤血球および（あるいは）白血球の数，形態の異常が認められるとき，副腎皮質ステロイド薬の投与を考慮したとき，大量γグロブリン投与が無効のときなどには実施することが望ましい
3. 血小板減少をきたしうる各種疾患を否定できる[注]
4. 1および2の特徴を備え，さらに3の条件を満たせばITPの診断を下す
5. 病型鑑別の基準
   1）急性型：推定発病または診断から6ヵ月以内に治癒した場合
   2）慢性型：推定発病または診断から6ヵ月以上血小板減少が遷延する場合
   ウイルス感染症が先行し発症が急激であれば急性型のことが多い

注：血小板減少をきたす主要な小児疾患
   1）産生低下：薬剤または放射線障害，再生不良性貧血，白血病，癌の骨髄転移など
   2）破壊亢進：全身性エリテマトーデス（SLE），播種性血管内凝固（DIC），溶血性尿毒症症候群（HUS），血栓性血小板減少性紫斑病（TTP），血球貪食症候群，カサバッハ-メリット（Kasabach-Merritt）症候群など
   3）産生低下/破壊亢進：重症感染症など
   4）先天性血小板減少症：ベルナール-スリエ（Bernard-Soulier）症候群，ウィスコット-オールドリッチ（Wiskott-Aldrich）症候群など

表2 小児ITPの治療ガイドライン(一部簡略化)

	血小板数(/μL)		
	1万未満	1〜2万	2万以上
新規診断ITP			
無症状・紫斑のみ	ACS[注1] or IVIg[注2]	ACS or IVIg or 無治療	無治療
広汎な出血・明らかな粘膜出血	ACS or IVIg	ACS or IVIg	ACS or IVIg or 無治療
初期治療に不応・再燃			
無症状・紫斑のみ	ACS or IVIg	ACS or IVIg or 無治療	無治療
広汎な出血・明らかな粘膜出血	ACS or IVIg	ACS or IVIg	ACS or IVIg or 無治療
慢性ITP			
無症状・紫斑のみ	標準的治療なく個別対応	無治療	無治療
広汎な出血・明らかな粘膜出血	ACS or IVIg	ACS or IVIg	無治療
生命を脅かす重大出血 (頭蓋内出血,消化管出血など)	IVIg(1〜2 g/kg/回)1〜2回,高用量ACS,血小板輸血,緊急摘脾などの併用		

注1:ACS(副腎皮質ステロイド薬)
  ・少量経口ACS:prednisolone 0.1 mg/kg/日以下を継続
  ・通常量経口ACS:prednisolone 1〜2 mg/kg/日 7〜14日間,1週間かけて減量中止
  ・高用量経口ACS:prednisolone 4 mg/kg/日 7日間,21日までに減量中止,または
           methylprednisolone 30〜50 mg/kg/日 5〜7日間
  ・高用量経静脈ACS:methylprednisolone 5 or 10 mg/kg/日 5日間,または20〜30 mg/kg/日 2〜3日間
注2:IVIg(経静脈免疫グロブリン)
  ・Fc intact γグロブリン 1〜2 g/kg

診断基準に従って診断を進める(表1)。

骨髄検査は必須ではないが,赤血球あるいは白血球の数,形態の異常が認められるとき,副腎皮質ステロイド薬(adrenocorticosteroid:ACS)の投与を考慮したとき,大量γグロブリン投与が無効のときなどには実施することが望ましい。

血小板結合IgG(PAIgG)については,その診断的価値の低下から,基準から削除された。

治療/救急処置

治療の最大の目的は重大出血(特に,頭蓋内出血)の抑制とover-treatmentの回避である。現在の治療は根治や罹病期間短縮を望めるものではなく,対症療法の域を越えるものではないことを認識して治療法を決定する。

表2は日本小児血液学会ITP委員会による小児ITPの治療ガイドラインであり,病期,出血症状,血小板数などを参考に治療法を選択する。慢性ITPの治療目標は出血症状の制御であり,血小板数の増加や維持が目的ではない。小児慢性ITPは数年の経過で半数以上に血小板の回復がみられるので,少量ACSで出血症状の軽減に努める。

ステロイド薬の副作用が心配されるようになった症例は,摘脾(脾摘出術)を考慮する。摘脾は80%以上に有効で,摘脾後出血症状の改善がない症例は10%以下である。摘脾時には摘脾後の特定細菌感染(インフルエンザ菌〈Haemophilus influenzae〉,肺炎球菌〈Streptococcus pneumoniae〉)による重症感染予防のため,術前肺炎球菌ワクチン接種,術後抗生剤投与を考慮する。

無治療で経過観察する場合にも,出血を予防するための安静,および出血傾向を助長する薬剤を避けるなどの注意は必要である。

血小板数が2万/μL以下のときには,スポーツ全般を制限する。血小板数が5万/μL以下のときには,格闘技およびそれに準ずるスポーツを制限する。家族へは小児ITPは自然治癒が多く予後良好であり,過剰な治療は副作用のわりに得るものがほとんどないことをよく説明し理解を得る。

参考文献

1 日本小児血液学会ITP委員会,白幡聡,石井榮一ほか:小児特発性血小板減少性紫斑病 診断・治療・管理ガイドライン.日本小児血液学会雑誌 18:210-218,2004

9章 血液・悪性腫瘍

2 播種性血管内凝固

[著] 白幡 聡

原因

　なんらかの基礎疾患により，血管内で血液凝固因子あるいは（および）血小板が活性化されると，生体はアンチトロンビンやプロテインC，プロスタサイクリンなどの血栓制御系を動員してこれを抑制しようとするが，血管内凝固亢進がこれら制御系の働きを凌駕すると，播種性に微小血栓が形成されて播種性血管内凝固（disseminated intravascular coagulation：DIC）の病態を呈する。

　DICの基礎疾患として，新生児では，胎盤早期剥離，胎内感染，胎児仮死などの分娩合併症，大量吸引症候群などの重症呼吸障害，出生後の重症感染症が重要である。一方，新生児期以降では，成人と同じく重症感染症と悪性新生物が二大基礎疾患である。

臨床症状

　患者・家族に対する病歴聴取は重要ではない。ポイントは，理学的所見から血管内凝固亢進を惹起する疾患あるいは病態（重篤な感染症，末梢循環不全，低酸素血症，アシドーシス，低体温など）が存在するか否かの判断である。

　臨床症状は，広範な微小血栓形成による虚血障害（多臓器不全）の症状として，精神・神経症状，呼吸障害，急性腎不全などの症状がみられる。また，血栓形成の過程で血小板や凝固因子が大量に消費される結果，流血中の血小板と凝固因子が減少し，止血困難をきたす（図1）。

　一般に重症感染症では線溶系のインヒビターであるプラスミノゲンアクチベータインヒビター1（PAI-1）が著増するため，臓器症状が前面に出る。一方，血液腫瘍では，原病による血小板の減少も加味されて，出血症状が主体となる。

　ただし，これらの症状，特に臓器症状は基礎疾患の症状とまぎらわしく，国際血栓止血学会のovert DICの診断基準では臨床症状は無視されている。

診断の進め方

　DICが消費性凝固障害としてとらえられていた時代には，DICの診断はプロトロンビン時間（PT）や活性化部分トロンボプラスチン時間（APTT）の延長，フィブリノゲンの減少，血小板の減少など，消費による減少（延長）によっていたが，消費性減少は，

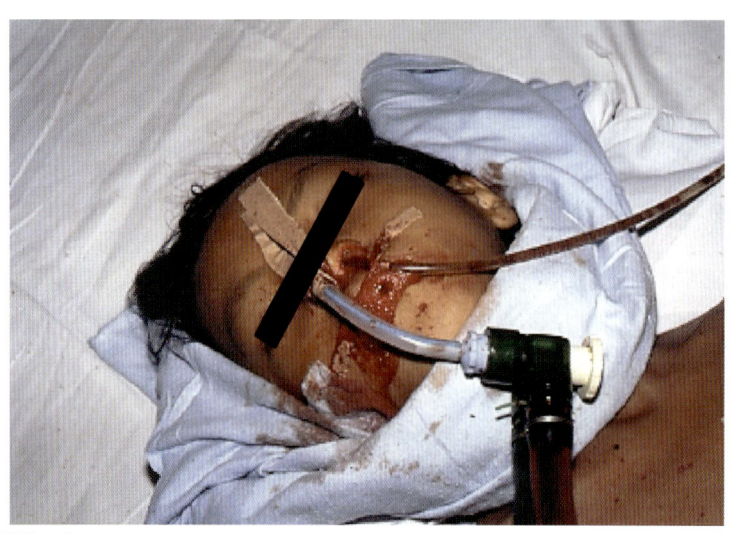

図1　播種性血管内凝固（DIC）

2 播種性血管内凝固

表1 新生児のDIC診断基準

	スコア(点)
1．基礎疾患の存在	
2．出血傾向の存在*	
3-1．極低出生体重児の検査所見	
1）血小板数（×10⁴/μL）	
a）≦15，>10	1
b）≦10	2
2）フィブリノゲン（mg/dL）	
a）≦50	1
3）FDP（Dダイマー，ng/mL）**	
a）≧200，<500	1
b）≧500，<2,000	2
c）≧2,000	3
3-2．1,500 g以上の体重で出生した児の検査所見	
1）血小板数（×10⁴/μL）	
a）≦15，>10	1
b）≦10	2
2）フィブリノゲン（mg/dL）	
a）≦150，>100	1
b）≦100	2
3）FDP（Dダイマー，ng/mL）**	
a）≧500，<2,000	1
b）≧2,000	2

1．必須項目
3．スコアが3点　　　DIC疑診
　　　　　4点以上　DIC確診

*出血傾向が認められない場合は，DIC準備状態とする
**測定法によっては，この基準値があてはまらないことがある

表2 小児のDIC診断基準

DICの原因となる疾患が存在すること

Dダイマー(ng/mL)		血小板（×10⁹/L）		
		<100	100〜150	≧150
	200≦ <500	DICの疑いが強い	DICが否定できない	
	500≦ <1,000	DIC	DICの疑いが強い	DICが否定できない
	1,000≦	DIC	DIC	DICの疑いが強い

（松田試案を改変）
・3〜5日以内のDダイマーの著増，血小板の著減はDICの疑いが強い
・血小板産生低下のみられる例ではDダイマーのみが参考となる
・重症感染症で，肝機能障害，血清蛋白低下がないのにフィブリノゲンが正常であればDICが疑われる

本来生体が持っている代償性産生増加能力を凌駕したときに出現する所見であり，いわばDICが完全にできあがったときに認められる所見である。

一方，このようにDICが進行してからの治療は，抗凝固療法と補充療法の兼ね合いが難しいため，血管内凝固亢進を惹起しうる状況にある患者は，適宜血小板数やフィブリン分解産物（FDP）をチェックして，DICを早い段階で見つけるように努める。表1

と表2に，新生児と新生児期以降に分けてわれわれが作成したDICの診断基準を示した。

治療／救急処置

DICの治療法は，基礎疾患に対する治療（過凝固状態の是正），抗凝固療法，補充療法に大別される。過凝固状態のすみやかな是正が可能であれば，抗凝固療法は不要である。ちなみに，DICの抗凝固療法の意義については必ずしも国際的コンセンサスが得られていないが，日本では広く行われている。

抗凝固療法

1）重症例

アンチトロンビン濃縮製剤（AT-Ⅲ）40～60単位/kgを1日1回，5日間を目途に連日静注するとともに，メシル酸ガベキサート（FOY®）を2.0 mg/kg/時間，あるいはメシル酸ナファモスタット（FUT®）を0.1～0.2 mg/kg/時間の速度で持続点滴静注する。あるいはトロンボモジュリンアルファ製剤（リコモジュリン®）1日1回380単位/kgを約30分かけて，3～6日間点滴静注する。新生児では重症例にはまず交換輸血を行う。

2）中等症例
- AT-Ⅲを重症例と同量，3～5日間連日静注する。
- リコモジュリン®を重症例と同様に投与する。
- ヘパリン類をそれぞれの標準的投与量に従い，持続点滴静注する。

3）軽症例（DIC準備状態）

FOY®あるいはFUT®を重症例と同量，持続点滴静注する。

補充療法

前述した抗凝固療法をはじめたうえで，血小板数が30,000/μL以下であったら，血小板濃厚液を輸血し，血小板数を20,000/μL以上に維持する。フィブリノゲンが100 mg/dL以下であったら，新鮮凍結血漿を10～15 mL/kg，12～24時間ごとに輸注して，フィブリノゲンを100 mg/dL以上に維持するように努める。

参考文献

1 白幡聡，白川嘉継：新生児のDIC．血栓止血誌 7：245-253，2006
2 白幡聡：播種性血管内血液凝固症候群．小児科 48：11-20，2007

10章

消化器・腹部疾患

1 急性下痢症 248
2 食中毒 251
3 食道閉鎖 253
4 腸重積症 255
5 潰瘍性大腸炎 257
6 胆嚢炎, 膵炎 259
7 急性虫垂炎 262
8 臍ヘルニア 264
9 臍肉芽腫, 臍炎 265

1 急性下痢症

[著] 山城 雄一郎

原因／臨床症状

表1に感染性下痢症の原因となる主なウイルス、細菌とその臨床像をまとめた。

ウイルス性胃腸炎：小児期の急性下痢症（acute diarrhea）の大半は感染性下痢で、日本においてはウイルス性胃腸炎の頻度が高い。ウイルス性胃腸炎のなかでは、ロタウイルス（rotavirus）（特にA群）が最も多く重要であり（約50％）、これに次いでノロウイルス（norovirus）（GⅡ/4, GⅡ/3）とアデノウイルス（adenovirus）（40型、41型、時に31型）、さらに、アストロウイルス（astrovirus）などが検出される。これらウイルスによる胃腸炎は、多くの場合、嘔吐で発症する。ロタウイルスは冬季に集中して発症するが、アデノウイルスは1年を通じて検出される。ノロウイルス、アストロウイルスも通年性であるが、（初）冬季に多い。ノロウイルスは年長児〜高齢者にみられ、それ以外は6カ月〜2歳までの乳幼児期が好発年齢である。ノロウイルスが検出される下痢症は、一般にロタウイルスのそれに比べ症状は軽く重篤な合併症も少ないが、診断法の進歩によりその報告が最近増加している。食品や水を介したノロウイルス急性胃腸炎の老人ホームでの集団発生、職員の手を介した病院やホテル内での報告があり、便ばかりでなく吐物からもウイルスが検出される。

細菌性胃腸炎：細菌性胃腸炎の日本での近年の発生状況はウイルス性胃腸炎に比し少ないが、学校給食や集合施設での食事、市販の弁当を介した集団発生が認められる。この背景には、①食品を介する古典的な感染性胃腸炎の大規模化、②腸管出血性大腸菌（enterohemorrhagic *Escherichia coli*：EHEC）O157の集団発生のように、少数の菌数にて感染が成立する食品を媒介とする感染性下痢、③家畜飼料への抗生剤の添加によって、家畜が保菌宿主（reservoir）となり細菌が耐性化する危険性、④国際化による人および食品の交流による感染症の輸入の問題など、新興感染症としての課題とみることもできる。サルモネラ（*Salmonella*）O9群の *S. Enteritidis* に汚染された卵による食中毒では、2日間という非常に短い経過での死亡例がある。急性の血性下痢を呈する原因は、多くの場合細菌感染でカンピロバクター（*Campylobacter*）が最も多く50％を占め、次いで病原性大腸菌（enteropathogenic *Escherichia coli*：EPEC）(22%)、サルモネラ(19％)の順となる。特に、大腸菌O157：H7に代表されるベロ毒素産生性大腸菌（Verotoxin-producing *Escherichia coli*：VTEC）は、水様性血性下痢を呈する腸炎を起こす（図1）が、これに引き続き、大腸菌O157感染では10％未満に溶血性尿毒症症候群（HUS）が発症し、特に5歳以下の幼児での発症が多い。

抗生剤投与中、投与後に下痢を認めることもあり、抗生剤起因性下痢（antibiotic-associated enterocolitis）と総称する。これは出血性大腸炎、偽膜性腸炎、MRSA腸炎に大別される。出血性大腸炎は、突然腹痛、血性下痢を生じ、抗生剤の中止により通常1週間以内に軽快するが、偽膜性腸炎（多くはクロストリジウム・ディフィシレ〈*Clostridium difficile*〉による）、MRSA腸炎は、水様性下痢が遷延し、重症化することがある。

原虫による腸管感染症：ランブル鞭毛虫（*Giardia lamblia*）はよく知られているが、近年、*Cryptosporidium parvum* により汚染された水道水を介した集団下痢症の発症があった。その症状は下痢（時にコレラ様の水様便）、腹痛、嘔吐、倦怠感、発熱が報告されている。

急性非感染性下痢症：非感染性の急性下痢症では、食物アレルギー（特に即時型の反応）などが比較的頻度が高い。また下痢は、各種の免疫不全症候群の主要な症状の1つでもある。

病歴聴取

急性下痢症患者の病歴聴取上のポイントを表2にまとめた。年長児では、下痢を主訴に来院しても、親が実際に便を確認していないことも多いので、便を必ず確認させ、特に血液、粘液の混入の有無に注意する。

1 急性下痢症

表1 主なウイルス性，細菌性下痢症の臨床像

病原体	季節性	伝播様式	潜伏期	好発年齢	下痢の性状	下痢の期間	他の随伴症状
1）ウイルス							
ロタウイルス	冬期	糞口感染 飛沫感染	48〜72時間	6カ月〜2歳	水様，多量	2〜8日	嘔吐，発熱，上気道症状
ノロウイルス	夏期<冬期	糞口感染 飛沫感染 食品（特にカキ）	36〜48時間	年長児〜成人 高齢者	水様 ロタウイルスより軽症	12〜48時間	嘔吐，腹痛（疝痛），発熱，頭痛，咽頭通，筋肉痛
腸管アデノウイルス	通年；夏期>冬期	糞口感染 飛沫感染	7〜8日	乳幼児<2歳	水様，多量	10〜14日	嘔吐，発熱
アストロウイルス	夏期<冬期	糞口感染 食品，水	36〜40時間	1〜3歳	水様 ロタウイルスより軽症	1〜4日	嘔吐，発熱，腹痛
2）細菌							
病原性大腸菌	春〜夏	糞口感染 食品	1〜5日	乳児	様々，粘液混入 白血球（時に＋）	>7日 遷延性下痢	嘔吐，発熱，全身倦怠
腸管出血性大腸菌（ベロ毒素産生性大腸菌）	？ 夏期	食品 糞口感染	2〜7日	各年齢 特に幼児期以降	初期は水様，その後，鮮血便 白血球（＋）	数日〜2週間	腹部疝痛，微熱，HUS*
サルモネラ（非チフス型）	春〜夏	食品，水（糞口感染）	6〜72時間	各年齢 特に乳幼児	水様〜粘液，血液混入 白血球（＋）	3〜7日	嘔気，嘔吐，腹痛，発熱，全身倦怠，敗血症
赤痢	春〜夏	糞口感染 食品，水	1〜5日	各年齢 特に幼児	初期は水様，その後，血便 少量頻回 白血球（＋）	1〜2週間	発熱，腹痛，嘔吐，テネスムス，神経症状
カンピロバクター・ジェジュニ	通年；5，6月がピーク	食品，水 動物	2〜11日 平均3〜5日	各年齢 特に年長児以降	水様〜粘血便 白血球（＋）	1週間	発熱，嘔吐，腹部疝痛，全身倦怠，筋肉痛，Guillain-Barré症候群*
エルシニア・エンテロコリチカ	冬季	食品，水 動物	3〜7日	各年齢	水様〜粘液混入 白血球（＋）	2日〜4週間	発熱，腹部疝痛，結節性紅斑，反応性関節炎

*続発症として重要なもの

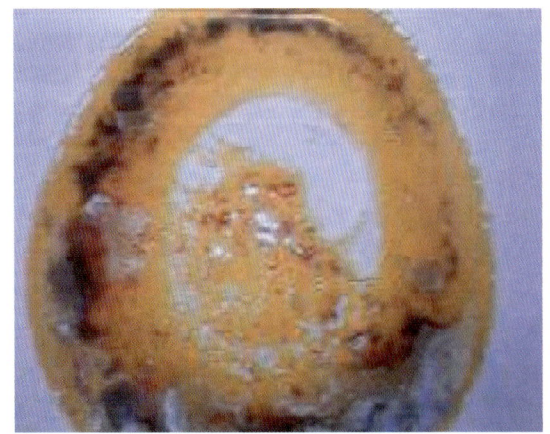

図1 腸管出血性大腸菌感染症
水様性下痢に続き，鮮血便が多量に排泄される

身体診察

急性下痢症患者の診察で重要なことは，脱水の程度の評価と，ウイルス性，細菌性下痢症のおおよその鑑別にある．脱水の程度の把握は，体重減少の程度が最も客観的な目安で，尿量，皮膚のツルゴール，血圧，口渇感，大泉門の陥没の有無，意識状態などにも注意をはらう．

嘔吐を伴う下痢は感染症である可能性が高い．発熱があり，腹痛が強く，便に血液，粘液，膿の混入があるときには，細菌性下痢症を強く疑う．これらの症状があり，さらに血液検査上炎症反応が強い場合，乳幼児では敗血症の存在を考慮し，血液培養を行う．大腸菌O157を代表とする腸管出血性大腸菌感染症では，水様便に引き続き血便となり，典型例では鮮血の下血状態になる（all blood no stool〈図1〉）．サルモネラ，カンピロバクター，エルシニア属（Yersinia）は特に敗血症を生じやすく，生じた場合には，腸管外の重篤な合併症（髄膜炎，関節炎，骨

10章 消化器・腹部疾患

表2 急性下痢症小児に対する問診のポイント

1) 原因の検討に関して
   - 年齢（乳幼児 or 年長児）
   - 季節（夏期：細菌＞ウイルス、冬期：ウイルス＞細菌）
   - 家族内、学校などでの流行の有無（感染症、食中毒）
   - 発症の同時性（食中毒の可能性）
     原因食品：なまもの、海産物、肉類、卵、牛乳などの摂取の有無
     外食の有無、内容
   - 栄養法（乳幼児の場合、母乳 or 人工乳、離乳の状況：アレルギーの可能性）
   - ペットの有無、動物との接触の有無
     （サルモネラ：ミドリガメ、カンピロバクター：インコ、小鳥類など）
   - 旅行歴の有無（特に熱帯・亜熱帯、東南アジア：細菌感染症）
   - 服薬の有無、特に抗生剤
   - 随伴症状の有無、種類、程度
2) 病状の把握、重症度の判断に関連して
   - 脱水症状の程度の把握
     体重減少、尿量、意識レベル、嘔吐の回数、元気さ
   - 便の状態
     便の回数、1回の便量、性状：血液、粘液、酸臭、テネスムス（大腸炎の存在）
   - 嘔吐の有無（嘔吐あり：上部消化管病変、ウイルス、毒素原性大腸菌）
   - 腹痛の有無、部位
   - 基礎疾患の有無（免疫不全、心疾患、腎疾患、内分泌疾患など：重症化の危険性）

髄炎、膿瘍など）の危険性があることから、症状や炎症所見の悪化に注意する。カンピロバクター腸炎では、右下腹部に疼痛、圧痛を訴えることがあり、急性虫垂炎との鑑別を要する場合がある。また合併症として、腸炎後2〜3週間に発症するギラン-バレー（Guillain-Barré）症候群があり、消化器症状改善後の経過観察が必要である。

診断の進め方

急性下痢症例に対する検査項目のなかで最も重要な点は、便の検査である。おむつをしている乳幼児では、便をおむつごと持参させる。細菌学的検査に供する便は、自然排便を滅菌容器に採取することが望ましいが、これができないときは直腸スワブをキャリー・ブレーヤー輸送培地に綿棒のまま差し込み検査室に送る。便に血液、粘液、膿が混入している場合はその部分を採取し、細菌性下痢を強く疑う便培養に出す。カンピロバクター・ジェジュニ（*Campylobacter jejuni*）、カンピロバクター・コリ（*C. coli*）は、菌の形態から糞便の直接グラム染色により迅速診断が可能であり、細菌検査室に塗沫染色を依頼する。

ウイルス性下痢症の原因診断は、ロタウイルス、アデノウイルスについては簡便な検出キットが市販されている。ノロウイルスの診断法として、酵素抗体法が市販されているが保険適応になっていない。

治療／救急処置

急性下痢症患者に対する治療の基本は脱水、電解質異常の予防および治療である。嘔吐が軽度であればドンペリドン坐薬（ナウゼリン®）を使用し、経口補液で対応可能である。この際、比較的浸透圧の低い（200 mOsm/L）市販の経口イオン飲料か、湯冷まし、お茶を与える。中等度異常の脱水がある場合や嘔吐が強く経口補液が難しい症例には、原因の如何を問わず経静脈輸液が必要となる。

ウイルス性胃腸炎に抗菌薬は不要である。細菌性胃腸炎が疑われる場合には、抗菌薬の投与を開始し、特に高熱があり、全身状態不良で敗血症の疑いがある症例には、血液培養を行い入院加療とし、抗生剤投与が必要となる。培養結果を待たず、ホスホマイシン（FOM Ca 50〜100 mg/kg/日、分3経口、またはFOM Na 100〜200 mg/kg/日、分2〜4 静注、5〜7日）が用いられることが多い。

サルモネラ（nontyphoidal）に対しては抗菌薬の使用により排菌期間が長くなるとの考えがあるが、小児の比較的重症例では敗血症の合併リスクがあることから、急性期にはニューキノロン系、ホスホマイシン、アンピシリンが投与される。カンピロバクターにはマクロライド系、ホスホマイシン（重症例にはセフォタキシム 25 mg/kg/日、1日4回静注、7〜14日）が推奨されている。

病原性大腸菌O157感染に伴うHUS発症のリスクを軽減させるとして、日本ではホスホマイシン（50〜100 mg/kg/日、分3経口）の投与がすすめられている。止痢薬として、ロタウイルスを代表とするウイルス性胃腸炎にロペミン®（0.02〜0.04/kg/日、分2、2〜3日）を短期間の処方にとどめ用いる。細菌性腸炎での使用は禁忌とされている。

日本で市販されているいわゆる乳酸菌製剤の小児期の下痢症に対する有効性を示す確固たるエビデンスはない。食事は下痢に伴う嘔吐が消失したあとは、米飯を中心とした食事を与える（食事を中止する必要はない）。

2 食中毒

[著] 上村 克徳・羽鳥 文麿

食中毒（food poisoning）とは，食品衛生法上の明確な定義ではなく，社会医学的な側面から便宜的に名づけられた呼び名である。

原因

一般的に，有害物質やウイルス・細菌などで汚染された飲食物を摂取することによって起きる健康被害を指し，よって，その定義に複数患者の発生が必須とはされていない。比較的急性発症の胃腸炎症状（下痢，嘔吐，腹痛など）を主症状とし，血便や発熱を伴うこともある。栄養障害や異物による物理的障害はその定義に含めない。

その原因から主に，①細菌性，②ウイルス性，③自然毒性，④化学性，の4つに分類される。

原因の分類

細菌性食中毒

発症機序により感染型，毒素型，生体内毒素型に分類される。それらの概要を表1に示す。

ウイルス性食中毒

ノロウイルス，A型肝炎ウイルス，ロタウイルスなど。

表1 細菌性食中毒の分類

原因細菌	潜伏期間	原因食品例	臨床症状	症状持続期間	治療
【感染型】原因微生物が腸管に感染するか直接作用して発症するもの					
サルモネラ	6〜72時間	鶏卵，鶏肉	・発熱，全身倦怠，頭痛，筋肉痛，下痢	2〜7日間	・支持療法 ・菌血症や腸管外病巣感染症の場合のみアンピシリンや第三世代セファロスポリン
カンピロバクター	2〜7日間（潜伏期が長い）	生肉（牛・豚・鶏）	・下痢（粘血便が多い），腹痛，発熱	1週間以内	・支持療法 ・重症患者や合併症や易感染性の基礎疾患がある患者のみ抗菌薬（エリスロマイシンなど）
【毒素型】細菌産生毒素の生理活性による食中毒。食品摂取時点で細菌類が不活化していても発症するため，抗菌薬は無効。毒素が熱分解に弱い場合には加熱により不活化する					
黄色ブドウ球菌	30分〜8時間，多くは1〜6時間	おにぎり，すし（耐熱性毒素のため調理加熱程度で不活化できない）	・激しい嘔吐，腹痛，全身倦怠 ・時にショック症状	1〜2日間	・支持療法
ボツリヌス	2時間〜8日間，多くは12〜36時間（毒素型としては潜伏期が長い）	発酵食品，缶詰・瓶詰，ハチミツ	・弛緩性麻痺，眼瞼下垂，嚥下困難 ・乳児の場合は摂食不能，傾眠，流涎で気づかれる ・発熱は伴わない	1カ月間	・気管挿管を含めた呼吸管理 ・ボツリヌス抗毒素

10章　消化器・腹部疾患

表1　細菌性食中毒の分類（つづき）

原因細菌	潜伏期間	原因食品例	臨床症状	症状持続期間	治療
【生体内毒素型】腸管に感染した原因微生物が腸管内で増殖する過程で産生した毒素により発症するもの					
病原性大腸菌（腸管出血性大腸菌O157など）	1～10日間，多くは3～4日間	原因食材が多様で傾向がつかみにくい	・下痢（多くは血便），腹痛，溶血性尿毒症症候群（HUS）など・発熱は伴わないことも多い	5～10日間	・支持療法・腸管出血性大腸菌に対する抗菌療法には依然として投与の是非，抗菌薬の選択・投与量など様々な議論がある
腸炎ビブリオ	4～30時間	夏期の未加熱魚介類	・下痢（水溶様，時に粘血便），腹痛，嘔吐，発熱	自然治癒，まれに4～6週間	・支持療法・肝胆道系疾患や易感染性などの基礎疾患がある患者のみ第三世代セフェロスポリンやアミノ配糖体

自然毒性食中毒

フグ毒（テトロドトキシン），貝毒，毒キノコなど。

化学性食中毒

有害金属（ヒ素など），食品添加物，農薬，殺鼠剤，ヒスタミン中毒*など。

※ヒスタミン生産菌に汚染された魚（鮮度の落ちた魚）には，ヒスタミンが蓄積する。ヒスタミンは耐熱性で調理の加熱過程で分解されないため，それらの摂食により発症する。ヒスタミンが原因物質となっているため，胃腸炎症状とともに発疹・ショックなどのアナフィラキシー様症状を呈するため，食餌性アナフィラキシー（さばアレルギーなど）と誤って判断されることがある。

診断の進め方

食中毒を疑った場合の診断の進め方と社会的対応

表2に示す対応を行い，最寄りの保健所にすみやかに連絡する。これは，保健所による疫学調査や保健指導の実施により，健康被害の拡大防止，再発防止をはかるためである。

情報提供を受けた保健所は必要な調査を行い，因果関係などを総合的に検討して食中毒か否かを判断することになるが，診療担当医はこれら行政の調査に積極的に協力することが必要である。

治療／救急処置

食中毒の治療の基本は，患児の呼吸循環動態の迅速な把握，脱水に対する輸液療法，低血糖や電解質異常の補正である。これらの初期安定化を行いつつ，上記の社会的対応を平行して進める。嘔吐，下痢による脱水が原因の循環血液量減少性ショック（hypovolemic shock），あるいは毒素などによる血液分布異常性ショック（distributive shock）を呈することがあるため，特に循環動態の迅速な把握と，輸液療法が初期対応として重要である。

下痢は，原因微生物を排除するための生体防御反応であると考えるべきで，安易な止痢剤の使用は避けるべきである。抗生剤の投与は，原因微生物が特定され，投与適応がある場合にのみ行う（表1）。

表2　食中毒を疑った場合の対応

1) 患者の検体検査およびその保存（吐物，便，血液）
2) 潜伏期を勘案して遡り，摂取内容を聴取
3) 患者と同一の食事を摂取して同様の症状を呈している人の有無を確認
4) 複数患者が発生している場合は，患者間で共通するメニューや利用飲食店，食材購入店を聴取

参考文献

1　Fleisher GR, Ludwig S et al eds：Toxicologic Emergencies. Textbook of pediatric Emergency Medicine, 5th ed, Lippincott Williams & Wilkins, 2006

3 食道閉鎖

[著] 里見 昭・谷水 長丸

原因

食道と気管は同一原基（前腸）から発生し，胎生5〜7週に食道と気管に分離するが，この過程の形成不全により食道閉鎖（esophageal atresia）や気管の異常，喉頭気管食道裂などの奇形が生じる。種々の器官もこの時期に形成されるので，合併奇形の頻度が高い（50〜65％）。特に心血管系（30％），直腸肛門，骨・四肢，腎・泌尿器系の奇形が多い。

臨床症状

胎児期および出生後の症状について以下に記す。
出生前：羊水過多を約50％に認める。胎児超音波では胃泡を同定しがたい。嚥下に伴い膨らむ上部食道盲端を描出できれば確実である。
出生後：口腔や鼻孔より泡沫状の唾液を流失，また哺乳を開始するとむせて口鼻からミルクを噴出，チアノーゼをきたすなどの症状を示す。

診断の進め方

①〜③の手順で胸腹部X線検査を中心に診断する。

①食道閉鎖の診断

Gross E型を除けばネラトンカテーテルを鼻から挿入し，つかえたところからさらに数cm進めてX線写真を撮ると，食道盲端で反転したカテーテルが写り，coil-up像として描出される〈図1〉。食道閉鎖部を確認するための食道造影は原則禁忌である（ただしB，D型では気管に刺激の少ない水溶性造影剤を用いて瘻管を描出する）。

②病型診断

気管食道瘻（TEF）の有無と位置，盲端に終わる上下食道間の距離などにより病態・治療方針が異なるので，病型診断は不可欠である。Grossの分類〈図2〉が汎用され，下部食道と気管が交通するGross C型が86〜87％と最も多く，次いでA型が10％を占める。胃泡・消化管ガスの有無でGross C型かA型，B型の鑑別ができる（C型は消化管ガス像を認める

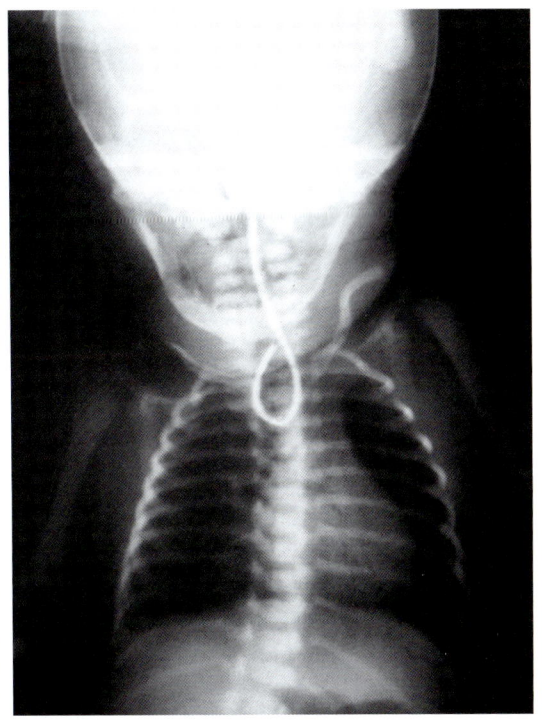

図1 食道閉鎖（coil-up像）

がA型とB型は嚥下した空気が消化管に行かないので欠如する〈図3〉）。

③肺合併症および合併奇形（予後を左右する因子）の有無

右上葉の無気肺，肺炎などの肺合併症や四肢・脊椎奇形の有無に留意する。特に極低出生体重と重症心奇形は治療成績を左右する。心大血管奇形の合併，大動脈走行異常などの有無を超音波で精査し，手術方針を決定する。

治療／救急処置

手術までの処置・管理：胃液の気管内逆流を防止するためセミファーラーで保育器に収容する。気道分泌物が排出しやすいように加湿，体位変換，物理的刺激に努める。食道盲端と口腔内の唾液を持続・間欠的に吸引する。
治療：TEFの結紮・離断と食道食道吻合である。A

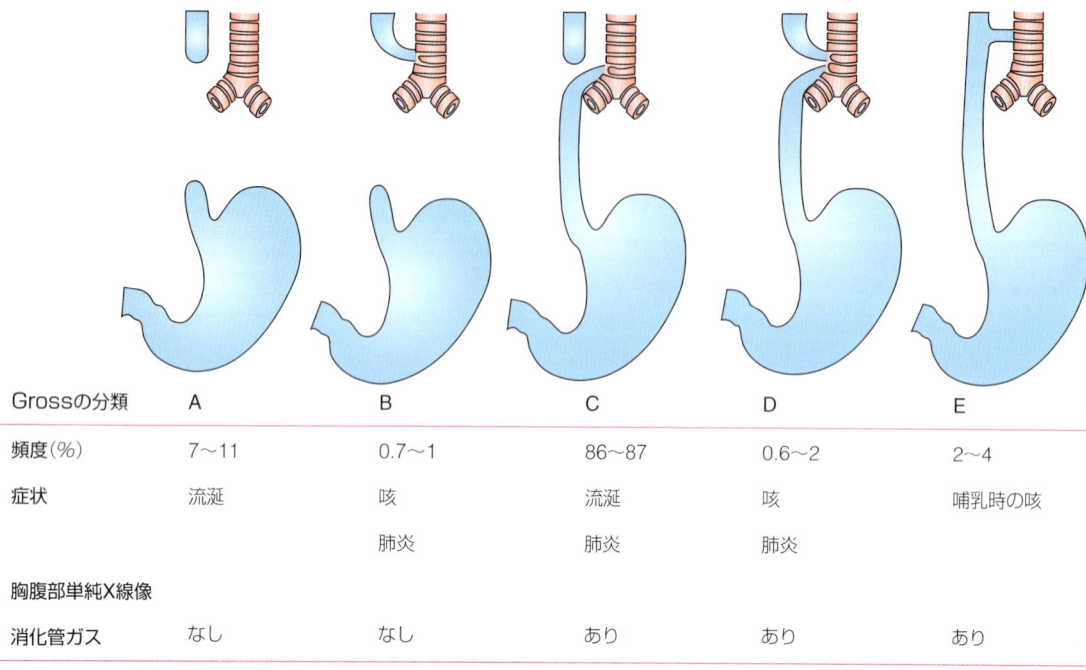

10章 消化器・腹部疾患

Grossの分類	A	B	C	D	E
頻度(%)	7〜11	0.7〜1	86〜87	0.6〜2	2〜4
症状	流涎	咳 肺炎	流涎 肺炎	咳 肺炎	哺乳時の咳
胸腹部単純X線像					
消化管ガス	なし	なし	あり	あり	あり

図2 Grossの分類

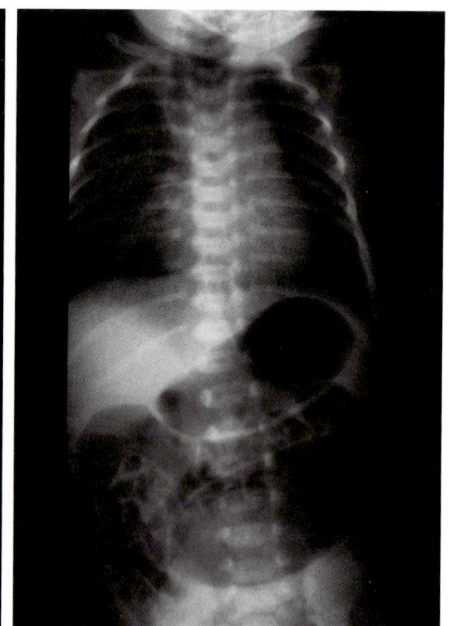

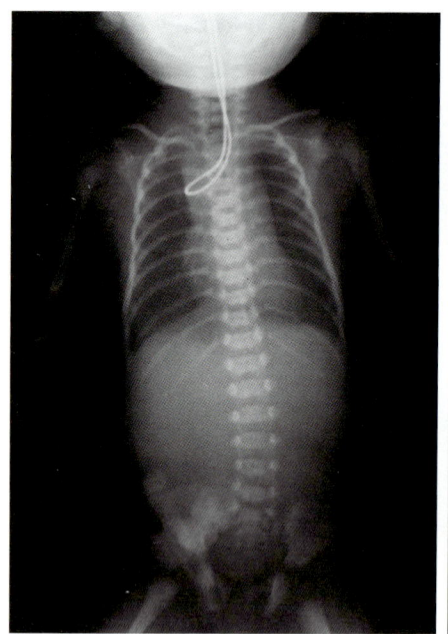

Gross A型(腸管ガス像を認めず)　　Gross C型(鎖肛合併例。上部食道盲端の拡張と著明な腸管ガス像)

図3 Grossの分類(A型, C型)

型は上下盲端の距離が長く，食道吻合に工夫を要する．

参考文献

1 福澤正洋：(先天性)食道閉鎖症. 標準小児外科学 第5版, 伊藤泰雄ほか編, p104-107, 医学書院, 2007

4 腸重積症

[著] 高橋 正彦

原因

　腸重積症（intussusception）は腸管の一部が隣接腸管に嵌納して発症する疾患で，乳幼児におけるイレウス（ileus）疾患の代表的な1つであるが，**ほとんどの症例が非観血的に治療しうる点で**，イレウスのなかでも特異的な存在である。

　原因として器質的病変が存在しない**特発性腸重積症**と，憩室，ポリープなどの器質的病変が存在する**小腸腸重積症，開腹術後腸重積症**に分類される。小児では97～98％が特発性腸重積症である。本稿では，特発性腸重積症を中心に述べる。

臨床症状

　6カ月～2歳に好発し，男児で肥満児に多い。**不機嫌・腹痛**（55～60％），**嘔吐**（65～70％），**血便**（85～90％）が3主徴としてあげられる。

　比較的元気でいた乳幼児が，上気道感染や下痢に引き続き，突然不機嫌になり，疝痛様の腹痛，嘔吐が出現する。その後，間欠的腹痛，**苺ゼリー状の粘血便**が出現し，虚脱状態になる。

　そのほかに，腹満，腸閉塞症状，発熱，先進部の肛門よりの脱出，などの症状が発症後長時間経ている症例にみられ，治療面で注意を要する。

病型

　嵌入腸管である内筒と被嵌入腸管である外筒部位により，4種類の型に分類される。
①**回腸盲腸型**：盲腸のなかに回腸が嵌入するもので最も多い。
②**回腸回腸型**：回腸が回腸に嵌入するもので比較的少ない。
③**結腸結腸型**：大腸が大腸のなかに嵌入するものでまれ。
④**回腸回腸結腸型**：①と②が同時に生じ，5層の腸管よりなる。5筒性腸重積症とも呼ばれ，まれ。

診断の進め方

腫瘤の触知
　腫瘤の触知は重要な症状である。ぐったりして元気のない患児では腫瘤は触れやすいが，元気よく泣いている患児では腫瘤は容易に触れることが難しく，見逃されやすい。

腹部単純X線検査
　初期では小腸ガスは少ないが，時間の経過とともに増加し，鏡面像が出現する。

腹部超音波検査
　target sign（腫瘤の横断面），pseudokidney sign

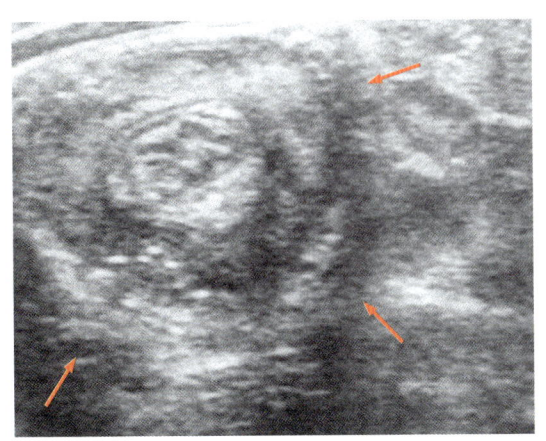

図1　腸重積症（超音波像）
重積した腸管の断面像（target sign）

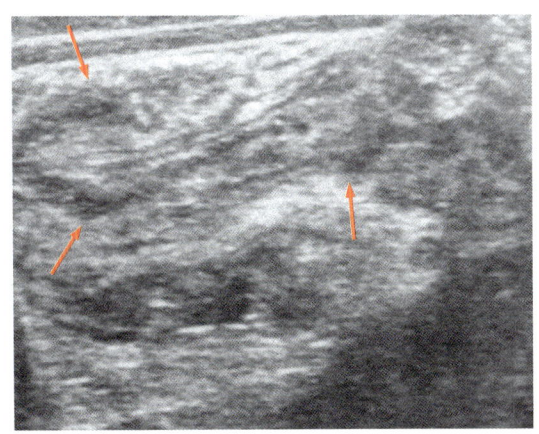

図2　腸重積症（超音波像）
縦断像（pseudokidney sign）

10章 消化器・腹部疾患

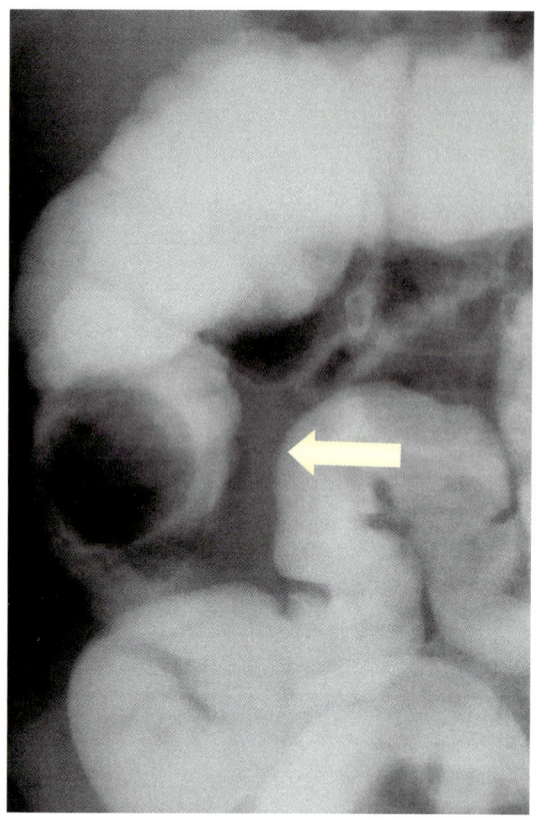

図3 腸重積症（注腸造影像）
造影剤の先進部で蟹爪状の陰影欠損

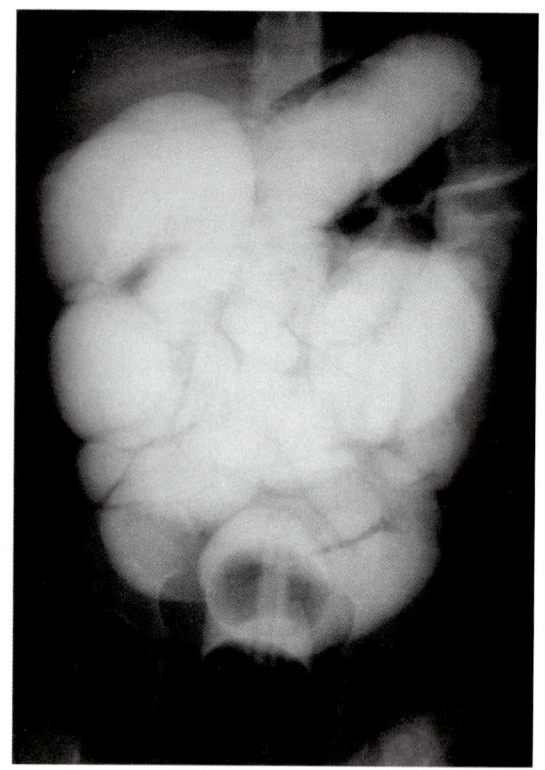

図4 腸重積症（注腸造影像）
造影剤が小腸内に広範囲に流入

（腫瘤の縦断面），などがみられる（図1，図2）。

注腸造影検査

非観血的整復を兼ねて行われる。直腸より注入された造影剤は，重積部で止まり，嵌入先進部は**蟹爪状，鋏状**を呈する（図3）。

治療／救急処置

非観血的整復法（造影剤注腸法）

輸液を行い，場合によっては全身麻酔を行う。非観血的治療法には，①造影剤注腸法，②空気注入法，③超音波法がある。造影剤注腸法が一般的であるので，本稿では造影剤注入について述べる。

video image を用い，20 Fr のネラトンカテーテルにガーゼを巻きつけて造影剤の漏れを予防する。造影剤は生理食塩水で 2〜3 倍に希釈した 37℃ くらいに温めたバリウム液を用いる。造影剤をイリゲーターに入れ，注入圧は透視台上 120 cm 以下に保つ。透視下で少量の造影剤を注入し，まず先進部で停止する。蟹爪状あるいは鋏状の陰影欠損像を確認する（図3）。次いで造影剤を徐々に注入して水圧を加えて整復を行う。

整復が困難な場合はいったんイリゲーターを下げ，造影剤を抜き減圧したあとに，再度加圧する。用手による腹壁からの圧迫は原則として行わない。整復は，注入した造影剤が小腸内に広範囲に流入することによって確認される（図4）。

観血的整復法（手術療法）

観血的整復術の適応は，①非観血的整復法で整復されない症例，②発症後 24 時間以上経過し，脱水，電解質異常がある症例，③腹部単純 X 線写真で鏡面像が認められる症例，④たびたび再発する症例，⑤メッケル憩室，ポリープなどの器質的な原因を有する症例，などである。

手術法については省略する。

5 潰瘍性大腸炎

[著] 永田 智

原因

潰瘍性大腸炎(ulcerative colitis)は，主として粘膜を侵し，しばしばびらんや潰瘍を形成する大腸の原因不明のびまん性非特異性炎症である．再燃と寛解を繰り返すことが多く，腸管合併症を伴うことがある．原因は不明であるが，なんらかの遺伝的背景を持った個体に欧米化の食生活など環境因子が加わり，免疫学的機序を介して発症するものと考えられている．長期に大腸広範囲の病変を持つ場合，癌化の傾向がみられる．

臨床症状

血便，粘血便，下痢などの腸管症状の頻度が高いが，発熱，貧血，体重減少などの全身症状や，関節痛，口内炎，眼症状，結節性紅斑，膿皮症，肝障害などの腸管外症状にも着眼する．

診断の進め方

特に10歳以上の年長児で，持続性または反復性の血便，粘血便あるいはその既往がある場合，同疾患を疑う．しかし，確定診断には，内視鏡検査もしくは注腸X線検査および生検組織学的検査が必要であり，かつ赤痢，サルモネラ，カンピロバクター腸炎，大腸結核などの感染性腸炎，大腸クローン(Crohn)病，腸型ベーチェット(Behçet)病などを否定しなくてはならないため，救急外来で診断を確定することは到底困難である．

診断の進め方のコツとしては，図1のフローチャートを参考にして血便をきたす疾患を鑑別し，

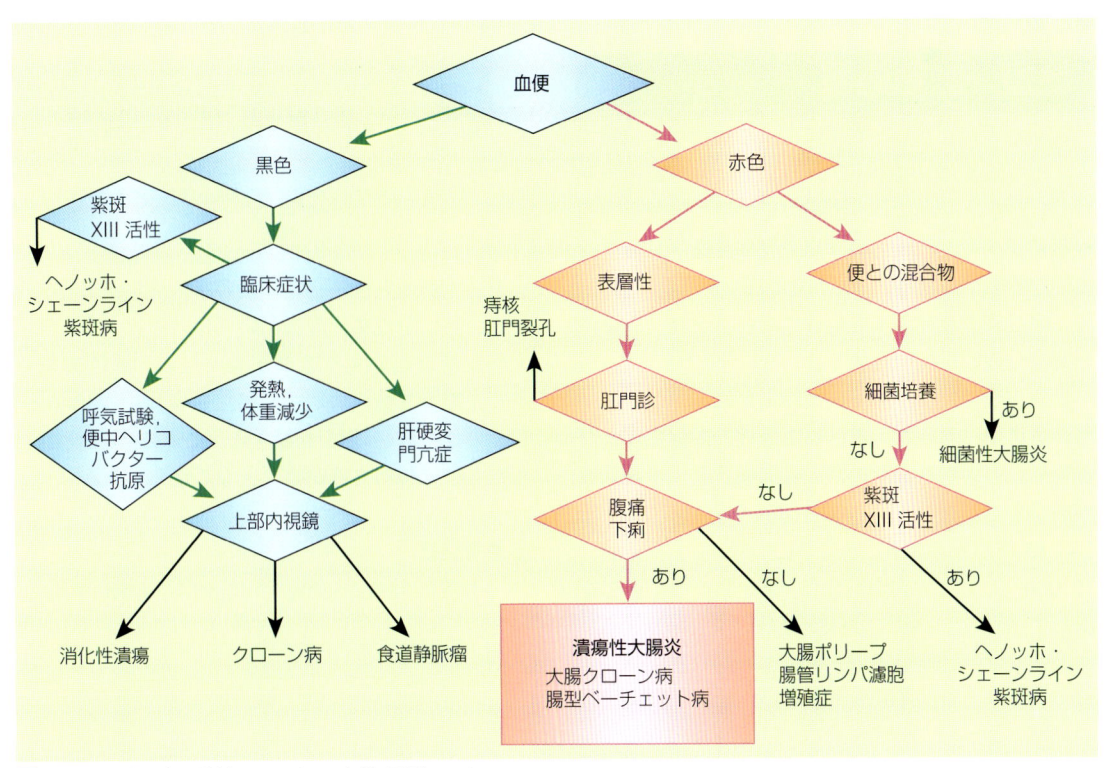

図1 潰瘍性大腸炎の診断フローチャート(年長児)

10章　消化器・腹部疾患

潰瘍性大腸炎　　　　　　　　　　　　　　正常

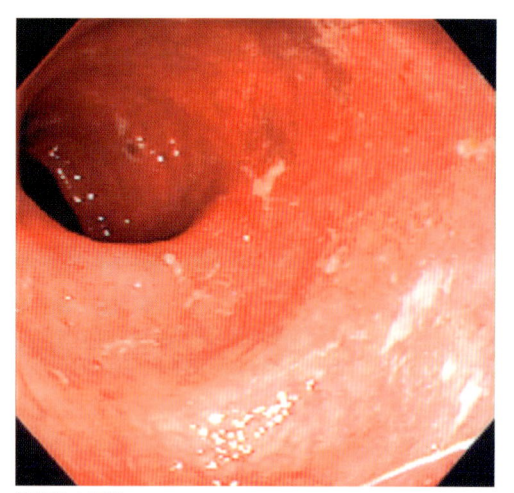

図2　直腸粘膜の比較
典型的な潰瘍性大腸炎の直腸粘膜は，粗造で血管透見像が消失し，多発性のびらん，小潰瘍像を呈する（図の直腸粘膜像は内視鏡によるもの）

潰瘍性大腸炎とその鑑別診断に行き着いたら，直腸鏡を用いて直腸粘膜の観察を行うとよい。同疾患と正常の直腸粘膜所見を参考のために示す（図2）。その際，生検の心得があれば，直腸粘膜生検を行い，生検組織学的検査を早めに行っておくのも一手であろう。抗菌薬を使う予定があれば，それ以前に便培養を必ず行っておく。

治療／救急処置

診断が確定したら，表1に従って重症度を決定する。重症度別の治療は，「小児潰瘍性大腸炎治療指針」を参考にされたい。治療の目標は，血便などの症状に加え大腸粘膜および全身合併症を正常化させる「寛解導入」と再燃を予防する「寛解の維持」であり，成長障害を起こす可能性の高いステロイド薬の長期投与の回避に留意する。

救急の現場では，潰瘍性大腸炎が臨床的に強く疑われる患児において，炎症反応陽性の中等症および重症以上と判断された例は入院加療とし，全身状態の不良な重症例および「劇症」（重症の基準を満たし，1日15回以上の血便，38℃以上の持続する発熱，10,000/μL以上の白血球増多，強い腹痛のすべてを満たす例）に対しては，絶食・経静脈栄養のうえ，ス

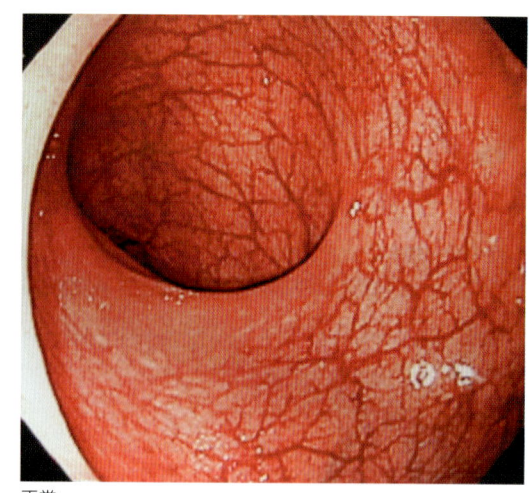

表1　潰瘍性大腸炎の重症度分類

	重症	中等症	軽症
1）排便回数	6回以上		4回以下
2）顕血便	（＋＋＋）		（＋）〜（－）
3）発熱	37.5℃以上	重症と軽症	（－）
4）頻脈	90/分以上	との中間	（－）
5）貧血	Hb 10 g/dL以下		（－）
6）赤沈	30 mm/時間以上		正常

注1：軽症の3），4），5）の（－）とは37.5℃以上の発熱がない，90/分以上の頻脈がない，Hb 10 g/dL以下の貧血がない，ことを示す
注2：重症とは1）および2）のほかに全身症状である3）または4）のいずれかを満たし，かつ6項目のうち4項目を満たすものとする。軽症は6項目すべてを満たすものとする
注3：上記の重症と軽症との中間にあたるものを中等症とする

テロイドパルス療法などの強力なステロイド治療を行う。特に急性劇症型においては，穿孔，中毒性巨大結腸症を起こすリスクが高いため，単純X線写真で遊離ガス像，著明な結腸拡張像（成人では6 cm以上の拡張）の有無を判断する。これらの病態では，ただちに外科的処置が必要となるからである。

参考文献
1　小林昭夫：潰瘍性大腸炎．小児消化器・肝臓病マニュアル，白木和夫，藤澤知雄ほか編，p134-140，診断と治療社，2003

6 胆嚢炎，膵炎

[著] 嵩原 裕夫

原因

成人にみられる胆嚢炎(cholecystitis)のほとんどは胆石症を合併する急性胆嚢炎であるが，小児では胆石を合併することがきわめて少ないことから，敗血症や麻疹，肺炎，サルモネラ，猩紅熱などの感染症に続発するものや，脱水，絶食や長期TPNによる胆汁うっ滞，大量輸血などが無石胆嚢炎の誘因になる。一方，遺伝性球状赤血球症などの溶血性疾患や長期TPN施行例および短腸症候群では，合併する胆石が胆嚢炎の原因になることもある(図1)。

小児の膵炎(pancreatitis)もまれではあるが，その原因は多彩で，先天性膵胆管合流異常や腹部外傷によるものが多い(図2)。L-アスパラギナーゼ，ステロイド，サルファ剤などの薬剤や，ムンプス，EB，コクサッキー，エンテロなどのウイルス感染が原因となることもある。また，遺伝性膵炎の報告もみられる。

臨床症状

急性胆嚢炎

成人例と同様に腹痛(右季肋部から背部痛)，嘔気，嘔吐，発熱を呈する。

急性膵炎

嘔気・嘔吐，発熱と心窩部を中心とする上腹部の激痛や背部への放散痛・膵の走行に一致する圧痛，背部叩打痛などを訴え，前屈位(pancreatic position)をとることが多い。腹膜刺激症状を伴うこともあり，重症例では持続性の激しい腹痛，頻回の嘔吐，ショック症状，腹水，胸水の貯留が認められる。

診断の進め方

急性胆嚢炎の診断基準(成人における)

1) 右季肋部痛(心窩部痛)，圧痛，筋性防御，マーフィー徴候(Murphy sign)。
2) 発熱，白血球数またはCRPの上昇。
3) 急性胆嚢炎の特徴的画像検査所見*。

・疑診：1のいずれかならびに2のいずれかを認めるもの。
・確診：上記疑診に加え，3を確認したもの。
　　　ただし，急性肝炎や他の急性腹症，慢性胆嚢炎を除外できたものとする。

＊急性胆嚢炎の特徴的画像検査所見
・超音波検査：sonographic Murphy sign(超音波プ

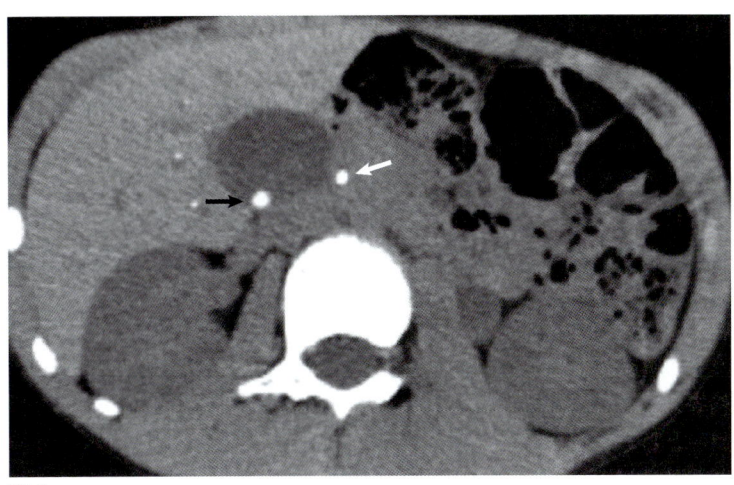

図1 胆嚢炎(11歳，男児)
ヒルシュスプルング病で乳児期に受けた長期TPN療法が原因(?)と思われる。胆嚢内と胆嚢胆管内結石で胆嚢炎と腹痛を繰り返した

10章　消化器・腹部疾患

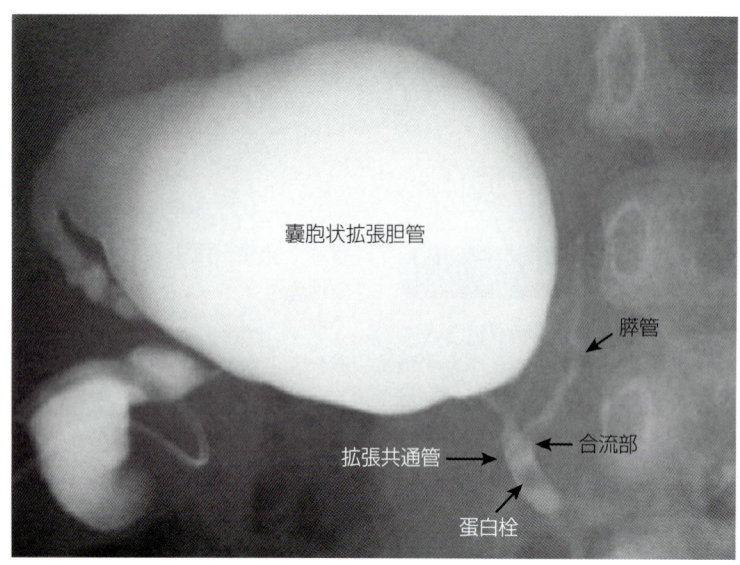

図2　先天性胆道拡張症，膵・胆管合流異常症（2歳，女児）
拡張共通管内に形成された蛋白栓で急性膵炎を繰り返した

ロープによる胆嚢を圧迫したときの痛み），胆嚢壁肥厚（＞4 mm），胆嚢腫大（長軸径＞8 cm，短軸径＞4 cm），嵌頓した胆嚢結石，デブリエコー，胆嚢周囲液体貯留，胆嚢壁，sonolucent layer，不整な多層構造を呈する低エコー帯，ドプラシグナル。
・CT：胆嚢壁肥厚，胆嚢周囲液体貯留，胆嚢腫大，胆嚢腫大脂肪組織内の線状高吸収域。
・MRI：胆嚢結石，pericholecystic high signal，胆嚢腫大，胆嚢壁肥厚。

急性膵炎の診断基準（厚生省特定疾患難治性膵炎疾患調査研究班，1990）
1）上腹部に急性腹痛発作と圧痛がある。
2）血中，尿中あるいは腹水中に膵酵素の上昇がある。
3）画像で膵に急性膵炎に伴う異常がある。

上記3項目のうち2項目以上を満たし，他の膵疾患を除外したものを急性膵炎とする。

　血中膵酵素の測定では，P型アミラーゼの高値，血清リパーゼ値の上昇，アミラーゼ・クレアチニン・クリアランス比（ACCR）の5％以上の増加を認める。腹部単純X線所見では，sentinel loop signやcolon cut off signなどの限局性麻痺性イレウスの像を呈する。超音波検査では膵のびまん性腫大を示す浮腫性変化が低エコーとしてみられることが多い。内視鏡的逆行性胆管膵管造影（ERCP）は，先天性膵胆管合流異常や膵癒合不全の診断に有用である。膵炎の重症度の判定は，enhanced CTで評価する。

●膵炎のCTによるGrade分類（厚生省特定疾患難治性膵疾患調査研究班，1990）
・膵腫大の定義は「膵頭部で1椎体以上，膵体尾部で2/3椎体以上を膵腫大」としたHaagaらの基準（Haaga JA, Alfidi RJ et al：Computed tomography of the pancreas, Radiology 120：589-595, 1976）を用いる。
・enhanced CTで判定するのが望ましい。
●Grade Ⅰ：膵に腫大や実質内部不均一を認めない。
●Grade Ⅱ：膵は限局性の腫大を認めるが，実質内部は均一であり，膵周辺への炎症の波及を認めない。
●Grade Ⅲ：膵は全体に腫大し，限局性の膵実質内部不均一を認めるか，あるいは膵周辺（腹腔内，前腎膀腔）にのみ炎症の波及や液貯留を認める。
●Grade Ⅳ：膵の腫大の程度は様々で，膵全体に膵実質内部不均一を認めるか，あるいは膵周辺を越えて（胸腔または左側の後腎膀腔）炎症の波及や液貯留を認める。
●Grade Ⅴ：膵の腫大の程度は様々で，膵全体に膵実質内部不均一を認め，かつ膵周辺を越えて炎症の波及や液貯留を認める。
・CTの施行時期：原則として入院48時間以内に

CTを撮って重症度を判定し，以後7日，14日などと臨床経過にあわせ経時的に施行するのが望ましい。

治療／救急処置

急性胆嚢炎の治療方針

1）急性胆嚢炎では，原則として胆嚢摘出術（腹腔鏡下の胆嚢摘出術が多く行われている）を前提とした初期治療（全身状態の改善）を行う。
2）黄疸例や，全身状態の不良な症例では，一時的な胆嚢ドレナージも考慮する。
3）重篤な局所合併症（胆汁性腹膜炎，胆嚢周囲膿瘍，肝膿瘍）を伴った症例，あるいは胆嚢捻転症，気腫性胆嚢炎，壊疽性胆嚢炎，化膿性胆嚢炎では，全身状態の管理を十分に行いつつ緊急手術を行う。
4）中等症では初期治療とともに迅速に手術（腹腔鏡下胆嚢摘出術が望ましい）や胆嚢ドレナージの適応を検討する。
5）軽症でも初期治療に反応しない例では手術（腹腔鏡下胆嚢摘出術が望ましい）や胆嚢ドレナージの適応を検討する。
・急性期に胆嚢摘出術を行わなかった症例でも胆嚢結石合併例では，再発防止のために炎症消退後に胆嚢摘出術を行うことが望ましい。

注：「無石胆嚢炎」「併存疾患がある場合」「急性胆管炎を合併した場合」「高齢者」「小児」では重症化しやすい，あるいは病態が特殊であるため，軽症であっても慎重に対応する必要がある。

急性膵炎の治療方針

保存的療法が原則で，急性膵炎が疑われる症例には，膵の安静をはかるため，ただちに絶飲・絶食とし，膵外分泌の抑制として胃内容吸引などを行い，H₂ブロッカーを静注で併用して胃液分泌も抑制する。膵酵素による障害や膵炎の増悪の防止，DICやMOFの予防のためにメシル酸ガベキサートなどの膵酵素阻害薬を点滴静注する。また抗コリン薬や鎮痙薬の投与を行う。大量の滲出液による体液喪失には，積極的に血漿成分を中心とした輸液と高カロリー輸液による栄養補給や体液・電解質管理を行う。

手術適応となるのは，胆石膵炎や膵・胆管合流異常のような外科的に原因を除することができる場合，強力な保存的療法で症状の改善が得られなかったり，増悪した場合や出血や膿瘍を合併した場合である。救急処置としては，腹膜灌流や腹腔ドレナージ，膵授動・膵床ドレナージ，胆道減圧術，胃瘻・腸瘻造設術などが行われる。重症の壊死性膵炎や感染性膵炎には壊死部の切除を行うこともある。

10章 消化器・腹部疾患

7 急性虫垂炎

[著] 伊藤 泰雄

原因

急性虫垂炎（acute appendicitis）は，虫垂突起がカタル性，蜂巣炎性（化膿性），壊疽性の炎症を起こした状態である．カタル性は可逆性であるが，蜂巣炎性，壊疽性は不可逆性で手術の適応である．

原因は，ウイルス感染などで虫垂根部のリンパ濾胞が腫大し，虫垂内腔が閉塞されることが一義的と考えられる．虫垂内圧の上昇に加えて，糞石や異物による虫垂粘膜の機械的圧迫や血行障害，腸内細菌の増殖，未熟な免疫能などが病状を進行させる．

臨床症状

腹痛は心窩部ないし臍周囲に徐々にはじまり，次第に右下腹部に移動して持続的かつ進行性となる．38℃を超す高熱や頻回の下痢が腹痛に先行する場合は，急性胃腸炎や大腸炎の可能性が高い．

しかし腹痛の増強後に発現した高熱や頻回の下痢は，虫垂穿孔による腹膜炎併発を疑わせる．

身体診察

子どもが右下腹部を抱え込むような前傾姿勢で診察室に入ってくれば，急性虫垂炎の可能性が高く，さっと診察台に上がればその可能性は低い．苦悶状の表情や顔色不良は穿孔性腹膜炎を疑わせる．診察に先立ち，まず子どもを爪先立ちさせ，急に踵を落とすように指示する．そのとき右下腹部に疼痛が誘発されれば，急性虫垂炎が強く疑われる（heel-drop jarring test）．

腹部の触診は，子どもに話しかけ，緊張をほぐしながら，温かい手で，痛みのない部位よりはじめる．子どもの表情の変化を観察しながら，圧痛の最強点と腫瘤や筋性防御の有無をみる．急性虫垂炎の典型例では，右下腹部のマックバーニー（McBurney）点に圧痛の最強点がある．

筋性防御は腹腔内の炎症を示す客観的所見であるが，左右を比較し，指先にわずかな抵抗感の違いをも感じとる必要がある．われわれの施設では，本来手術適応である蜂巣炎性ないし壊疽性虫垂炎の86％（222例中191例）[1]に筋性防御を認めており，筋性防御陽性をもって手術適応としている．

反跳痛（ブルンベルグ〈Blumberg〉徴候）は急性腸炎でも約半数にみられることから，これのみでは手術適応としていない[1]．

診断の進め方

検査

血液検査：末梢血の白血球数は1万以上の増多がみられるが，重篤な炎症があると逆に白血球数が低下することもある．C反応性蛋白（CRP）は発病当初，上昇していないことが多く，経時的に検査する必要がある．

尿検査：尿中のアセトン陽性は単に脱水や飢餓状態の反映であることが多い[1]．虫垂炎穿孔による腹膜炎を，アセトン血性嘔吐症や自家中毒と誤診する例があるので注意が必要である．

腹部X線検査：立位で小腸ニボー像を，臥位で糞石，尿管結石，小腸ガスの分布をみる．回盲部に限局した小腸ガス像（センチネル・ループ〈sentinel loop〉）は，急性虫垂炎を示唆する所見である．

超音波検査：急性虫垂炎は虫垂の腫大（6mm以上），虫垂壁の肥厚や層構造の破壊，糞石の存在などの所見を呈する（図1）．腹水貯留は炎症が周囲に波及し

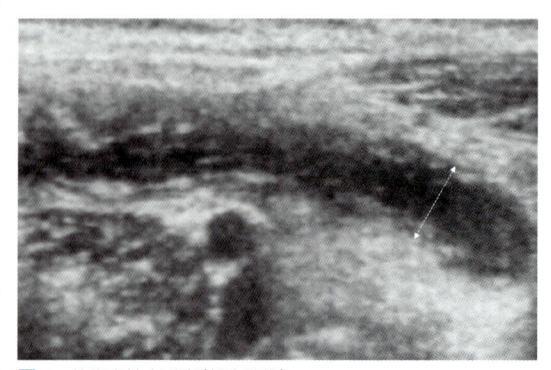

図1 蜂巣炎性虫垂炎（超音波像）
虫垂横径は10mm（◀┈┈▶）と腫大し，層構造は破壊されている

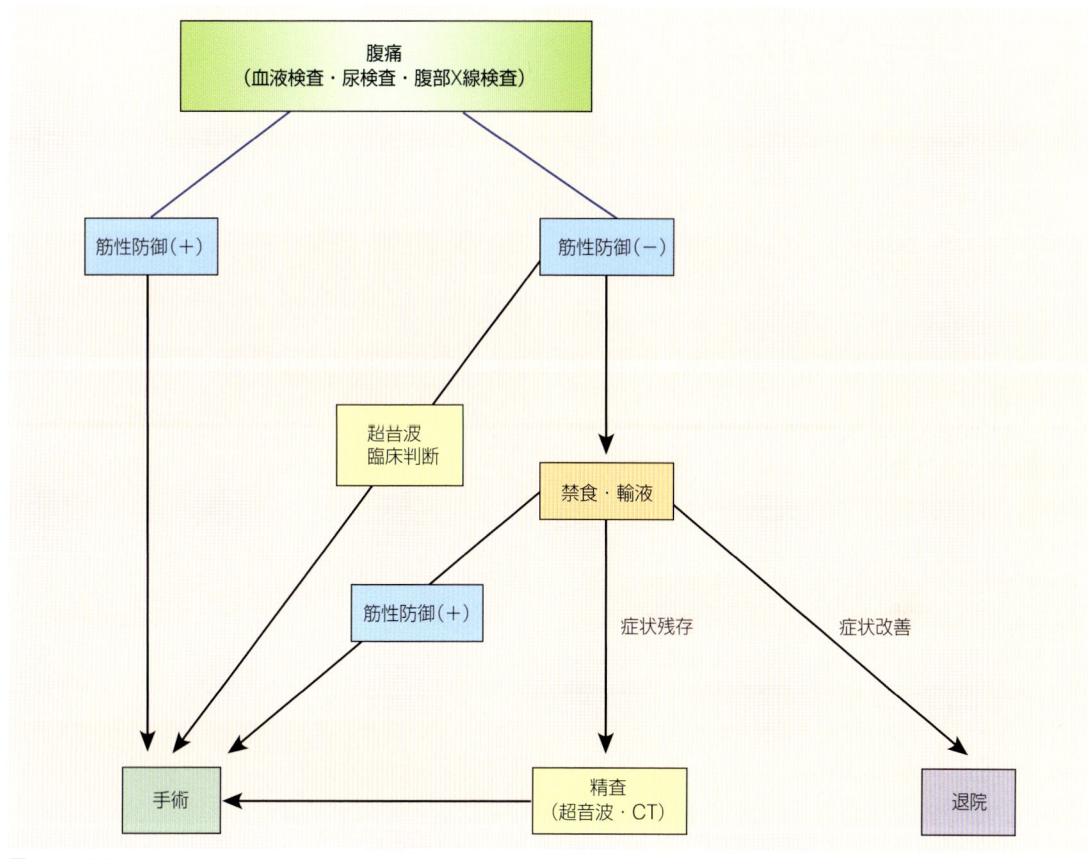

図2 急性虫垂炎の診断フローチャート

ていることを示す。
CT検査：他の疾患との鑑別に有用であるが，子どもにとっては放射線被曝が大きいため，必要最小限にとどめるべきである。

診断手順（図2）

　筋性防御を伴う右下腹部痛は急性虫垂炎と診断してよい。筋性防御を欠く場合は，超音波検査にて診断する。超音波で虫垂が描出されない場合は，入院のうえ，禁食，点滴とし，抗生剤を投与することなく経過観察する。

　入院中は腹部の触診を繰り返し，筋性防御が出現すれば手術を行い，逆に自発痛，圧痛が消失すれば急性腸炎（カタル性虫垂炎を含む）と診断し，食事を開始する。1～2日の保存的治療で症状の改善がみられない場合は，超音波検査を再度行うか，CTで精査すべきである。

治療／救急処置

　蜂巣炎性以上の急性虫垂炎では，全身麻酔下に虫垂切除術を行う。腹膜炎を併発している場合は，虫垂切除とドレナージ手術が原則である。

参考文献
1　伊藤泰雄，韮澤融司ほか：小児の急性腹症「小児外科の立場から」―特に急性虫垂炎の診断について．小児科臨床 44：927-931, 1991

10章　消化器・腹部疾患

8 臍ヘルニア

[著] 岩中 督

原因

臍輪部は，生後の臍帯脱落の際に，尿膜管，臍動脈，臍静脈などの閉鎖吸収が起こり，少し時間をかけて横筋筋膜で閉鎖される。この過程で閉鎖障害が生じ，臍基部の欠損部・脆弱部に腹圧がかかることで腹膜が突出し，腸管や大網が脱出して臍ヘルニアとなる。臍帯ヘルニアと異なり，ヘルニア嚢は皮膚で被覆されている。

臨床症状

生後数日〜1カ月で突出し，2〜3カ月頃に最大となる(図1)。その後徐々に突出は縮小し，1歳頃までに約80％，2歳頃までに90％が自然治癒する。

臍の膨隆以外に症状はなく，疼痛，圧痛などは生じない。腹臥位などを続けても皮膚の合併症なども生じない。

診断の進め方

臍部の膨隆で容易に診断可能である。圧迫で膨隆は消失し，その際小指尖が挿入できるようなヘルニア門(腹壁正中の筋膜欠損)を触れる。

治療／救急処置

多くは自然治癒するため，そのまま経過観察することが多い。積極的に圧迫を行い早期の自然治癒を期待する保存的治療は，その方法によっては有効であるとする報告がある。自然治癒をした場合においても，臍輪の拡大，臍部皮膚の肥厚などを生じることがあり，年長になってから形成手術を要する場合がある。

まれ(約1,000例に1人)に嵌頓することがある(図2)。嵌頓した場合は，臍部に圧痛を伴うかたい

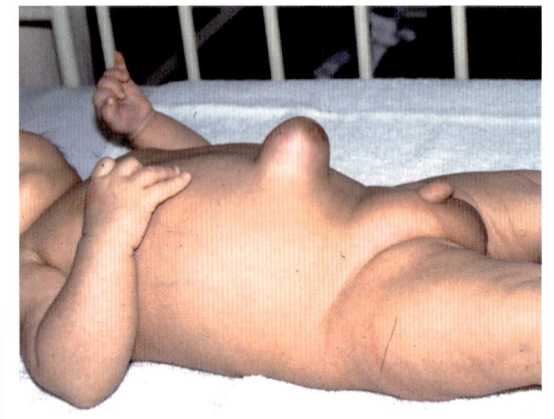

図1　臍ヘルニア

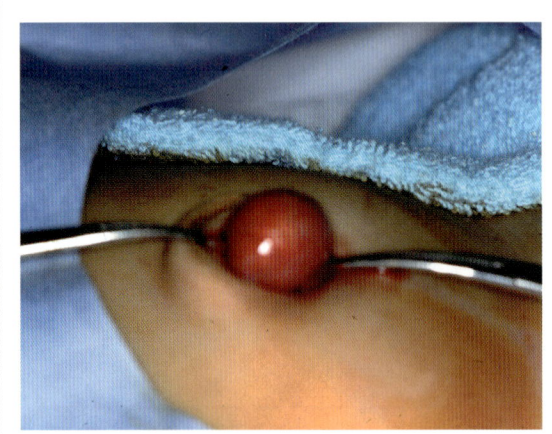

図2　臍ヘルニア嵌頓

腫瘤を触れる。用手還納はほとんど不可能であり，緊急手術が必要である。

参考文献

1 高松英生：臍ヘルニア．標準小児外科学 第5版，岡田正，伊藤泰雄ほか編，p204，医学書院，2007

9 臍肉芽腫，臍炎

[著] 星野 陸夫

原因

臍肉芽腫

臍帯脱落後の残存壊死組織が慢性炎症を起こし肉芽(umbilical granuloma)を形成すると，滲出液や出血が続くことがある(図1)．細菌感染の原因にもなりうるため，臍ヘルニアや尿膜管遺残ではないことを確認したうえで硝酸銀による焼灼処置をする．焼灼処置後の肉芽はそのまま自然消退する．

臍炎

臍帯脱落前後の臍部に細菌感染を起こすと，臍炎(omphalitis)を発症する．近年の日本のように清潔な臍帯切断と断端処置が行われる環境では臍炎の発症は激減した．しかし臍炎は敗血症などの重症感染症に進展する可能性も高いため，特に低出生体重児では十分に注意が必要な疾患であることに変わりない．

臨床症状

臍肉芽腫

臍帯は多くの場合，生後数日から1週間程度で脱落するが，その部分にわずかな壊死組織と滲出液や出血を認め，湿潤状態が遷延することがある．細菌感染を合併すると，膿性分泌物や異臭を伴い，臍炎に進展する可能性もある．

臍炎

発症の多くは出生後5日以内で，臍周囲の発赤や臍帯脱落部からの分泌物が主な症状となる．起因菌は，ブドウ球菌(特にメチシリン耐性黄色ブドウ球菌〈MRSA〉)，大腸菌などであることが多いが，多種類の細菌の混合感染である場合もみられる．時にA群溶連菌では漿液性分泌物だけが症状として遷延することがあるために注意を要する．全身感染所見を認める場合には血液培養で起因菌が検出される確率も高い．

診断の進め方

臍肉芽腫

臍帯脱落後に臍部に滲出液や出血を伴う肉芽を認めた場合，臍ヘルニアや尿膜管遺残ではないことを確認して臍肉芽腫と診断する．

臍炎

臍帯脱落前後に臍周囲の発赤や分泌物を認めたら臍炎を考える．周辺腹壁の蜂窩織炎や敗血症への進展を考慮して治療計画を立てる必要があり，治療開始前に培養検査を行っておくと有用である．

治療／救急処置

臍肉芽腫

当院における硝酸銀処置．
1) 臍周辺を開いて肉芽を十分に露出させ，生理食塩液に浸した綿棒を用いて分泌液や血液を洗浄してきれいに拭きとる(図2)．
2) 20～40%硝酸銀液を染み込ませた綿棒を肉芽部分に数秒間押しあてる．その際，硝酸銀が周囲の皮膚に付着しないように注意する．焼灼された臍肉芽は白色に変性する(図3)．
3) 再び生理食塩液に浸した綿棒で患部を洗浄し，硝酸銀を十分に中和する．洗浄後の生理食塩液もガーゼなどでしっかりと拭きとる．
4) 硝酸銀が皮膚に付着するとその部分で化学反応を起こすため，処置は手袋を装着して行い，処置後にはオムツや衣類などに付着していないか十

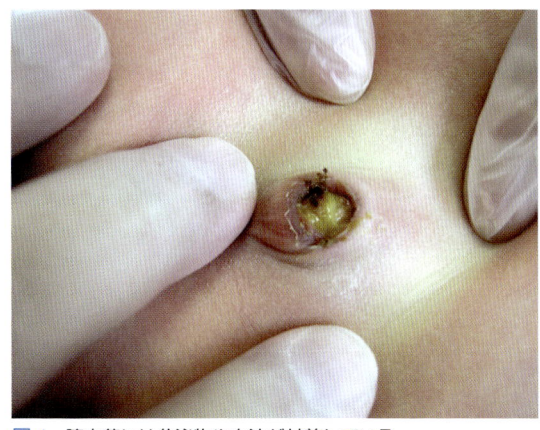

図1 臍肉芽には分泌物や血液が付着している

10章　消化器・腹部疾患

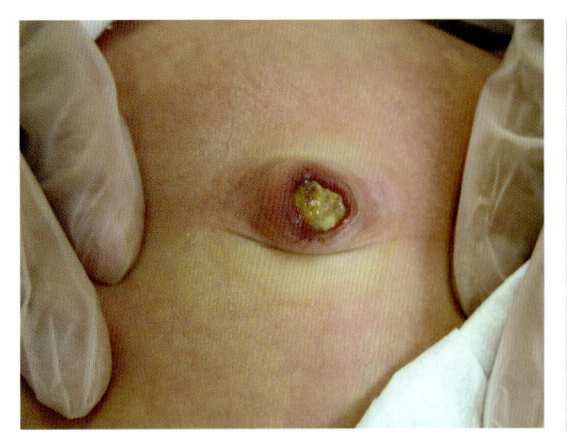

図2　処置前に付着した分泌物や血液を洗い落とす

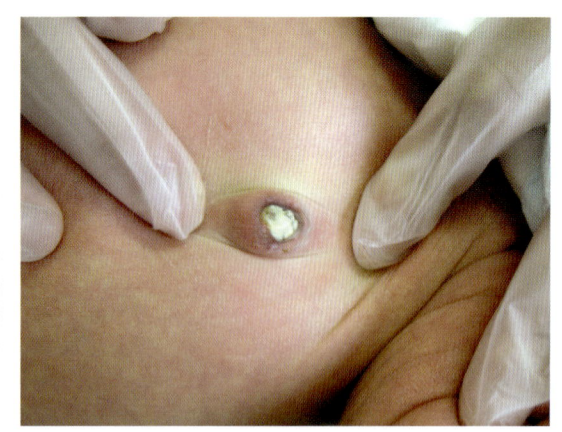

図3　硝酸銀処置した肉芽は白色に変性する

分注意する必要がある．

臍炎

　局所感染にとどまっている場合には，局所消毒と抗生剤軟膏処置で十分である．

　全身感染や蜂窩織炎合併を疑う場合には抗生剤の経静脈投与が必要だが，多菌種感染のこともあるため，時にグラム陽性菌，グラム陰性菌および嫌気性菌までカバーする抗生剤選択が必要になる．

参考文献

1　竹内徹訳：ロバートン正常新生児ケアマニュアル，p210，メディカ出版，1997
2　清水正樹：臍処置．小児内科 38：935-937，2006
3　Remington JS et al eds：Infectious disease of the fetus and newborn infant．6th ed．p39-40，370，523-524，Saunders，2005

11章

腎・尿路疾患

1 ネフローゼ症候群 268
2 急性糸球体腎炎 273
3 溶血性尿毒症症候群 275
4 急性腎不全 277
5 尿路感染症 280
6 尿路結石 282

1 ネフローゼ症候群

[著] 斉藤 陽・小板橋 靖

原因

　小児のネフローゼ症候群（nephrotic syndrome）は，主に一次性糸球体疾患が大半を占めている。組織別にみると，その原因疾患は微小変化型ネフローゼ症候群（minimal change nephrotic syndrome：MCNS）が76％と最も多く，膜性増殖性糸球体腎炎（membranoproliferative glomerulonephritis：MPGN）が7.5％，巣状分節性糸球体硬化症が7％を占め，まれではあるが先天性ネフローゼ症候群を呈する症例もある[1]。一方，小児における二次性糸球体疾患は紫斑病性腎炎，ループス腎炎，遺伝性疾患としてアルポート（Alport）症候群などが原因となる。

　近年，フィンランド型の先天性ネフローゼ症候群の責任遺伝子（NPHS1）の遺伝子産物としてネフリンが同定され，以降，ポドシンなどの糸球体上皮細胞のスリット膜関連分子の欠損が原因の1つとして注目されている[2]。

臨床症状

　全身倦怠感，眼瞼の浮腫，下腿の浮腫，陰嚢の腫れ，消化器症状，尿量低下を主訴に受診するケースが多く認められる。胸腹水の貯留があると湿性咳嗽や腹部膨満感を呈する。腎炎性ネフローゼ症候群では肉眼的の血尿を呈することもしばしば見受けられる。

　また，1974年から全国で学校検尿が施行されるようになり，学校検尿で尿異常を指摘される無症候性のケースも増えてきている。

病歴聴取

　既往歴として紫斑の出現の有無，服用薬剤の有無，アレルギーの有無を聴取する。家族歴として腎疾患の有無，現病歴として先行感染の有無，肉眼的血尿の有無，尿量や飲水量，体重の変化について聴取する。また，診察時には眼瞼の浮腫を認めない場合もあるため，起床時の浮腫についての聴取も必要である。

身体診察

　眼瞼，四肢の浮腫について観察する。通常浮腫は左右対称に出現する。男児の場合は陰嚢の腫脹が主訴の場合もあるため，泌尿器科疾患が否定された場合はネフローゼ症候群も考慮する必要がある。聴診では胸水の有無についても注意が必要である。腹部所見では腹水の有無について波動があるかで触診する。

　また，ネフローゼ症候群では血小板機能の亢進，凝固因子や凝固抑制因子の異常，線溶系の異常が生じ，これらはさらに血管内脱水により血栓傾向が助長されることから，四肢の色調や冷感の有無，末梢動脈の触知を怠らないことが重要である。

診断の進め方

　診断はフローチャートを参考にして進めていく（図1）。

基本的検査

　ネフローゼ症候群の診断を満たすためには，**表1**，**表2**に示したように初診時から3日間持続する高度蛋白尿と低アルブミン血症を確認する必要がある。ネフローゼ症候群の診断基準を満たした場合，約70～80％がMCNSであることを念頭において鑑別診断を行う。尿検査において，血尿が陰性または一過性の微小血尿であれば，通常はMCNSと診断できる。

　血尿が持続陽性または肉眼的血尿である場合は，MCNS以外の疾患を鑑別していく必要がある。血清の補体価が正常で発症が緩徐であり，感染症や自己免疫性疾患，薬歴，悪性腫瘍などの基礎疾患がある場合は，膜性腎症を疑う。血清の補体価が正常で上記基礎疾患が疑われない場合は，IgA腎症や巣状分節性糸球体硬化症，メサンギウム増殖性糸球体腎炎（non IgA腎症）を疑う。紫斑の既往がある場合は，紫斑病性腎炎を強く疑う。血清の補体価が低値であればMPGN，ループス腎炎，急性糸球体腎炎が

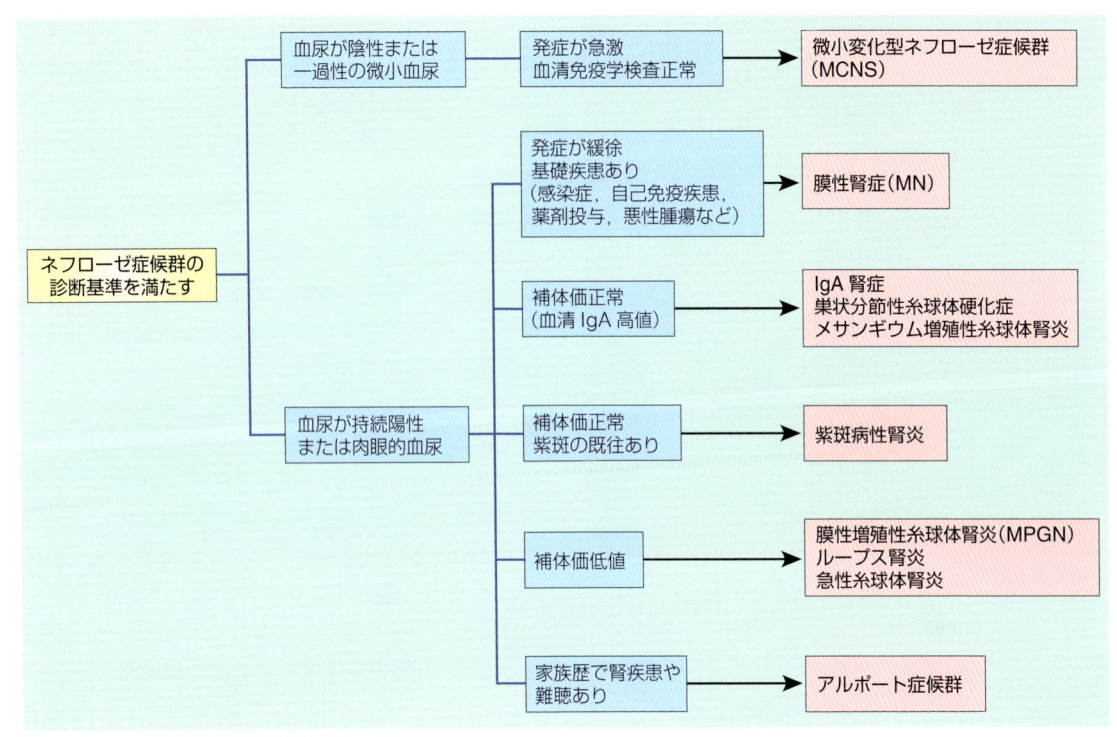

図1 ネフローゼ症候群の診断フローチャート

```
                                         発症が急激
                  血尿が陰性または ─── 血清免疫学検査正常 ───→ 微小変化型ネフローゼ症候群
                  一過性の微小血尿                                  (MCNS)

                                         発症が緩徐
                                         基礎疾患あり
                                    ─── (感染症，自己免疫疾患，───→ 膜性腎症(MN)
                                         薬剤投与，悪性腫瘍など)

ネフローゼ症候群の                                                  IgA 腎症
診断基準を満たす                     ─── 補体価正常          ───→ 巣状分節性糸球体硬化症
                                         (血清 IgA 高値)           メサンギウム増殖性糸球体腎炎

                  血尿が持続陽性    ─── 補体価正常          ───→ 紫斑病性腎炎
                  または肉眼的血尿        紫斑の既往あり

                                                                   膜性増殖性糸球体腎炎(MPGN)
                                    ─── 補体価低値          ───→ ループス腎炎
                                                                   急性糸球体腎炎

                                    ─── 家族歴で腎疾患や   ───→ アルポート症候群
                                         難聴あり
```

表1 小児ネフローゼ症候群の診断基準

【厚生省特定疾患ネフローゼ症候群調査研究班による診断基準】

A. 蛋白尿
　1日尿蛋白が 3.5 g 以上ないし 0.1 g/kg 以上，または早朝第一尿で 300 mg/dL 以上の蛋白尿が持続する

B. 低蛋白血症
　血清総蛋白値：学童・幼児 6.0 g/dL 以下，乳児 5.5 g/dL 以下
　血清アルブミン値：学童・幼児 3.0 g/dL 以下，乳児 2.5 g/dL 以下

C. 高脂血症*
　血清総コレステロール値：学童 250 mg/dL 以上，幼児 220 mg/dL 以上，乳児 200 mg/dL 以上

D. 浮腫

注：
1) 蛋白尿と低蛋白血症，低アルブミン血症は本症候群診断のための必須条件である
2) 高脂血症と浮腫は本症候群の必須条件ではないが，これを認めればその診断はより確実となる
3) 蛋白尿の持続とは 3〜5 日以上をいう

【International Study of Kidney Disease in Children による診断基準】

1) 尿蛋白
　夜間 12 時間尿(早朝第一尿)で 40 mg/時間/m^2 (1.0 g/m^2/日)以上が 3 日間以上持続

2) 低アルブミン血症
　血清アルブミン値：2.5 g/dL 以下

*高脂血症は，2007 年に脂質異常症という疾患名に変更となった

表2 ネフローゼ症候群の診断とスクリーニングのための検査

1) 身体測定
　身長，体重(増加の有無)，血圧

2) 理学的所見
　浮腫の有無(眼瞼，下腿，陰嚢など)，四肢末端の動脈の拍動と色調や冷感，胸腹水の有無

3) 尿検査
　尿一般・沈渣
　蓄尿による 1 日尿蛋白測定(乳幼児で蓄尿が困難な症例では，尿一般検査を 3 日間連続で測定して診断する)
　尿生化学(クレアチニン，Na，$β_2$ミクログロブリン，$α_1$ミクログロブリン，NAG)

4) 血液生化学検査
　総蛋白，アルブミン，総コレステロール，クレアチニン，血清尿素窒素，尿酸，電解質(Na, K, Cl)，トリグリセリド，血糖，血算，凝固(PT, APTT, フィブリノゲン, PIC, TAT, XIII 因子)など

5) 免疫血清検査
　CRP, ASO, IgG, IgA, C3, C4, 血清補体価, HBs 抗体，抗核抗体など

6) 画像検査
　胸腹部単純 X 線，腎・腎血管エコー，心エコー，下腿の深部静脈エコー

・下線は必須項目

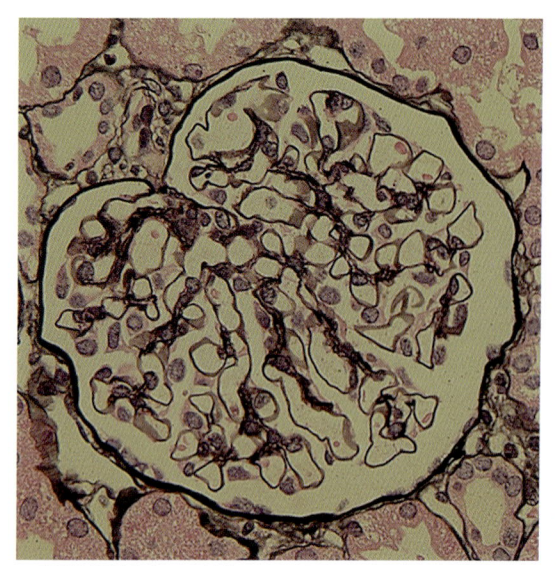

A 光学顕微鏡像（PAM 染色，×400）
糸球体はやや肥大することがあるが，メサンギウム細胞の増殖などなく，微小変化を呈する

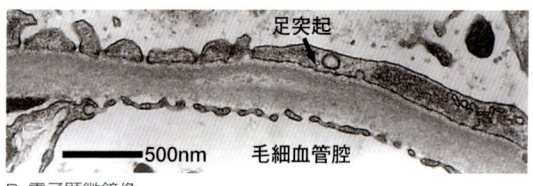

足突起
500nm 毛細血管腔

B 電子顕微鏡像
糸球体上皮細胞足突起の扁平化が認められる

図2 微小変化型ネフローゼ症候群（病理組織像）

能の亢進による血栓易形成性があるため，血栓の有無を把握することは重要である。そのため血栓症が疑われる場合は，腎動静脈，下肢深部静脈，下大静脈～心腔内のエコーやCT検査を施行することがすすめられる。

腎生検による検査

　診断結果によりMCNS以外の疾患が疑われた場合や診断に苦慮する症例に対しては，腎生検により診断し，治療方針を決定する。腎生検を行う場合には腎臓専門医にコンサルトする。
　方法としては主に乳幼児に対して行われる開放性腎生検と幼児期以降に対して行われる経皮的針腎生検のどちらかが選択される。ただし，急性糸球体腎炎や紫斑病性腎炎が疑われる症例に対しては自然寛解する例が多いため，ネフローゼ症候群を呈する場合でも経過を観察して腎生検を検討する必要がある。詳細な方法に関しては専門書にゆだねる[3]。図2にMCNSの光学顕微鏡所見と電子顕微鏡所見を示す。

治療／救急処置

治療

　微小変化型ネフローゼ症候群を中心に述べる。

食事療法

　小児は成人と異なり常に成長を続けているため，発育段階に応じた食事療法が必要となってくる。1997年に小児ネフローゼ症候群に対するガイドラインが日本腎臓学会から出されているが，いくつかの問題点が指摘されている。
　小児ネフローゼ症候群の食事療法は，日本人の栄養所要量を基準として計算すると，乏尿浮腫期はエネルギーを基礎代謝値の1.3倍，蛋白質量を蛋白質所要量の0.7～0.8倍，尿蛋白陰性化後はエネルギーを1.5倍，蛋白量を1.0倍とするのが妥当であると考える[4]。乏尿浮腫期の水分制限は不感蒸泄＋前日の尿量を参考にして摂りすぎないよう心がける。

薬物療法

　治療の基本はステロイド剤（プレドニゾロン）を使用する。初発時，ネフローゼ症候群の診断にてMCNSが疑われた場合には，ISKDC（International Study of Kidney Disease in Children）法に準じた治療法が日本小児腎臓病学会のガイドラインで推奨さ

考えられる。ループス腎炎が疑われる症例では，抗核抗体や抗ds-DNA抗体を検査する。急性糸球体腎炎が疑われる場合は，溶連菌感染などの既往がないかどうか，抗ストレプトリジン-O（antistreptolysin-O：ASO）についても検査が必要となる。また，家族歴で腎疾患（血尿や慢性腎不全など）や両側性の感音性難聴がある場合には遺伝性腎炎のアルポート症候群が疑われる。
　MCNS以外の可能性が考えられる症例では，治療開始前に腎生検による組織診断が有用である。しかし，急性糸球体腎炎や紫斑病性腎炎では自然寛解するケースが多いため，安易に腎生検を行わず，保存的に経過観察治療を行っていく必要がある。
　全身状態を把握するには，体重測定で浮腫による体重増加の程度を推測し，血圧測定で高血圧の有無をチェックする。また，単純X線による胸腹水の有無と心胸郭比のチェックをすれば，溢水や血管内脱水の程度が把握できる。
　ネフローゼ症候群では，前述したように血液凝固

れている[5]。ステロイド感受性ネフローゼ症候群とは，プレドニゾロン連日投与4週間以内に寛解にいたるもので，4週間以内に寛解しないものはステロイド抵抗性であり，巣状分節性糸球体硬化症の可能性を考慮して腎生検を行うことが望ましい。

再発の定義は寛解後尿蛋白 40 mg/時間/m² 以上あるいは試験紙法で早朝尿蛋白 100 mg/dL 以上を3日間呈するものである。再発時のプレドニゾロン投与法に関しては長期漸減法が選択される場合もあるが，ガイドラインでは表3に示すように短期減量を推奨している。再発回数からいえば長期漸減法が効果的であるとされるが，副作用の面ではエビデンスがない。

頻回再発型・ステロイド依存性ネフローゼ症候群では，免疫抑制薬による治療が選択されることが多い。頻回再発とは初発後寛解となったあと6カ月以内に2回以上の再発，あるいは任意の12カ月間に4回以上再発する場合であり，依存性とはステロイド治療中あるいはステロイド中止2週間以内に2回連続再発する場合である。

幼小児期にはシクロホスファミド（2～3 mg/kg 標準体重/日で8～12週間投与）を第1選択薬として，学童期以降にはシクロスポリン（3～6 mg/kg 標準体重/日を投与）を第1選択薬とする。シクロホスファミドは性腺抑制作用があり，特に累積投与量が 300 mg/kg を超えると，無精子症などの性腺障害（特に男性）の頻度が高くなるため注意が必要であり，学童期以降の小児には使用しづらい。シクロスポリンは慢性腎障害の頻度が高いため，2年以上の投薬は避けるべきである。従って，成長期でステロイド剤を避けたい時期に使用するのがよいとされている。

シクロスポリンに対して効果がなかったり2年間の投薬後もステロイド依存性である場合には，ミゾリビン（4 mg/kg 標準体重/日）の投与を考慮する。ミゾリビンは比較的副作用が少なく使用しやすい薬剤であるが，投与量に関しては一定の基準がまだない。

救急処置

救急処置を必要とするケースには，急性腎不全，難治性浮腫，感染症，血栓症などがある。

急性腎不全

ネフローゼ症候群では，血漿膠質浸透圧の低下に

表3 ステロイド感受性ネフローゼ症候群のステロイド治療[5]

(1) **初発時の治療**
 プレドニゾロン
 1) 60 mg/m²/日（約 2.0 mg/kg 標準体重/日）分3連日投与，4週間（最大 80 mg/日）
 2) 40 mg/m²/日（約 1.3 mg/kg 標準体重/回）隔日朝1回投与，4週間（最大 80 mg/回）
 ただし，2)の減量方法に関しては，主治医の裁量にゆだねられる部分が大きい
 注：持続性血尿，高血圧，腎機能低下，低補体血症を伴う，発症が生後6カ月以内など，微小変化型以外の病型が疑われる場合，プレドニゾロン投与開始前に腎生検を施行する

(2) **再発時の治療**
 プレドニゾロン（A または B を選択）
 (A) 1) 60 mg/m²/日（約 2.0 mg/kg 標準体重/日）分3，尿蛋白消失確認後3日まで（最大 80 mg/日）
    2) 40 mg/m²/日（約 1.3 mg/kg 標準体重/回）隔日朝1回投与，4週間（最大 80 mg/回）
 (B) 1) 60 mg/m²/日（約 2.0 mg/kg 標準体重/日）分3連日投与，尿蛋白消失確認後3日まで～4週間（最大 80 mg/日）
    2) 60 mg/m²/日（約 2.0 mg/kg 標準体重/回）隔日朝1回投与，2週間（最大 80 mg/回）
    3) 30 mg/m²/日（約 1.0 mg/kg 標準体重/回）隔日朝1回投与，2週間（最大 40 mg/回）
    4) 15 mg/m²/日（約 0.5 mg/kg 標準体重/回）隔日朝1回投与，2週間（最大 20 mg/回）
 ただし，2)以下の減量方法に関しては，主治医の裁量にゆだねられる部分が大きい。長期漸減療法も適宜選択する
 注：再発時の治療において，連日投与を4週以上使用した報告はない

よる血管内脱水により循環不全をきたして腎前性急性腎不全を合併し，その後腎性急性腎不全に進行する場合がある。アルブミン製剤の輸注や血液透析，持続血液透析濾過法（CHDF），腹膜透析を行うことがある。

難治性浮腫

ネフローゼ症候群に伴う高度浮腫により，間質組織や胸腔，腹腔に血漿成分が貯留してくる。そのために生じる呼吸不全などの症状に対しては，緊急処置としてアルブミン製剤 0.5～1.0 g/kg/回を投与し，投与直後にフロセミド 0.5～1.0 mg/kg/回を投与する。

ただし，アルブミン製剤の過量投与は，Na 負荷（Na 濃度が 135±25 mEq/L）やうっ血性心不全をきたす恐れがあるため，細心の注意をはらう必要があ

る。

感染症

ネフローゼ症候群患者は，T細胞機能障害やオプソニン効果の障害により易感染状態である。さらにステロイド薬や免疫抑制薬の投与で，重篤な細菌感染症やウイルス感染症を併発することがある。

重症細菌感染症の多くは腹膜炎を呈し，その起因菌は肺炎球菌が最も多い。ウイルス感染症では，特に水痘帯状疱疹ウイルスにより重症水痘となる場合がある。いずれの場合も重篤な感染症を併発した場合には，適切な治療薬の投与と免疫抑制薬の中止，ステロイド薬を1.0 mg/kg/日以下に減量することが望まれる。

血栓症

小児ネフローゼ症候群における血栓症合併頻度は，Mehlsらの報告によると1.8～5％であり，その約半数が動脈血栓症となり重篤な症状を伴うことが多い[6]。血栓症はあらゆる部位に生じるが，腎静脈，深部静脈，肺動静脈，腸間膜動静脈など多彩である。

緊急処置としてウロキナーゼ療法とヘパリン持続静注による線溶・抗凝固療法や外科的処置が必要となる[7]。

参考文献

1 斉藤陽，小板橋靖：小児腎疾患のキャリーオーバー．Annual Review 腎臓，p83-88，中外医学社，2007
2 Kawachi H, Miyauchi N et al：Role of podocyte slit diaphragm as a filtration barrier. Nephrology 11：274-281, 2006
3 上辻秀和：腎生検—小児．ネフローゼ症候群のすべて．腎と透析 59（増刊号）：180-183，2005
4 小板橋靖，生駒雅昭：特集 病気の時の食事と食事療法 ネフローゼ症候群．小児科 44：1718-1725，2003
5 日本小児腎臓病学会：小児特発性ネフローゼ症候群薬物治療ガイドライン 1.0 版（http://www.jspn.jp/0505guideline.pdf）
6 Mehls O, Andrassy K et al：Hemostasis and thromboembolism in children with nephrotic syndrome：differences from adults. J Pediatr 110：862-867, 1987
7 生駒雅昭：ネフローゼ症候群に伴う合併症 血栓症．腎と透析 59（増刊号）：596-599，2005

2 急性糸球体腎炎

[著] 五十嵐 隆

原因

原因の推定できる急性糸球体腎炎(acute glomerulonephritis)のうち、A群β溶血性レンサ球菌(溶連菌)感染が引き金となる溶連菌感染後急性糸球体腎炎(poststreptococcal acute glomerulonephritis：PSAGN)が最も多い。ウイルスやマイコプラズマなどの病原体も原因となる。

臨床症状

血尿と蛋白尿が急に出現し、低蛋白血症による浮腫、腎機能障害と溢水による高血圧を発症する。まれに浮腫や高血圧を認めるが、尿所見の異常を認めないかごく軽微な症例(腎外症候性急性糸球体腎炎)が存在する。

診断の進め方

患者は溶連菌の感染を受ける4～10歳が中心である。約2週間前に溶連菌感染症(咽頭炎、扁桃炎、膿皮症など)の既往があり、浮腫、高血圧、肉眼的血尿などが出現し、尿検査で血尿、蛋白尿を認め、血液検査で低補体血症(CH50低値、C3低値、C4は正常か低値)、抗ストレプトリジン-O(ASO)・抗ストレプトキナーゼ(ASK)の高値がみられたら、PSAGNを疑う。

低補体血症は3カ月以内に正常化する。浮腫、高血圧は7～10日以内に改善する。8週間以内に蛋白尿が、6カ月以内に血尿も消失する。本症は数カ月間の臨床経過を確認した時点で初めてPSAGNと診断できる。

ASO・ASKの高値がみられず、血尿・蛋白尿の改善がなく、低補体血症が12週間以上続くときには、PSAGN以外の膜性増殖性糸球体腎炎やループス腎炎の可能性を考慮する。

治療／救急処置

糸球体血管内皮細胞の炎症により細胞が腫大し、血管内腔が狭窄して腎機能が低下し、高血圧や高K

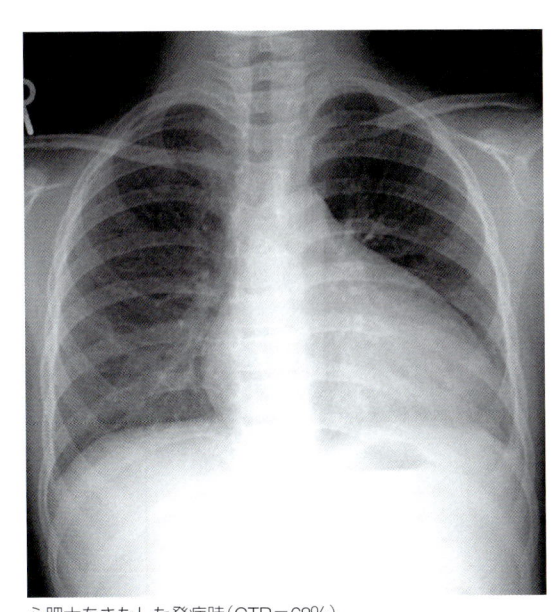

心肥大をきたした発症時(CTR=68%)　　心肥大が改善した利尿期(CTR=45%)

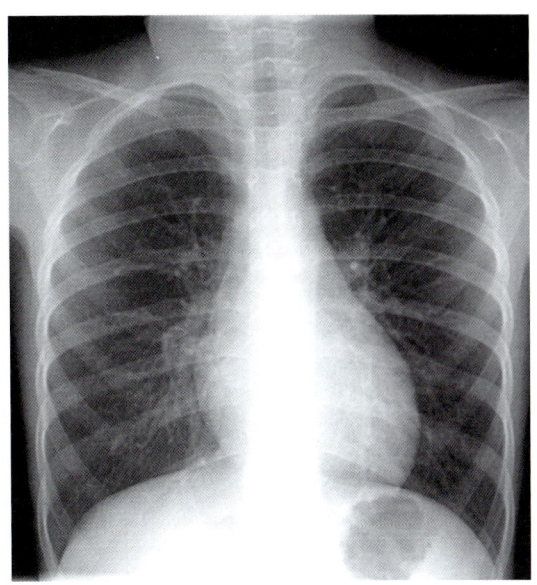

参考図 急性糸球体腎炎患者の胸部X線像

血症が出現する。特に危険な病態は病初期の7～10日間である。

合併症に対する治療

浮腫，高血圧，けいれん，高度の蛋白尿，肉眼的血尿がみられるときには入院とする。

安静
浮腫，溢水が強いときは安静とする。

食事療法
浮腫，溢水，高血圧のいずれかがみられたら，塩分は年長児で1日3g程度に制限する。浮腫，溢水があるときには利尿薬を併用する。

利尿がつく頃には浮腫も軽減するので，塩分制限を次第にゆるめる。PSAGNでは食塩制限は1～2週間必要である。

薬物療法
溢水，高血圧の治療
溢水による心不全や高血圧にループ利尿薬1～2 mg/kg/日，分2を投与する。140/80 mmHg以上（最高血圧，最低血圧のどちらかでも超えた場合）の高血圧には，短時間型Ca拮抗薬のニフェジピン0.2～0.3 mg/kg/を1回投与する。舌下投与は急激な血圧降下をきたすため禁忌である。血圧が下がったら，ニフェジピン徐放製剤0.5～1 mg/kg/日，分2，アムロジピン0.05～0.1 mg/kg/日，分1～2を用いる。PSAGNでは利尿がつく頃に高血圧は軽快する。利尿薬や降圧薬の使用にても高血圧脳症や心不全が改善しないときには透析にて除水を行う。

けいれんの治療
高血圧脳症によるけいれんに対してはジアゼパム0.3～0.4 mg/kgの静注にてまずけいれんを止め，前述した降圧薬を併用する。

高K血症（血清K>7 mEq/L）の治療
利尿薬の効果があれば高K血症は改善する。利尿薬の効果がないときにCa-K交換樹脂0.5～2 g/kg/日，分3にて使用する。血清Kが8 mEq/L以上あるときにはメイロン®，カルチコール®，インスリン＋グルコースなどを使用し，透析も考慮する。

治療抵抗性の溢水，高K血症，腎不全の治療
上記の治療を行っても抵抗性の溢水，高K血症，血液尿素窒素（BUN）100 mg/dL以上があるときには透析療法を行う。

腎炎に対する治療

蛋白尿が消失するまでジピリダモール3～5 mg/kg/日，分2を投与する。

3 溶血性尿毒症症候群

[著] 高木 信明・谷澤 隆邦

原因

溶血性尿毒症症候群（hemolytic uremic syndrome：HUS）は，O-157：H7 に代表される腸管出血性大腸菌のなかの志賀毒素産生性の大腸菌感染症（Shiga toxin-producing *Escherichia coli*：STEC）などに続発し，下痢・血便などの消化器症状を伴う典型的 HUS と，感染（肺炎球菌やヒト免疫不全ウイルス〈HIV〉など）・抗癌薬などの薬剤・周産期・全身性エリテマトーデス（SLE）などの全身疾患・補体系の異常（遺伝性を示すものや自己抗体によるもの）などを原因とする一般に消化器症状を呈さない非典型的 HUS に大別される（表1）。

いずれも血管内皮細胞傷害による血栓性微小血管障害を引き起こし，これが主体となって各種症状を引き起こす。典型的 HUS では志賀毒素（Shiga toxin）による細胞直接傷害もある。

臨床症状

下記の 3 主徴による顔色不良・易刺激性・皮下出血斑・乏尿・浮腫・血尿・蛋白尿などを認める。随伴症状として意識障害・けいれんなどの中枢神経症状を約 1/4〜1/3 に認めるほか，肝機能障害，胆管・胆嚢結石，膵炎，播種性血管内凝固（DIC）がある。急性脳症は HUS 発症直後，腎機能障害よりも先に出現することがある。腸炎の重症化（腸穿孔，腸狭窄，直腸脱，腸重積）にも注意を要する。

典型的 HUS は，STEC 感染者の 1〜10％に発症し，下痢あるいは発熱出現後 4〜10 日に発症することが多い。急性期の死亡率は 2〜5％である。

病歴聴取

生肉の摂食歴は重要である。本人だけでなく家族内の消化器症状と感染，薬歴も聴取する。典型的 HUS では血性下痢を認めることが多く，診断を容易にする。

表1 HUS の分類

D＋HUS（classic HUS）：Shiga-toxin associated HUS
D－HUS（familial HUS）：factor H deficiency and complement activation

D＋HUS：diarrhea associated HUS
D－HUS：non-diarrhea associated HUS
HUS：hemolytic uremic syndrome

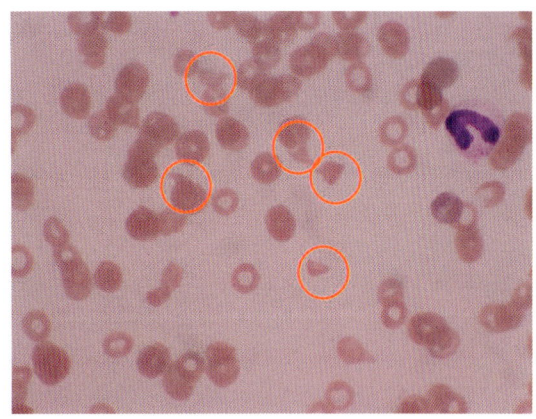

図1 HUS 患者の末梢血中に認められた破砕赤血球（○印）

身体診察

血小板減少による皮下出血斑，溶血による黄疸，腎機能障害による肉眼的血尿や浮腫を見逃してはならない。意識状態・けいれんにも留意する。

診断の進め方

1) 溶血性貧血：破砕赤血球を伴う貧血でヘモグロビン（Hb）10 g/dL 以下（図1）。
2) 血小板減少：血小板数 10 万/μL 以下。
3) 急性腎機能障害：血清クレアチニン（Cr）濃度が年齢別基準値の 97.5％値以上で，各個人の健常時の値の 1.5 倍以上。

の 3 主徴をもって診断する。

糞便培養や PCR（polymerase chain reaction）法による STEC の検出，志賀毒素の検出のいずれかが証明されると診断がより容易となる。STEC による腸

炎は3類感染症であり，保健所に報告する義務がある。

非典型的HUSの場合はADAMTS13活性の測定のほか，補体系・H因子・I因子・MCPの測定が原因究明に有用である。

治療／救急処置

典型的HUSの治療法の基本は支持療法である。
1）輸液と血液透析（体重15 kg未満の年少児では腹膜透析）による体液管理で，水・電解質の管理を厳重に行う。透析療法は専門施設へ依頼し，慢性腎不全の適応より早めに導入することが望ましい。
2）HUSに伴う高血圧は溢水によることが多いため，フロセミド，またはCa拮抗薬を用いて血圧管理を行う。
3）貧血の急激な進行，血小板の急激な減少に注意する。輸血による溢水や高血圧に注意する。赤血球輸血はHbを6 g/dL以上に維持するように輸血する。血小板輸血は出血傾向のあるとき，外科的処置の前に行う。

合併症に対しては，各々の病態に対する対症療法を行う。抗生剤は一般的には使用しない。

非典型的HUS治療の基本は同じ支持療法であるが，特異的治療として血漿交換が有効である。

参考文献

1 Marina Noris, Giuseppe Remuzzi：Hemolytic Uremic Syndrome. J Am Soc Nephrol 16：1035-1050, 2005
2 日本小児腎臓病学会：腸管出血性大腸菌感染に伴う溶血性尿毒症症候群（HUS）の診断・治療のガイドライン改訂版（http://www.jspn.jp/cho-kan-gakujyutsu.html）

4 急性腎不全

[著] 服部 元史

原因

急性腎不全（acute renal failure：ARF）は，急激な腎機能の低下によって起こる高窒素血症を主徴とする病態で，表1に示した様々な原因で発症する。

小児のARFでは，年齢によってその原因疾患が大きく異なることが特徴である。新生児期では腎虚血（仮死や呼吸窮迫症候群）や先天性腎尿路奇形が，乳幼児期では溶血性尿毒症症候群（HUS）が主な原因であり，学童期以降には腎炎による急性腎不全も問題となる。さらに新生児期から乳幼児期にかけては，感染症（敗血症）や脱水症もARFの主要な原因となる。また，小児医療専門施設では，先天性心疾患の開心術，血液腫瘍疾患の治療などに伴うARFも問題となる。

診断の進め方

ARFは，原因疾患の軽快・治癒なくしてその改善は得られない。そのため，ARFの治療上重要なことは原因を正確に診断することであり，障害部位（腎前性，腎性，腎後性）を鑑別しながら原因疾患の検索をすみやかに進める。

診断フローチャートを図1に示した。まず導尿，既往歴の聴取，腎尿路エコー，各種画像診断などで腎後性ARFや慢性腎不全の急性増悪（例：低・異形成腎症例の脱水）の可能性を検討する。次に，腎前性ARFと腎性ARFの鑑別を行うが，尿の色調や尿定性・沈渣所見（例：ミオグロビン尿は赤ワイン色で尿潜血反応は陽性だが尿沈渣では赤血球はみられない，また糸球体腎炎では血尿＋蛋白尿＋赤血球円柱が認められる），そして表2に示した尿インデックスが有用である。

脱水や出血による循環血液量の減少が認められれば，その補正をはかる。同時に心機能の評価も重要で，心不全が認められれば，強心薬の投与を行って循環動態の改善をはかる。そして腎性ARFが疑われるもののその原因がはっきりしない場合には，躊躇することなく腎生検を実施して原因を確定する。

表1 小児ARFの原因（病因的分類）

【腎前性】
- 循環血液量の減少（脱水，出血，third spaceへの喪失，ネフローゼ症候群などの浮腫性疾患など）
- 心拍出量の低下（仮死，呼吸窮迫症候群など）
- 末梢血管抵抗の減少（敗血症，アナフィラキシーショックなど）
- 腎輸入細動脈の収縮（シクロスポリン，タクロリムスなど）
- 腎輸出細動脈の拡張（アンジオテンシン変換酵素〈ACE〉阻害薬など）

【腎性】
- 尿細管壊死（虚血，腎毒性物質，薬剤，溶血，挫滅症候群など）
- 腎内血管病変（溶血性尿毒症症候群〈HUS〉，腎皮質壊死など）
- 糸球体障害（急性糸球体腎炎，半月体形成腎炎など）
- 尿細管間質性腎炎（薬剤，感染症，全身性疾患，特発性）
- 尿細管閉塞（高尿酸血症など）

【腎後性】
- 上部尿路の閉塞（腎盂尿管，尿管膀胱移行部狭窄など）
- 下部尿路の閉塞（後部尿道弁など）

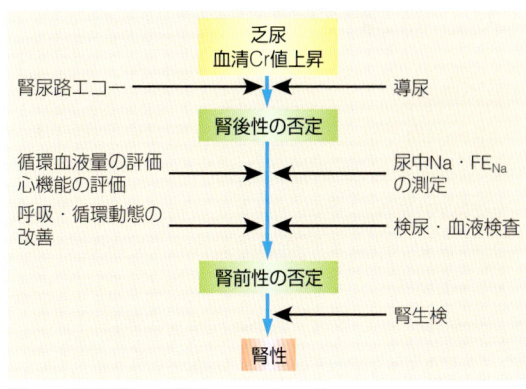

図1 急性腎不全の診断フローチャート

治療／救急処置

治療に際しては，ARFの原因を正確に診断すると同時にARFの病勢を適切に判断し，そしてARFに伴う合併症に対してすみやかに処置を行うことが肝要である。

表2 腎前性ARFと腎性ARFの鑑別(尿インデックス)

	腎前性	腎性
FE_Na(%)	<1(<2.5)	>2(>2.5~3.0)
尿中Na (mEq/L)	<10(20~30)	>30~40(>30~40)
尿浸透圧 (mOsm/L)	>400~500(>350)	<350(<300)

FE_{Na}＝(尿中Na×血清Cr/血清Na×尿中Cr)×100
FE_{Na}：ナトリウム排泄分画，Cr：クレアチニン
(　)内は新生児の基準値を示す

表3 小児ARFの救急処置(薬物療法)

【高血圧】
・ニフェジピン(アダラート®)：0.2~0.5 mg/kg/回 舌下または注腸
・ニカルジピン(ペルジピン®)：0.5~6 μg/kg/分 持続点滴
・ジルチアゼム(ヘルベッサー®)：3~10 μg/kg/分 持続点滴

【高K血症】
・8.5%グルコン酸カルシウム(カルチコール®)：0.5~1.0 mL/kg/回 5~15分かけて静注
・8.4% NaHCO_3(メイロン®)：1~2 mL/kg/回 10~30分かけて静注
・グルコース(0.5 g/kg)＋インスリン(0.1 U/kg)：30分~2時間かけて静注
・血清カリウム抑制薬(カリメート®)：0.5~1 g/kg 微温湯100 mLで溶解して注腸
・サルブタモール(ベネトリン®)：0.02 mL/kg/回 ネブライザーで10分かけて吸入

表4 小児ARF治療において血液浄化療法を開始する目安

1) 利尿薬に反応しない溢水状態(心不全，肺水腫，重症高血圧，希釈性低Na血症)
2) 高K血症(>6~7 mEq/L)
3) 尿毒症に伴う中枢神経症状
4) 治療困難な重症代謝性アシドーシス(HCO_3^-：<10 mEq/L)
5) 薬剤，輸血，輸液スペースの確保
6) 十分な栄養の補給
7) 敗血症
8) 多臓器不全(MOF)

表5 年齢別にみた小児高血圧の基準[4]

年齢	severe(mmHg) 収縮期	severe(mmHg) 拡張期	significant(mmHg) 収縮期	significant(mmHg) 拡張期
7日	≧106		≧96	
8~30日	≧110		≧104	
2歳未満	≧118	≧82	≧112	≧74
3~6歳	≧124	≧84	≧116	≧76
6~10歳	≧130	≧86	≧122	≧78
10~13歳	≧134	≧90	≧126	≧82
13~16歳	≧144	≧92	≧136	≧86
16~18歳	≧150	≧98	≧142	≧92

病勢の見極め

ARF治療で重要なことは病勢(重症度，進行性，腎不全持続期間)を適切に見極めることである。

腎機能の廃絶に伴い，窒素化合物の蓄積，水・電解質の異常，酸塩基平衡の破綻が生じ，種々の臨床症状が出現する。そのうち，うっ血性心不全，肺水腫，高血圧，高K血症，低Na血症，代謝性アシドーシス，けいれんが特に問題となる。

また，腎不全の進行性や持続期間は原因によって異なるが，時間尿量のモニターが臨床上有用で，1.0 mL/kg 体重/時間を下回ってきたら，血液浄化療法の準備をする。

救急処置と血液浄化療法を開始する目安

救急処置を表3に，また血液浄化療法を開始する目安を表4に示した。

循環血液量の評価が重要であるが，臨床上難しい場合が少なくない。体重の変化，血圧，心拍数，皮膚ツルゴール，胸部X線，心エコー，下大静脈径，中心静脈圧などで総合的に判断する。その際，小児では年齢により高血圧の基準が異なる点に留意する(表5)。

また，敗血症や多臓器不全(MOF)を伴うARFの生命予後は不良であるため，病因制御や臓器・組織灌流の保持を目的とした血液浄化療法(non-renal indication)についても考慮する。

血液浄化療法の選択

患児の年齢・体格，病態(除去対象物質の分子量や蛋白結合性の相違)，原因疾患，循環動態，輸液スペースの必要性，そして各種血液浄化療法の特性を考慮して，適切な血液浄化療法を選択する。各種血液浄化療法の特性と合併症を比較して表6に示した。

小児ではプライミングボリュームやブラッドアクセスの点で体外循環血液浄化療法の実施が困難な場合が多いため，循環動態と呼吸状態が安定しており腹部の使用が可能な場合や，透析の長期化が予想される場合には，まず腹膜透析(peritoneal dialysis：PD)を選択する。

PDは，抗凝固薬が不要(出血傾向を助長しない)，

表6　各種血液浄化療法の特性と合併症

	PD	HD	CHF	CHDF
溶質除去能*	3+	4+	1+	2+
除水能*	2+	3+	4+	3+
毒素(アンモニア)除去能*	1+	4+	0	2+
循環動態安定性の必要性*	1+	3+	1+	1+
高K血症の是正*	2+	4+	1+	2+
緩徐・持続的*	4+	0	4+	4+
抗凝固薬の必要性	なし	あり	あり	あり
高血糖の合併	あり	なし	なし	なし
呼吸状態悪化の可能性	あり	なし	なし	なし
腹膜炎合併の可能性	あり	なし	なし	なし
不均衡症候群合併の可能性	なし	あり	なし	なし

*0〜4+にグレード分類した
PD：腹膜透析，HD：血液透析，CHF：持続的血液濾過，CHDF：持続的血液透析濾過

また透析が緩徐・持続的で循環動態に与える影響が少ない(残存腎機能の保持や頭蓋内圧の変動が少ない)などの利点を有しており，循環動態が変動しやすい新生児や乳幼児に適した方法である。

しかし，敗血症の合併などで循環不全(低血圧)がある場合，PD では十分な除水ができない。その際，除水が主たる目的の場合には持続的血液濾過(CHF)を選択するが，CHF にて十分な輸液スペースを確保することで，ARF の原因疾患に対する治療や十分な栄養補給が可能となる。

一方，除水に加えて高K血症や高窒素血症のコントロールが必要な場合には，持続的血液透析濾過(CHDF)を選択する。CHDF ではサイトカインなどの各種メディエーターが除去される可能性も指摘されており，ARF に対する腎補助のみにとどまらず，敗血症や多臓器不全に対しても良好な治療効果(non-renal indication)が期待しうるとされている。

なお，小児急性血液浄化療法の具体的な実施方法については，文献1を参照していただければ幸いである。

チーム医療

ARF 治療はチーム医療であることを念頭におき，関係方面(外科医，泌尿器科医，麻酔科医，集中治療医など)との密接な連携が大切である。

参考文献

1 伊藤克己監修，服部元史，金子岩和編：小児急性血液浄化療法マニュアル，医学図書出版，2002
2 Benfield MR, Bunchman TE：Management of acute renal failure. In Pediatric Nephrology, 5th ed, Avner ED et al ed. p1253-1266, Lippincott Williams & Wilkins, 2004
3 平澤博之ほか：急性血液浄化療法とその適応．Clinical Engineering 17：919-926, 2006
4 Report of the Second Task Force on Blood Pressure Control in Children—1987. Task Force on Blood Pressure Control in Children. National Heart, Lung, and Blood Institute, Bethesda, Maryland. Pediatrics 79(1)：1-25, 1987

11章 腎・尿路疾患

5 尿路感染症

[著] 和賀 忍

原因

尿路感染症（urinary tract infection）は，腎臓から尿道までの尿路における細菌，ウイルス，または真菌による感染症を指す。一般には，頻度の高さから，細菌を原因とするものをいう。尿道周囲に形成される細菌の膀胱への上昇が感染の契機となる。

初回感染では 80〜90％が大腸菌，次いでクレブシエラ属（*Klebsiella*），プロテウス属（*Proteus*）である。男児では 6 カ月までは大腸菌，それ以降はプロテウス属が多い。女児が男児よりも感染性が高いのは尿道長が短いことによる。細菌が上行して感染する部位により，急性細菌性膀胱炎（下部尿路感染症），急性腎盂腎炎（上部尿路感染症）となる。細菌が腎臓にいたり腎盂腎炎を発症する要因には，膀胱尿管逆流など尿路の形態学的異常や，一部細菌の尿路上皮細胞への高い粘着性がある。

臨床症状

宿主−起因菌の相互反応による炎症反応の強さ，感染部位，患児の年齢により発現様式が変化する。

新生児期は，感染防御機構の未熟性により，急性腎盂腎炎から敗血症や細菌性髄膜炎にいたることもある。この時期には，感染があっても微熱あるいは平熱のことがあり，不機嫌，哺乳不良，黄疸，体色不良などが臨床徴候として重要である。

新生児期以降には，38.5℃以上の高熱は腎盂腎炎の重要な臨床症状となる。急性膀胱炎では微熱あるいは中等度発熱がみられる。下部尿路感染症状としての排尿時痛や頻尿は，幼児期では膀胱炎としてではなく外陰炎，亀頭炎としてみられることがある。急性腎盂腎炎にみられる腰部痛，背部痛なども，4〜5歳頃までは少ない。長期的な合併症として，慢性腎不全，高血圧症，妊娠時合併症が重要である。

診断の進め方（図1）

診断は採取された尿の細菌検査に基づく。従って，非起因菌コンタミネーションを避けた尿の採取

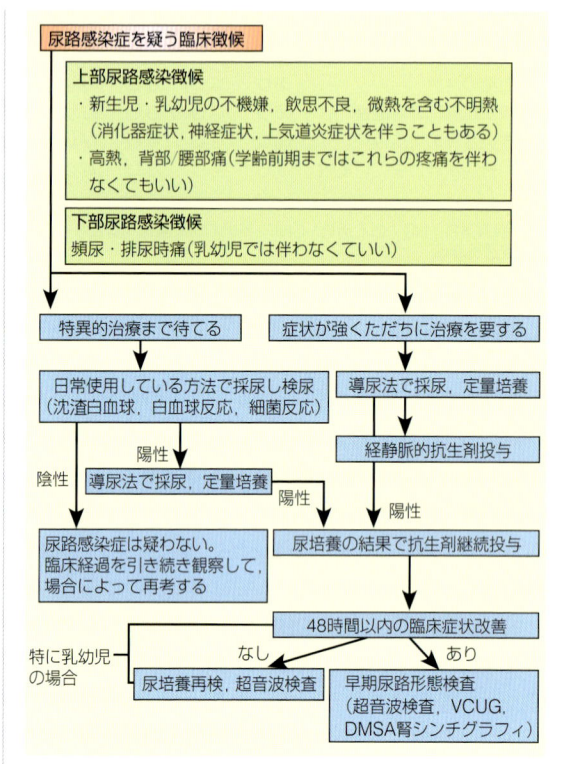

図1 尿路感染症の診断フローチャート
（文献1を改変）

と定量培養が必要である。同一細菌のコロニー形成数を数える（図2）。以下の順で信頼性が高い。

1）恥骨上膀胱穿刺採尿による培養で，グラム陰性桿菌であればいくつでも，グラム陽性球菌であれば数千 CFU（colony forming units）/mL 以上で感染確率 99％。
2）導尿によるものでは 10^5 CFU/mL 以上で 95％。
3）長時間貯留尿の中間尿で，男児では 10^4 CFU/mL 以上で感染を疑い，女児では 3 回以上同一菌 10^5 CFU/mL 以上で 95％。

1）は侵襲性が強いため，日本ではあまり行われず，2）または 3）が標準となりうる。尿バッグによる採尿は，細菌検査には信頼性に乏しいが，細菌尿定性（亜硝酸反応），白血球尿定性（エラスターゼ反応），沈渣白血球など尿路感染を疑うための検体採取には有用である。感染部位の標準的診断方法は確

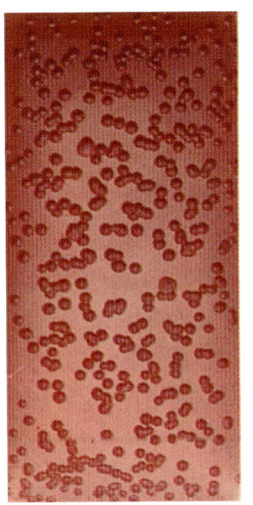

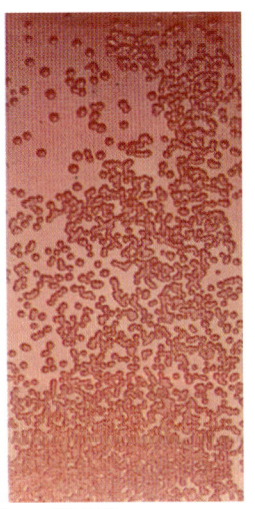

図2 スライド培地に認められるグラム陰性桿菌コロニー
左から 10^4 CFU/mL, 10^5 CFU/mL 相当のコロニー形成(スライドカルチャーU, 栄研化学判定表より)

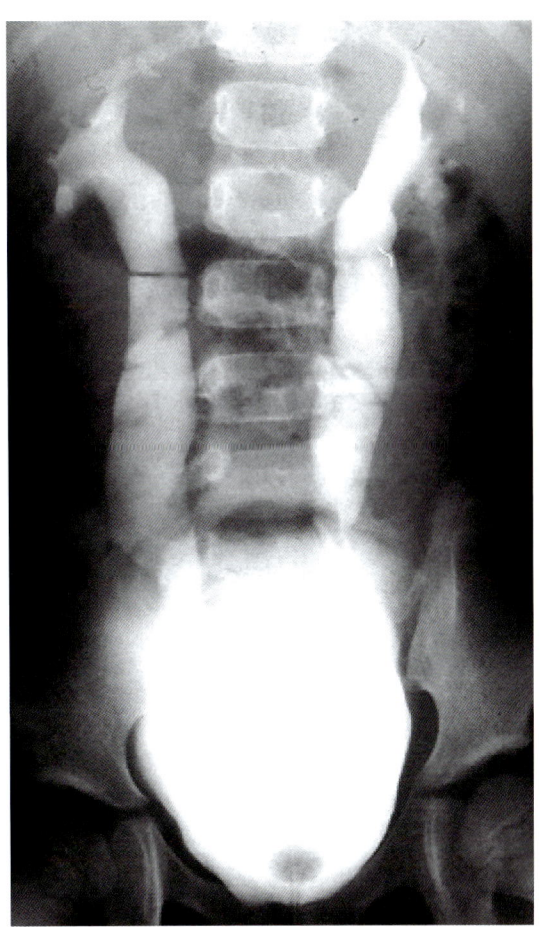

図3 国際分類Ⅳに相当する膀胱尿管逆流

立されていない。急性腎盂腎炎では，腎実質への侵襲の強さが全身症状と関連することから，C反応性蛋白(CRP)が重症度の把握に有用とされる。

その他，腎実質侵襲を反映して尿中 β_2 ミクログロブリン増加などもみられる。急性膀胱炎においては表層感染であることが多いので，ほとんどの場合，全身炎症反応はみられない。

尿路感染症は，乳幼児では背景因子として尿路奇形を考える必要がある。受診時に腹部腫瘤，皮膚腰仙部ディンプルなどの有無をみる。急性期症状が沈静化された時点で，可能なかぎり非侵襲的な方法で，尿路形態異常を調べる。超音波検査では，水腎症，尿管の拡張，膀胱壁の肥厚などをみる。最もよく見出される異常は膀胱尿管逆流現象(vesicoureteral reflux：VUR)である(図3)。VUR は排泄性膀胱尿道造影像(voiding cystourethrogram：VCUG)による重症度判定によりⅠ～Ⅴ度に分類され，高度障害では腎瘢痕形成，逆流性腎症を生じる確率が高い。腎瘢痕形成は ^{99m}Tc-DMSA 腎シンチグラフィによって評価される。

治療／救急処置

感染症状が重篤で，水分摂取や経口抗生剤服薬ができないとき，入院のうえ，経静脈的抗菌薬投与が行われる。通常，上記の療法で1～2日で臨床症状の改善をみるので，経口投与に切り替え，総計7日ないし14日の治療を行う。全身状態により適宜外来治療に切り替える。

使用すべき抗菌薬として経口薬では新経口セフェム薬，静注薬では第二世代セフェム(CTM, CMZ など)，第三世代セフェム(CTX, CTRX など)が推奨される。尿路系の形態異常や尿路感染症を頻回に再発する患児は，長期的に腎障害を合併するリスクがあることから，低用量，長期の予防的抗菌薬投与(ST合剤 0.01～0.0125 g/kg，就寝前1日1回あるいは隔日，CCL または CEX 5mg/kg，就寝前1日1回)が行われる。ただし，リスクに対する予防効果についてはエビデンスに乏しい。

参考文献

1 American Academy of Pediatrics：Practice parameter：The diagnosis, treatment, and evaluation of the initial urinary tract infection in febrile infants and young children. Pediatrics 103：843-852, 1999
2 Hanson S, Jodal U：Urinary tract infection. Pediatric nephrology, 5th ed. Avner ED, Harmon WE et al ed, p1007-1025, Lippencott Williams & Wilkins, 2004

6 尿路結石

[著] 鈴木 俊明

原因

尿中に排泄されるカルシウム，シュウ酸，尿酸，リン酸などの結石関連物質が，種々の条件下において尿路で結晶化し増大したものを尿路結石（urinary calculus）と称する。一方，間質など腎実質内へ増加蓄積した場合には腎石灰化と称し区別するが，両者は合併する場合もあり，鑑別が困難な場合もある。

一般に小児における腎尿路結石は成人に比しはるかに頻度が少なく，全結石症例の1％程度とされている。しかし，先天性尿路通過障害とそれに合併しやすい尿路感染症，そして先天性代謝障害や遺伝子異常などの基礎疾患を有している場合が多いのが特徴で，考慮すべき基礎疾患は多数存在する（表1）。

臨床症状

結石が腎内にあれば痛みはなく，あっても鈍痛程度だが，尿管内に落下してくると強い腰痛や腹痛を呈する。結石が尿管に嵌頓すると，疝痛（激烈な側腹部痛で嘔吐を伴う場合もあり）を引き起こし，急性腹症の1つとして知られる。

顕微鏡的または肉眼的血尿は，ほとんどの場合に認められ，他の急性腹症との鑑別に重要となる。まれなケースではあるが，同時に両側の尿管に結石が嵌頓した場合には無尿となり，腎後性腎不全をきたすこともある。

幼児では，尿路感染が発見の発端となることが多く，哺乳力低下，体重増加不良の精査中に発見されることもある。

診断の進め方

超音波検査

簡便な検査であり情報量も多い。一般の救急外来でも可能。結石の部位や大きさだけでなく，腎盂尿管の拡張程度もチェックする。エコー輝度が高く，その位置からプローベの反対側に直線的な低エコー輝度の部分，すなわち音響陰影（acoustic shadow）を伴うものを結石と考える（図1）。

腹部単純X線検査

単純撮影で両腎部から膀胱まで撮影する（腎尿管膀胱部単純撮影〈KUB〉）。カルシウム成分を含む結石は，石灰化陰影として尿路上に認められるが，描出されにくい結石（尿酸結石など）があることも知っておかなければならない（図2）。

表1 尿路結石の基礎疾患

基礎疾患	原因など	特徴，予防法（治療法）など
特発性高Ca尿症	腸管吸収亢進，腎排泄亢進	尿中Ca排泄量が4 mg/kg/日以上，または尿中Ca・Cr比が0.25以上 サイアザイドを使用することもある
特発性尿細管性蛋白尿症 原発性高シュウ酸尿症 シスチン尿症	クロライドチャネルの遺伝子異常 肝酵素の遺伝子異常 シスチンの再吸収障害	高Ca尿症性腎結石，腎実質の石灰化（両腎錐体部中心） 幼児は腎石灰化，年長児は腎尿路結石，肝移植後に腎移植 尿沈渣に六角形の結晶 尿のアルカリ化（ウラリットU®など）と大量飲水，チオプロニンの内服
プリン代謝異常 低Mg血症を伴うもの 新生児期の腎石灰化 高Ca血症	プリン代謝酵素欠損 家族性低Mg血症など フロセミド（ラシックス®）の多用	プリン制限食，アロプリノール投与 腎錐体部の石灰化，尿アルカリ化，マグネシウム補充 サイアザイドが有効なことあり 副甲状腺機能亢進症，ビタミンD中毒，甲状腺機能低下症，担癌状態など
遠位尿細管性アシドーシス 感染性尿路結石	酸血症下でも酸性尿にならない 尿路の通過障害，膀胱尿管逆流	十分なアルカリ療法（ウラリットU®などの内服） リン酸アンモニウムマグネシウム結石，感染のコントロール

6 尿路結石

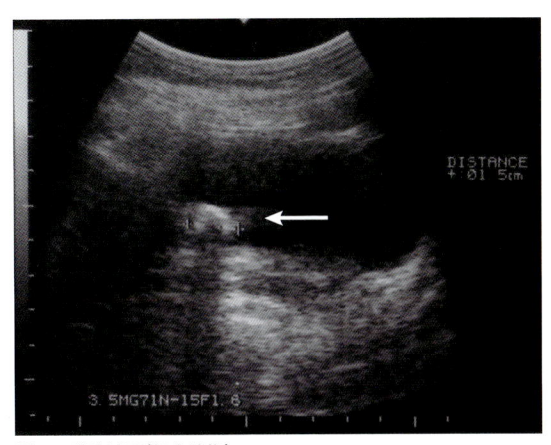

図1　膀胱結石(超音波像)
エコー輝度が高く，音響陰影(acoustic shadow)を伴う

静脈性腎盂造影
　静脈性腎盂造影(intravenous pyelography：IVP)は，超音波検査で代用されることもあり，通常いきなり救急外来で行うことはないが，尿路系の結石を描出することに関しては，現在でもgold standardと考えられている(図3)。

CT
　結石，石灰化を描出するための検査として，通常は最も感度が高いと考えられる。

結石分析
　排石されたものの成分分析は，診療上，大きな情報をもたらすので，可能なかぎり入手するようにする。

血液，尿検査
　再発防止のためには，結石の原因診断も大切である。小児の腎尿路結石で最も多くみられる代謝異常は高Ca尿症状態で，スポット尿のCa・クレアチニン(Cr)比で診断できる。そのほか，尿pH，細菌培養，尿酸，シュウ酸，クエン酸，Mg，アミノ酸分析などを測定する。
　血液検査では電解質，総蛋白，血液尿素窒素(BUN)，Cr，尿酸，血液ガス分析，副甲状腺ホルモンなどを測定する。

治療／救急処置

　基礎疾患があり，それに対する根本的な治療が存在する場合には，一般的治療と並行して行う。

一般対症療法
　鎮痛薬(ボルタレン®坐薬 0.5〜1.0 mg/kgなど)，抗コリン薬を患児の症状に応じて使用する。また，

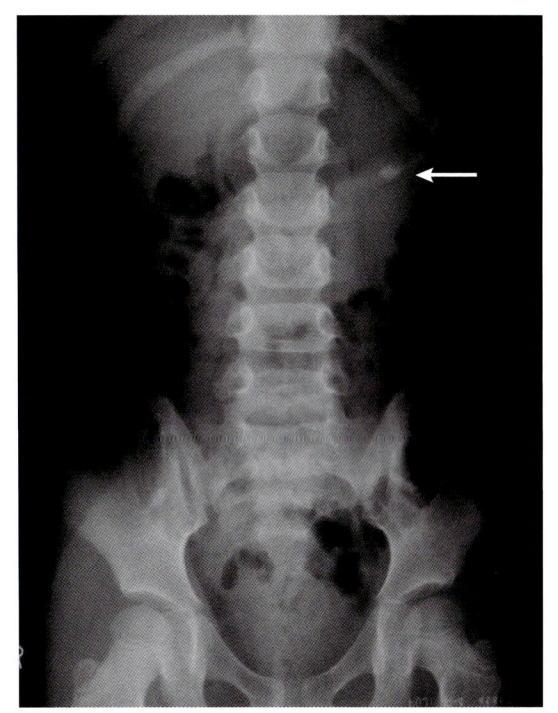

図2　尿路結石(腹部単純X線像)
左腎部に結石を認める(⇒)

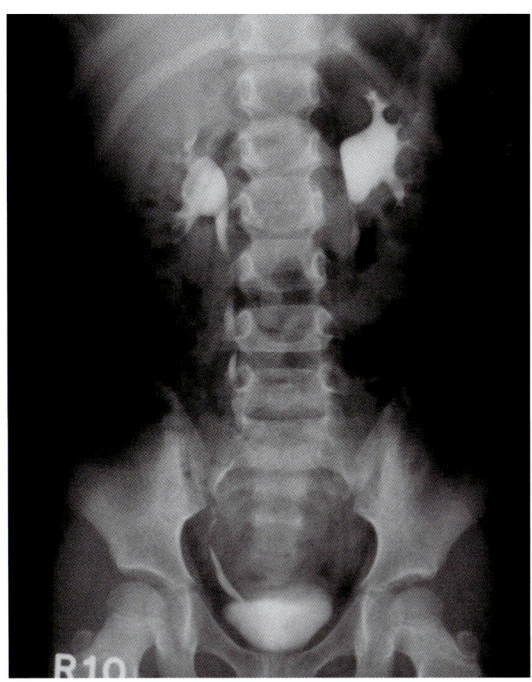

図3　尿路結石(静脈性腎盂造影像)(図2と同一症例)
軽度の腎盂尿管移行部狭窄を認め，図2の結石が腎盂に存在することがわかる

283

経口水分，輸液などで尿量を増やすなどする。

保存的治療

原因となる代謝疾患によっては，薬物療法によって溶解，再発予防ができる。一般的には十分な水分を摂取することが必要。最近では，動物性蛋白や脂質の過剰摂取が尿路結石形成を助長すると述べた報告がなされている。

外科治療

小児でも，4～5 mm以下の結石であれば自然排石が期待できると考えられている。

自然排石が全く期待できない場合，保存的にみて溶解できない結石，疼痛や腎障害の原因となる場合には外科的治療が必要となる。

近年，小児においても体外衝撃波結石破砕術（ESWL）や経皮的腎砕石術（PNL），経尿道的尿管砕石術（TUL）が積極的に行われるようになってきている。

基礎疾患として，腎盂尿管移行部狭窄による水腎症をはじめ，閉塞性尿路疾患などの尿路奇形がある場合は，原疾患の根治術を含め，開放手術が適応となることも多い。

参考文献

1 日本泌尿器科学会，日本Endourology・ESWL学会，日本尿路結石症学会：尿路結石症診療ガイドライン，金原出版，2002
2 平成15-16年度厚生労働科学研究医療技術評価総合研究事業尿路結石症診療ガイドラインの適正評価に関する研究班：尿路結石症診療ガイドライン 改訂版，2005（http://minds.jcqhc.or.jp/）

12章 神経・筋疾患

1 顔面神経麻痺 286
2 熱性けいれん 289
3 てんかん 291
4 憤怒けいれん 296
5 もやもや病 297
6 重症筋無力症 299
7 ギラン-バレー症候群 301
8 細菌性髄膜炎 303

顔面神経麻痺

[著] 遠藤 文香・大塚 頌子

原因

顔面神経麻痺(facial paralysis)の原因は様々であるが(表1)，病変部位が中枢性か末梢性か，また発症時期により先天性か後天性かを判断し，鑑別を進める。中枢性麻痺は脳内の顔面神経の走行のどの部分の障害でも起こるが，内包での出血や腫瘍などで起こりやすい。ここでは末梢性麻痺を中心に述べる。

成人同様ベル(Bell)麻痺の頻度が最も高いが，乳幼児期では先天性麻痺や急性中耳炎，乳様突起炎による麻痺の占める割合が多いことが特徴である。まれではあるが白血病や高血圧が原因となることがあり，念頭におく必要がある。

表1 小児顔面神経麻痺の原因

特発性	ベル麻痺
先天性	分娩時外傷
	先天異常
	第1・2鰓弓症候群(ゴールデンハー〈Goldenhar〉症候群など)
	メビウス(Möbius)症候群
	脊髄空洞症
感染症	ラムゼー・ハント症候群
	中耳炎，乳様突起炎など耳性感染症
	急性灰白髄炎
	水痘
	その他のウイルス感染症(EBウイルス，エンテロウイルス，ムンプスウイルス，ヒト免疫不全ウイルス〈HIV〉など)
	マイコプラズマ感染症
	ライム(Lyme)病(ライム病ボレリア〈Borrelia burgdorferi〉の感染)
	髄膜炎，脳炎
	川崎病
外傷性	頭部外傷・側頭骨骨折
	顔面外傷
腫瘍性	白血病
	脳幹グリオーマ
	聴神経腫瘍
	小脳橋角部腫瘍
血液疾患	血友病
	組織球症(histiocytosis)
その他	ギラン-バレー(Guillan-Barré)症候群
	サルコイドーシス
	メルカーソン-ローゼンタール(Melkersson-Rosenthal)症候群
	高血圧

臨床症状

小児では麻痺症状を訴えることが少なく，発症時期や随伴症状が不明瞭なことが多い。しかし顔面神経麻痺のみならず随伴症状としての耳痛，難聴，めまいなどについても詳細な問診が必要である。またベル麻痺では，先行感染を認めることが多く，問診で確認する。

まず上顔面筋の麻痺の有無で中枢性か末梢性かを鑑別する。上顔面筋は両側支配のため，一側性の中枢性麻痺では額のしわ寄せが可能であり，眼輪筋の麻痺はないか，あってもきわめて軽度である。一方末梢性麻痺では上顔面筋を含むすべての表情筋が同じように麻痺する。中枢性麻痺でも末梢性麻痺でも下顔面筋の麻痺側では鼻唇溝が浅くなり，口角は健側に引かれる。乳幼児では指示に従いにくいため，啼泣時や笑ったときの表情の変化を注意深く観察することが大切である。

末梢性麻痺を認めるときは，舌前2/3の味覚障害，唾液分泌低下，聴覚過敏，涙分泌の減少を伴っているか否かを観察する。乳幼児では，啼泣時の流涙に左右差がないかを問診することで，ある程度顔面神経の障害部位が推測できる。

経過として，初期は不全麻痺でも発症後1〜7日のうちに完全麻痺に進行することがある。

診断の進め方

小児では検査への協力が得られないことが多いが，可能なかぎり成人と同様の検査を行うように努力する。

顔面運動評価

麻痺の程度を正しく評価することは，麻痺の予後判定や回復の度合いを知るために重要である。日本では日本顔面神経研究会提唱の40点法(表2)が多く用いられ，36点以上を正常，8点以下を完全麻痺

と定義している。5〜6歳以降では全項目の顔面運動採点が可能になる。

耳鏡検査

中耳炎やラムゼー・ハント（Ramsay Hunt）症候群の可能性があるため，必ず耳鏡により鼓膜所見，耳介および外耳道の発疹の有無を見逃さないようにする。

病変部位の診断

アブミ骨筋反射，涙分泌検査および味覚検査を行い，顔面神経の障害部位を推定する（図1）。病変部位がアブミ骨筋神経分岐部より中枢のものの方が治癒に日数を要するという報告があり，予後予測に用いられる。

神経障害の程度の診断

電気生理学検査が有用であり，これには顔面筋電図，electroneurography（ENoG），神経興奮性検査，瞬目反射検査（blink reflex）などがある。

このなかでもENoGは，成人領域では予後推定に有用な検査として確立されている。ENoGは顔面神経を電気刺激し，口輪筋上から得られた筋活動電位（M波）の振幅を健側と比較して評価する。10％以下では回復はより遷延し，かつ治癒率も低下し，予後不良例が多い。

画像

麻痺からの回復が遅い例や頭蓋内病変が疑われる

表2　顔面表情スコア記載表

	ほぼ正常 （4点）	部分麻痺 （2点）	高度麻痺 （0点）
安静時の非対称			
額のしわ寄せ			
軽い閉眼			
強い閉眼			
片目つぶり			
鼻翼を動かす			
頬をふくらます			
「イー」と歯をみせる			
口笛			
口をへの字に曲げる			

それぞれ健側と患側に明らかな差を認めない場合を4点，筋緊張と運動性の減弱を認める場合を2点，筋緊張と運動性が喪失している場合を0点とする

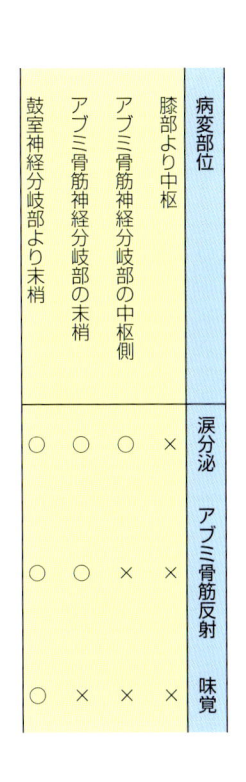

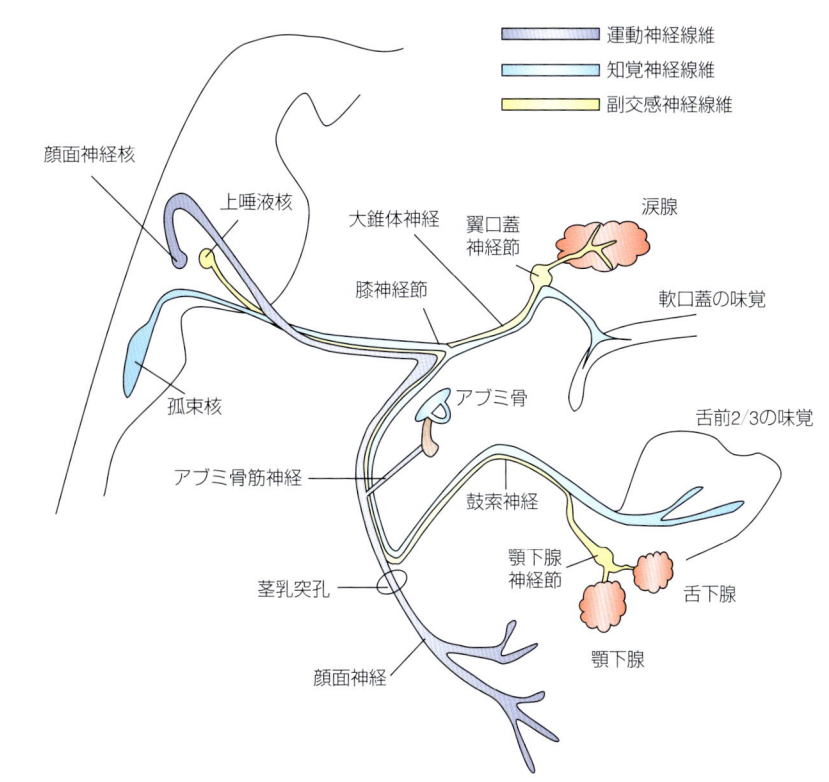

図1　顔面神経の走行と顔面神経麻痺の側頭骨内障害部位

症例では，頭部 MRI は基礎疾患の検索のために必要である．側頭骨 CT では乳様突起炎，中耳真珠腫，顔面神経鞘腫など，腫瘍性病変の有無や側頭骨の骨折が検索できる．

治療／救急処置

最も頻度の高いベル麻痺は予後良好で，ほとんどの症例が3週間～3カ月で回復の兆しを認め，小児での治癒率は90～100％である．特に不全麻痺では予後がよいため，無治療で経過をみることもできる．

治療はステロイド，ビタミン B_{12} などの投与が行われる．ステロイドは抗浮腫効果の目的で使用されるが，神経がワーラー（Waller）変性をきたすと神経再生が困難になるため，早期に治療を開始することが重要といわれる．しかし小児のベル麻痺へのステロイド治療に関しては，使用群と非使用群とで治療効果に有意な差が認められないとの報告があり，現時点では小児へのステロイドの有効性に関するエビデンスは不十分とされる．

ステロイドの投与方法は様々であるが，プレドニゾロン 1 mg/kg/日を1週間弱投与し，数日で漸減中止することが多い．

腫瘍性麻痺，中耳炎性麻痺などは原疾患を加療することで，麻痺の改善が期待できる．外傷性の場合，高度麻痺では早急に顔面神経減荷術が必要な症例がある．ハント（Hunt）症候群ではアシクロビルの投与を行うこともある．

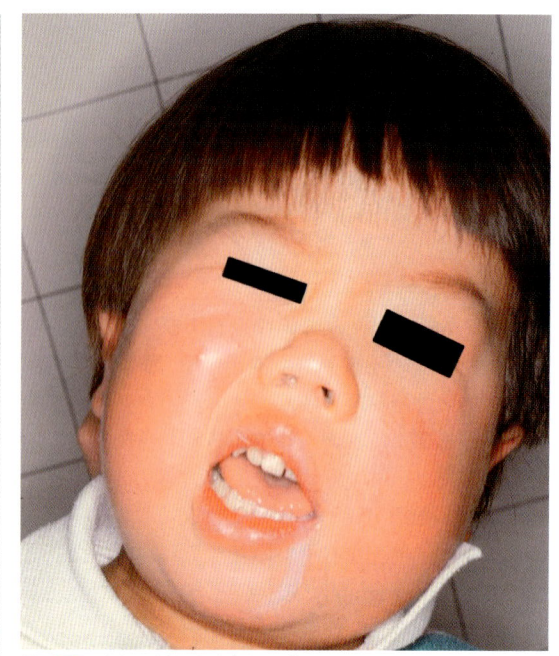

参考図　左顔面神経麻痺（啼泣時）

2 熱性けいれん

[著] 横田 俊一郎

原因

熱性けいれん(febrile convulsion：FC)は，通常38℃以上の発熱に伴って乳幼児に生ずる発作性疾患(けいれん，非けいれん性発作を含む)で，中枢神経感染症，代謝疾患，その他の明らかな発作の原因疾患(異常)のないものをいう。

原因は不明であり，日本の有病率は7〜8％と欧米に比して2〜3倍の高率である。

臨床症状

強直性，間代性けいれんが大部分であるが，時に脱力発作や部分発作のかたちで現れることもある。発熱後24時間以内にけいれんが起こることが多く，けいれんと同時に発熱に気づくことも少なくない。よくある発作型は以下のようである。

突然意識が消失し，眼球は上転して手足が硬直したかたちになる。呼吸をしないため顔色不良で口唇にチアノーゼを認めるが，1〜2分で強直はなくなる。そのまま治まることもあるが，間代性けいれんに移行することも多い。間代性けいれんでは，身体の各部がある周期を持って律動的に動き，呼吸は保たれるため，チアノーゼは生じにくい。

全体の経過時間は数分以内，長くても10分以内のことが大部分である。多くの場合，けいれんが終了するとそのまま入眠したり，意識混濁が残ったりするが，1時間以内には意識は正常化する。

病歴聴取

診察時にはけいれんは止まっていることが多いので，発作時の体温，意識の有無，手足の動き，発作時の眼球の位置，チアノーゼの有無，けいれんの持続時間，けいれん停止後の変化などを聴取する。また，FCは家族内集積が多いので，兄弟や両親のけいれんの有無を聴取することが役立つ。

頭蓋内出血や中枢神経感染症を除外するための問診(外傷，発熱の持続期間，気道症状など)ももちろん必要である。テオフィリン製剤に関連したけいれんも除外診断として重要なので，内服の有無を聴取しておく。

悪寒戦慄，発熱時せん妄，憤怒けいれん，睡眠障害(夜驚)などをけいれん発作と間違えて受診することも多いので，これらを念頭において問診を進める。

身体診察

けいれんが起こっていれば，あわてずに発作のかたち，眼球の位置，持続時間を観察する。持続時間が5分を超えれば，ジアゼパム静注などけいれんを止める治療の準備を開始する。けいれんが止まれば，意識の有無，麻痺の有無を確認する。発熱の原因となる疾患を考えながら診察を行うが，項部硬直など頭蓋内亢進を疑わせる症状には特に注意する。

FCを合併しやすい疾患は，突発性発疹，インフルエンザ，ヘルパンギーナ，アデノウイルス感染症など急な発熱を伴うものが多い。けいれん停止後に一過性に単麻痺，あるいは片麻痺が残ることがあり(トッド〈Todd〉麻痺)，このような場合には頭蓋内疾患の除外が特に必要となる。

診断の進め方

FCは発熱に伴った疾患であるので，発熱の有無を確認し，既往歴，家族歴を参考にして診断を進める。他のけいれん性疾患が，たまたま発熱時に起こった場合もあることを忘れてはならない。

救急の場で特に見逃してはならないのは，急性脳症，髄膜炎，頭蓋内出血である(表1)。

治療／救急処置

けいれんが停止している場合

短時間に発作を繰り返した既往がある場合は，ジアゼパム坐薬(0.4〜0.5 mg/kg)を挿入しておくことが望ましい。

けいれんが続いている場合

発作の大部分は自然に停止するので，嘔吐したときに吐物を誤嚥しないよう注意して経過観察する。

5分以上続くときには静脈路を確保し，ジアゼパ

表1 発熱時に熱性けいれんと鑑別が必要な疾患

随伴症状	鑑別すべき疾患
頭痛，嘔吐	髄膜炎（化膿性，ウイルス性）
意識障害	急性脳症，脳炎
外傷の既往	脳挫傷，頭蓋内出血
四肢の麻痺	脳血管障害，脳腫瘍，急性小児片麻痺
嘔吐，下痢	軽症下痢に伴う良性けいれん
特定の薬剤の連用	薬剤と関連したけいれん（テオフィリン，抗ヒスタミン薬など）
入浴時にも発症	乳児重症ミオクロニーてんかん
発達の遅れ	脳奇形，先天性代謝異常
激しい啼泣後の発症	憤怒けいれん

表2 てんかん発症に関する要注意因子

1) FS発症前の明らかな神経学的異常もしくは発達遅滞
2) 非定型発作（以下のいずれか1つ以上）
    ・部分発作
    ・発作の持続時間が15〜20分以上
    ・24時間以内の繰り返し
3) 両親，同胞におけるてんかんの家族歴

表3 けいれんの再発に関する要注意因子

1) 1歳未満のFC発症
2) 両親または片親のFCの既往

ム静注（0.3 mg/kg）を行う。無効のときにはさらに同量を追加投与する。血管確保が困難な場合は坐薬の挿入あるいは注腸（0.5 mg/kg）でも代用できる。それでもけいれんが停止しない場合は，けいれん重積の治療に準じ，ミダゾラム静注（0.1〜0.3 mg/kg）あるいはフェニトイン緩徐静注（10〜15 mg/kg）を行う。

再発予防

てんかんへの移行

てんかんへの移行は5〜7歳までに2〜3％とされており，一般人口よりは高率である。てんかん発症に関する要注意因子を表2に示す。

FCの再発

けいれんを起こした患児の過半数は1回のみの発作で終わり，3回以上発作を起こす患児は約9％である。けいれんの再発に関する要注意因子を表3に示す。

再発予防

過去のけいれん発作が2回以下で，てんかん発症に関する要注意因子，けいれんの再発に関する要注意因子がともに陰性の場合には，無処置で経過観察することが望ましい。

①15〜20分以上遷延する発作が，過去に1回でもあった場合，②表2，表3の2つの要注意因子中，2項目またはそれ以上が重複陽性で，過去に発作を2回以上経験している場合，③短期間に発作が頻発する場合（半日に2回，半年に3回以上など）には，ジアゼパムの予防投与が望ましい。

方法は37.5℃を超す発熱時に，すみやかにジアゼパムの坐薬あるいは経口薬を投与し（0.4〜0.5 mg/kg），8時間経過後になお発熱が持続する場合には，同量を追加投与してもよい。通常は2回投与で終了とする。

参考文献

1 福山幸夫，関亨ほか：熱性けいれんの指導ガイドライン．小児科臨床 49：207-215，1996
2 山本克哉：熱性けいれん．小児内科38（増刊号 小児疾患の診断治療基準 第3版）：716-717，2006

3 てんかん

[著] 杉本 健郎

原因

けいれん(convulsion)のメカニズムは脳の異常興奮である。神経細胞は樹状突起，軸索からなる。そして他の神経細胞の興奮性シナプスと抑制系シナプスを結合している。すなわち神経細胞は発電装置である。脳の過剰興奮は神経細胞の異常興奮との同期化が存在し，それが脳波にはてんかん波として示される。その過剰興奮が神経細胞の末梢支配部位のけいれん症状として現れる。

てんかんの成因は主に2つに分けられる。1つはけいれん性素因といわれてきたもので，最近では脳内イオンチャネルの遺伝子異常と考えられている。ちなみにイオンチャネルは神経，筋の細胞膜にあり，イオンの出入りによって細胞膜が脱分極を起こして，シグナルの伝達に役割を果たしている。

もう一つは分娩時脳障害などの完成した脳への二次的障害によるものと考えられてきたが，最近では胎内の早期(胎生2～3カ月)に起こる神経細胞遊走障害による大脳皮質形成異常が基礎になって，その

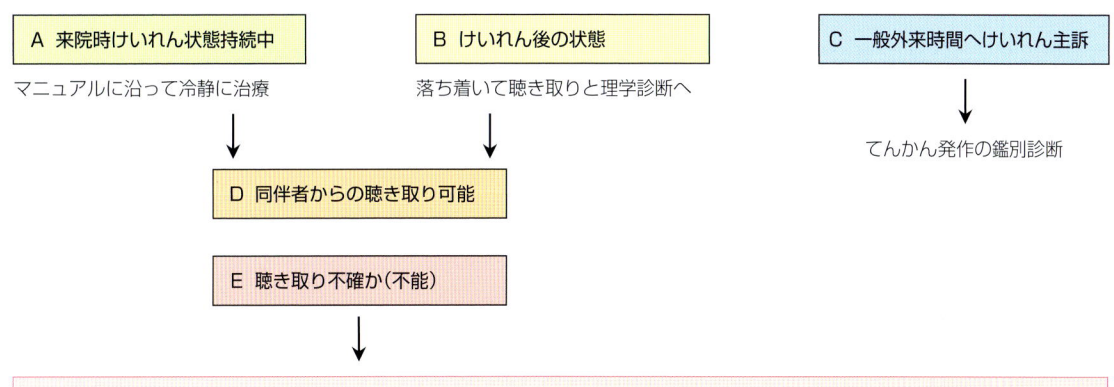

```
┌──────────────────┐     ┌──────────────────┐     ┌──────────────────────┐
│ A 来院時けいれん状態持続中 │     │ B けいれん後の状態  │     │ C 一般外来時間へけいれん主訴 │
└──────────────────┘     └──────────────────┘     └──────────────────────┘
マニュアルに沿って冷静に治療      落ち着いて聴き取りと理学診断へ
         ↓                           ↓                           ↓
                            ┌──────────────────┐          てんかん発作の鑑別診断
                            │ D 同伴者からの聴き取り可能 │
                            └──────────────────┘

                            ┌──────────────────┐
                            │ E 聴き取り不確かか(不能) │
                            └──────────────────┘
                                     ↓
```

1. A：治療に入る。ただし前処置(ジアゼパム坐薬の使用などをわかる範囲で聴く，ジアゼパム投与量が上乗せになるので)を聴き取ること
    ・90％はジアゼパム(セルシン®0.5 mg/kgまで，2分かける)で止められる！　落ち着いて血管確保する(けいれん中は難しい)，筋肉注射はだめ！→止まらない場合は図2参照
    ・ゆっくりゆっくり静脈注射(点滴の側管注射でも可能)する。焦らない。早く注入すると呼吸抑制が起こる
    ・けいれんを止めるための坐薬(ダイアップ®)は無意味→図3参照

2. B＆D，C：てんかん発作の再発と思われる(聴き取り)→通常起こるけいれん再発→通常の処置・治療法を優先，親から十分な聴き取り(主治医は基本的に通常の治療法を書いた情報提供書を付き添いに預けておく)
    10分以上強直間代発作持続中(通常のてんかん発作再発はジアゼパム適量で90％以上抑制できる)でないかぎり，今後のてんかん薬の方針を検討する
    E：主治医でない場合は治療状況を主治医へ連絡(情報提供書)をする

3. 主なけいれん鑑別診断(新生児を除く)
    1) てんかん発作(発熱の有無は無関係)→Dの場合，診断は容易
    2) 急性脳症・脳炎によるけいれん(発熱あり，化膿性髄膜炎も含む)：けいれんは止まりにくい。軽微な意識障害に気をつける。けいれんを惹起した基礎疾患が重症である
    3) 熱性けいれん(おおよそ6歳まで，多い)：病院到着時は止まっている場合が多い
    4) ヒステリー発作→D
    5) その他：薬剤(テオフィリンなど，循環器疾患：失神，アダムズ-ストークス〈Adams-Stokes〉発作など)，脳出血(まれ)

図1　てんかんを含んだけいれん主訴の外来受診の流れ

12章 神経・筋疾患

病変による神経細胞の興奮の亢進と考えられている。なおその発症時期は発達経過が加味して様々である。

臨床症状

小児救急の場合は来院時の「けいれん」の鑑別からはじまる。図1に救急/一般の小児外来でのフローチャートを示す。治療と関係するので大切なことを図中にまとめて記載した。

けいれんを止めるにはジアゼパム（セルシン®）の静脈内投与しかない。これがすべてである。ジアゼパムの予定量でけいれんが抑制できないときは図2のとおり行う。このジアゼパム無効時のマニュアルは厚生労働省研究班（大澤真木子教授）の提案である。「今後も実証的データの収集と検討を通じて適宜改訂が行われる予定であり、治療に際しては複雑な要因が加味される可能性があるため、担当医師による治療法選択を拘束するものではない」と報告されているが、これは、けいれん重積への新しい指針である。

平常時から緊急時のシミュレーションを行う必要がある。けいれんの治療に慣れないと、焦ってなかなか血管確保できなかったり、注入速度が速すぎると呼吸抑制を起こしてしまうことがあるためである。たとえば1人で夜間救急診療などを行う場合は、呼吸抑制が起こっても1人では呼吸確保のバギングは適切に行えないので、細心の注意で投与する必要がある。ブルーシリンジに小さい針をつけ、直接表在静脈血管に入れる方法でもよい（皮内テストのように針を手で押さえて、けいれんの動きでも漏れないようにする）。留置針を挿入する場合でも挿入部の至近部に三方活栓をつけ、そこから注入する。体重あたりの最大量は前もって「何mL」と確認しておく。決して曖昧な知識で「けいれんが止まるまで」などを目標に注入しないこと。坐薬（ダイアップ®）が自宅や学校ですでに治療として挿入されている場合は、20～30分で濃度が上昇するので（図3）、通常より量を少なくする必要がある。

けいれんが持続している場合は、治療を優先してけいれんの状態を観察することはできないが、バイタルサイン、持続時間、手足の状態、左右差、眼球状態、目線、そして注射開始時間と終了時間などは、

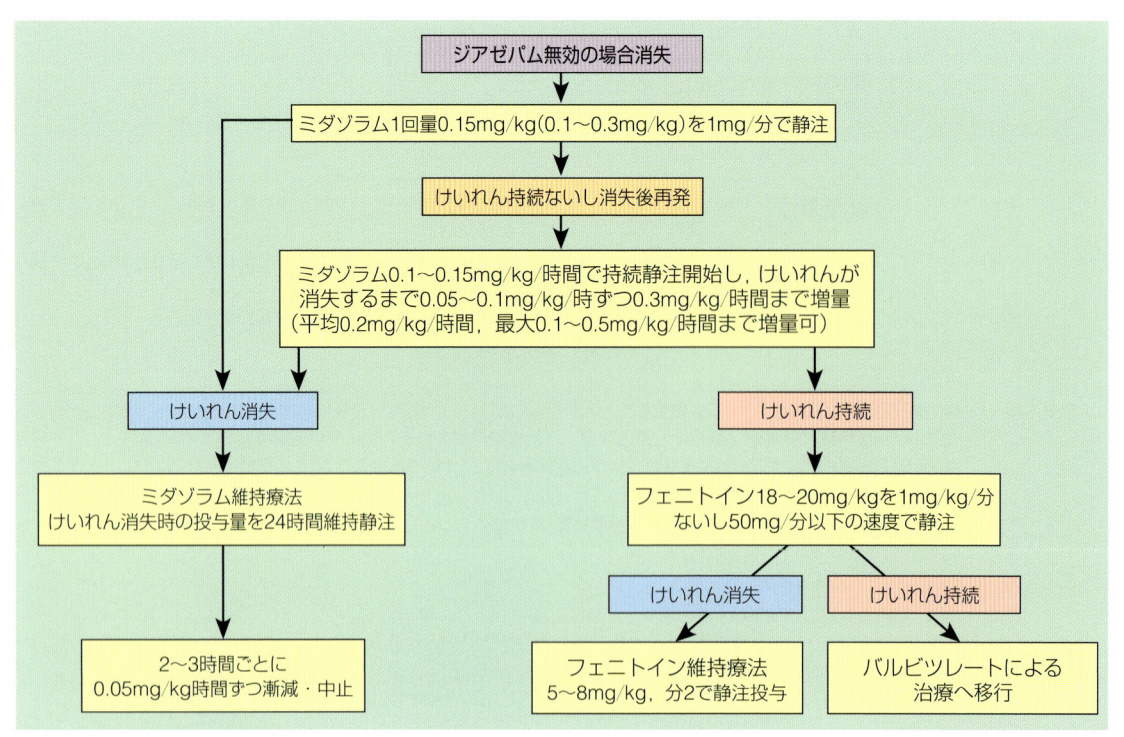

図2　ジアゼパム無効の場合
ジアゼパムで頓挫不可能であった場合のミダゾラム静注治療方式。ジアゼパムで頓挫不可能の場合、ミダゾラムが使えない場合、または原因疾患によっては現状ではフェニトインが第2選択薬となる（文献2を改変）

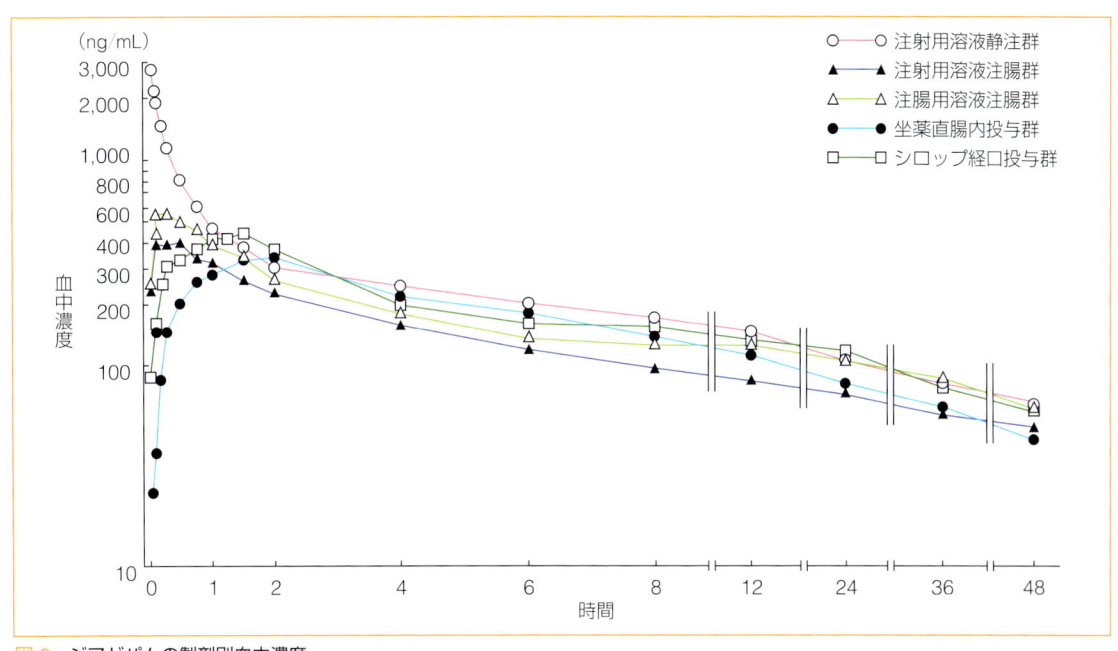

図3 ジアゼパムの製剤別血中濃度
投与経路あるいは剤形の違いによるジアゼパム（1回量 0.5 mg/kg）投与後のジアゼパム血中濃度の推移

まわりのスタッフが最低限書き留める項目として声かけをする。

治療終了後，けいれんが抑制されたあとも注意深く観察をする。てんかん発作の再発とわかっている場合は帰宅できるが，初発のけいれんであったり，発熱が持続したり，けいれん後の睡眠でなく，意識レベルの低下があるときは急性脳症を疑う。「けいれんが止まった」から治療終了と観察をおろそかにするとこのような軽微な（実はその後進行する）サインを見逃すことになる。

診断の進め方

救急で「けいれん」を主訴として来院し，診察，治療の経過を経ててんかん発作の可能性が強くなった場合の鑑別診断を示す。

幼児期の場合は熱性けいれんとの鑑別になるが，ポイントは臨床症状で複雑型熱性けいれんか単純型熱性けいれんかの鑑別になる。ただしけいれん経過後2週間以降に脳波をとっても（これは徐派が残りてんかん波が出にくいため），てんかんであっても（特に部分てんかん），明瞭な異常を示すことは少ない。両親と相談しながら定期的なフォローを続ける。

表1に1981年当時の古い分類表を示す。この鑑別診断は詳細な聴き取りによる症状の推移と脳波記録によってできる。このときの脳波判読の条件として，覚醒時に異常波を確認できるのは全般発作の欠神発作程度である。低年齢の場合はとても覚醒がとれないが，そのような低年齢で定型欠神はまずない。脳波は救急時，急性脳症や脳炎の鑑別に有効であるが，てんかん診断の根拠としては難しい。外来では脳波は入眠剤（トリクロリール®が主になる）を用いてとる。熟睡で徐派化が強い時期でないかぎり，多くの部分発作では入眠期にてんかん波がみつかることが多い。

てんかん発作分類で難しいのは救急外来で来院する強直性間代発作（いわゆる大発作）である。これが持続する場合はチアノーゼが出現し，ダイナミックな身体の動きとあわせ，家族は混乱する。若い医師の場合，対応に足が震えるのもこのタイプである。しかし30分以上の持続がないかぎり二次性の脳障害は起こらないことを銘記して，落ち着いて上記の治療にあたる。ただし，表1の1-Cの部分発作の二次性全般化が比較的多い。来院時は2-Eのように診断してしまうが，発作の初期（見逃すことが多い）には身体の一部分から発症することが多い。

てんかん発作で難治性といわれるタイプは救急外来にはあまり来ない。難治性は意識だけが混濁する

表1 てんかん発作分類（国際分類1981年）

1. 部分（焦点性）発作：身体の一部からけいれんがはじまる。脳波は焦点性のスパイク波
   A. 単純性部分発作：1〜2分以内の持続で，けいれん中意識がある。救急外来へ来ることはまずない
      ①運動発作
      ②感覚発作（特殊知覚）：変な音が聞こえたり，変なにおいがしたりする
      ③自律神経発作：発汗，蒼白，紅潮など
      ④精神発作：幻覚，錯覚など
   B. 複雑部分発作：5分以内で意識障害がある
      ①単純性ではじまり，途中で意識が障害される
      ②発作のはじめから意識障害がある：うろうろ歩きまわったり，自分の衣服をまさぐる動作
   C. 二次性全般化を示す部分発作：多くの場合，外来受診時は全般化＝「大発作」型になっている
      脳波は焦点性の先行するスパイク波があり，その波が全域へ広がる＝全般化

2. 全般発作
   A. ①欠神（定型欠神）発作：数秒間意識がとぎれる。脳波は覚醒時の光刺激や過呼吸で3c/sSWC（spike & waves complex）が全般性に持続する。バルプロ酸を投与すれば著効し，異常波は消える
      ②非定型欠神発作：同じように5秒前後の意識障害であるが，脳波は3c/sSWCではない。他の全般発作と併存することが多く，難治性発作である
   B. ミオクロニー発作：一瞬のぴくつきが繰り返される。寝入りばなや発熱時に多くなる。脳波は多発性の細かいスパイクと徐波（polySWC）になる
   C. 間代発作：脳波はぴくつきと同サイクルになる
   D. 強直発作：強直時の脳波はこまかなスパイク波の連続である
   E. 強直間代発作：いわゆる「大発作」型で，通常，強直期のあとに間代期が来て沈静する

3. 分類不能型

表2 てんかんおよびてんかん症候群分類（1989年）

【部分てんかん】
1) 特発性部分てんかん：遺伝的要因が主である
   ・中心側頭部に棘波（スパイク波）を示す良性小児てんかん（BECT）：65％を占める
   ・早発性良性小児後頭部てんかん：25％を占める，一時けいれん重積もあるが予後はよい
   ・遅発性小児後頭部てんかんなど
2) 症候性部分てんかん
   ・側頭葉てんかん（辺縁系てんかん）：寛解率は50％
   ・前頭葉てんかん（ラスムッセン〈Rasmussen〉症候群：部分てんかんが長時間持続する）など
3) 潜因性部分てんかん：いまのところ原因解明不可能なもの

【全般てんかん】
1) 原発性，非症候性
   ①良性家族性新生児けいれん
   ②良性新生児けいれん
   ③乳児良性ミオクロニーてんかん
   ④小児欠神てんかん
   ⑤若年性欠神てんかん
   ⑥若年性ミオクロニーてんかん
   ⑦覚醒時大発作てんかん
   ⑧特異な発作誘発様態を持つてんかん
2) 潜因性あるいは症候性：難治性である
   ①ウエスト（West）症候群：てんかんが止まっても知的予後は悪い
   ②レノックス-ガストー症候群
   ③ミオクロニー失立てんかん
   ④ミオクロニー欠神てんかん
3) 症候性（非特異病因）：難治性
   ①早期ミオクロニー脳症
   ②サプレッション・バーストを伴う早期乳児てんかん性脳症
   ③上記以外の症候性全般てんかん（特異症候群）

【焦点性か全般性か決定できないてんかんおよび症候群】
1) 新生児発作
2) 乳児重症ミオクロニーてんかん：入浴や発熱でけいれん重積になる
3) 徐波睡眠時に持続性棘徐波を示すてんかん（CSWS）
4) 獲得性てんかん性失語（ランドー-クレフナー〈Landau-Kleffner〉症候群）
5) 上記以外の未決定てんかん

複雑部分発作，全般発作の脱力発作やミオクロニー発作である。てんかん専門医が治療しても発作はなかなか止めることができない。時にてんかん分類（表2）の乳児重症ミオクロニー脳症児が入浴や発熱でけいれんが止まらなくなり，救急外来へ来ることがある。

分類には，「てんかん発作分類」（表1）と「てんかんおよびてんかん症候群分類」（表2）があり，臨床診断するときに困ることがある。表2で診断の折に必要になるのは，点頭てんかんやレノックス-ガストー（Lennox-Gastaut）症候群の続発全般てんかんである。しかし，点頭てんかんは一般外来に来ることが多いし，他の難治性てんかんは，救急外来に来ても病歴で診断は容易である。ただし重積発作の場合，夜間は必ずリピーターになるので，てんかん専門の主治医と連携をとってこれまでの治療法を継承する必要がある。

一定して発作が落ち着いているてんかん児が救急外来に来る場合は，多くの場合その誘因がある。まず一番多いのは怠薬である。そして感染症による発

3 てんかん

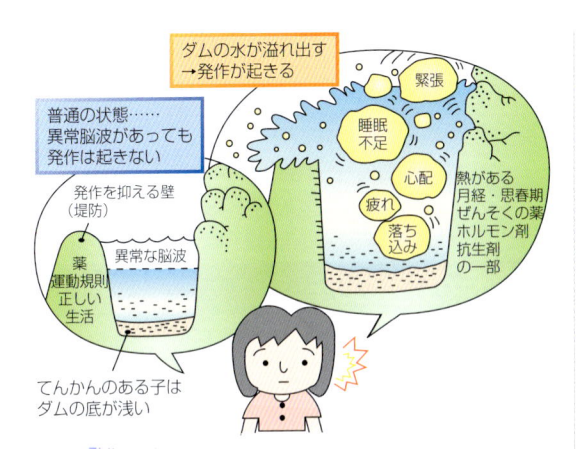

図4 発作の誘因
てんかん発作と日常生活の関連（文献2を改変）

熱であり，まれにテオフィリン（テオドール®）やフマル酸ケトチフェン（ザジテン®）などの抗ヒスタミン作用の強い薬剤を服用したためである．他には図4のとおりである．寝不足や疲れ（成人ではアルコールの多量摂取）などが多い．

治療／救急処置

てんかんの治療は一部の側頭葉てんかんなどの外科切除以外は薬物による治療になる．発作型別にみた抗てんかん薬は表3のとおりである．

救急外来でてんかんと思われた場合は，バルプロ酸ナトリウムを投与すれば大きな間違いはないし，副作用はまずない．1日あたり20 mg/kgを1日2回に分けて投与することで十分である．部分てんかんの第1選択薬はカルバマゼピン（テグレトール®）である．体重1 kgあたり10 mgを1日，分2で開始するが，眠気が強く，発疹も30％に出ることを認識しておく．

表3 発作型別にみた抗てんかん薬

- 部分発作（主に複雑部分発作と二次性先般化）
  CBZ（第1選択薬），ZM，PHT，CZP，PM，VPA，CLB，TPM
  PBは学童期以降はほとんど使用しない（多動などの副作用のため）
- 全般性強直間代発作
  VPA，PHT，（PB）
- 欠神発作
  VPA（第1選択薬），ESM，CZP
- ミオクロニー発作
  VPA，CZP，ESM，NZP，DZP，CLB
- 症候性全般てんかん
  レノックス-ガストー症候群：VPA，CZP，NZP，ESM，CLB，TPM
  ウエスト症候群：ACTH注射，ビタミンB_6，NZP，VPA，CZP，CLB，ZM

（　）内は商品名
VPA：バルプロ酸ナトリウム（デパケン，セレニカ，ハイセレニン）
PHT：フェニトイン（アレビアチン，ヒダントール）
CZP：クロナゼパム（ランドセン，リボトリール）
NZP：ニトラゼパム（ベンザリン）
CBZ：カルバマゼピン（テグレトール）
ESM：エトサクシマイド（ザロンチン，エピレオプチマール）
ZM：ゾニサミド（エクセグラン）
PM：プリミドン（マイソリン）
DZP：ジアゼパム（セルシン）
PB：フェノバルビタール（ルミナール，フェノバール）
CLB：クロバザム（マイスタン）
TPM：トピラメート（トピナ）

上記の薬剤でてんかん発作抑制されないときは，てんかん専門医に相談をする．

参考文献
1 大澤真木子：小児のけいれん重積状態の診断・治療ガイドライン（案）．厚生労働科学研究，2005
2 茂木俊彦監修，三宅捷太編：てんかんのある子どもたち　子どものためのバリアフリーブック　障害を知る本，大月書店，1998

4 憤怒けいれん

[著] 吉永 陽一郎

原因

種々の刺激により，多くは激しく泣くことが先行し，誘発される急激な呼吸停止，チアノーゼや蒼白，意識消失，それに続くけいれん，後弓反張などの発作をいう．憤怒けいれん，泣き入りひきつけ，あるいは息止め発作と呼ばれている．

欧米での出現頻度は，全出生児の4.6%といわれている．子どもの数%にみられ，まれなものではない．脳循環血液量の低下，脳の低酸素症に由来する．

臨床症状

チアノーゼ型と蒼白型に分類される．

チアノーゼ型

欲求不満や怒り，痛みなどで，1～数回の激しい啼泣に続いて，呼気相のまま呼吸停止し，意識を喪失する．顔面紅潮，チアノーゼを認め，全身の脱力をきたす．多くは数秒後に意識を回復し，啼泣を再開する．

発作が長くなると全身の脱力のあと，間代性けいれん，さらには強直性けいれん，後弓反張に進展する．一般に1分を超えることはない．胸腔内圧上昇が右心への静脈還流を妨げるためと考えられている．

蒼白型

突然の痛みや恐怖により，啼泣はなく，呼吸はいきなり呼気相のまま停止し，蒼白となる．時に全身脱力，意識喪失，間代性けいれんをきたす．その後数秒～数十秒で回復する．迷走神経を介しての心臓の無収縮状態によるとされている．

診断の進め方

検査所見

発作のはじまりをみられていなかった例など，てんかんとの鑑別のため脳波検査を行うことがある．発作時は，多様な棘波と徐波が混在し，全誘導間で同期しない．その後徐波は消退していき，発作の終了とともに平坦化する．発作間欠期には異常を認めない．

治療／救急処置

一般には治療を要しない．両親への説明，指導が中心となる．小学校入学までには自然になくなる疾患で，後遺症を残さないことなどをよく理解してもらう．泣かせないように過保護になったり，叱らなくなったりすると，自制心の発育を阻害する．自制心が育ち，自己鎮静の能力が育てば，強く泣くこともなくなり，発作も起こりにくくなる．

発作時には転倒などにより，外傷の危険があるため，危ないものは片づけておくように伝える．

アトロピンやフェノバルビタールによる治療の可能性がいわれているが，必須とされるものではない．

参考文献

1 堀田秀樹：憤怒けいれん．小児内科 31：560-562，1999
2 平澤恭子：息とめ発作．日本臨床 60（別冊 神経症候群 VI）：394-397，2002
3 沖順一：憤怒けいれんの診療のポイント．小児内科 35：299-301，2003
4 関亨，前澤眞理子：憤怒けいれん．小児内科 35：890-893，2003

5 もやもや病

[著] 泉 達郎

原因

　もやもや病(moyamoya disease)は，内頸動脈海綿静脈洞部からのサイフォン部-終末部を中心とする動脈の内膜肥厚および，それによる内腔狭窄と閉塞を両側性に認め，脳血管造影像やMR angiography (MRA)上で，脳底部の「もやもや」像を呈する異常血管網がみられることを特徴とする(図1)。

　病理学上，前・中大脳動脈，後交通動脈などウィリス(Willis)動脈輪を構成する動脈に，内膜の線維性肥厚や膠原線維の増殖，内弾性板の屈曲，内膜の菲薄化を伴う。種々の程度の狭窄や閉塞，血管の拡張や蛇行を認める。ウィリス動脈輪を中心として，多数の小血管穿通枝や吻合枝を認め，軟膜内にも小血管の網状集合がみられる。

臨床症状

　反復性の一過性虚血性発作と脳梗塞，進行性知的退行を認める。臨床上，弛緩性片麻痺や単麻痺，感覚異常，頭痛，アテトーゼなどの不随意運動，時には，けいれんなどが反復性発作性に出現し，患側が左右交代性になることがある。成人例でも小児と同様の症状を呈することもあるが，多くはくも膜下や脳室内出血で突然発症する。

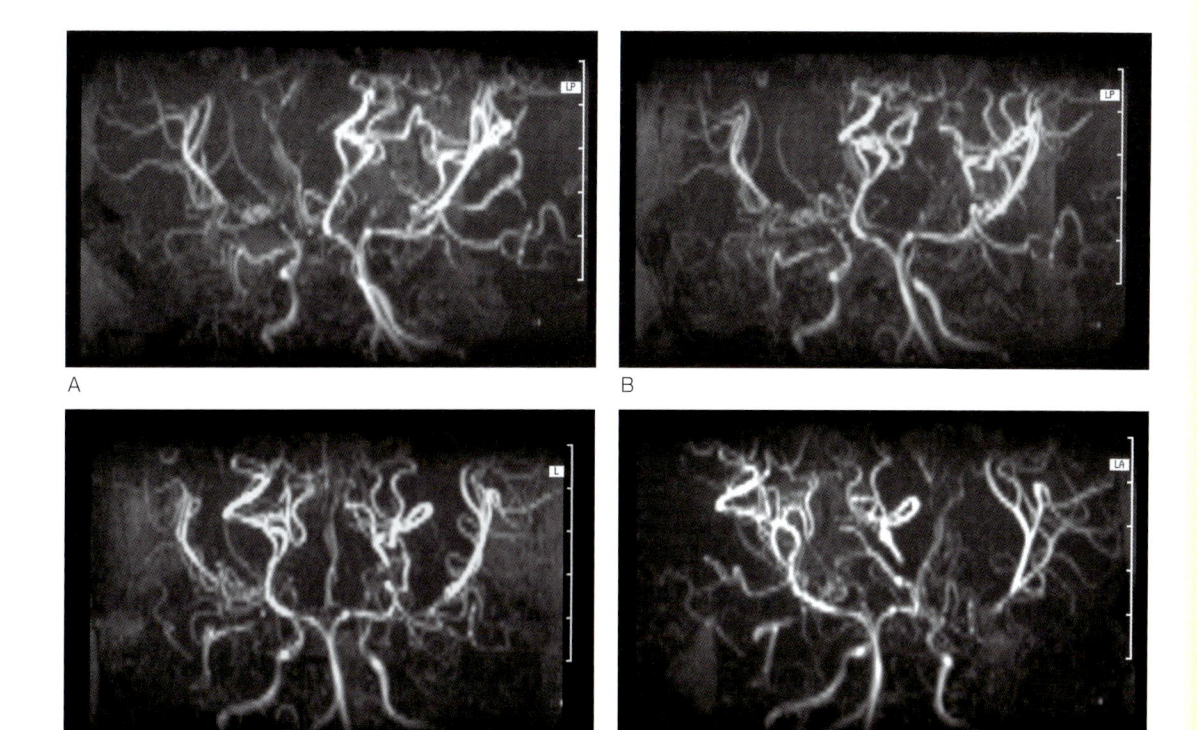

図1　もやもや病(MRA像)(10歳，女児)
A，B：右中大脳動脈，蝶形骨部もやもや像，右レンズ核・線状体動脈拡張
C，D：左中大脳動脈，蝶形骨部もやもや像，左右レンズ核・線状体動脈拡張，左右前大脳動脈が遅れて描出

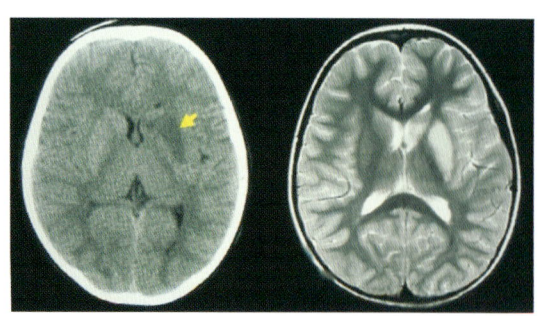

図2　神経線維腫1型（5歳，女児）
A：水痘後脳梗塞（CT像／MRI T2WI）。左被殻CT低密度／MRI T2WI高信号，側脳室前角圧排像
B：水痘後脳梗塞（脳血管造影像）。左中大脳動脈中心枝狭窄像

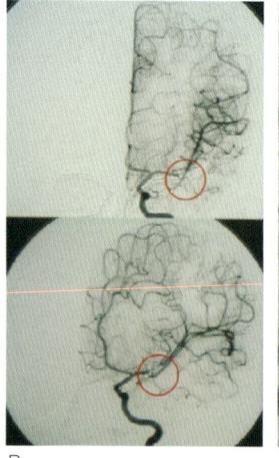

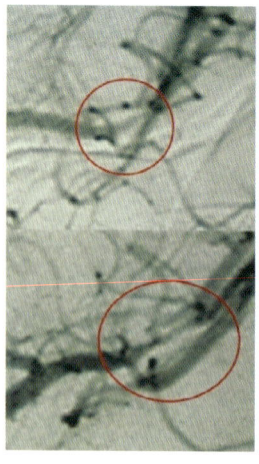

診断の進め方

鑑別診断

　急性弛緩性麻痺が反復性に出現する疾患は，周期性四肢麻痺，発作性ミオグロブリン尿症，急性間欠性ポルフィリン症，てんかん発作後半身麻痺（トッド〈Todd〉麻痺）などに限定されるが，急性弛緩性の交代性片麻痺が熱い麺類を食べたときや歌唱，啼泣時などの過呼吸や息止めと関係して発症した場合は，まず本症が示唆される。

　もやもや像は鎌形細胞性貧血や放射線照射後血管炎，21トリソミー，神経線維腫症1型（図2），ウィリアムズ（Williams）症候群などでもみられることがあり，基礎疾患に伴う二次性病変の場合はもやもや症候群として別に分類される。

検査所見

　脳血管造影像やMRAによる両側内頸動脈サイフォン部-終末部の狭窄やもやもや像の確認が必須である。CT/MRIによる患側大脳半球部の浮腫性病変や梗塞，壊死性病変，脳波による徐波，低電位活動波を認める。ただ，脳波検査時の過呼吸は脳梗塞や出血を誘発する危険がある。

　スクリーニング検査として，血清脂質，ループスアンチコアグラント，抗カルジオリピン抗体，アンチトロンビンⅢ（ATⅢ），プロテインC活性，プロテインS活性，心電図（ECG）や心エコー検査が必要である。

治療／救急処置

　病気の進行を止める特別の治療は見出されていないが，対症療法として，脳血管拡張薬（Ca拮抗薬〈ニモジピン〉），抗凝固薬・抗血小板薬（ヘパリン，ジピリダモール，アスピリン，ウロキナーゼ），その他，脳代謝賦活薬，抗けいれん薬などが試みられている。

　頭蓋骨外側から内側大脳へ血液を供給するため，表在性側頭動脈や後頭動脈を中大動脈につなぐバイパス形成術が行われている。

6 重症筋無力症

[著] 奈良 隆寛

原因

重症筋無力症（myasthenia gravis：MG）は，神経筋接合部の後シナプス膜に存在するニコチン性アセチルコリン（Ach）レセプターに対する抗体が生じ，この抗体により神経筋伝達がブロックされる自己免疫疾患である。

臨床症状

子どもの場合には眼筋型のことが多く，外眼筋の筋力低下による眼瞼下垂や斜視で発症することが多い。

全身型の場合には，易疲労性や筋脱力は休息によって回復する。病気が進めば筋力が低下する。症状は軽くなったり悪化したりして日内変動を繰り返す。以下に，全身型の症状・理学所見・検査所見を記す。

自覚症状
①眼瞼下垂，②複視，③四肢筋力低下，④嚥下困難，⑤言語障害，⑥呼吸困難，⑦易疲労性，⑧症状の日内変動。

理学所見
①眼瞼下垂，②眼球運動障害・斜視，③顔面筋力低下，④頸筋力低下，⑤四肢・体幹筋力低下，⑥嚥下障害，⑦構音障害，⑧呼吸困難，⑨反復運動による症状増悪（易疲労性），休息で一時的に回復，⑩症状の日内変動（朝が夕方より軽い）。

検査所見
①テンシロンテスト陽性
静脈注射の効果は 1 分以内に現れ，3〜5 分続く。注射によって眼瞼下垂や複視や筋力低下などが改善する。副作用として一過性の流涙，顔面紅潮，悪心，腸運動の亢進（腹痛やグル音）などが生じることがある。
②筋電図での waning 現象
反復神経刺激（特に低頻度 1〜5 Hz）で誘発される活動電位が次第に減衰するのが特徴である。
③血中抗 Ach レセプター抗体陽性

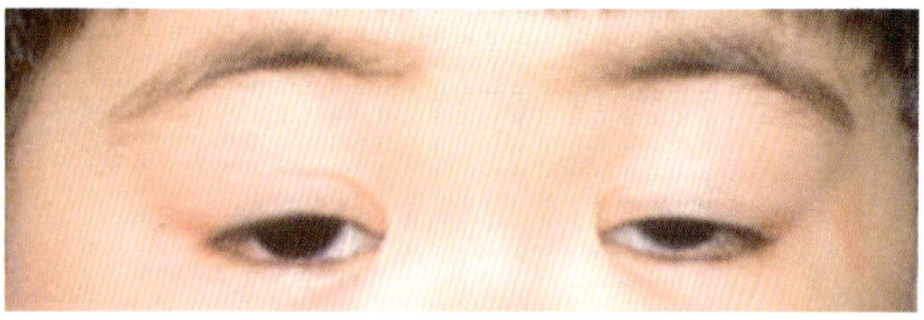

前

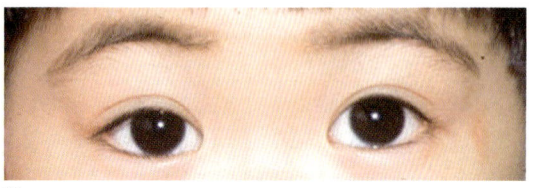

後

参考図 テンシロンテスト

この抗体は MG の約 85％に陽性であり，診断に有用である。特に胸腺腫例や若年発症例で高値を示し，高齢発症例や眼筋型では低い値を示す。抗体陰性群が 15％に存在する。自己抗体の値は必ずしも病気の重症度を示すものではない。

まれに筋脱力が急激に悪化し，呼吸筋麻痺をきたして人工呼吸器による管理が必要になることがある。この状態をクリーゼ（crisis）と呼ぶ。

救急で大切なのはこのクリーゼの診断と治療である。本症の経過中に感染，外傷，ストレスなどが誘因となり，急激に全身の筋肉が麻痺する。特に呼吸筋麻痺のため，人工呼吸器による呼吸管理が必要となる。

クリーゼには病気自体が増悪したときにみられる筋無力性クリーゼと，治療に用いられる抗コリンエステラーゼ薬の過剰投与で起こるコリン作動性クリーゼがある。

診断の進め方

眼筋型の場合は眼瞼下垂の鑑別とテンシロンテスト，全身型の場合は以下のとおりである。

確実例
「自覚症状」の 1 つ以上，「理学所見」①〜⑧の 1 つ

12章 神経・筋疾患

表1 抗コリンエステラーゼ薬

薬品名	商品名	剤型	投与法	作用時間
edrophonium chloride	アンチレックス	10 mg/mL	注射	1/2〜5分
neostigmine methylsulfate	ワゴスチグミン	5 mg/g	散剤	2〜3時間
pyridostigmine bromide	メスチノン	60 mg	錠剤	3〜4時間
ambenonium chloride	マイテラーゼ	10 mg	錠剤	4〜8時間

以上と⑨⑩,「検査所見」①〜③の1つ以上が陽性の場合。

疑い例
「自覚症状」の1つ以上,「理学所見」①〜⑧の1つ以上と⑨⑩,「検査所見」①〜③が陰性の場合。

治療／救急処置

眼筋型では,まず抗コリンエステラーゼ薬の内服を行い,無効な場合には副腎皮質ホルモンの内服(プレドニゾロンは眼筋型で2 mg/kg,全身型で3 mg/kg)を行う。抗コリンエステラーゼ薬の作用時間を表1に示す。マイテラーゼ®は体内に蓄積してクリーゼを起こす恐れがメスチノン®より高いので,まずメスチノン®を使う。

血漿交換(免疫吸着)は,球症状を伴う症状の急性増悪時やクリーゼを生じたとき,また副腎皮質ホルモンが使用できない例などに対して,短期間で全身状態の改善を必要とするときに行う。

クリーゼの治療
筋無力症の患児が呼吸障害をきたしたとき,ただちに抗コリンエステラーゼ薬を中止し,呼吸管理の準備をして,血管を確保する。

ここでテンシロンテストを行い,症状が増悪したときにはコリン作動性クリーゼである。そのときは抗コリンエステラーゼ薬を中止し,硫酸アトロピン0.3〜0.4 mg 皮下注が有効である。症状が改善したら,副腎皮質ホルモンに移行する。

テンシロンテストで症状が改善しないときには筋無力性クリーゼであるので,抗コリンエステラーゼ薬を即効性のネオスチグミンを皮下注で開始し,経口薬に移行する。重症例や抗コリンエステラーゼ薬の反応が悪いときには,血漿交換やステロイドパルス療法を行う。

7 ギラン-バレー症候群

[著] 水口 雅

原因

ギラン-バレー症候群（Guillain-Barré syndrome）は自己免疫機序による末梢神経の脱髄性疾患であり，多発性神経炎の臨床像を呈する。

本症候群は急性発症し，その主症状は運動障害である。四肢の筋力低下が数週の経過で増悪し，以後回復に向かう。約2/3の症例で発症の1～3週間前にウイルス（サイトメガロウイルスなど），マイコプラズマ，細菌（カンピロバクターなど）による先行感染がみられる。

カンピロバクター感染後のギラン-バレー症候群の病態として，カンピロバクター・ジェジュニ（*Campylobacter jejuni*）菌体のリポ多糖と神経系のガングリオシドの分子相同性により，患者血清中に抗GM_1抗体の出現する機序が指摘されている。

臨床症状

進行性の筋力低下が2肢以上でみられる。深部腱反射は全般性に低下・消失する。筋力低下は2～4週間進行し，その後2～4週間かけて回復する。症状はほぼ対称性である。感覚症状や自律神経症状を伴いやすい。

病歴聴取

先行感染の有無，もしあればその時期と症状，病原。筋力低下がはじめどの肢に出現し，次に他の肢へ拡大したか。その程度はどのように増悪したか。感覚症状（痛み，しびれ感）や自律神経症状（起立性低血圧，尿失禁）の有無。

身体診察

全身症状

重症例の診察では，呼吸障害の有無に注意する。呼吸筋麻痺による急性呼吸不全では呼吸困難，チアノーゼを呈し，時に興奮や意識低下をきたす。また嗄声，嚥下困難，咳嗽の減弱など球麻痺の症状にも警戒を要する。頻脈や不整脈，高血圧がある場合，自律神経障害ないし低酸素の影響が考えられる。

神経症状

まず運動障害の全般的な重症度（ヒューズの機能尺度〈表1〉）を把握し，個々の筋力低下の程度（徒手筋力テスト〈表2〉）を評価する。深部腱反射の減弱ないし消失の状況をみる。年長児では感覚症状（感覚低下，異常感覚）の有無をていねいに診察する。眼球運動や小脳症状の診察は，ボツリヌス中毒，ジフテリアやフィッシャー（Fisher）症候群（本症候群と近縁の症候群）を鑑別する意味で大切である。

意識レベルの評価も重要である。意識障害が合併した症例では，急性呼吸不全の存在，ビッカースタッフ（Bickerstaff）型脳幹脳炎（これも近縁の症候群で，脳幹病変を伴う）の可能性などを考える。

診断の進め方

急性期における診断は，基本的には病歴と神経学的所見に基づいて行う。乳児ではボツリヌス中毒，ジフテリア，リー（Leigh）症候群など，年長児では転換性障害の鑑別が必要である。全年齢において，脊髄病変の急激な悪化（炎症，梗塞，腫瘍，圧迫による壊死）が本症候群に類似の所見を呈しうるので，慎重な鑑別を要する。

急性期（第1病週）の髄液検査と脊髄MRI検査は，脊髄病変を除外する意味で有用であるが，ギラン-バレー症候群に特徴的な異常は，通常認められない。髄液の蛋白細胞解離，針筋電図における脱神経所見，運動神経伝導速度の低下など，本症候群の診断を確定するうえで有力な根拠となる陽性所見が出現するのは，多くの場合，第2病週以降である。従って，急性期にこれらが認められなかったからといって，本症候群は否定できない。諸検査のなかでは，F波の変化（伝導速度の低下，出現頻度の低下）が最も早期に陽性が出やすい。血液検査では抗ガングリオシド抗体が陽性に出た場合，本症候群の診断を支持する所見となる。

表1 ギラン-バレー症候群における運動障害の重症度（ヒューズの機能尺度）

程度	状態
0度	健康
1度	軽い神経症状で，走ることや手作業ができる
2度	歩行器や杖を使わずに5m以上歩けるが，走れない．手作業ができない
3度	歩行器や杖を使ったり，支えられて5m歩ける
4度	ベッド上または椅子上に限定
5度	補助呼吸（人工呼吸器）が必要
6度	死亡

表2 筋力の記録法（徒手筋力テスト）

ランク		所見
5	正常（normal）	強い抵抗を与えても運動しうる
4	良好（good）	若干の抵抗に打ち勝って運動できる
3	やや良好（fair）	重力に抗して運動できる
2	不良（poor）	重力を除外してやれば運動できる
1	痕跡（trace）	筋のわずかな収縮は起こるが関節は動かない
0	収縮なし（no contraction）	筋の収縮が全くみられない

治療／救急処置

ギラン-バレー症候群の治療に関しては，日本神経治療学会・日本神経免疫学会合同神経疾患治療ガイドライン[1]（http://www.fmu.ac.jp/home/neurol/guideline/PDF/GBS_CIDP.pdf）が公表されているので，詳細についてはこれを参照されたい．

支持療法

軽症例は特別の治療を必要としない．中等症以上は原則として入院させ，筋力低下の進行状況を観察する．重症例では呼吸筋麻痺・球麻痺に対する呼吸管理が最も重要で，しばしばICU収容と気管内挿管・人工呼吸を要する．自律神経障害（不整脈，起立性低血圧，高血圧），排尿障害（尿路感染症），内分泌異常（尿崩症や抗利尿ホルモン不適正分泌症候群〈SIADH〉）の合併をモニターし，治療する．時に疼痛コントロールが必要である．体位変換で褥瘡を予防し，関節可動域訓練で拘縮を予防するなど，発症早期からリハビリテーションを開始する．患児の精神面のサポートに配慮し，コミュニケーション手段を工夫する．

特異的治療

免疫グロブリン大量静注と血液浄化療法が有効な治療法として確立している．原則として，支持なしでは歩行できない症例（ヒューズの機能尺度3度以上〈表1〉）が適応となる．

- 免疫グロブリン大量静注：大多数の患者で第1選択の治療法である．しかしうっ血性心不全，腎不全，IgA欠損症では禁忌である．施行前に胸部X線写真，血液尿素窒素（BUN），クレアチニン（Cr），IgAをチェックしておく．静注用ヒト免疫グロブリン（ベニロン-I®）400 mg/kg/日を数時間で点滴静注，5日間続けて1クールとする．初回の免疫グロブリン静注が有効だったが1～4週後に再燃した際は，同じ方法で免疫グロブリン静注を繰り返す．副作用として，時に発熱，発疹，頭痛など，まれにショックが生じる．
- 血液浄化療法：小児ギラン-バレー症候群のなかでは呼吸筋麻痺・球麻痺を伴う重症例で，免疫グロブリン静注が禁忌ないし効果不十分な症例を主な対象とする．発症後7日以内に開始した場合に最も効果が大きい．重篤な自律神経障害や循環障害，腎不全を合併する症例には不適で，体格の小さい乳幼児ではブラッドアクセスが得がたく実施困難である．方法として単純血漿交換，二重膜濾過血漿交換，免疫吸着療法があり，いずれも保険適用されている．単純血漿交換の標準的な実施方法として，1回の交換血漿量は体重1 kgあたり40～50 mL，置換速度は10～20 mL/分，置換液は5％アルブミン溶液とし，隔日ないし連日で3回を1クールとすることが多い．副作用としては血圧低下，発熱，悪心・嘔吐，頭痛，蕁麻疹，呼吸困難，不整脈，出血，血栓，ショック，感染などがある．

参考文献

1 神経免疫疾患治療ガイドライン委員会：ギラン・バレー症候群（GBS）／慢性炎症性脱髄性多発ニューロパチー（CIDP）治療ガイドライン．神経治療 20：193-210, 2003

8 細菌性髄膜炎

[著] 後藤 善隆

原因

　細菌性髄膜炎（bacterial meningitis）は小児の重症細菌感染症の代表的疾患であり，抗菌薬および支持療法の進歩にもかかわらず死亡率も高く（約5～10％），重度の神経学的後遺症を残す確率も高い（約10～20％）のが現状である。一部の例外（乳児期早期の大腸菌感染や内耳奇形など）を除き，大部分は鼻咽腔粘膜から起炎菌が血流に侵入して，脳の脈絡叢から血液脳脊髄関門を通過，くも膜下腔に感染巣を形成して髄膜炎を発症する。さらに髄膜腔で細菌が急速に増殖して炎症性サイトカインの産生が促進され，白血球の遊走・活性化，血管透過性の亢進，血液脳関門の透過性亢進，サイトカイン・ストームなどが起こり，脳血流障害，脳浮腫ひいては脳実質障害が惹起されてくる。

　原因となる起炎菌には年齢によって違いがあり，4～5カ月未満の乳児ではB群溶連菌と大腸菌，3カ月～6歳までの乳幼児ではインフルエンザ菌b型（Hib，ヒブ）と肺炎球菌が多いのが特徴である。近年Hibの頻度が増加傾向にあり（4カ月～5歳ではHib：肺炎球菌＝3：1），これらの特徴は治療（抗菌薬の選択など）に直結するため配慮が必要であるが，最近では耐性化が進み治療上の大きな問題となっている。なお，諸外国ではHib，肺炎球菌による髄膜炎予防としてワクチンが普及しており，特にHibによる患者数は激減している。Hibワクチン（アクトヒブ®）は日本でも発売が予定されているが，当面の間，保険診療外の自己負担による任意接種となるため，諸外国並みに患者数の減少につながるか，肺炎球菌ワクチンの提供問題とともに今後の課題であり動向が注目されている。

臨床症状

　小児の細菌性髄膜炎の症状，特に初期症状は多様で非特異的であり，発症後まもない時期では初期診断は困難な例が多い。成人の髄膜炎で3主徴とされる発熱，項部硬直，意識障害がそろうことは小児ではむしろ少なく，特に乳児では哺乳不良，活気低下，易刺激性や不機嫌，特有の甲高い泣き声，体温異常（時に低体温），表情が乏しいなどを含めた「なんとなくおかしい」状態（"not doing well"）が初期症状として多いことは留意点である。

　一般状態（活気はあるか，おだやかな表情か，笑顔はあるか，遊べるか，会話はできるか，toxic appearanceはないかなど）と他の症状とを総合的に的確にとらえて，「髄膜炎を疑うこと」が肝要である。

病歴聴取

　細菌性髄膜炎にいたる症状の経過として，①数日間の発熱，活気低下，易刺激性，嘔吐などの非特異的症状が先行するタイプ（最も多いとされる），②電撃的な経過（数時間～12時間未満）で発症して急速に全身状態が悪化するタイプ，③電撃的ではないが1日程度の短い経過で特異的症状を呈するタイプ，の3つのパターンが考えられるが，いずれの経過においても単独で特異的な症状はなく，「なんとなくいつもと違う」などの病歴聴取を重視すべきである。

　なお，②に相当する電撃的な経過をとるタイプでは，発症後に急激に状態が悪化して危急的症状を呈する。いずれにしろ，小児の細菌性髄膜炎には特有の症状はなく，特に敗血症や髄膜刺激症状を伴わない時期での初日の発熱のみであるような場合，初期診断は難しいことを念頭に臨み，早期診断に努めることが大切である（この観点からもワクチン普及が望まれる）。

身体診察

　細菌性髄膜炎の身体徴候は，①髄膜の炎症，②脳細胞障害・脳浮腫・脳圧亢進，③脳血管障害，④硬膜下液貯留（水腫）・膿瘍，⑤全身感染（菌血症，敗血症）によるもの，などに分けられる。

　髄膜刺激徴候である項部硬直，ケルニッヒ（Kernig）徴候などは髄膜の炎症による知覚神経刺激によるものであるが，小児では頻度は低い（60～80％）。大泉門が開存している乳児では大泉門膨隆は脳圧亢

進を示す重要な所見であるが，初期では認められないことも多く，むしろ病状が進行悪化していることを表している．けいれん発作，意識状態の変化は主に脳細胞障害，脳血管障害，脳実質障害に起因するものである．細菌性髄膜炎時のけいれん発作の頻度は決して多いものではない（10～30％）が，「熱性けいれん」との鑑別は問題となり慎重を要する．髄膜炎を疑う徴候としては，①けいれん前の意識障害，②髄膜刺激徴候，③出血性発疹，④大泉門膨隆，⑤けいれん後1時間以上続く意識障害，などがある．

硬膜下液貯留（図1）などによる頭蓋内占拠性病変や血流障害，脳圧亢進，髄膜の炎症が脳神経根に沿って進展することなどによる局在性の神経徴候（運動麻痺，視機能障害など）がみられることもあるが，小児では頻度は低い．意識状態の変化としては，小児では多くの例で易刺激性，傾眠傾向から昏睡までの様々な程度の意識障害が認められる．重症例では敗血症を伴ってショック状態を呈しており，特に乳児では循環不全，呼吸窮迫，呼吸不全，筋緊張低下などが急激にみられ，時に危急的となる．

診断の進め方／治療／救急処置

細菌性髄膜炎は重要な救急疾患であり，診断・治療の遅れは予後を左右する．確定診断には髄液検査が必要であり，疑わしい例では積極的に髄液検査を施行することになる（診断フローチャート，髄液採取後の抗菌薬の選択などを図2に示した）．診断は髄液から細菌を検出することで確定するが，救急の現場では全身状態の改善を優先することはいうまでもない．髄液検査については，救急処置として呼吸・循環状態の評価・安定化をはかってから，あるいは血液培養（必須），必要な支持療法，副腎皮質ステロイド薬・抗菌薬の投与などを施行したあとに行う場合もある．

最近では培養の結果を待たずに髄液でのラテックス凝集法（図3），細菌の遺伝子検査（PCR法）などによる細菌抗原の検出が可能であり，抗菌薬投与後においても起炎菌の特定は可能である．なお，血清C反応性蛋白（CRP）の上昇には発症後数時間を要するため，初期には軽度の上昇にとどまることがあり，

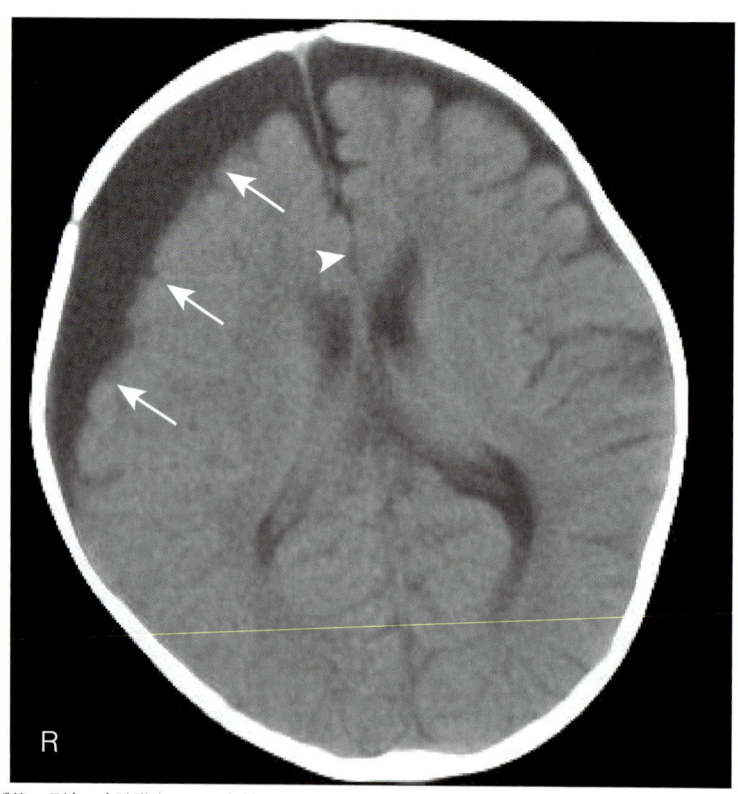

図1 インフルエンザ菌b型（Hib）髄膜炎による急性硬膜下液貯留（9カ月，女児）
発症3日目．右前頭部硬膜下腔の拡大による圧排があり（→），脳溝鈍化，軽度の正中線偏位を伴っている（▶）

8 細菌性髄膜炎

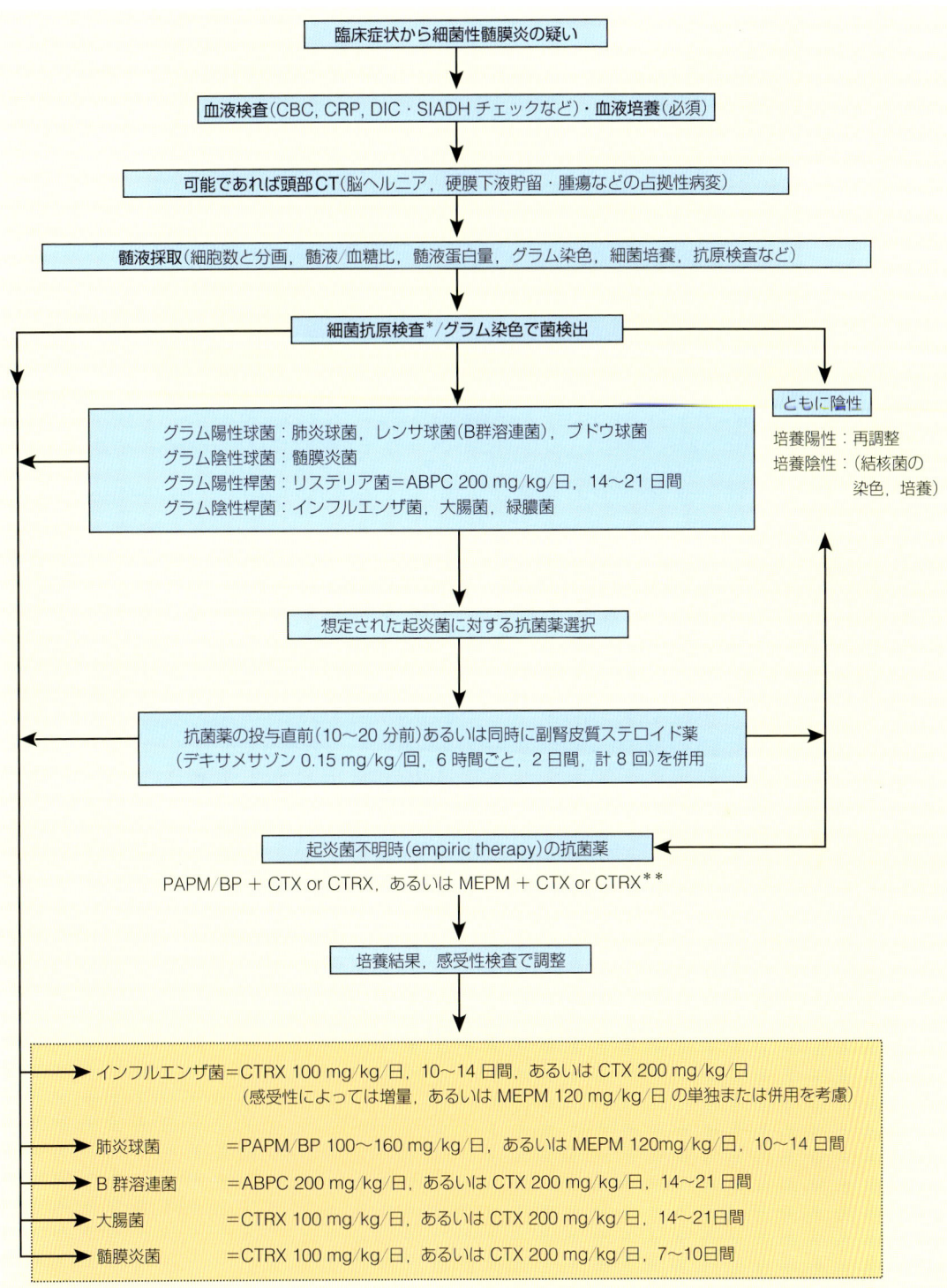

```
┌─────────────────────────────┐
│ 臨床症状から細菌性髄膜炎の疑い │
└─────────────────────────────┘
              ↓
┌─────────────────────────────────────────────────┐
│ 血液検査(CBC, CRP, DIC・SIADH チェックなど)・血液培養(必須) │
└─────────────────────────────────────────────────┘
              ↓
┌─────────────────────────────────────────────────────────┐
│ 可能であれば頭部CT(脳ヘルニア，硬膜下液貯留・腫瘍などの占拠性病変) │
└─────────────────────────────────────────────────────────┘
              ↓
┌─────────────────────────────────────────────────────────────────┐
│ 髄液採取(細胞数と分画，髄液/血糖比，髄液蛋白量，グラム染色，細菌培養，抗原検査など) │
└─────────────────────────────────────────────────────────────────┘
              ↓
┌─────────────────────────────┐
│ 細菌抗原検査*/グラム染色で菌検出 │───→ ともに陰性
└─────────────────────────────┘      培養陽性：再調整
              ↓                      培養陰性：(結核菌の
                                           染色，培養)
┌─────────────────────────────────────────────────────┐
│ グラム陽性球菌：肺炎球菌，レンサ球菌(B群溶連菌)，ブドウ球菌       │
│ グラム陰性球菌：髄膜炎菌                                  │
│ グラム陽性桿菌：リステリア菌＝ABPC 200 mg/kg/日，14～21日間   │
│ グラム陰性桿菌：インフルエンザ菌，大腸菌，緑膿菌                │
└─────────────────────────────────────────────────────┘
              ↓
┌─────────────────────────────┐
│ 想定された起炎菌に対する抗菌薬選択 │
└─────────────────────────────┘
              ↓
┌───────────────────────────────────────────────────────┐
│ 抗菌薬の投与直前(10～20分前)あるいは同時に副腎皮質ステロイド薬      │
│ (デキサメサゾン 0.15 mg/kg/回，6時間ごと，2日間，計8回)を併用    │
└───────────────────────────────────────────────────────┘
              ↓
┌─────────────────────────────────┐
│ 起炎菌不明時(empiric therapy)の抗菌薬 │
└─────────────────────────────────┘
  PAPM/BP + CTX or CTRX, あるいは MEPM + CTX or CTRX**
              ↓
┌─────────────────────────┐
│ 培養結果，感受性検査で調整 │
└─────────────────────────┘
              ↓
┌─────────────────────────────────────────────────────────────────────────┐
│ → インフルエンザ菌 = CTRX 100 mg/kg/日，10～14日間，あるいは CTX 200 mg/kg/日    │
│                 (感受性によっては増量，あるいは MEPM 120 mg/kg/日 の単独または併用を考慮) │
│ → 肺炎球菌     = PAPM/BP 100～160 mg/kg/日，あるいは MEPM 120mg/kg/日，10～14日間 │
│ → B群溶連菌    = ABPC 200 mg/kg/日，あるいは CTX 200 mg/kg/日，14～21日間         │
│ → 大腸菌       = CTRX 100 mg/kg/日，あるいは CTX 200 mg/kg/日，14～21日間         │
│ → 髄膜炎菌     = CTRX 100 mg/kg/日，あるいは CTX 200 mg/kg/日，7～10日間          │
└─────────────────────────────────────────────────────────────────────────┘
```

*細菌抗原迅速検出キットでは，インフルエンザ菌b型，肺炎球菌，B群溶連菌，大腸菌(K1)，髄膜炎菌(A, B, C)の主要起炎菌5種の検出が可能(スライデックス メニンギート キット-5® など)
**抗菌薬は基本的に，分4/日，one shot 静注(CTRXは分2/日)

図2 小児細菌性髄膜炎の診断フローチャートおよび標準的抗菌薬の初期選択

12章　神経・筋疾患

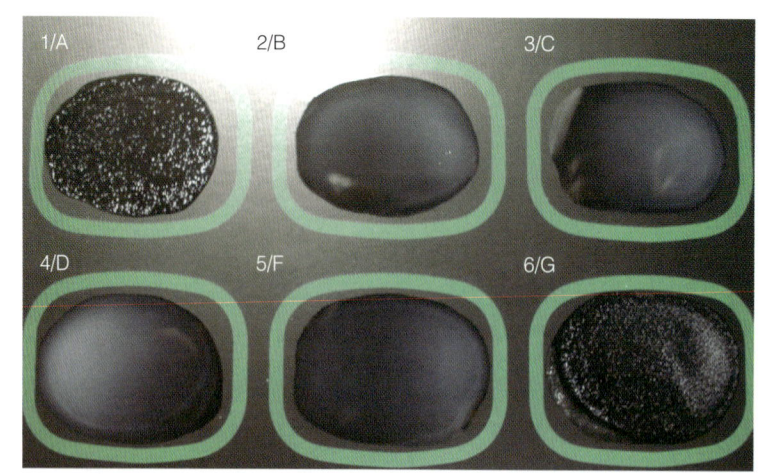

図3　スライデックス メニンギート キット-5によるラテックス凝集反応の実際
1/A：インフルエンザ菌b型（Hib），2/B：肺炎球菌，3/C：A群髄膜炎菌，4/D：B群髄膜炎菌，5/F：大腸菌K1，C群髄膜炎菌，6/G：陽性コントロール
本例では治療優先によって抗菌薬投与後であったが（髄液細菌培養は陰性），1/Aで凝集が認められ，インフルエンザ菌b型（Hib）による髄膜炎と診断できた

注意を要する．さらに，小児では基本的初期治療の段階から急性期の合併症のみならず，水頭症，てんかん発作，難聴などの亜急性期の合併症対策および発達障害（運動障害，言語障害，知的障害）に対する早期リハビリテーションの考慮も必要である．

参考文献

1　後藤善隆：細菌性髄膜炎．救急医学 29：1757-1761，2005
2　日本神経治療学会，日本神経学会ほか監修，細菌性髄膜炎の診療ガイドライン作成委員会編：細菌性髄膜炎の診療ガイドライン，医学書院，2007
3　笠井正志：化膿性髄膜炎．小児抗菌薬マニュアル，p166-177，日本医学館，2008

13章 内分泌・代謝性疾患

1 尿崩症 308
2 甲状腺機能亢進症 310
3 甲状腺機能低下症 313
4 副甲状腺機能低下症（テタニー）............ 315
5 急性副腎不全 317
6 褐色細胞腫 320
7 糖尿病（糖尿病性ケトアシドーシス）..... 322

1 尿崩症

[著] 有阪 治

原因

下垂体後葉から分泌されたアルギニンバソプレシン(AVP)は，腎集合管主細胞血管側のV₂受容体に結合して，水チャネルであるアクアポリン2(AQP2)を作動させ，水の透過性を高めることにより尿を濃縮する。

尿崩症(diabetes insipidus)は多尿・多飲を呈する疾患であり，AVP欠乏あるいは腎臓でのAVP不応性に起因する。前者を中枢性尿崩症(central diabetes insipidus：CDI)，後者を腎性尿崩症(nephrogenic diabetes insipidus：NDI)という。多尿をきたす疾患・病態を表1に示す。

臨床症状

尿崩症に特異的な症状は，多尿，口渇，多飲である。発症時期は原因により異なり，先天性NDIは新生児期に，脳腫瘍などによるCDIは幼児期以降である。遺伝性CDIはAVP遺伝子の変異により起こるが，発症年齢は一様でなく，生後数年して発症する例もある。

夜尿や遺尿が急にはじまった場合には尿崩症を疑うが，非特異的な症状としてNDIに伴う高張性脱水による乳児期の発熱，多飲による食欲低下，脳腫瘍によるCDIに伴う下垂体前葉機能低下症(成長ホルモン分泌不全による身長増加率低下)や神経症状(頭痛，視力・視野障害)などにも注意する。

副腎皮質機能不全を合併すると，水利尿不全により多尿症状が軽快する(仮面尿崩症)。遺伝性NDIの約90%はX染色体劣性の遺伝形式をとるので，母親を保因者として男児に発症する。

診断の進め方

図1に鑑別診断のフローチャートを示す。多尿の基準は乳児期は400 mL/kg/日以上，年長児は3,000 mL/m²/日以上である。血清ナトリウム，カリウム濃度，血清浸透圧，血液尿素窒素(BUN)，クレアチニン(Cr)，カルシウム，尿浸透圧，比重，尿

表1 多尿・多飲をきたす疾患

Ⅰ 中枢性尿崩症(CDI)
　1) 先天性
　　・遺伝性：常染色体優性，常染色体劣性
　　・先天性：中隔視神経形成異常，脳正中部奇形症候群，全前脳症，下垂体低形成
　　・ウルフラム(Wolfram)症候群(DIDMOAD症候群)
　2) 後天性
　　・新生物：胚細胞腫，頭蓋咽頭腫，異所性松果体腫瘍，白血病細胞浸潤など
　　・炎症・浸潤：ランゲルハンス細胞ヒスチオサイトーシス，神経サルコイドーシス，リンパ球性漏斗下垂体後葉炎など
　　・感染：先天性トキソプラズマ症，髄膜炎，脳炎など
　　・外傷：外科手術，事故，低酸素性脳障害，脳死など
　　・薬物
　3) 特発性
Ⅱ 腎性尿崩症(NDI)
　1) 先天性(遺伝性，家族性)
　　・X連鎖劣性(V₂受容体異常)，常染色体劣性・優性(AQP2異常)
　2) 続発性(後天性)
　　・高Ca血症，低K血症
　　・薬物：リチウム，デメクロサイクリン，シスプラチンなど
　　・腎疾患：慢性腎不全，腎間質障害，腎虚血，ファブリ(Fabry)病など
Ⅲ 原発性多飲，心因性多飲
Ⅳ 糖尿病

糖は必須検査である。血清浸透圧が300 mOsm/kgを超えて尿浸透圧が300 mOsm/kg未満の場合は，とりあえず尿崩症と診断してよい。渇感に応じて飲水が十分に行われていれば，血清ナトリウム濃度は145 mEq/L以上には上昇しない。血清AVP濃度は尿崩症の診断に必須の検査ではないが，CDIでは低下(<1 pg/mL)，NDIでは上昇(>2 pg/mL)する。水制限後にある程度の尿濃縮が起こり，尿浸透圧が血清浸透圧を超える場合は部分型尿崩症，超えない場合は完全型尿崩症という。

診断上の注意点として，胚細胞腫によるCDIでは，多尿が出現してから数カ月〜数年後に頭蓋内病変が発見される場合がある。当初は特発性CDIと

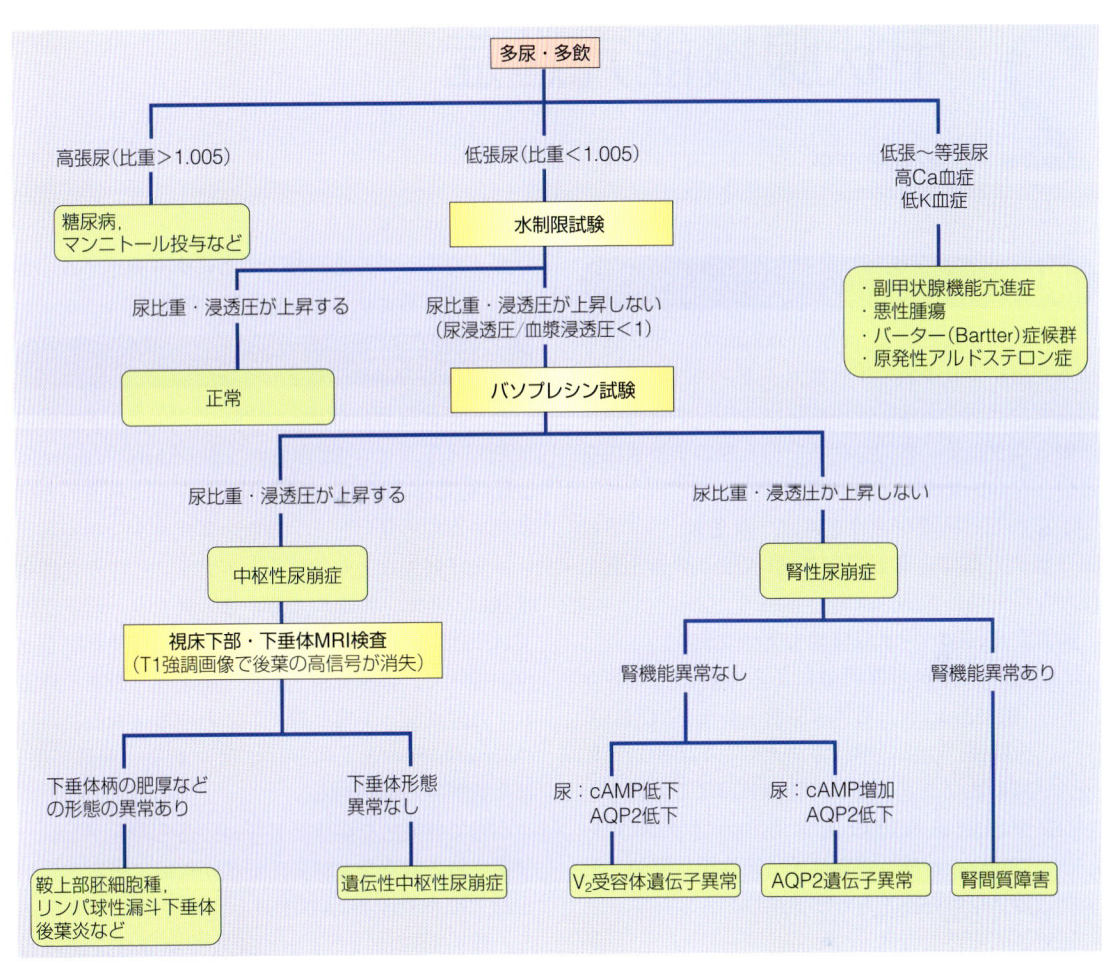

図1 尿崩症の診断フローチャート
心因性多飲は部分型腎性尿崩症との区別が必要となる

考えられても，髄液・血液中の腫瘍マーカー（β-hCG〈ヒト絨毛性ゴナドトロピンβサブユニット〉やαフェトプロテイン）とMRI検査を繰り返す必要がある．MRIで下垂体柄の肥厚を認めた場合は，胚細胞腫，ランゲルハンス細胞ヒスチオサイトーシスおよびリンパ球性漏斗下垂体後葉炎の可能性を疑う．

中枢性塩喪失(cerebral salt wasting)は，脳腫瘍術後や中枢神経系異常に伴って，急激な尿量増加および脱水症状で発症するが，尿崩症とは逆に重篤な低Na血症を呈する．

治療／救急処置

原因にかかわらず，未治療の尿崩症の著しい高Na血症（ナトリウム>160 mEq/L）に対する輸液は，水喪失を補給するために（ナトリウム喪失はないので），NaClを含まない5%ブドウ糖液を用いる．渇感による自発的な飲水は制限しない．

原因がCDIの場合は，デスモプレシン(desamino-8-D-arginine vasopressin：DDAVP)の点鼻（1回量：乳児0.5〜2.5μg，幼児以降2.5〜5.0μg）を1日2回行う．

NDIの場合は十分な補水により，脳障害の原因となる乳児期の高張性脱水を予防する．希釈乳，低Naミルクを用いて腎への溶質負荷を制限して尿量を減らす．また，サイアザイド系利尿薬やインドメタシンも有効である．

参考文献

1 有阪治：小児の多尿—尿崩症を中心に．日本医事新報 4295：57-63，2006

13章　内分泌・代謝性疾患

2　甲状腺機能亢進症

[著] 原田 正平

原因

甲状腺機能亢進症(hyperthyroidism)は，甲状腺の機能亢進により過剰の甲状腺ホルモンが血液中に分泌された状態であるが，甲状腺ホルモンが血液中に過剰となり生体に病的な症状を引き起こす甲状腺中毒症(thyrotoxicosis)とは同義ではない。

すなわち甲状腺中毒症をきたす疾患は，1）甲状腺の機能亢進によるもの，2）甲状腺の機能亢進を伴わないものに大別される。

前者が(狭義の)甲状腺機能亢進症であり，
1）A　甲状腺外からの刺激によるもの：バセドウ(Basedow)病，甲状腺刺激ホルモン(TSH)産生腫瘍，一部の甲状腺ホルモン不応症，ヒト絨毛性ゴナドトロピン(hCG)によるもの
　　B　甲状腺に原因のあるもの：プランマー(Plummer)病，中毒性多結節性甲状腺腫，機能性甲状腺癌，ヨード誘発性
に区分される。後者は，
2）A　甲状腺の破壊で甲状腺ホルモンが血管内に漏出したもの：破壊性甲状腺中毒症(亜急性甲状腺炎，無痛性甲状腺炎，橋本病の急性増悪，急性化膿性甲状腺炎)
　　B　外部からの甲状腺ホルモンの摂取：作為的甲状腺中毒症(甲状腺ホルモン薬の過剰摂取，甲状腺ホルモン薬が入れられた「〈いわゆる〉やせ薬」の内服，ハンバーガー甲状腺中毒症)
に区分される。

内科領域では甲状腺中毒症の約80％がバセドウ病，残りの約10％ずつを無痛性甲状腺炎と亜急性甲状腺炎が占めるとされるが，小児科領域では大部分がバセドウ病であるので，以下は主にバセドウ病について記載する。

バセドウ病は自己免疫性疾患の代表であり，甲状腺濾胞細胞表面にあるTSH受容体に対する刺激型の自己抗体(抗TSH受容体抗体)が血液中に出現し，視床下部－下垂体－甲状腺系のネガティブフィードバック(negative feedback)が失われて，過剰な甲状腺ホルモンの分泌が続くことにより発症する。女性に多く，男女比は1：5程度とされる。

臨床症状

日本甲状腺学会のホームページに「バセドウ病の診断ガイドライン」が示されており(http://thyroid.umin.ac.jp/guideline/02.html#1)，そこに典型的な甲状腺中毒症所見として，頻脈，体重減少，手指振せん，発汗増加などがあげられている。そのうち初発症状は，年齢，性別によりかなり異なり，若年女性では甲状腺腫・動悸・手指振せん・全身倦怠感が上位の症状で，体重減少・発汗・眼症状・微熱・息切れ・月経異常・下痢と続く。いわゆるメルセブルグ(Merseburg)の3主徴(頻脈，甲状腺腫，眼球突出)は半数程度といわれる。

小児で特徴的な症状としては，落ち着きがない，学業成績の低下など精神的症状が前面に出るため，注意欠陥多動障害(ADHD)と誤診されることがある。最終的にはほとんどの児に甲状腺腫を認めるが，大きいものは少ない。血流の増加のため聴診器で雑音も聴取される(甲状腺雑音〈thyroid bruit〉)。眼症状(ophthalmopathy)は多くに認めるが，典型的な眼球突出は少ない。食欲亢進のため，成人ほど体重減少が目立たず，むしろ体重増加がみられることもある。腎排泄量の増加による多尿や夜尿が主訴のこともある。骨の成熟を伴う成長促進がみられることもあるが，最終身長には影響しない。初潮後の発症では二次性無月経もみられる。不眠に伴い易疲労感を訴える。四肢麻痺もみられるが成人よりまれである。暑がることが多く，皮膚は温かく湿っている。

甲状腺中毒症のなかには，救急処置が必要となる特殊な病態(甲状腺クリーゼ〈thyrotoxic storm or crisis〉)があり，内科領域ではその診断基準(第1版)が新しく作成された。甲状腺クリーゼとは，甲状腺中毒症の原因となる未治療ないしコントロール不良の甲状腺基礎疾患が存在し，これになんらかの強いストレスが加わったときに，甲状腺ホルモン作用過剰に対する生体の代償機構の破綻により複数臓器が

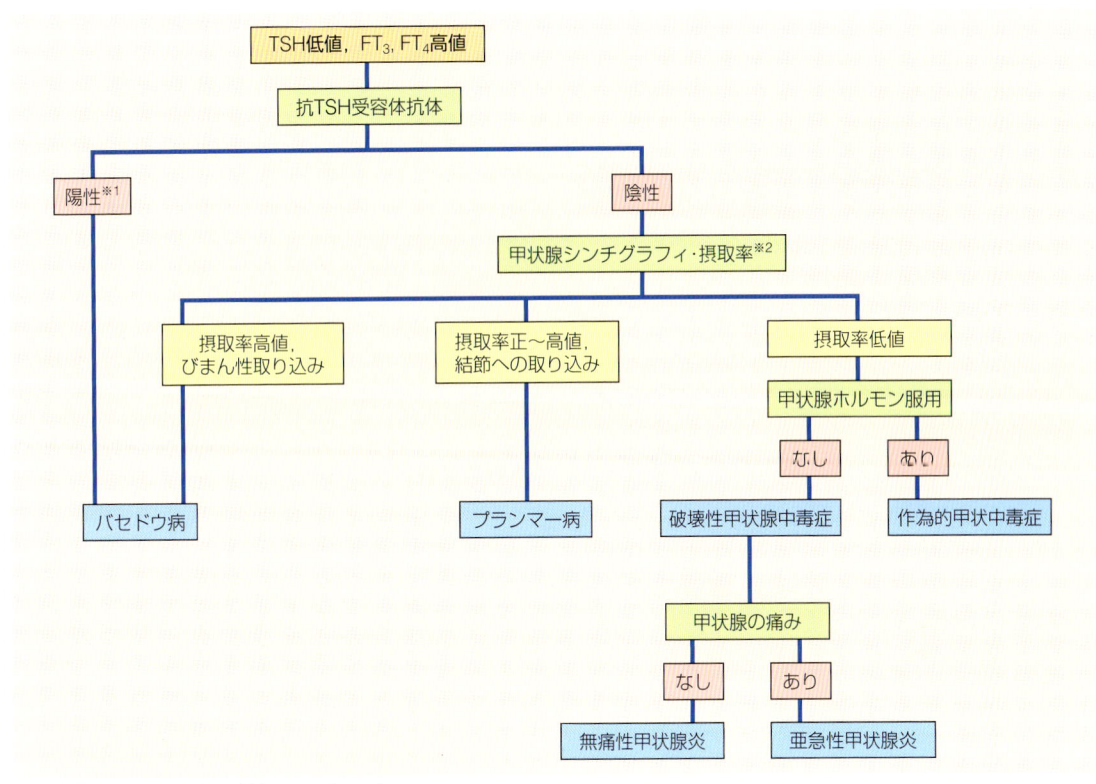

図1 甲状腺機能亢進症の診断フローチャート
*1 抗TSH受容体抗体が陽性でも，まれに無痛性甲状腺炎などの場合がある
*2 シンチグラフィ・摂取率の代わりに甲状腺超音波検査での血流量測定も参考となる

表1 小児期発症バセドウ病薬物治療のガイドライン2008[1]（抜粋）

a）初期治療
1. 治療は抗甲状腺薬のThiamazole（アメリカではMethimazoleと呼ばれ一般的にMMIと略する。商品名：メルカゾール錠〈5 mg〉）を第1選択薬とする
2. 初期投与量は，MMIで0.5～1 mg/kg/日，分1～2とし，体重換算で成人の投与量を超える場合は原則として成人量（MMI 30 mg/日）とする
3. 軽度な副作用（皮疹，軽度肝障害，発熱，関節痛，筋肉痛など）出現時は治療をしばらく継続し，軽快しない場合薬剤を変更する
4. 重篤な副作用（無顆粒球症，重症肝障害，多発性関節炎など）出現時はただちに薬剤を中止し，甲状腺機能を悪化させないために無機ヨード剤を投与する。外科的治療，場合によりアイソトープ治療に変更する
5. 治療開始後少なくとも2～3カ月は2週ごとに副作用をチェックし，甲状腺機能も適宜検査する。血清遊離サイロキシン（FT$_4$）値，遊離トリヨードサイロニン（FT$_3$）値が正常化したら抗甲状腺薬を減量する
6. 甲状腺機能亢進症状が強い場合はβ遮断薬を併用する
7. 甲状腺クリーゼの時は無機ヨード剤を併用する

b）維持療法
1. 通常2～3カ月で甲状腺機能は安定し，維持量はMMIで通常隔日5～10 mg/日程度である
2. 少なくとも3～4カ月に1度の検査で甲状腺機能正常を確認する

c）治療中止基準
1. 最低でも1.5～2年治療を継続し，維持量で機能正常が維持できれば治療中止を考慮する
2. 抗TSH受容体抗体陰性が持続していれば寛解している可能性が高い
3. 抗甲状腺薬隔日1錠を6カ月以上継続し，機能正常であれば中止する方法もある
4. 受験などの学生生活を考慮して治療を継続することもある
5. 再発は治療中止後1年以内に多いが，その後も再発する可能性はあり，寛解中も定期的な管理を要する

機能不全に陥った結果，生命の危機に直面した緊急治療を要する病態をいう（日本甲状腺学会「甲状腺クリーゼの診断基準（第1版）」〈http://thyroid.umin.ac.jp/rinsyo/crise1.pdf〉)。

診断の進め方／治療／救急処置

甲状腺中毒症を疑わせる臨床症状を認めた場合は，まず血中TSH，遊離トリヨードサイロニン（FT$_3$），遊離サイロキシン（FT$_4$）（場合によっては抗TSH受容体抗体，抗甲状腺抗体も同時に）測定を行う。FT$_4$高値，TSH低値を認めた場合，図1に示した鑑別診断を行う。

バセドウ病と診断された場合の治療は，成人と同様に薬物治療，外科治療（甲状腺亜全摘術もしくは甲状腺全摘術），アイソトープ治療（放射性ヨード内用療法）のいずれかが選択されるが，現時点では，「小児期発症バセドウ病薬物治療のガイドライン2008」に従い，抗甲状腺薬による薬物治療を第1選択とする（詳細は表1に示した）[1]。

抗甲状腺薬の副作用としての「無顆粒球症」（500/mm^{3}未満）に注意が必要で，薬物治療を開始したら，少なくとも2カ月間は，原則として2週間に1回血液検査を行い，白血球分画を確認し，その後も定期的に血液検査を行う。投与前に，できれば文書で無顆粒球症について十分に説明し，突然の発熱や咽頭痛といった感染症を疑わせる症状が出現した場合は，抗甲状腺薬の服用を中止し，ただちに担当医に連絡をつけられるようにしておく。

参考文献

1 佐藤浩一，佐々木望ほか：小児期発症バセドウ病薬物治療のガイドライン2008．日本小児科学会雑誌 112：946-952，2008

3 甲状腺機能低下症

[著] 田中 敏章

原因

甲状腺機能低下症（hypothyroidism）は，多くは甲状腺ホルモンの分泌不全で起こるが，非常にまれに甲状腺ホルモン受容体障害が原因で起こる。先天性と後天性，また原発性と中枢性に分類される。

先天性甲状腺機能低下症（クレチン症）

現在新生児期にマス・スクリーニングされており，3,000～4,000人に1人の頻度で発見されている。ほとんどが原発性で，異所性，欠損性，低形成や甲状腺ホルモン合成障害などによる。まれに下垂体発生の転写因子の遺伝子異常（*POU1F1*, *PROP1* など）などの中枢性が報告されている。また母親のヨードの過剰摂取や抗甲状腺薬，造影による一過性甲状腺機能低下症も少なくない。

後天性甲状腺機能低下症

多くは自己免疫と考えられる機序による慢性甲状腺炎によるもので，女性に圧倒的に多い（1：10～25）。慢性甲状腺炎は通常甲状腺腫を伴うが，甲状腺腫を伴わない萎縮性甲状腺炎では，阻害型の抗TSH受容体抗体が病因になることがある。

臨床症状

先天性甲状腺機能低下症

マス・スクリーニングが行われているため，ほとんど臨床症状を示すものはないが，臨床症状のチェックリストを以下に示す——①遷延性黄疸（3週間以上），②便秘（2日以上排便がない），③臍ヘルニア，④体重増加不良，⑤皮膚乾燥，⑥不活発，⑦巨舌，⑧嗄声，⑨四肢冷感，⑩浮腫，⑪小泉門開大，⑫甲状腺腫。

後天性甲状腺機能低下症

主たる臨床症状は，成長率の低下，肥満の進行である。進行すると，易疲労感，寒がり，無気力，便秘，動作緩慢などの症状も認められる。

病歴聴取

家族歴では，甲状腺疾患の有無。特に母親の甲状腺疾患の病歴（抗甲状腺薬内服の有無）。病歴では，妊娠中のヨード剤による造影の既往，ヨード含有食品の過剰摂取，周産期のヨード消毒剤の使用などは，一過性甲状腺機能低下症の診断の手がかりとなる。

身体診察

先天性甲状腺機能低下症

図1は，マス・スクリーニング開始以前で，11カ月時に診断された男児の症例であるが，3カ月児ぐらいの身体発育で，首はすわっておらず，髪の毛もごわごわして，無表情で巨舌のいわゆる「クレチン様顔貌」を示し，上記のチェックリストの⑪⑫を除いた全症状が認められた。大腿部の皮膚のたるみも，特徴的な所見である。マス・スクリーニングが開始されてからは，このような症状を示す先天性甲状腺機能低下症はみられなくなった。

後天性甲状腺機能低下症

図2は，11歳時に後天性甲状腺機能低下症（慢性甲状腺炎）と診断された女児であるが，成長率の低下，肥満の進行，骨年齢の遅れ（5歳）が明らかである。甲状腺ホルモン治療により，catch-up が認められ，肥満も改善した。

診断の進め方／治療／救急処置

先天性甲状腺機能低下症

マス・スクリーニングによって発見されている。通常，生後5～7日目に濾紙により採血し，地域の検査施設で甲状腺刺激ホルモン（TSH）が測定されている。濾紙血 TSH が 15～30 μU/mL 全血以上のときは，ただちに医療機関で精密検査を受けるように報告される。濾紙血 TSH が 10～15 μU/mL 全血のときは，初回採血を行った施設に再採血が依頼され，再採血検体の濾紙血 TSH が 10 μU/mL 全血以上のときは，医療機関で精密検査を受けるように報告される。精密検査で TSH 高値，遊離サイロキシン（FT$_4$）低値により，原発性の先天性甲状腺機能低下症と診断される。その他必要に応じて，甲状腺自己抗体，サイログロブリンの測定，大腿骨遠位端骨

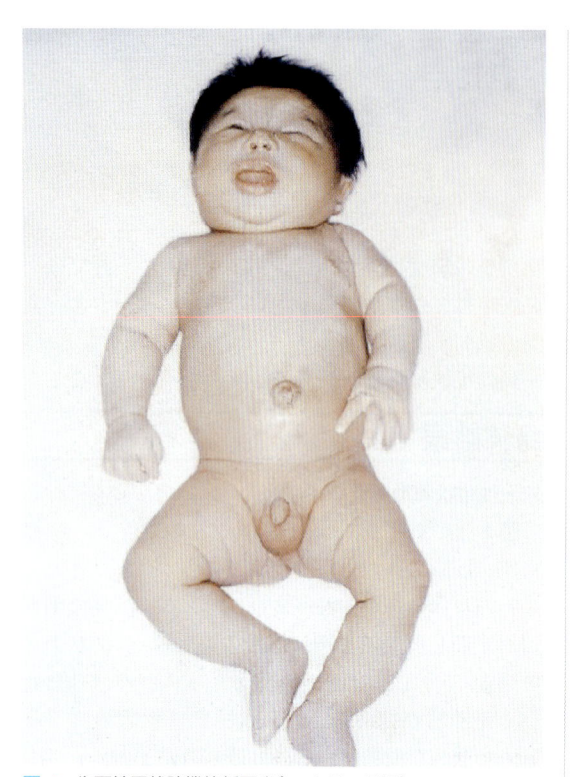

図1　先天性甲状腺機能低下症（11カ月，男児）

核のX線写真（重症の先天性甲状腺機能低下症では，遠位端骨核が出現していない），甲状腺超音波検査などを行うが，検査のために治療開始が遅れてはならない．治療は，甲状腺ホルモン（合成l-サイロキシン：チラーヂンS®）を投与する．

　出生体重2,000g未満の新生児については，間脳下垂体のネガティブフィードバックの未熟性により，生後5〜7日では甲状腺機能低下症であってもTSHが上昇しない可能性があるので，生後1カ月または体重2,500gに達した時点で2回目のスクリーニングを行うことが勧告されている．

　TSHだけの測定では，中枢性甲状腺機能低下症を見逃す危険性があるので，FT_4も同時に測定している自治体もある．

後天性甲状腺機能低下症

　小児期に成長率の低下をみたら，必ず甲状腺機能を測定する必要がある．慢性甲状腺炎による後天性

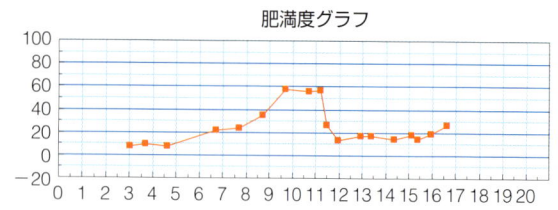

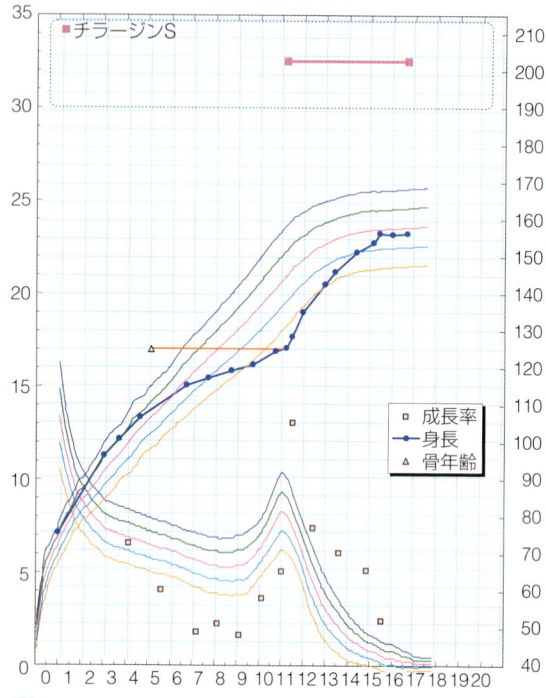

図2　慢性甲状腺炎（11歳，女児）

甲状腺機能低下症では，TSH上昇，FT_4低下，抗TPO抗体や抗サイログロブリン抗体などの甲状腺自己抗体が陽性である．骨年齢は，著明に遅れる．治療は，甲状腺ホルモン（合成l-サイロキシン：チラーヂンS®）を投与する．

参考文献

1　皆川真規，猪俣弘明：先天性甲状腺機能低下症．小児科臨床 59：619-625，2006
2　猪股弘明，下橋京子：慢性甲状腺炎．小児内科34（増刊号）：640-644，2002

4 副甲状腺機能低下症(テタニー)

[著] 宮本 茂樹

原因

副甲状腺機能低下症(hypoparathyroidism)は，副甲状腺ホルモン(parathyroid hormone：PTH)の作用低下によって生じた病態をいう。PTHの合成・分泌の低下による場合と標的器官でのPTHの不応による場合とがあり，前者を原発性副甲状腺機能低下症，後者は偽性副甲状腺機能低下症と呼ぶ。

テタニー(tetany)とは，不随意な筋肉の痙縮を意味し，主として手足などの末梢性の間代性けいれんを指し疼痛を伴うこともある。さらに全身的なけいれんおよび喉頭けいれんにいたる場合もある。テタニーすなわち低Ca血症の原因には，表1に示したものがある。

臨床症状

副甲状腺機能低下症の症状の主体は，低Ca血症性テタニー，けいれんである。けいれんは乳児では低Ca血症の最初の症状であることが多く，通常全身性であるが，局在性である場合もある。意識は失われないことが多いが，けいれん重積状態を誘発することもある。喉頭けいれんは，重度の場合，無呼吸となる場合もある。

診断の進め方

早期新生児低Ca血症(一過性の相対的副甲状腺機能低下状態と考えられる)の病歴では，未熟性，母体の糖尿病，子宮内発育不全などが重要である。テタニーで発症した場合，上記のように全身的なけいれんとなる可能性もあり，救急処置が先行する。

処置は，まずけいれんに対する一般処置として，静脈路を確保し，同時に採血を行う。血算，C反応性蛋白(CRP)，血糖，血液ガス分析などとともに，電解質(カルシウムを含む)を調べる。ここで，低Ca血症が判明する。

血液中カルシウムは，その約半分がイオン化カルシウム(2価の陽イオン)として存在し，残りのほとんどはアルブミンと結合している。機能としては，

表1 低Ca血症の原因

1) 新生児における特異的な原因
   早期新生児低Ca血症
   後期新生児低Ca血症
   母体の高Ca血症(母体の副甲状腺機能亢進症など)
2) 原発性副甲状腺機能低下症
   ディジョージ(DiGeorge)症候群
   X染色体連鎖副甲状腺機能低下症
   自己免疫性多腺性症候群Ⅰ型
   その他
3) 偽性副甲状腺機能低下症
4) ミトコンドリア遺伝子異常
5) マグネシウム欠乏
6) ビタミンD欠乏症
7) ビタミンD依存症
8) カルシウム摂取不足
9) 腎不全
10) その他

イオン化カルシウムが重要で，酸塩基平衡の影響を受ける。すなわち，アルカリ状態でイオン化カルシウムは低下する。従って，カルシウム値の評価はイオン化カルシウムの測定が最もよいといえるが，検体の保存や測定機器の問題から総カルシウム濃度で示されることが多い。

血中アルブミン値が4 g/dL未満ではアルブミン補正をする。補正式は，補正総カルシウム(mg/dL)＝実測総カルシウム(mg/dL)＋0.8×{4－アルブミン(g/dL)}である。カルシウムの基準値は，各施設ごとに決定すべきといわれるが，8.0 mg/dL以下は低Ca血症と考えられる。

新生児期のけいれんに対する治療的診断としては，まず，20%ブドウ糖2 mL/kgを静注(極低出生体重児では10%ブドウ糖を用いる)する。次に8.5%グルコン酸カルシウム1〜2 mL/kgを2倍程度に希釈して，徐脈に注意しながらゆっくり静注する。他には，マグネシウム，ビタミンB_6がある。

低Ca血症の診断フローチャートを図1に示す。腎機能が正常であり，明らかな低Ca血症(7.0 mg/dL以下)時に測定したインタクトPTHが30 pg/mL未満の場合は，原発性副甲状腺機能低下症と診

13章　内分泌・代謝性疾患

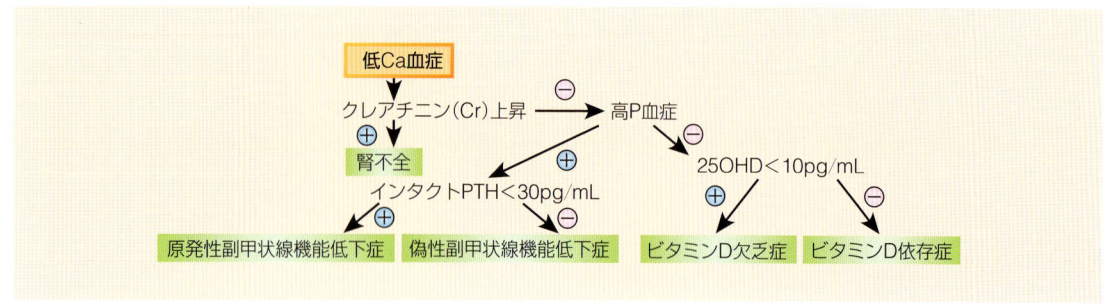

図1　低Ca血症の診断フローチャート
25OHD：25位水酸化ビタミンD(25-hydroxyvitamin D)

断され，30 pg/mL 以上では偽性副甲状腺機能低下症を考え，エルスワース-ハワード(Ellsworth-Howard)試験を行う．以下，詳細な病型診断は他書を参照してほしい．

治療／救急処置

低Ca血症性テタニーと診断した場合，8.5%グルコン酸カルシウムをゆっくりと(10分以上かけて)静脈内投与する．投与量は，新生児・乳児では1～2 mL/kg，幼児・学童では0.5～1 mL/kg(最大20 mL)である．

急速にカルシウムを負荷するときは，心拍数の低下をきたすことがあるので心電図をモニターする必要がある．また，カルシウム製剤が血管外に漏れると血管炎や異所性石灰化をきたす場合があるので慎重に行う．

静注後の血清カルシウムが7 mg/dL 以下のときは，6～8時間ごとに繰り返すか，持続点滴(5%ブドウ糖で希釈する)で補充する(新生児：3～4 mL/kg/日，幼児・学童：1～2 mL/kg/日，乳酸液やリン酸液との混注で白濁する)．

過換気は，アルカローシスを合併させてテタニーを起こすことがある．その後，経口的に補充を行う(炭酸カルシウムなど)．新生児の一過性低Ca血症でなければ，ビタミンDの持続的な投与が必要となるが，長期管理については他書を参照されたい．

また，低Mg血症(1.5 mg/dL 未満)によるテタニーがあるので注意する．低Mg血症ではPTH分泌は低下し，カルシウムの静注のみでは改善せず，補正用0.5 M 硫酸マグネシウムを心電図のモニターを行いながら，ゆっくりと静注する(1回補充量の目安は0.5 mL/kg)ことで回復する．

参考文献
1　衛藤義勝監修，五十嵐隆ほか編：ネルソン小児科学　原著第17版，エルゼビア・ジャパン，2005
2　Silder AM et al eds：Current Pediatric and Treatment, 18ed, McGrow-Hill, 2007

5 急性副腎不全

[著] 河野 斉

原因

急性副腎不全（acute adrenal insufficiency）は，副腎で合成される3系統のホルモンのうち，糖質コルチコイド（コルチゾール）と硬質コルチコイド（アルドステロン）の絶対的・相対的不足により発症し，重篤なショック症状（副腎クリーゼ）を呈し致死的となる。

原因となる疾患を表1に示す。一次性（副腎性）か二次性（視床下部-下垂体性）に分類され，さらにそれぞれに先天性または後天性疾患が存在する。

一次性は副腎の糖質および硬質コルチコイド不足が原因であり，下垂体の副腎皮質刺激ホルモン（adrenocorticotropic hormone：ACTH）は増加する。二次性はACTHまたは視床下部のACTH分泌促進ホルモン（corticotropin-releasing hormone：CRH）の欠損が原因であり，糖質コルチコイド不足を生じるが，硬質コルチコイド産生は保持されている。先天性の場合は新生児期より症状を示すが，急性副腎不全の多くは，副腎機能不全に対するホルモン補充治療中に，感染，外傷，ストレス，手術などを契機として発症する。

臨床症状

初期症状は，全身倦怠，脱力，食欲不振，悪心，嘔吐，腹痛，頭痛，発汗，色素沈着の増悪などであり，体重減少，急性脱水，低血圧，低血糖，低Na血症，低Cl血症，高K血症を伴い，急激に意識レベル低下へと進行する。

色素沈着は日光にさらされていない部分（外陰部，腋窩，乳輪部，palmar crease，口唇，口腔粘膜，歯肉など）や湿疹や瘢痕部を参考にする（図1）。

視床下部-下垂体系の障害が原因の場合は色素沈着が認められない。副腎クリーゼの頻度は一次性が二次性より1.5倍高いといわれている[1,2]。

成長ホルモン（GH）欠損症におけるGH治療中でGH以外の複数の下垂体ホルモン欠損を伴う場合，ACTH欠損が原因の副腎機能不全と低血糖による

表1 副腎機能不全をきたす原因疾患

【一次性（副腎性）】
- 先天性
  - 先天性副腎過形成症（21-水酸化酵素欠損症が最も多く，マススクリーニングで鑑別）
  - 先天性副腎低形成症
  - オールグローブ（Allgrove）症候群（トリプルA〈Triple A〉症候群）
  - ACTH不応症
  - グルココルチコイド不応症
  - アルドステロン合成酵素欠損症
  - 代謝疾患
    副腎脳白質ジストロフィー
    ツェルウェーガー（Zellweger）症候群
    スミス-レムリ-オピッツ（Smith-Lemli-Opitz）症候群
    ウォルマン（Wolman）病
  - ミトコンドリア病
    カーンズ-セイヤー（Kearns-Sayre）症候群
- 後天性
  - 自己免疫性多腺性症候群
  - 出血・梗塞・破壊
    腹部外傷
    ウォーターハウス-フリーデリクセン（Waterhouse-Friderichsen）症候群
    腫瘍・腫瘍転移
  - 感染症
  - 医原性

【二次性（視床下部-下垂体性）】
- 視床下部
  - 先天性
    眼中隔異形成（septo-optic dysplasia）
    CRH欠損症
  - 後天性
    長期副腎皮質ホルモン使用後の離脱時
    感染・外傷・ストレス・手術・放射線治療
    腫瘍・腫瘍転移（サルコイドーシス，ヒスチオサイトーシス，頭蓋咽頭腫）
- 下垂体
  - 先天性
    下垂体低（無）形成
    下垂体複合ホルモン欠損症
    ACTH単独欠損症
  - 後天性
    長期副腎皮質ホルモン使用後の離脱時
    感染・外傷・ストレス・手術・放射線治療
    リンパ球性下垂体炎

13章 内分泌・代謝性疾患

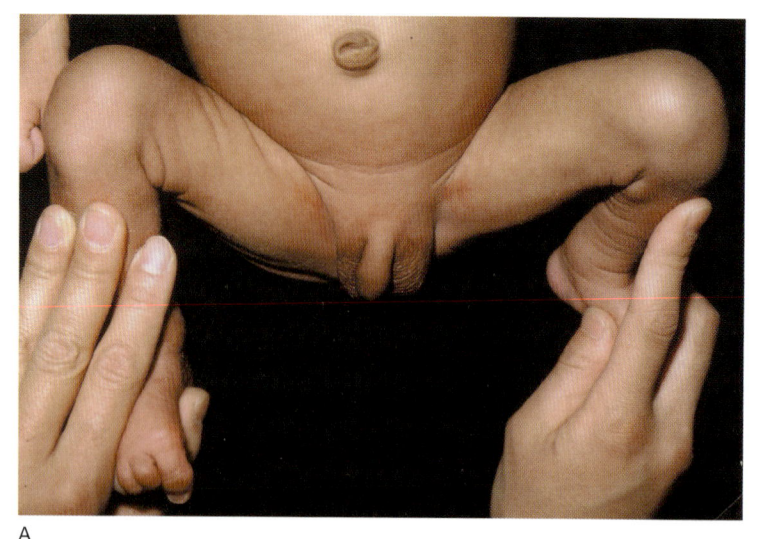

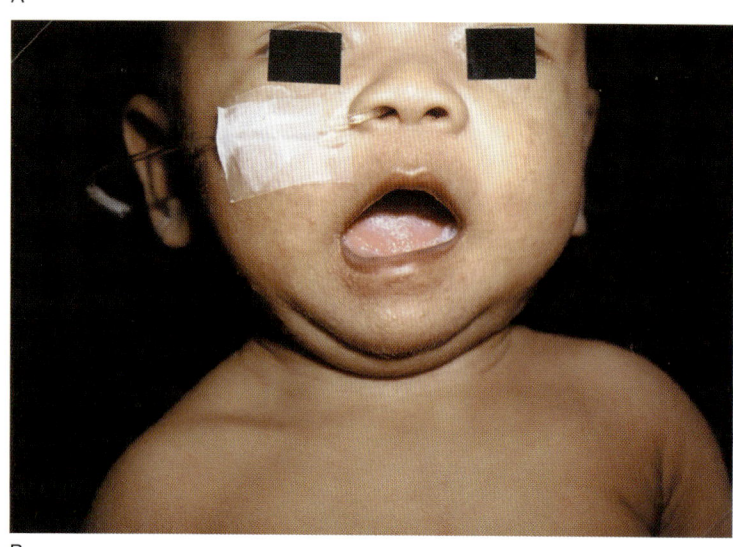

図1 副腎機能不全における皮膚色素沈着
A：介護者の手と比較すると，全身の色素沈着を識別できる．特に陰嚢と臍部が著明
B：舌の色と比較すると，全身の色素沈着，特に口唇と湿疹部位が強い

死亡率が高い[3]．

診断の進め方

致死的な病態であるため，本症を疑った場合は診断に必要な最小限の検査を行った後，ただちに後述する初期治療を開始する．

検査項目はACTH，コルチゾール，電解質，17α-ヒドロキシプロゲステロン，テストステロン（可能ならレニン活性，アルドステロン，デヒドロエピアンドロステロン-サルフェイト）を選択する．

先天性副腎過形成のうち，21-水酸化酵素欠損症は，濾紙血の17-OHプロゲステロンによりスクリーニングされているのですぐに結果を入手する．一次性では先天性副腎過形成の頻度が高く，自己免疫性副腎機能不全，副腎脳白質ジストロフィー症，先天性副腎低形成症などが認められる．二次性では，高用量のステロイド使用（経口，筋注，経鼻腔投与，吸入，点眼など）による機能的疾患，または脳損傷などMRIなどで異常が認められる器質的疾患による視床下部-下垂体系機能低下が多い．

治療／救急処置

初期治療

副腎機能不全が疑われた場合は，検査結果を待たずに治療を開始することが重要である．治療の原則は十分量の糖質コルチコイドの補充と水分補給，電解質異常の補正および低血糖予防である．

糖質コルチコイドは水溶性ヒドロコルチゾンを用い，初回 5～10 mg/kg（100～200 mg/m^2），最高 100 mg を静注し，以後同量を 1 日量とし，3 ないし 4 回に分けで静注する．輸液は生理食塩水と 10％ブドウ糖液 1：1 の混合液を用い，乳児 120 mL/kg/日，幼児 100 mL/kg/日，学童 75 mL/日を目安に行う[4,5]．ナトリウムの補正速度は 1 mEq/L/時間，1 日あたり 10～12 mEq/L 以下とする．

維持療法

経口投与が可能になれば，糖質コルチコイドを乳児期 20～40 mg/m^2/日，幼児期 15～30 mg/m^2/日，学童期 15～25 mg/m^2/日，いずれも分 3 を目安とし，ACTH，血漿レニン活性を基準値に戻すことを指標として調整する．

低 Na 血症や低 Cl 血症など塩喪失を伴う場合は酢酸フルドロコルチゾン 0.025～0.2 mg/日，分 3 を使用し，必要に応じて食塩（NaCl）0.1～0.2 mg/kg/日を追加する．

家族，患者周囲の関係者や医療従事者に病状を周知し，感染，外傷，ストレスなどの罹患時や抜歯・手術時に維持量の 2～3 倍の副腎ホルモンの使用を徹底することが副腎クリーゼの予防に重要である．

参考文献

1 Arlt W, Allollo B：Adrenal insufficiency. Lancet 361：1881-1893, 2003
2 Shulman DI, Palmert MR et al：Adrenal insufficiency：still a cause of morbidity and death in childhood. Pediatrics 119：484-494, 2007
3 Taback SP, Dean HJ：Mortality in Canadian children with growth hormone（GH）deficiency receiving GH therapy 1967-1992. The Canadian Growth Hormone Advisory Committee. J Clin Endocrinol Metab 81：1693-1696, 1996
4 大関武彦，近藤直実総編集：小児科学 第 3 版，医学書院，2008
5 五十嵐隆編：小児科学 改訂第 9 版，文光堂，2004

6 褐色細胞腫

[著] 山田 浩・藤田 敬之助

原因

褐色細胞腫（pheochromocytoma）は，交感神経産生細胞から分化し，副腎髄質や傍神経節に存在するクロム親和性細胞に由来する腫瘍であり，カテコールアミンや各種の生理活性物質を生成・分泌する。副腎髄質から発生するものが最も多いが，副腎外でもクロム親和性細胞の存在する傍神経節のいずれから（頸部，胸腔，ツッケンカルドン小体，傍副腎部，腎周囲，膀胱壁，尿管壁）も発生する。

本疾患の約10％は常染色体性優性遺伝の家族内発生が認められる。神経線維腫症1型，フォン・ヒッペル-リンダウ（von Hippel-Lindau）病，結節性硬化症，多発性内分泌腺腫瘍2型，スタージ-ウェーバー（Sturge-Weber）症候群，ataxia telangiectasia などを合併している。両側性，多発性，悪性がそれぞれ10％を占める。高血圧患者の0.5％，小児では1％が本疾患といわれる[1]。

臨床症状

本疾患の症状は，カテコールアミン過剰による。分泌されるカテコールアミンは副腎原発ではエピネフリンが，副腎外原発ではノルエピネフリン，ドパミンが優位を占める（図1）。これらカテコールアミンの作用は，α受容体とβ受容体を介したものに分けて考えることができる（表1）。

小児における主な臨床症状は，高血圧，頭痛，発汗，動悸，体重減少，息切れ，視力障害などである。このうち高血圧はほぼ必発である。血圧のパターンとしては，持続型，発作型に分けられる。発作型では，急な血圧の上昇のために激しい頭痛を訴えたり急性脳症を呈したりすることもあるが，持続型では非常な高血圧のわりに全く無症状であることもある。

収縮期血圧は250 mmHgを超えることもまれでない。拡張期も100 mmHg以上を示すことが多い。心拡大を伴うこともあり，心筋症としてフォローされていたケースの報告もある。副腎外の腫瘍では部位によって，特徴的な症状が出ることもある。膀胱壁の場合，排尿に伴って動悸が出現し，診断の参考になる（表2）。

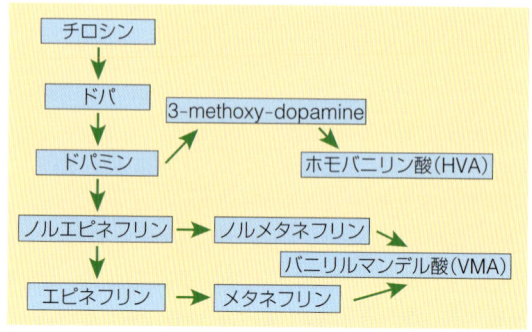

図1 カテコールアミンの生合成・代謝経路

表1　αおよびβ受容体刺激による作用

α作用	β作用
血管収縮	血管拡張
瞳孔散大	心機能の活性化
発汗	気管支拡張
子宮収縮	子宮弛緩
腸管弛緩	腸管弛緩
ノルエピネフリン放出	糖新生

表2　褐色細胞種にみられる主な症状・所見

高血圧，頭痛，動悸，嘔気，胸痛
発汗，頻脈，多飲，多尿，便秘，情緒不安定
耐糖能異常，高血圧性眼底

診断の進め方

高血圧の患者をみたときには，必ず鑑別診断に本疾患を含めておくことが重要であることはいうまでもない。高血圧以外にカテコールアミン過剰による症状がないかどうか観察する。カテコールアミンの分泌過剰は，尿中に排泄された代謝産物の定量が簡便で感度もよい。この際，酸性蓄尿が必要である点は注意を要する。尿中メタネフリン（N），尿中ノル

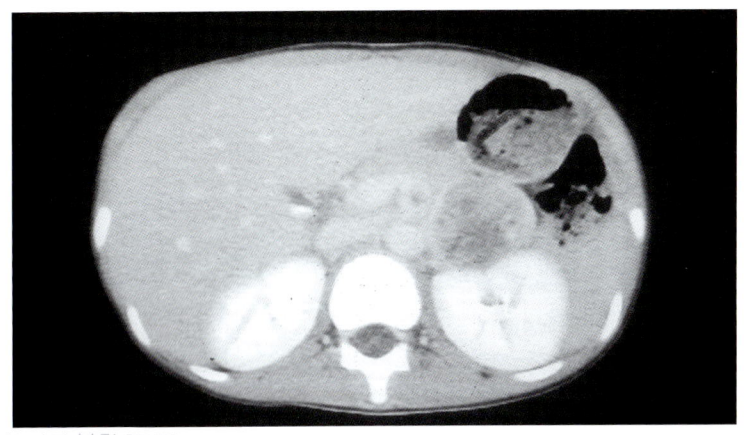

参考図　褐色細胞腫（左副腎）（造影CT像）

メタネフリン（NM）を 24 時間蓄尿にて測定する。一般に褐色細胞腫の場合，N＋NM は 24 時間で 1,000 μg を超えるとされ，診断率を 100％とする報告もみられる。一方，血中カテコールアミンによる診断の感受性は 50％程度と低い。

高血圧の精査の過程では，血中のレニン活性（PRA）を測定することが多い。一般に褐色細胞腫では PRA は上昇している。β 刺激はレニン分泌を亢進させるためと考えられる。従って，PRA の高値をみて腎血管性高血圧と取り違えると誤った方向へ進んでしまい，診断の遅れにつながる。高度の高血圧に伴う血小板減少もみられる。高血圧性眼底や耐糖能異常もしばしば認められる所見である。

その 90％が副腎原発であることから，腫瘍の局在診断は容易であるが，副腎外の場合，CT，超音波，MRI などを用いて全身を検索することになる。CT では表面平滑で直径は 3 cm 以上であることが多い。単純 CT では低吸収だが，出血，壊死，嚢胞性変化のため不均一濃度を示すこともある。MRI では T1 強調画像で low，T2 強調画像で high あるいは不均一である。脊椎に沿った交感神経節は MRI の縦断像で，頭部・胸郭内などは CT で検索する。膀胱壁の腫瘍は，超音波で容易に観察できる[3]。

^{131}I-MIBG は交感神経終末のカテコールアミン貯蔵顆粒や副腎髄質のクロマフィン貯蔵顆粒に集積する。[131]I-MIBG シンチグラフィは，副腎髄質腫瘍を選択的に描出することができる。特に異所性や転移性の褐色細胞腫の検索には有用である。診断の感度は 90％弱，特異性はきわめて高いが，陰性例が 20％とする報告もある。さらに，[123]I-MIBG は半減期が短く画質が良好で，短時間で撮影できるため，診断のうえでは有利であるが，心筋シンチグラフィにのみ保険適応となっている。Guller らは，尿中メタネフリンと[131]I-MIBG シンチグラフィの組み合わせで，感度は 97％であり，現在臨床的に可能な検査の組み合わせのなかでは最も信頼できると報告している[3]。

悪性褐色細胞腫については，初発時には診断が困難なことが多いようである。一般に組織診断では良性悪性を区別することはできない。転移や再発がきっかけではじめて悪性を疑われることも少なくない。詳しくは文献を参考にされたい[2]。

治療／救急処置

治療は基本的に外科的切除である。血圧コントロールは α 遮断薬あるいは αβ 遮断薬を中心に行う。β 遮断薬単独投与は禁忌である[3]。

参考文献

1　香川二郎：褐色細胞腫，小児内科 34（増刊号）：696-699，2002
2　成瀬光栄，田辺晶代：内分泌高血圧症の病態と診断の up to date．3　褐色細胞腫の診断と治療 update．日本内科学会雑誌 95：38-44，2006
3　Guller U, Turek J et al：Detecting Pheochromocytoma. Ann Surg 243：102-107, 2006

7 糖尿病（糖尿病性ケトアシドーシス）

[著] 佐々木 望

原因

糖尿病の原因を表1に示すが，小児に多くみられるのは1型，2型糖尿病である．従来小児糖尿病は1型を指すことが多かったが，最近は2型糖尿病が増加している．その原因は肥満の増加である．

糖尿病性ケトアシドーシス（diabetic ketoacidosis：DKA）は，一般に1型糖尿病の初発時や治療経過中に感染症あるいは不適切な治療，インスリン作用不足によって生ずる．はじめての診断時に35%の頻度にみられると欧米から報告されているが，日本では学校検尿の尿糖検査などで小児の糖尿病が周知されるようになり，スクリーニングとして血糖などが測定される機会が増え，臨床症状の出現していない段階で発見されことが多くなったが，欧米の頻度よりは低い．

2型糖尿病であっても感染症などによってインスリン作用不足，インスリン抵抗性が増強する状態があると，一時的であるがケトアシドーシスをきたす．特に清涼飲料水ケトーシスといって，清涼飲料水の過度の飲水によりケトアシドーシスとなる症例が増加している．

臨床症状

DKAは図1，図2に示すように，インスリンの欠乏からはじまり，そこから種々の代謝異常が進行した結果起こる．DKA発現までの時間については，1型糖尿病では多飲，多尿が出現してから意識障害まで2週間，清涼飲料水ケトーシスでは14週間，などと報告されている．近年報告された型として劇症1型糖尿病があるが，その発症までは2.5日ときわめて短時日である．

臨床症状は多飲，多尿，体重減少が3主徴である．高血糖のために尿糖が陽性となり，その結果浸透圧利尿により多尿をきたす．脱水が進行し，口渇，多飲となり，ついには意識障害をきたし，体重が減少する．乳幼児の症状は，哺乳力低下や嘔吐，発熱が多い．幼児期以後は腹痛の訴えも多い．

表1 糖尿病とそれに関連する耐糖能低下の成因分類

1）1型（膵β細胞の破壊，通常は絶対的インスリン欠乏にいたる）
　A．自己免疫性
　B．特発性
2）2型（インスリン分泌低下を主体とするものと，インスリン抵抗性が主体で，それにインスリンの相対的不足を伴うものなどがある）
3）その他の特定の機序，疾患によるもの
　A．遺伝因子として遺伝子異常が同定されたもの
　　(1)膵β細胞機能にかかわる遺伝子異常
　　(2)インスリン作用の伝達機構にかかわる遺伝子異常
　B．他の疾患，条件に伴うもの
　　(1)膵外分泌疾患
　　(2)内分泌疾患
　　(3)肝疾患
　　(4)薬剤や化学物質によるもの
　　(5)感染症
　　(6)免疫機序によるまれな病態
　　(7)その他の遺伝的症候群で糖尿病を伴うことの多いもの
4）妊娠糖尿病

脱水は高血糖による高張性脱水症であり，脱水の程度が進んでも循環血液量は比較的保たれ，腎血流量も維持される．また浸透圧利尿のため尿量の減少はみられない．

病歴聴取

学校検尿で尿糖陽性であってもすぐ来院せず，症状が出現して病院を受診するというケースもあるので，学校検尿での結果を確認する．この場合には5～6月の学校検尿後に症状が出現するので，1型糖尿病であれば夏休み前にまでには症状が出現することが多い．

症状の出現時期など詳細に聴く．2型糖尿病では清涼飲料水の過剰摂取や発熱などの感染症によって症状が出現するので，この点について確認する．また，糖尿病の家族歴の有無も聴く．

身体診察

ケトアシドーシスが進行するとクスマウル

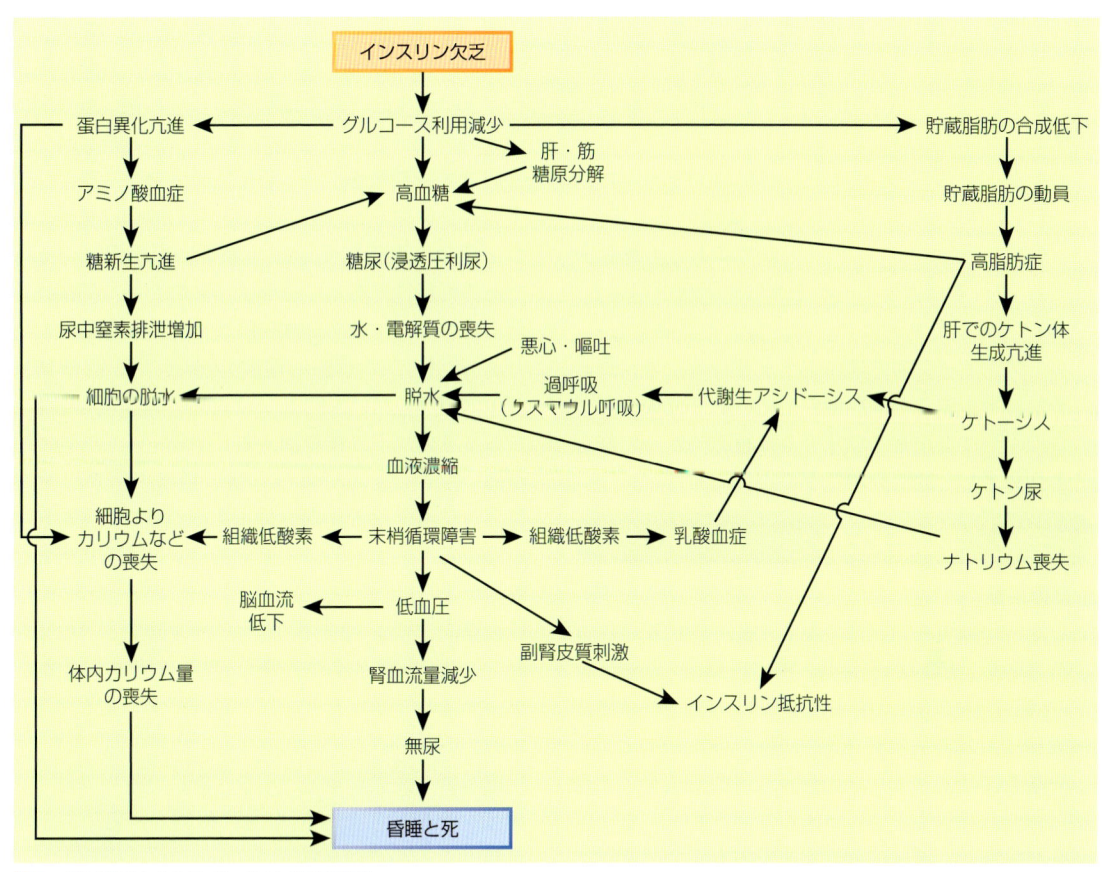

図1　糖尿病性ケトアシドーシスの病態生理
（文献2を改変）

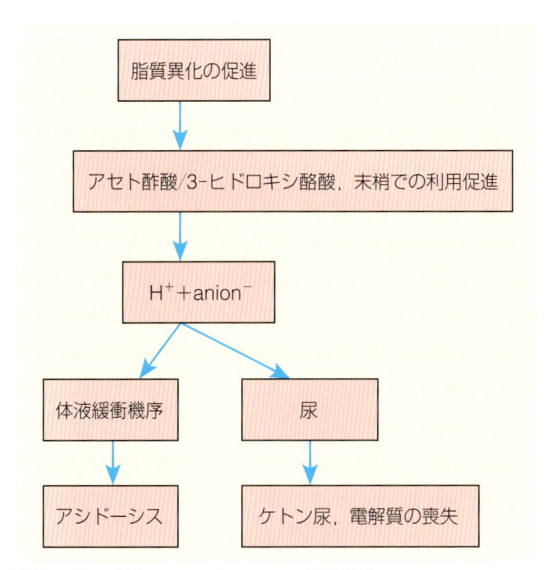

図2　糖尿病性ケトアシドーシスの発生機序

(Kussmaul)呼吸となるので，意識障害の程度のほか，深い呼吸の有無を確認する。

診断の進め方

糖尿病の診断基準を**表2**に示す。多飲，多尿，体重減少があり，軽度の意識障害などがあれば，血糖

表2　糖尿病の診断手順

臨床診断

1) 空腹時血糖値≧126 mg/dL，75 g 経口ブドウ糖負荷試験（75 g OGTT）2 時間値≧200 mg/dL，随時血糖値≧200 mg/dL のいずれかが，別の日 2 回以上確認できれば糖尿病と診断してよい（1 回のみなら糖尿病型と呼ぶ）
2) 糖尿病型を示し，かつ次のいずれかの条件が満たされた場合は糖尿病と診断できる
　① 糖尿病の典型的症状（口渇，多飲，多尿，体重減少）の存在
　② HbA1c≧6.5%
　③ 確実な糖尿病性網膜症の存在

測定，尿糖，尿中ケトン体，血中ケトン体を測定する。血糖や血中ケトン体測定には簡易測定器がある。ヘモグロビンA_{1C}（HbA_{1C}）は糖尿病の診断に欠かすことはできない。

血中ケトン体（3-ヒドロキシ酪酸）200 μmol/L 以上（通常 1,000 μmol/L 以上）または尿ケトン体（アセト酢酸）陽性であればケトーシスである。静脈血液ガス分析（末梢循環不全があれば動脈血を用いる）でpH7.3 未満であればアシドーシスと評価する。

ケトアシドーシスでは血中ナトリウム，カリウムは多量に喪失するが，血糖の増加により血中ナトリウムはみかけ上正常，カリウムは細胞内からの移行により必ずしも低値を示さない。

治療／救急処置

治療の目標

短期的には現在の状態である DKA に代表される代謝異常を，合併症（脳浮腫，電解質異常，低血糖など）を起こすことなく補正すること，また食事療法の開始とインスリン皮下注療法への移行である。

長期的にはインスリン，食事，運動療法などを適切に行い，日常生活での糖尿病コントロールを常に良好に維持し，糖尿病合併症を予防あるいは進展を阻止することにある。繰り返すケトアシドーシスの再発を最小限にするための糖尿病教育も重要である。

1）非特異的療法（気道確保，呼吸状態の評価）

DKA 患者の約 10％が昏睡であるが，バイタルサインおよび意識状態，神経徴候の観察を 1 時間ごと，経過によってはより頻繁に行う。気管内挿管による吸引や補助呼吸などが必要となる症例は少ないが，必要により実施する。また，通常のケトアシドーシスでショックをきたすことは少ないが，きわめて高度の脱水で循環血液量の喪失をきたし，低血圧を認めたならば，10～20 mL/kg/1～2 時間の生理食塩水，または 5％アルブミンを含んだ生理食塩水を急速輸液するなど，通常のショックに対する治療を実施する。

2）特異的 DKA 治療

●輸液療法

通常のケトアシドーシスの際の脱水の程度は 10％，乳幼児では 15％と評価する。はじめの 1～2 時間は循環血液量の確保を目的とし，生理食塩水 10～20 mL/kg/時間を輸液する。その後は輸液開始後 8 時間頃までは欠乏量を補い，その後は 24～36 時間で維持輸液を行う。DKA 治療の際，最も注意すべき合併症である脳浮腫で，真の原因は依然不明だが急激な血管内浸透圧の低下は増悪因子の 1 つである可能性がある。脳浮腫予防のため，開始は生理食塩水とし，継続的輸液（通常 5％糖濃度とするとき）としては 1/2 生理食塩水とする。血糖値が 200～300 mg/dL 未満となったら，糖濃度が 5％となるようにブドウ糖を加える。アシドーシスの改善が悪い場合は，インスリン注入量は下げずに 50％ブドウ糖液をボトル内へ加えて糖濃度を 7.5～10％となるようにすると，アシドーシスの改善につながる。

血糖測定は 1～2 時間ごと，2～4 時間ごとに血中ケトン体，静脈血液ガス分析，電解質測定を実施し，データはバランスシートにわかりやすいように記録する。

電解質の喪失も多量である。特にカリウムはインスリンを使用すると細胞内に移動し，急速に低 K 血症となるので，血糖が 200 mg/dL まで低下したら，輸液中にカリウムを 20～40 mEq/L を加える。小児での P 欠乏の弊害の報告はないといわれているが，通常 KCl と K_2HPO_4（1：1）を用いる。重炭酸は原則として使用しない。

●インスリン療法

速効性インスリン 0.1 単位/kg/時間の持続静注療法を行う。1 時間に 50～150 mg/dL 程度の血糖下降を目安とする。輸液中は 90～180 mg/dL に血糖を維持する。開始時における 0.1 単位/kg の静注は通常不要である。

参考文献

1 佐々木望編著：糖尿病性昏睡．新小児糖尿病 治療と生活．p158-165．診断と治療社，2005
2 Teppermann J：Diabetes Mellitus：Theory and Management. Petrides P et al ed. p24, Urban & Schwarzenberg, 1978

14章

精神疾患

1　ヒステリー 326

14章　精神疾患

1　ヒステリー

[著] 田中　篤

原因

不安や欲求，内的葛藤，心的外傷体験が外に向かって表現されることがなく，無意識下に抑圧され身体的症状に置き換えられたものを転換性障害，意識や同一性，記憶などの機能の障害または変化したものを解離性障害といい，ヒステリー(hysteria)はこれらを含む。

症状発現によってつらい現実に直面しなくてすむことが，患児にとって大きな意味を持つという疾病利得が症状・病態の発生要因となっている。

臨床症状（表1，図1）

病歴聴取

冷静・中立的に接し，場合によっては家族と患児を離して話を聴く。患児の周辺で起きた・起きている出来事などで，特にストレスとなりうることがなかったかどうかについて聴く。

また，救急外来で出会うケースは急性発症例か，反復して繰り返したケースが想定されるので，これまで同様のエピソードがなかったかについて聴くようにする。

身体診察（表2）

神経学的所見を中心に通常以上に丁寧に診察する。

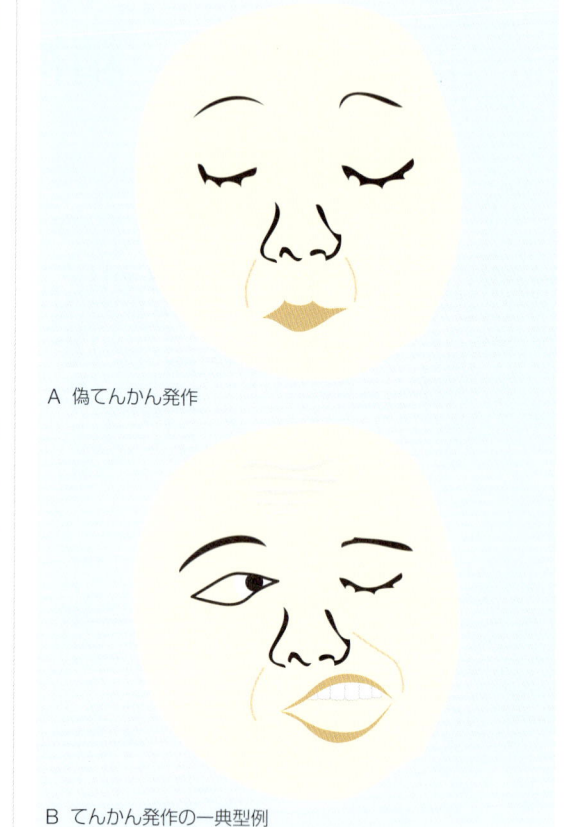

A　偽てんかん発作

B　てんかん発作の一典型例

図1　てんかん発作

表1　救急外来で出会う可能性のある広義のヒステリー

1）転換性障害(conversion disorder)
　●感覚症状：盲，複視，その他の視覚異常，聴力障害，疼痛，知覚脱失（手袋靴下型）・知覚異常など
　●運動症状：けいれん（偽てんかん発作），失立・失歩，その他の麻痺，失声，失語，振せん，尿閉，頻尿
　●自律神経症状：過呼吸，呼吸困難，喉頭閉塞感，めまい，嘔吐，腹痛，動悸，咳嗽など
2）解離性障害(dissociative disorder)
　●昏迷，昏睡，健忘，遁走，多重人格

：救急外来で出会う可能性の高い症状

診断の進め方（表2）

身体疾患の鑑別除外が重要である。そのために，理学所見を丁寧にとり，脳波検査や頭部CT・MRIなどの検査を積極的に行って，客観的に正常所見を把握することが診断と同時に治療の第1歩となる。

けいれん発作や意識障害など，緊急性を要する身体疾患の可能性がある症状の場合は，バイタルサインをすばやくチェックし，心肺モニター，血圧，経皮的酸素飽和度において大きな異常がないことを確認し，治療者がまず余裕を持って冷静に診療できるように努める。同時に，付き添いの家族などに緊急

1 ヒステリー

表2 ヒステリーと身体疾患の鑑別のポイント

【一般的な特徴】
- 女性
- 思春期
- 人のみているところで起きる
- 大袈裟な訴え
- 症状の動揺
- 「満ち足りた無関心」：重い症状のわりに患児自身に悲愴さが感じられない

【けいれん発作・意識障害】
- 眼の所見
    - 閉眼
    - 開眼させようとすると抵抗する
    - 対光反射は正常
- 口をかたく閉じている
- 前額部にしわがない
- 眉毛が挙上していない
- 手を顔の上から離しても顔にひどくあたらないように避ける
- 意識は完全に消失しない
- 外傷・尿失禁がない
- 後弓反張（弓なり緊張）
- けいれんの持続時間が長い

【運動麻痺】
- 末梢より体幹に強い麻痺
- 筋萎縮：正常/軽度
- 筋緊張：正常/不定
- 病的反射（Babinski反射など）がない
- 腱反射：消失しない
- 器質性片麻痺でみられるような円書き歩行ではなく引きずって歩く
- ベッド上では四肢を動かせるが起立や歩行ができない（失立・失歩）
- よろめきながら歩くが人につかまったりケガしないように転倒する

【知覚障害】
- 神経支配に一致しない
- 奇妙な訴え

ヒステリーの方に比較的多い特徴。絶対的ではない

性のある重い病態ではないことを知らせ，患児の周囲を落ち着いた雰囲気にすることが治療上大切である。

治療／救急処置

身体的に大きな問題がないことを保障する。

けいれん発作や不安が強い場合は，ジアゼパムを筋注してみる。けいれん発作がおさまらないからといって，抗けいれん薬の過量投与にならないように注意する。疼痛などの訴えのケースでは，生理食塩水の筋注を試してみる。

過呼吸発作にはペーパーバック法が有効な場合があるので試してみる。呼吸が止まりがちなケースでは経皮的酸素飽和度はかなり下がることがあり，酸素投与をせざるをえない場合もある。

行動化が激しい場合や深い心的外傷体験が関与している可能性が高い解離性障害は，精神科医に紹介する。

15章

外性器疾患

1 鼠径ヘルニア 330
2 亀頭包皮炎 332

15章 外性器疾患

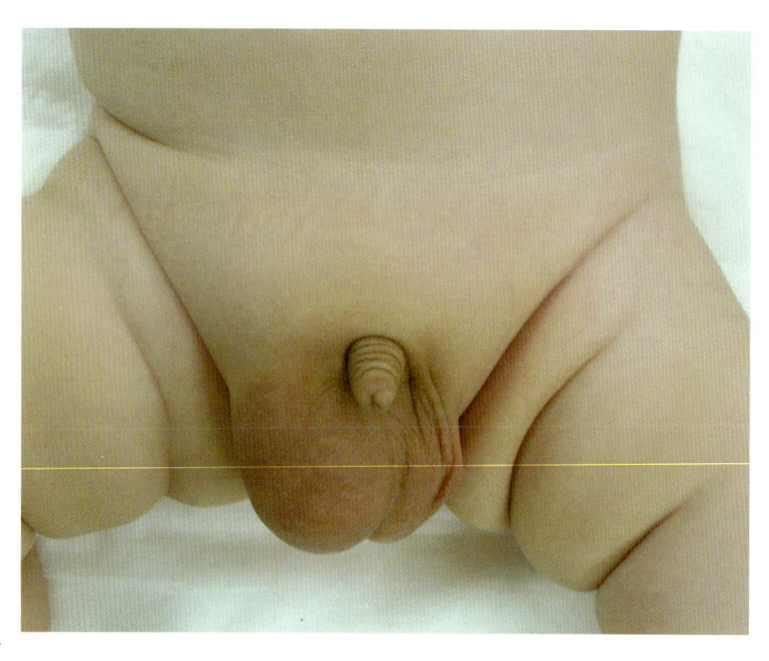

1 鼠径ヘルニア

[著] 仁尾 正記

原因

小児の鼠径ヘルニア（inguinal hernia）の大部分は外鼠径ヘルニアで，先天性の素因によるものである。男児では，胎生期に精巣が後腹膜から陰嚢内に下降する際に腹膜が鼠径部に伸び，腹膜鞘状突起が形成される。女児でも子宮円索が大陰唇方向に向かう際に同じ現象が生じ，このとき男児の腹膜鞘状突起に相当するヌック（Nuck）管が形成される。

その後，腹膜鞘状突起や Nuck 管は自然に閉鎖するが，これが閉鎖せずに遺残することがあり，このなかに腸管や卵巣などが脱出するのが外鼠径ヘルニアである。腹膜鞘状突起や Nuck 管を形成する腹膜がヘルニア内容となっている臓器を被覆している状態を滑脱ヘルニアと呼び，女児の卵巣や卵管が脱出する場合に多くみられる。

臨床症状

鼠径部が腫脹する。男児では腫脹が陰嚢に及ぶことが多い（図1）。啼泣時などに腫脹が高度となることがあるが，やわらかく脱出している場合は痛みもなく，用手的にまたは自然に還納されると，外観の異常はみられなくなる。

病歴聴取

乳幼児期に片側または両側の鼠径部の腫脹として発症することが多いが，学童期以降になってはじめて症状を呈することもある。乳児期に発症したあとしばらく症状がない時期を経て，再度腫脹が目立つようになり，来院する例もみられる。

身体診察

腫脹の有無，かたさ，圧痛や発赤の有無・程度などを確認する。還納されない状態が続くとヘルニア内容が内鼠径輪で締めつけられ，脱出腸管が絞扼されると還納不能となる。このような状態を嵌頓と呼ぶ。この状態で放置されると腸閉塞や腸管壊死による腹膜炎を合併し，全身状態は急速に悪化する。還納できない状態であっても脱出臓器の絞扼を伴わない場合は，非還納性ヘルニアと呼び，嵌頓とは区別

図1 鼠径ヘルニア

して扱われる。女児の卵巣滑脱ヘルニアなどがしばしばこれにあたる。

診断の進め方／治療／救急処置

脱出したヘルニア内容を用手的に還納することで診断が確定する。また，ヘルニアの脱出がない状態では，立位や腹部圧迫などで脱出を誘発できることがある。外表からの触診でヘルニア嚢をすりあわせる感触が得られた場合，シルクサイン陽性と表現する。

鑑別疾患としては精巣水瘤，精索（Nuck）水瘤，鼠径部リンパ節腫脹などがあり，時に非還納性ヘルニアや嵌頓ヘルニアとまぎらわしいことがあるが，この際は超音波検査が有用である。嵌頓はどの年齢層でも起こりうるが，特に生後3〜6カ月以内に起こりやすい。

ヘルニアを有する乳児が不機嫌でミルクも飲みたがらないような場合は必ず局所の状態を確認し，ヘルニア脱出があればただちに還納する。ヘルニア脱出に強い圧痛と皮膚の発赤・浮腫を伴う際は，すでに脱出臓器の絞扼が進行している可能性が高いので，用手的な還納は試みず，手術を選択する。

嵌頓した状態での緊急手術は予定手術に比較して合併症の危険性が高いため，鼠径ヘルニアは診断がつき次第早期に手術をすすめるのが望ましい。手術はヘルニア嚢を内鼠径輪部で結紮する高位結紮術が標準的である。

15章　外性器疾患

2　亀頭包皮炎

[著] 鈴木 順造

原因

亀頭包皮炎(balanoposthitis)とは，包皮内板と亀頭部の間に細菌などの感染症が生じたことによる包皮と亀頭の炎症であり，多くは包茎の乳幼児に認められる。

起炎菌はブドウ球菌などグラム陽性球菌による細菌感染であることが多く，年長児ではウイルス感染，真菌感染や接触性皮膚炎などによる場合もある。

臨床症状

症状は包皮の発赤や腫脹で，包皮口からの排膿などがみられる(図1)。炎症が増悪して包皮外板にまで及ぶと，陰茎全体が腫脹・発赤し，一部びらんが生じて排尿時痛や排尿困難を伴うことがある。

また，真性包茎の患児は亀頭包皮炎とともに尿道炎や膀胱炎を併発しやすく，排尿時痛，頻尿，肉眼的血尿などの症状もみられるが，仮性包茎の患児においては，そのような症候はきわめてまれである。

診断の進め方

視診所見や臨床症状から亀頭包皮炎の診断は容易である。しかし，亀頭包皮炎と同様に亀頭に炎症性変化をきたす嵌頓包茎に注意を要する。

嵌頓包茎とは，狭い包皮口から外に出た亀頭部が戻らなくなった状態で，亀頭および包皮内板に激しい浮腫が生じる。嵌頓包茎は用手整復が必要で，整復不能の場合はただちに小児泌尿器科または小児外科に紹介する必要がある。嵌頓後早期なら用手還納にて嵌頓を解除できる場合があるが，時間が経った症例では減張切開が必要となる。

治療／救急処置

抗菌薬含有外用薬を局所に塗布することにより十

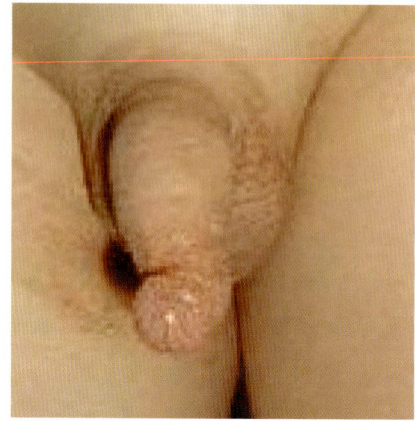

図1　亀頭包皮炎

分な効果が得られる。発赤・疼痛が強く，排膿がない場合はステロイド含有抗菌薬含有外用薬が奏功する。軟膏の塗布にあたっては，包皮が亀頭より翻転可能な部位の包皮・亀頭腔に綿棒を使って外用薬を挿入するのがよい。さらに，炎症が強くて包皮外板の腫脹が激しい場合は，経口セフェム系抗菌薬を投与する。そして，包皮口付近の清潔指導を行う。

また，包皮と亀頭の間にしばしばみられる淡黄色の恥垢は，感染の結果として生じた膿ではなく，剥奪した上皮細胞の塊であり，無理に除去する必要はない。従って，包皮内板と亀頭部の強制的な剥離はしないようにする。

参考文献

1　川村猛：外陰部の炎症性疾患．小児泌尿器科外来，川村猛編，p130-131，メジカルビュー社，2003

16章 眼疾患

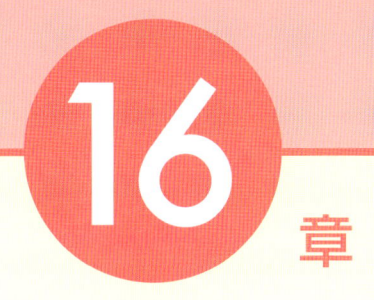

1 眼瞼炎 334
2 結膜炎 335
3 角膜炎 336
4 ヘルペス眼炎 337

16章 眼疾患

1 眼瞼炎

[著] 阿部 達也・阿部 春樹

原因

眼瞼炎(blepharitis)には，眼瞼そのものの炎症と，眼球や眼窩の炎症の波及で二次的に眼瞼腫脹，発赤がみられるものがある。

臨床症状

病歴聴取

視力低下，複視などの有無を確認する。眼瞼そのものの炎症では一般的に視力障害がないのに対して，眼球や眼窩の炎症の波及したものは強い視力障害を伴うことが多い。

身体診察

眼位，眼球運動，対光反射，視力検査，細隙灯顕微鏡検査，眼底検査は必須である。眼瞼の皮疹の有無を確認する(338ページ参照)。

診断の進め方

上下眼瞼の著明な腫脹，発赤がみられる場合は，眼窩蜂巣炎，眼内炎，全眼球炎などの重篤な眼疾患がある可能性が高い(図1)。さらに超音波断層法，CTなどの画像検査を用いて診断を進める。

治療／救急処置

各疾患に応じた治療を行う。眼窩蜂巣炎，眼内炎，全眼球炎では眼科医の治療が必要である。

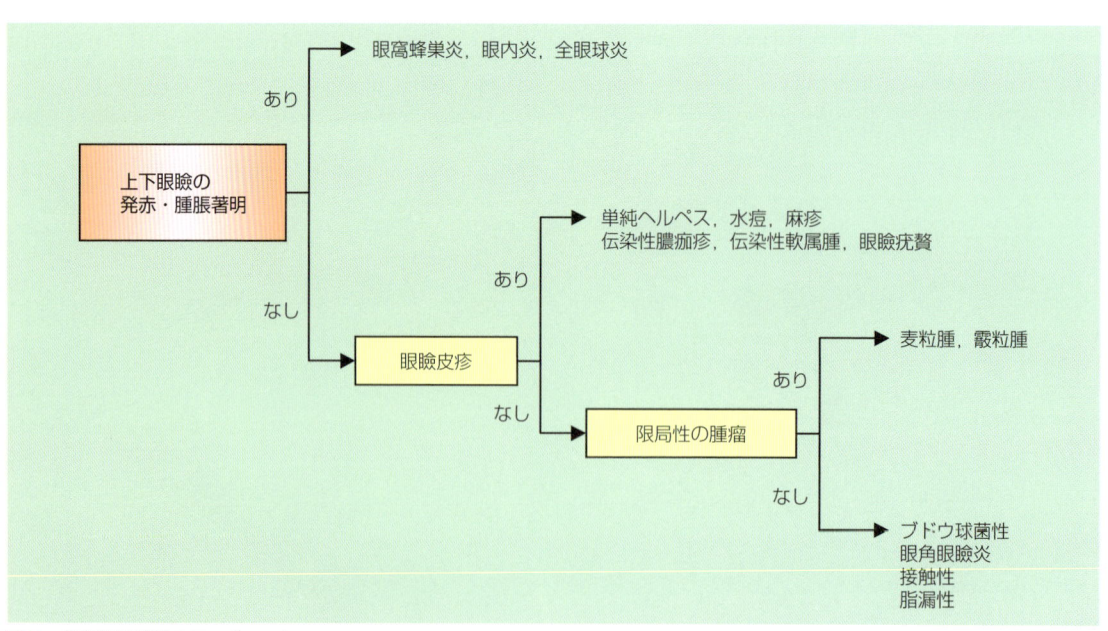

図1 眼瞼炎の診断フローチャート

2 結膜炎

[著] 阿部 達也・阿部 春樹

原因

結膜炎（conjunctivitis）の原因は，細菌，クラミジア，ウイルスによる感染症，アレルギー，薬物などの化学的，物理的刺激などが多い．皮膚粘膜症候群，代謝異常でなることもある．

臨床症状

病歴聴取

全身疾患の有無，家族に感染性の結膜疾患に罹患している者がいないか，アレルギー歴などを聴取する．

身体診察

細隙灯顕微鏡検査が有用である．感染性結膜炎の瞼結膜の所見は，細菌性結膜炎ではカタル性，アレルギー性結膜炎では乳頭形成，ウイルス感染では濾胞形成を認める（338ページ参照）．

診断の進め方

新生児の眼脂には注意が必要である（図1）．淋菌性結膜炎は生後2〜4日で発症して急速に進行し，放置した場合角膜穿孔から失明にいたることもある．新生児クラミジア結膜炎では約50%に上咽頭のクラミジア感染がみられ，時に肺炎に進展する．

治療／救急処置

各疾患に対応した治療を行う．近年，ニューキノロン耐性の淋菌が増加傾向にあるので，抗菌薬の選択には注意が必要である．新生児クラミジア結膜炎には，エリスロマイシン，テトラサイクリンまたはオフロキサシン眼軟膏の点眼を，1日5回8週間継続しなければならない．

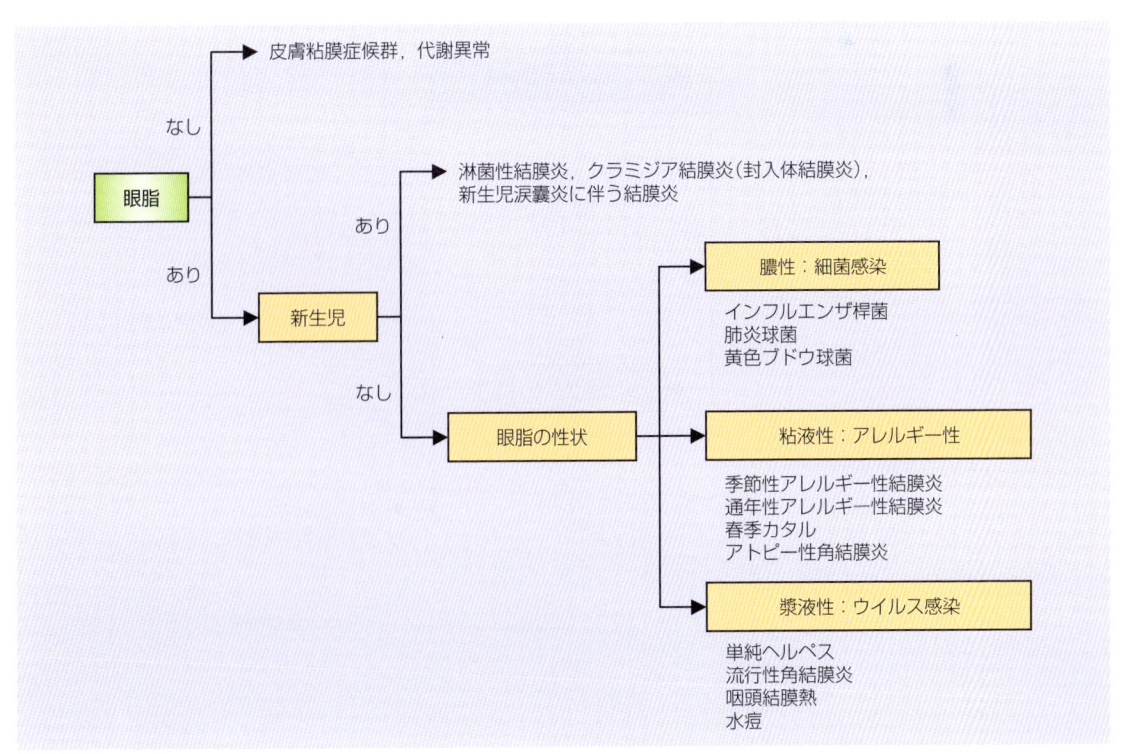

図1 結膜炎の診断フローチャート

3 角膜炎

[著] 阿部 達也・阿部 春樹

原因

角膜炎（keratitis）の原因は，細菌，ウイルス，真菌などの感染によるもの，アレルギー，外傷によるものが多い。

臨床症状

病歴聴取

眼外傷の有無，喘息などのアレルギー歴，熱性疾患の有無について聴取する。

身体診察

細隙灯顕微鏡検査が重要である。特にフルオレセインによる染色後の観察は診断に有用である。瞼結膜を翻転し診察する。

診断の進め方

角膜上皮病変は樹枝状角膜炎の有無が鑑別のポイントとなる（図1）。また，角膜潰瘍病変は細菌や真菌だけでなく，アレルギーである春季カタルで起こることを念頭におく。この際瞼結膜の所見も診断決定の有力な手がかりとなることが多い。細菌，真菌培養は病巣部擦過物を検体とする。単純ヘルペスおよびアデノウイルス抗原検査は簡易キットが市販されており，外来診察時でも検査実施可能である（338ページ参照）。

治療／救急処置

各疾患に対応した治療を行う。

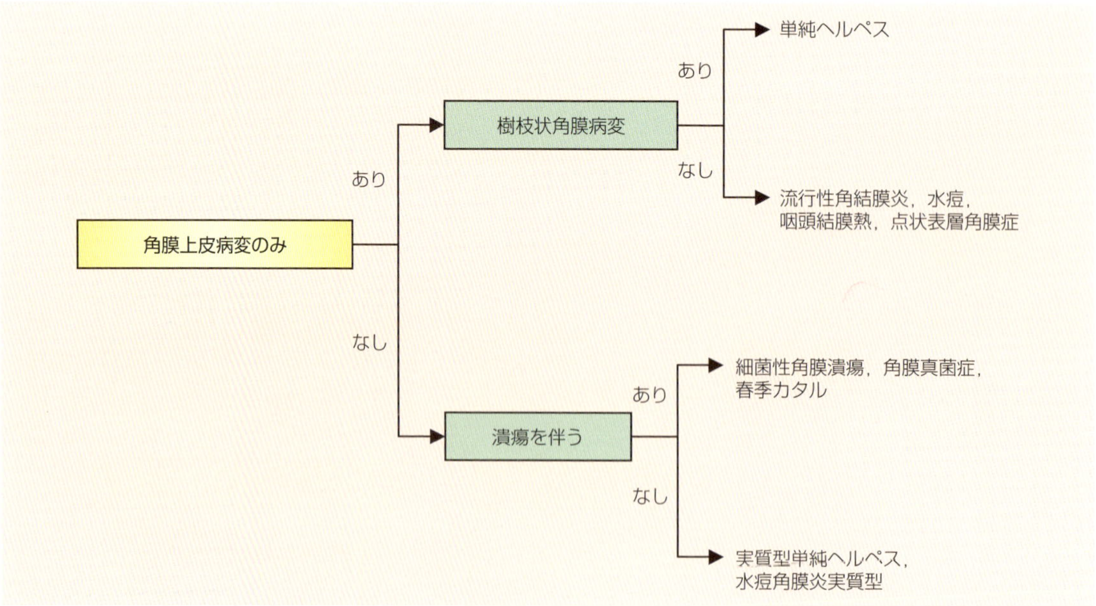

図1 角膜炎の診断フローチャート

4 ヘルペス眼炎

[著] 阿部 達也・阿部 春樹

原因

ヘルペス眼炎は，単純ヘルペスウイルスⅠ型，まれにⅡ型の感染による。

臨床症状

病歴聴取

単純ヘルペスの既往の有無，発症前の感冒様症状の有無，眼外傷の有無，ステロイド点眼の既往などについて聴取する。

身体診察

視力検査，細隙灯顕微鏡検査，眼底検査を行う。特にフルオレセインによる染色後の細隙灯顕微鏡検査は診断に有用である。瞼結膜を翻転し，濾胞形成の有無を確認する（338ページ参照）。

診断の進め方

初感染の単純ヘルペス眼瞼炎では濾胞性結膜炎を伴うことが多い（図1）。再発で濾胞性結膜炎がみられることはまれである。樹枝状角膜炎は初感染でみられることは少なく，再発が多い。再発の誘引としては，外傷，紫外線，ステロイド点眼，エピネフリン点眼，ストレスなどがあげられる。免疫反応としての実質型がみられることもあるが，小児ではまれである。

特殊な例としては急性網膜壊死がある。また出生時の産道感染により，網脈絡膜炎がみられる。単純ヘルペス抗原検査用の簡易キットが市販されてお

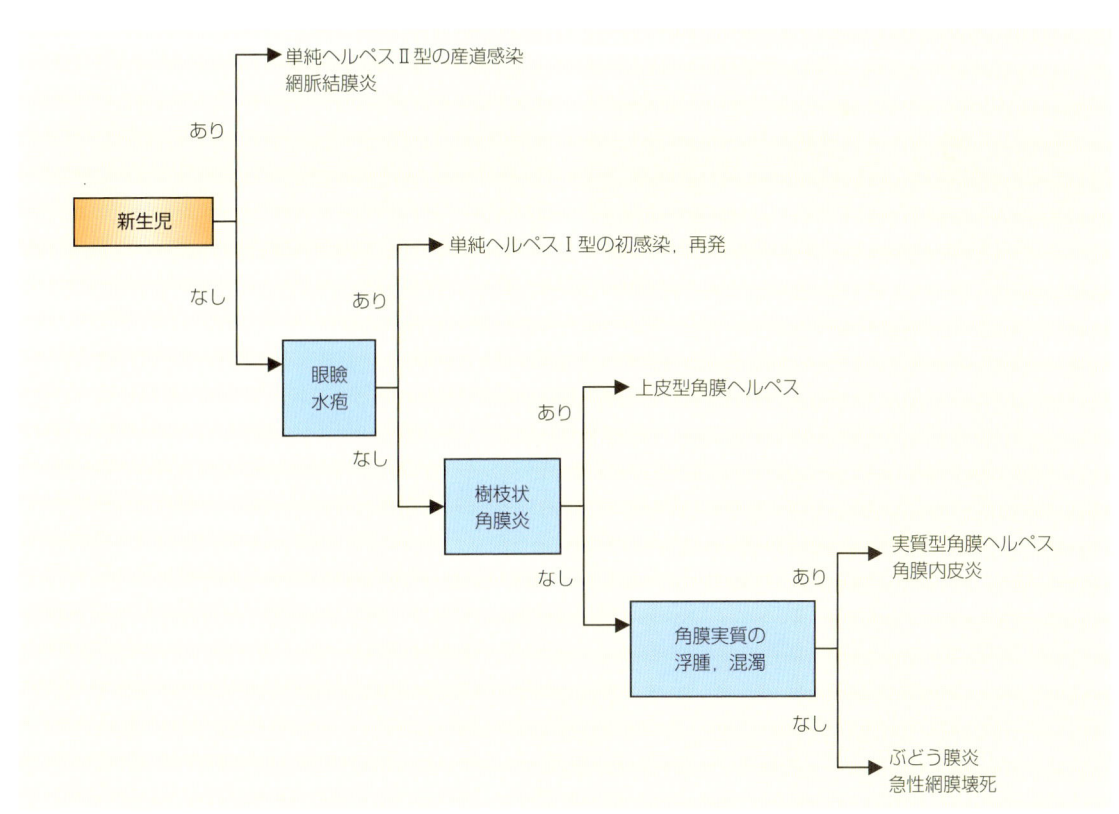

図1 ヘルペス眼炎の診断フローチャート

16章　眼疾患

り，眼瞼水疱，結膜濾胞，角膜上皮病変の診断に有効である。ぶどう膜炎や急性網膜壊死の診断には，前房水のPCR（polymerase chain reaction）が行われる。

治療／救急処置

前眼部病変にはアシクロビル眼軟膏の局所投与を行う。ぶどう膜炎や急性網膜壊死では，アシクロビルの全身投与が必要である。

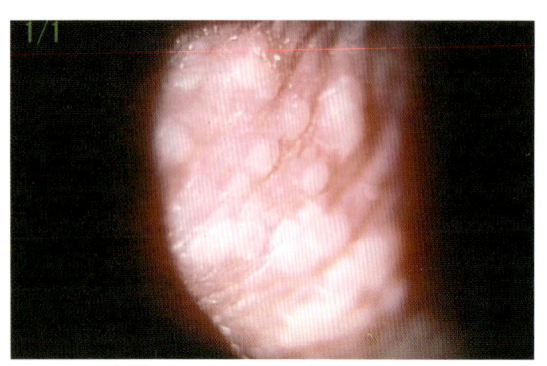

16章 1　眼瞼炎，16章 4　ヘルペス眼炎
眼瞼皮膚の単純ヘルペス感染症
水疱が認められる

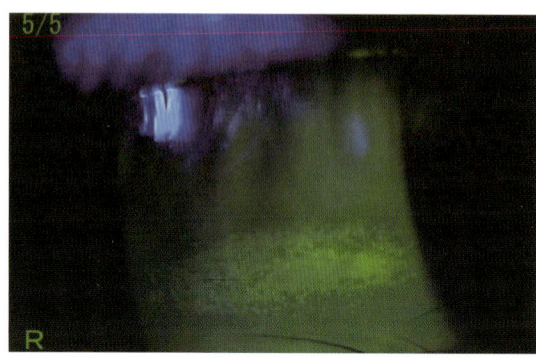

16章 3　角膜炎
眼瞼内反症に合併した点状表層角膜炎（フルオレセイン染色）

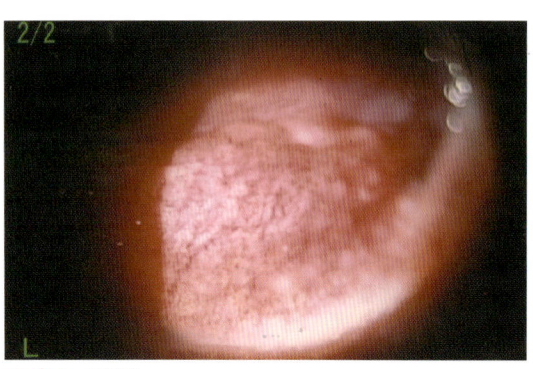

16章 2　結膜炎
咽頭結膜熱
結膜充血と濾胞形成が認められる

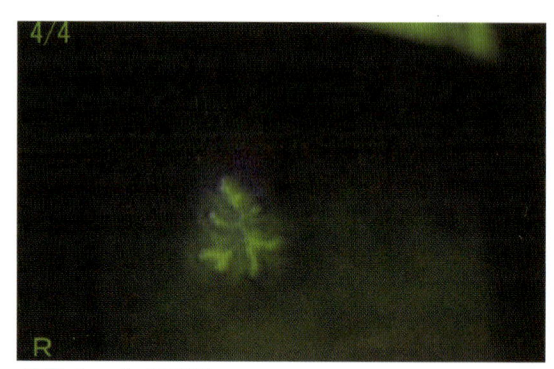

16章 4　ヘルペス眼炎
単純ヘルペス角膜炎上皮型（フルオレセイン染色）
樹枝状を呈するのが特徴

17章

事故, 外傷

1 四肢の外傷 ... 340
2 頭部外傷 ... 348
3 溺水 ... 354
4 急性中毒 ... 357
5 熱傷 ... 362
6 咬傷 ... 365
7 異物誤飲 ... 367
8 被虐待児症候群 ... 370
9 小児のスポーツ外傷 ... 374
10 歯の外傷 ... 379
11 歯肉の外傷 ... 382

17章 事故，外傷

1 四肢の外傷

[著] 粟國 敦男

小児骨折の特徴／診療の要点

1）小児の骨折は，3〜6歳に多い。
2）受傷原因としては，低年齢児では遊びのなかでの屋内・屋外での転倒・転落，年長児ではスポーツによることが多い。
3）骨膜が厚いため，骨折が生じても骨膜の連続性が維持され，骨膜下骨折のかたちをとることが多い。骨自体に柔軟性があり，若木骨折や隆起骨折など不全骨折になりやすい。骨膜が血行に富むため，仮骨の形成力は旺盛である。
4）骨のリモデリングも旺盛であり，長管骨骨折では，1〜1.5 cmの短縮や側方転位，15〜20°の屈曲転位は自然矯正される。ただし，回旋転位や内反・外反転位は矯正されにくい。
5）長径成長を司る骨端軟骨を持っているため，軟骨層が損傷されると成長障害や部分的成長抑制による変形を生じやすい。
6）高所からの転落や交通外傷など，高エネルギー損傷では，頭部，頸部，胸腹部，骨盤など臓器損傷を合併することがあり，その除外診断を真っ先に行う。
7）診断にあたっては，不全骨折と骨端線損傷が小児骨折の約30％を占めることを念頭におく必要がある（図1，図2）。
8）四肢の診察は，健側と比較して視診を行い，次いで触診を行う。変形や腫脹が明白な場合は，その部分を中心としたX線検査によって診断は比較的容易である。
9）腫脹や変形がはっきりしない場合は，愛護的に触診を行い，他動運動痛や圧痛点の所在を見極

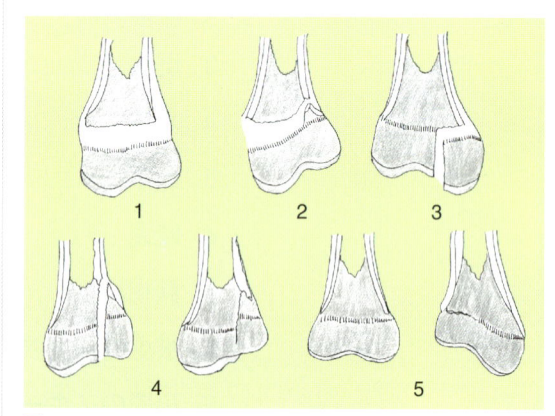

図2 骨端線損傷の分類（Salter-Harris分類）
上図のような型の骨端線損傷があることを念頭においてX線検査を行う。特に1型や5型では，骨折線を認めない。骨端核の位置異常や骨端線の乱れをその根拠とする

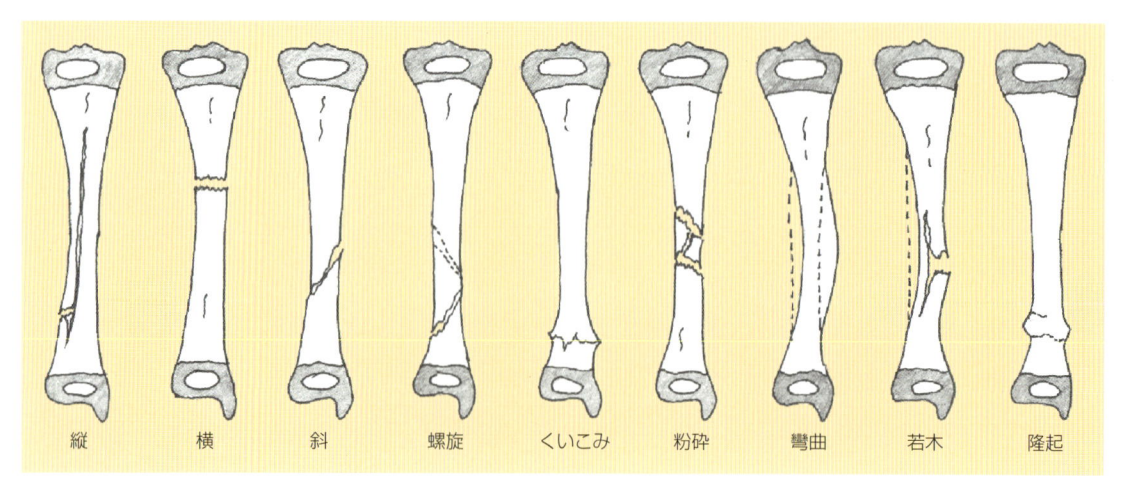

縦　横　斜　螺旋　くいこみ　粉砕　彎曲　若木　隆起

図1 骨折の型（Ogden分類）
上図のような不全骨折があることを念頭においてX線検査を行う

1 四肢の外傷

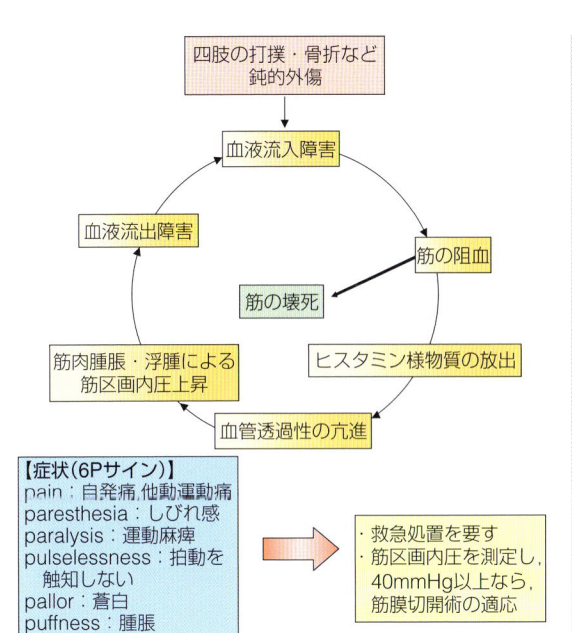

図3 コンパートメント症候群の機序と症状

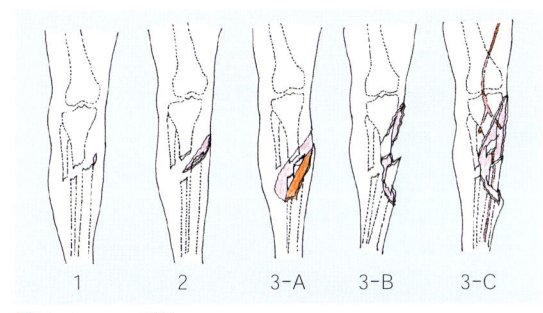

【症状（6Pサイン）】
pain：自発痛，他動運動痛
paresthesia：しびれ感
paralysis：運動麻痺
pulselessness：拍動を触知しない
pallor：蒼白
puffness：腫脹

・救急処置を要す
・筋区画内圧を測定し，40mmHg以上なら，筋膜切開術の適応

図4 Gustilo分類
Type 1：開放創が1cm以下，比較的きれいな外傷。軟部組織損傷軽度
Type 2：開放創が1cm以上，軟部組織損傷，中等度の汚染
Type 3：広範な軟部組織損傷あるいは神経・血管損傷
　　A：軟部組織で骨折部を被覆可能
　　B：軟部組織で骨折部を被覆不能，著明な汚染
　　C：動脈損傷の合併

める。圧痛点のある部分を中心に注意深く，X線を読影する。診断に苦慮する場合は健側のX線もオーダーし比較する。

10）治療は，ギプス固定など保存療法が原則である。
11）観血的治療の適応は，徒手整復不能例，整復位保持困難例，開放骨折，神経血管損傷やコンパートメント症候群（図3）を合併する例である。
12）開放骨折は，徹底的な洗浄とデブリドマンに加えて抗生剤治療，破傷風対策を行う。Gustilo分類（図4）によって評価する。Type 2，3では，観血的治療を要す。
13）転位のある上腕骨外顆骨折や上腕骨顆上骨折，大腿骨頸部骨折など骨端部骨折では観血的治療を要することが多い。

その他の外傷

1）四肢の裂創，刺創では，創処置の前に手指の運動・知覚・循環を検査する。
2）手指の肢位を健側と比較し，腱損傷を推察することもある。
3）ガラス片など異物の混入が疑われる場合は，X線検査を行う。
4）手指の運動および知覚検査後に局所麻酔を行い，創内を観察する。
5）創の大きさ・深さから局所麻酔での処置が困難な場合や腱・神経損傷，血管損傷の疑われる場合は，全身麻酔下の観血的治療を要する。

肩周辺の疼痛・腫脹・変形

疼痛・圧痛部位の確認
鎖骨骨幹部，鎖骨外側端，上腕骨頸部，上腕骨幹部など。

神経症状の有無
橈骨神経麻痺，腋窩神経麻痺。

鑑別診断／治療
1）鎖骨骨折（図5）：ほとんどの場合，クラビクルバンドを用いた保存療法。
2）上腕骨外科頸骨折（図6）：三角巾およびバストバンドを用いて患側の上腕を体側に固定する。
3）上腕骨骨幹部骨折：遠位1/3の骨折では，橈骨神経麻痺の有無を確認する。ハンギングキャスト固定を行うことが多い。

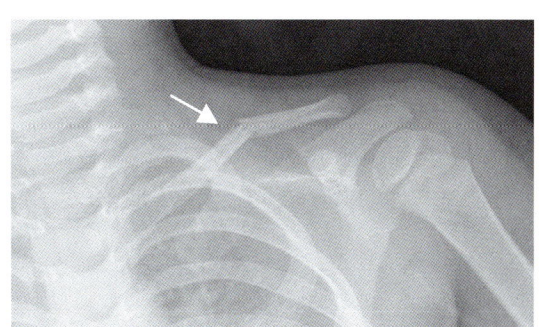

図5 鎖骨骨折，若木骨折（3歳，女児）
3mの高所から転落して受傷

17章 事故，外傷

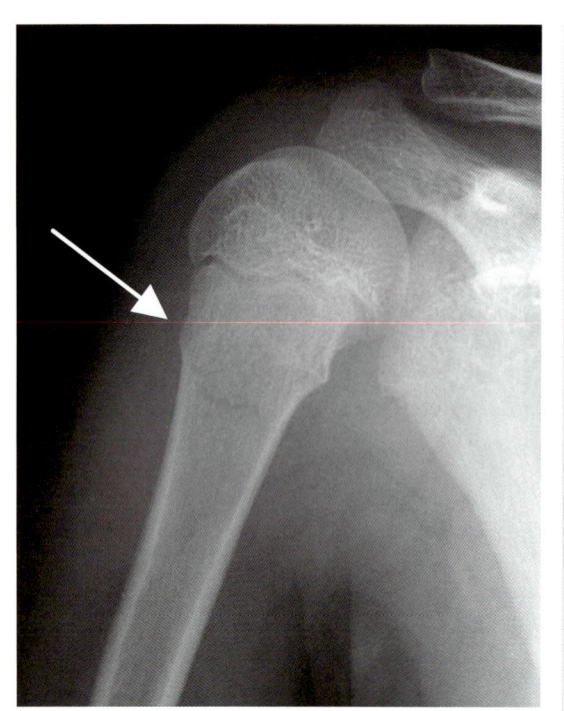

図6 上腕骨外科頸骨折，隆起骨折(11歳，女子)

肘周辺の疼痛・腫脹・変形

疼痛・圧痛部位の確認
上腕骨顆上部，上腕骨外顆，内上顆，肘頭，橈骨頭など。

神経・血管損傷の有無

1）橈骨神経・正中神経・尺骨神経麻痺の有無。
　・橈骨神経麻痺：母指・示指間背側の知覚鈍麻と手関節背屈・手指伸展障害。
　・正中神経麻痺：示指指腹部の知覚鈍麻と示指・中指の屈曲障害。
　・尺骨神経麻痺：小指指腹部の知覚鈍麻と環指・小指の伸展障害。
2）上腕動脈損傷の有無(橈骨動脈拍動の触知)。

● 明らかな圧痛や腫脹・変形がない。しかし，肘の屈曲および上肢挙上が困難。
　→肘内障：2〜4歳に多い。典型的には小児の腕を不意に引っ張るなどして起こる。橈骨頭が亜脱臼を起こし，輪状靱帯と関節包が腕橈関節に嵌入した状態。整復は，患側が左の例では，術者の右母指で橈骨頭を軽く押さえ，左手で前腕を回外させつつ肘を十分に屈曲させる。整復の瞬間に整復感を触知することができる。肘屈曲位で1〜2回，回内・回外を繰り返すと，整復されることもある。整復されるとすぐに上肢の挙上が可能となる。改善がなければ整形外科に紹介する。

鑑別診断／治療

1）上腕骨顆上骨折(図7)：肘関節伸展位で手をついて起こる。手指の循環障害，知覚障害や運動麻痺の有無を確認する。転位のない場合は，シーネ固定，転位のある場合は，全身麻酔下に徒手整

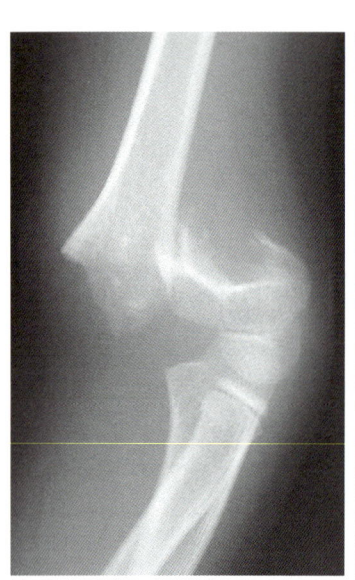

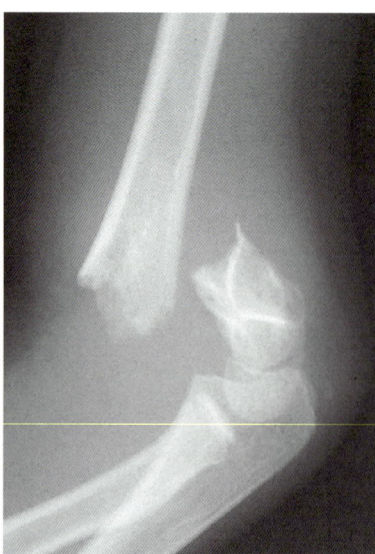

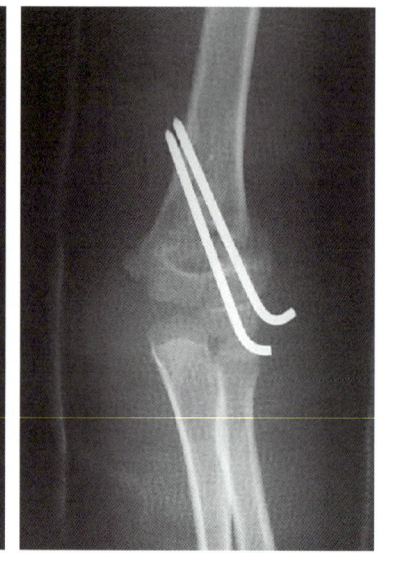

図7 上腕骨顆上骨折
転位が強く，緊急に経皮的鋼線刺入固定を行った

復，経皮的鋼線刺入固定を行う．垂直牽引療法を行うこともある．整復が不十分だと内反肘変形を起こすことがある．

2）上腕骨外顆骨折（Salter-Harris 分類 4 型）（図 8）：2 mm 以上の側方転位や回転転位を伴うものでは観血的整復固定術を要する．偽関節を起こすと外反肘変形をきたし，将来，遅発性尺骨神経麻痺を起こすことがあるので，慎重に対処すべき骨折である．

3）上腕骨内上顆骨折（図 9）：肘周辺骨折では外顆骨折に次いで多い．内側上顆に付着する屈筋群の牽引力による裂離骨折と肘関節脱臼に合併して起こる場合がある．骨片の転位が 4 mm 以上であれば，観血的整復固定術の適応．

4）肘頭骨折：肘頭部への直達外力によって起こる．骨折部の離開が小さいときは肘関節伸展位でギプス固定する．骨折部の離開が大きいときは手術を行う．

5）肘関節脱臼（図 9）：肘頭の近位に陥凹があり，肘の屈曲・伸展不能となる．前腕を両手で把持して背側に押しつつ，牽引し徐々に屈曲する．整復されると屈曲可能となる．骨折の合併に注意する．

6）橈骨頭部骨折（図 10）：転倒時，肘関節伸展位で手をついて起こる．傾斜角 30°以上，側方転位が横径の 1/2 以上では麻酔下に徒手整復を要す．徒手整復後，10°以上の傾斜角が残存する場合，観血的整復固定術を行う．

7）Monteggia 骨折（図 11）：尺骨骨折に橈骨頭脱臼を合併．比較的まれな骨折であり，橈骨頭の脱臼が見逃されることがある．尺骨骨折をみつけたら必ず肘関節の側面の X 線を撮って，橈骨頭が上腕骨小頭に対向していることを確認する．新鮮例では，尺骨の徒手整復，前腕を回外位でギプス固定することにより橈骨頭の整復が得られ

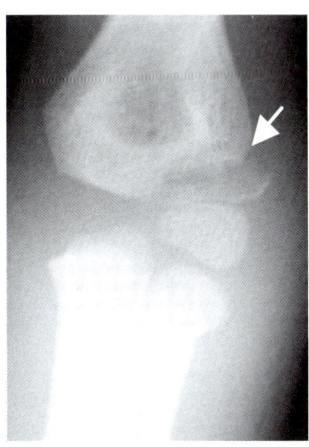

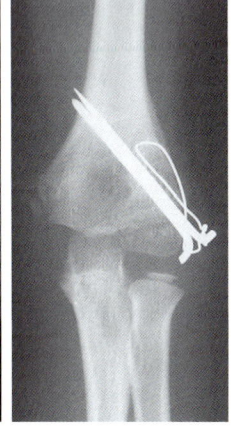

図 8　上腕骨外顆骨折
2 mm 以上の転位がある場合，偽関節となる可能性が高いため，観血的整復固定術を行う

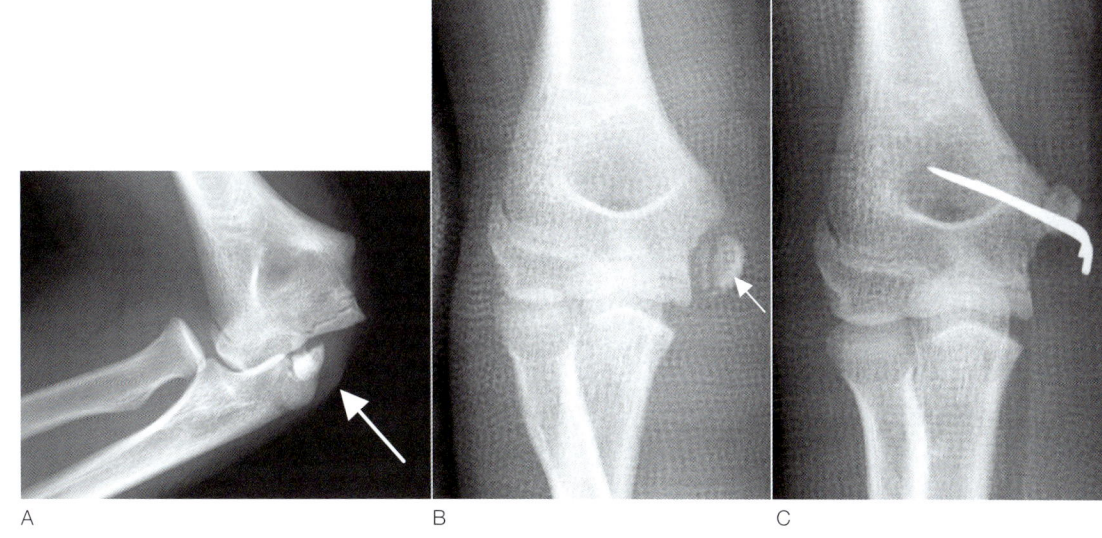

図 9　上腕骨内上顆骨折（12 歳，男子）
A：走り高跳びをして着地時に受傷．肘関節脱臼に合併した上腕骨内上顆骨折（⇒）．B：脱臼整復後．C：内上顆骨片を観血的整復し，キルシュナー（Kirschner）鋼線で固定した

17章　事故，外傷

る。
8）上腕骨遠位骨端線離開（Salter-Harris 分類 1 型）（図12）：橈骨軸は外顆骨端核の中心を通るが，上腕骨軸とは対向していない。

手関節周辺の疼痛・腫脹・変形

疼痛，圧痛部位の確認
　橈骨遠位骨端，骨幹端，遠位骨幹部，尺骨茎状突起，尺骨遠位骨幹部。

X線検査
・不全骨折を見逃さないこと。
・小児では骨端線損傷が起こりうることを念頭において読影する。
・骨端核と骨幹端が正常な位置関係にあるか確認す

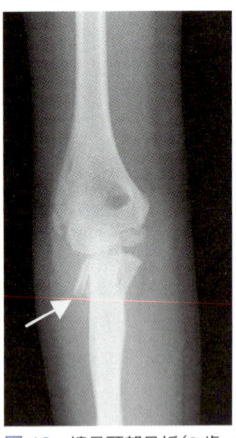

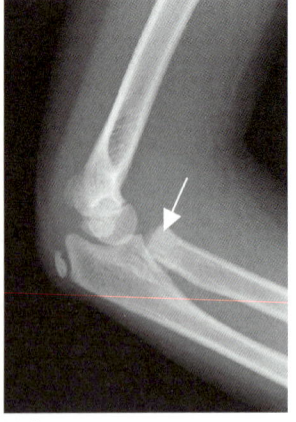

図10　橈骨頸部骨折（9歳，女児）
跳び箱をして着地時に手をついて受傷。全身麻酔下，徒手整復を行った

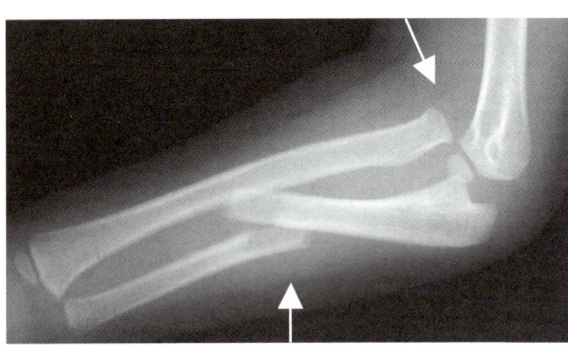

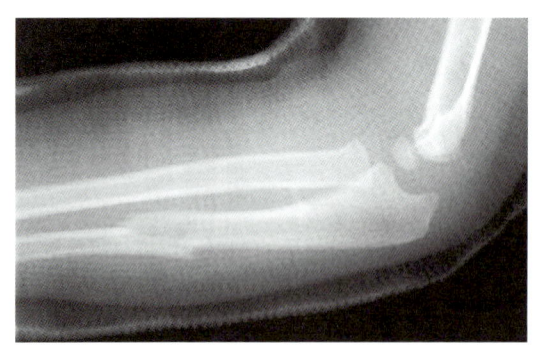

図11　Monteggia 骨折
尺骨を整復することによって橈骨頭の脱臼は整復される。回外位でギプス固定する

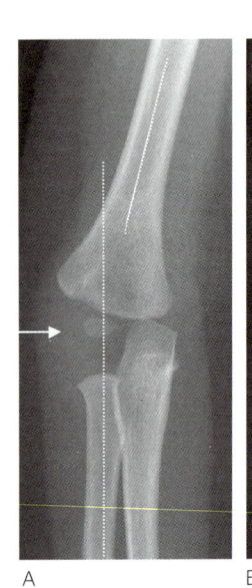

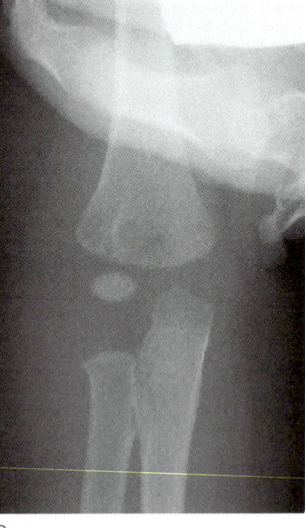

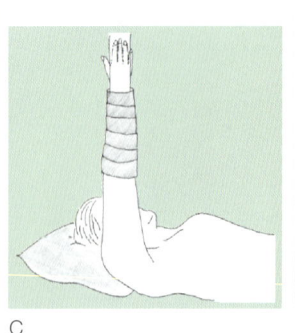

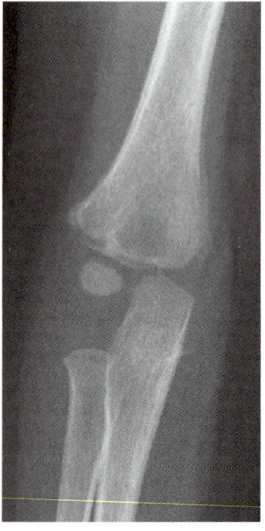

A　　　　　　B　　　　　　C　　　　　　D

図12　上腕骨遠位骨端線離開（1歳，男児）
椅子から転落して受傷。Salter-Harris 分類 1 型。橈骨頭と外顆骨端核の位置関係は正常だが，A：外顆骨端核が内側に転位し，上腕軸と橈骨軸が乱れている。B：内側から骨片を圧迫すると外顆骨端核が外側へ移動する。C：垂直牽引療法を行った。D：約1カ月後，仮骨の形成がみられる

1 四肢の外傷

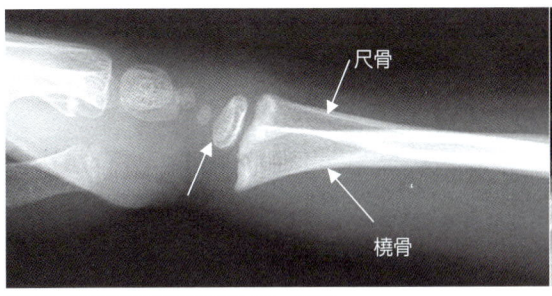

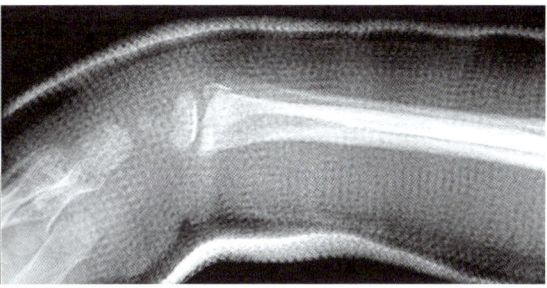

図13 橈骨遠位骨端線損傷（7歳，男児）
Salter-Harris 分類2型

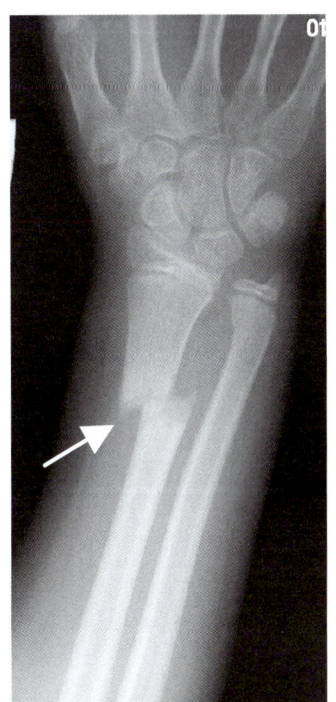

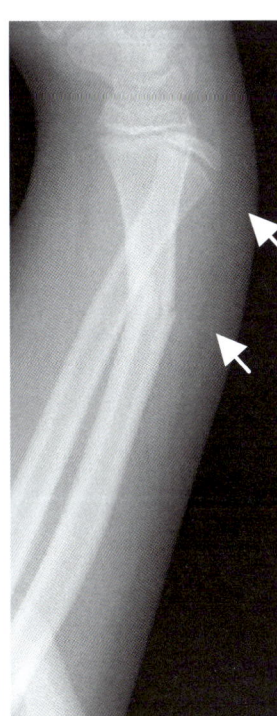

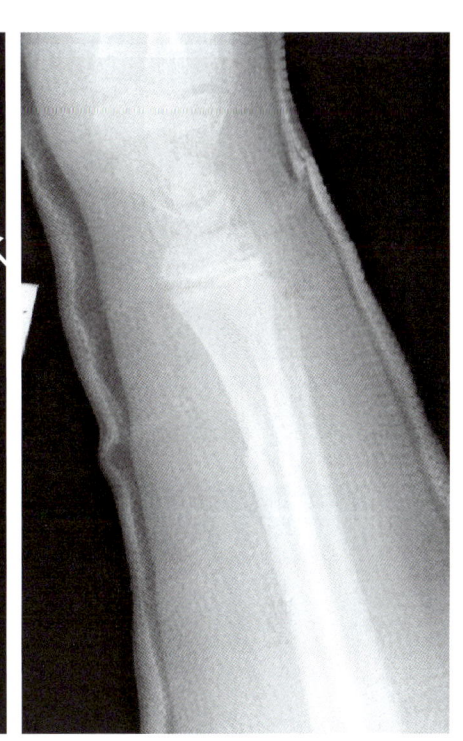

図14 Galeazzi 骨折（11歳，女児）
転んで手をついて受傷。脛骨茎状突起が背側に脱臼している。尺骨を徒手整復し，前腕回外位でギプス固定する

る。時には健側と比較する。

鑑別診断／治療

1）橈骨遠位骨端線損傷（図13）：手関節背屈位で手をついて遠位骨片が背側に転位するコレス骨折が多い。麻酔下に徒手整復ギプス固定する。
2）Galeazzi 骨折（図14）：橈骨骨幹部骨折に尺骨茎状突起背側脱臼を合併。橈骨骨折を整復し，回外位でギプス固定する。

下肢の疼痛・腫脹・変形

疼痛・圧痛部位の確認

・変形・腫脹の部位を確認する。
・関節他動運動痛（股関節・膝関節・足関節）の有無。
・圧痛部位の確認。大腿骨転子部，大腿骨骨幹部，大腿骨顆部。

鑑別診断／治療

1）股関節脱臼（図15）：全身麻酔下に徒手整復を行う。
2）大腿骨頸部骨折（図16）：骨頭壊死のリスクが高いため，可及的早期に観血的整復固定術を行う。
3）大腿骨骨幹部骨折（図17）：牽引療法が一般的だが，症例によっては経皮的鋼線刺入固定。
4）大腿骨顆部骨折：徒手整復・ギプス固定を行う。
5）下腿骨骨折（図18）：閉鎖性骨折では徒手整復・

17章 事故，外傷

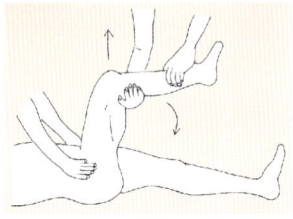

図 15 股関節脱臼（3歳3カ月）
グラウンドで遊んでいて転び，直後から左股関節伸展不能．股関節後方脱臼の診断で，全身麻酔下，徒手整復を行った

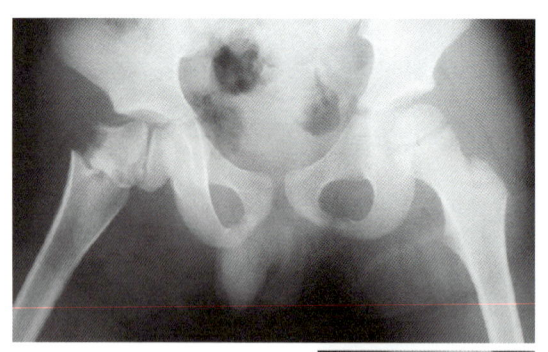

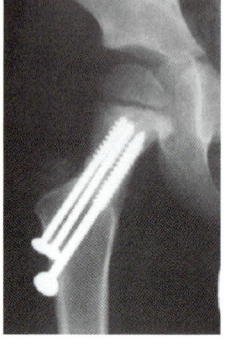

図 16 大腿骨頸部骨折（3歳，男児）
転落して受傷．骨頭壊死のリスクが高いため，緊急手術で骨接合術を行った

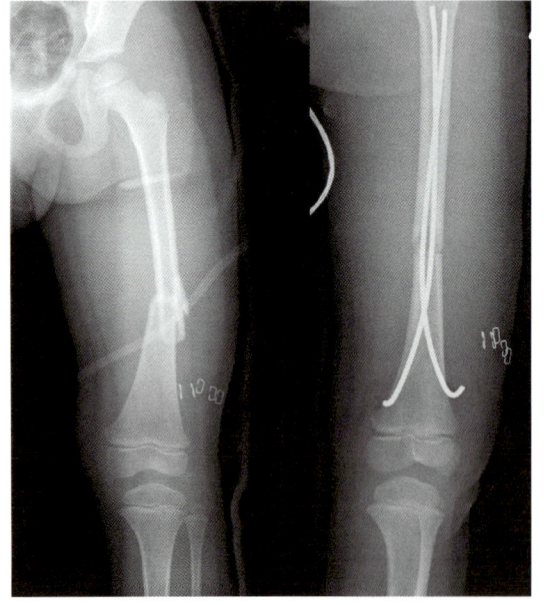

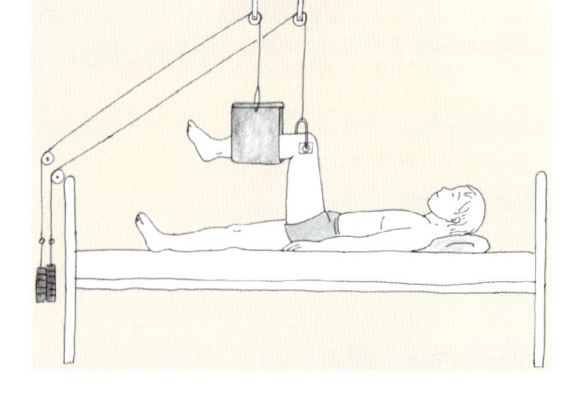

図 17 大腿骨骨幹部骨折（4歳，女児）
4階から転落して受傷．頭蓋骨骨折，硬膜外血腫を合併．硬膜外血腫除去術に引き続いて徒手整復，経皮的鋼線刺入固定術を行った．症例に応じて，観血的治療を行うこともある．一般的には，上図のような 90°-90°牽引療法で保存的に治療することが多い

1 四肢の外傷

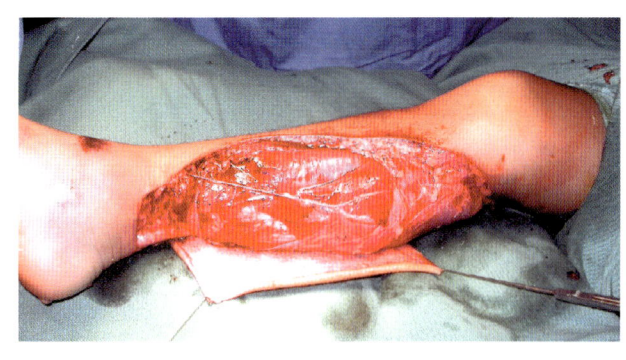

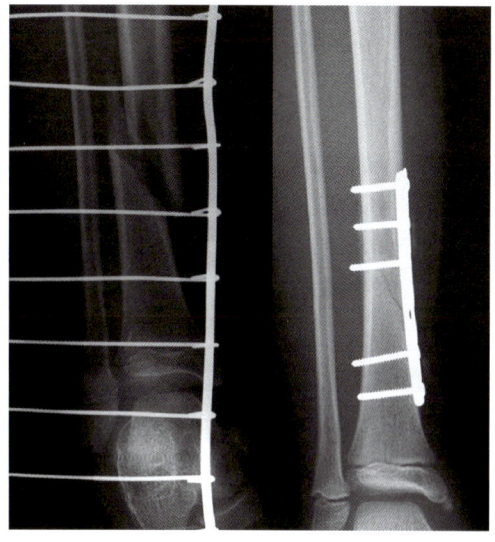

図18 下腿骨骨折（6歳，女児）
大型車両に轢かれて受傷。広範囲な皮膚剥奪創を伴う脛骨開放骨折（Gustilo分類Type 3-A）。緊急に観血的治療を行った。皮膚壊死を防ぐため剥奪した皮膚の皮下脂肪を除去し全層植皮とした

ギプス固定。開放骨折では，Gustilo分類Type 2，3やコンパートメント症候群を合併する場合は観血的治療を行う。

6）足関節骨折（**図19**）：多くの場合，徒手整復・ギプス固定。徒手整復不能な場合，手術を要する。

参考文献

1 村上宝久，藤井敏男編：小児整形外科診療ハンドブック．南江堂，1990

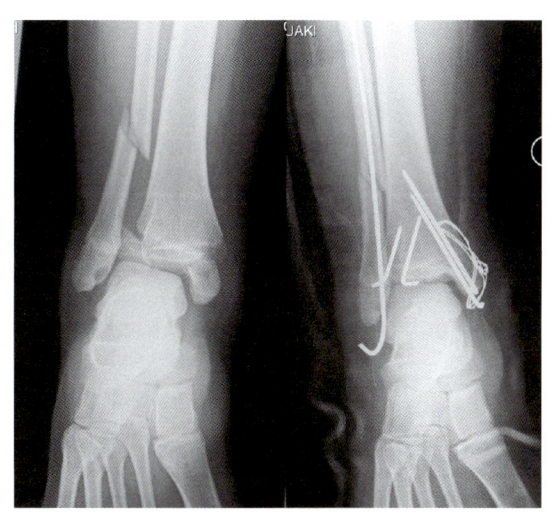

図19 足関節骨折（12歳，男子）
柔道をして足払いを受け受傷。脛骨遠位骨端線損傷を合併しており，徒手整復困難なため，観血的治療を行った

17章　事故，外傷

2 頭部外傷

[著] 神薗 淳司

小児頭部外傷の特徴

　小児の頭部の特徴は，表面積と重量ともに成人と比較して大きいことである．従って頭部外傷の頻度が非常に高くなることは容易に想像できる．外傷性脳損傷は，その致死率がきわめて高く，「不慮の事故」とされる外的要因による死亡の主たる原因となる．

　外傷の要因は，年齢により大きく異なる．歩行前段階の1歳未満児の頭部外傷は，乳児虐待が多い．1～5歳児までの頭部外傷は，家庭内や遊具からの転落が主となる．さらに5歳以上の幼児では，歩行中や自転車など交通外傷による受傷が多く，対自動車による高エネルギーの多発外傷の頻度が増す．どの年齢でも認められる自動車内の事故では，チャイルドシート着用の有無により，その重症度は左右される．

　小児の頭部の特徴は，成人に比較して短く，相対的に重い頭部を支えていることである．従って頭部外傷時に頸部にかかる伸展は，上部頸椎や周囲の靱帯への負担も成人より大きいこととなる．頭部外傷時には，常に頸椎・脊髄損傷の合併を考慮すべきである．

頭部外傷の診療の要点

　すべての来院患者に対し，緊急度に応じた初期評価とトリアージが実施されるべきである．当院で使用している問診表（初期評価表）とCanadian Pediatric E. D. Triage and Acuity Scaleに則った年齢別呼吸数，心拍数のトリアージ表をそれぞれ図1と表1に示した．

　小児頭部外傷患者も例外なくPAT（外観〈appearance〉，呼吸状態〈work of breathing〉，皮膚への循環〈circulation to skin〉）により初期評価され，次に心拍数，呼吸数，血圧，SpO_2，capillary refill timeを評価

| PAT(pediatric assessment triangle) | ・この初期評価は，医療スタッフが記載します．
・担当スタッフは，該当する項目に ✔ を入れる． |

外観(appearance)

tone 筋緊張	動かない 抵抗しない
interactiviness 周囲への反応	音や声に無関心 遊ばない
consolability 精神的安定	興奮，不安 泣きやまない
look, gaze 視線，注視	視線があわない ぼんやり
speech, cry 会話，啼泣	会話ができない 泣かない

呼吸状態(work of breathing)

| 喘鳴 |
| 努力性呼吸 |
| 陥没呼吸 |
| 呻吟，鼻翼呼吸 |

皮膚への循環(circulation to skin)

| 末梢冷感 |
| 蒼白 |
| まだら皮膚 |

| HR | bpm | SpO_2 | % | RR | /m | BT | ℃ | capi. R | s |

| triage level（院内トリアージプロセスを参照） | トリアージ時間 | 時　分 | 医療スタッフ
サイン |
| Ⅰ　　Ⅱ　　Ⅲ　　Ⅳ　　Ⅴ | 診察開始時間 | 時　分 | |

この欄は，医療スタッフが記載します．

図1　トリアージ問診表（北九州市立八幡病院小児救急センター）

表1　小児呼吸数と心拍数のトリアージ表

	呼吸数(RR)/分			心拍数(HR)/分		
	+/−2SD	+/−1SD	正常	+/−2SD	+/−1SD	正常
0〜3カ月	10〜80	20〜70	30〜60	40〜230	65〜205	90〜180
3〜6カ月	10〜80	20〜70	30〜60	40〜210	63〜180	80〜160
6カ月〜1年	10〜60	17〜55	25〜45	40〜180	60〜160	80〜140
1〜3年	10〜40	15〜35	20〜30	40〜165	58〜145	75〜130
6年	8〜32	12〜28	16〜24	40〜140	55〜125	70〜110
10年	8〜26	10〜24	14〜20	40〜120	45〜105	60〜90

- ❏ 氏名（　　　　　　　　）❏ 性別（男・女）
- ❏ 年齢（　）歳（　）カ月　❏ 身長（　）cm　❏ 体重（　）kg
- ❏ 既住　治療歴
  - ❏ 出血傾向（血液疾患）なし　あり（　　　　　　　）
  - ❏ 聴覚障害　❏ 視覚障害　❏ 精神運動発達遅滞　❏ ADHD　❏ Abuse
- ❏ 過去の外傷歴　なし　あり
  - ❏ 複数回
- ❏ 受傷時間　　　　月　　　日　　　時　　　分
- ❏ 来院時間　　　　月　　　日　　　時　　　分
- ❏ 確認時間（保護者・目撃者）
- ❏ 搬送方法
  - ❏ 救急隊　❏ 自家用車　❏ 独歩
- ❏ 受傷機転
  - ❏ 転倒
  - ❏ 転落　　　　　mより転落（身長　　cm）
    - ❏ 自宅　❏ 階段　段　❏ 外出中
  - ❏ 交通事故
    - ❏ 歩行中　❏ 自転車乗車中　❏ 自動車内　で受傷し
    - ❏ 建物　❏ 自転車　❏ 自動車　と衝突
  - ❏ 不明　❏ Abuse 疑い
- ❏ 受傷直後の臨床所見
  - ❏ 意識障害　なし　あり　GCS＝　　　　　点＝E(　)＋M(　)＋V(　)
  - ❏ 記憶喪失　なし　あり
    - ❏ 逆行性健忘　❏ 外傷後健忘
  - ❏ 意識消失　消失時間　　　　分　秒
  - ❏ 嘔吐　なし　あり
  - ❏ 皮下血腫　部位　　　　　　　（径　　cm×　　cm）
  - ❏ 裂創・挫創　部位　　　　　　　　　　　
  - ❏ 出血　なし　あり
    - 出血量　　　　mL　出血部位　　　　　　

図2　小児頭部外傷の必須問診項目

表2 小児用 Glasgow coma scale(GCS)

【小児】　　　(E)+(M)+(V)=＿＿＿点(3〜15)　<10=Level Ⅰ，<13=Level Ⅱ，<15=Level Ⅲ

眼(E)	運動(M)	言語(V)
4 自発的に開眼	6 命令に従う	5 見当識あり
3 言葉をかけると開眼	5 局在認識ができる	4 混迷
2 痛みに開眼	4 逃避反応を示す	3 不適切な言葉
1 反応なし	3 屈曲	2 理解不能な言葉
	2 伸展	1 反応なし
	1 反応なし	

【乳児】　　　(E)+(M)+(V)=＿＿＿点(3〜15)　<10=Level Ⅰ，<13=Level Ⅱ，<15=Level Ⅲ

眼(E)	運動(M)	言語(V)
4 自発的に開眼	6 自発運動	5 クークー，バブバブ
3 言葉をかけると開眼	5 触ると手足を引っ込める	4 いらだった泣き声
2 痛みに開眼	4 痛み刺激で手足を引っ込める	3 痛みに啼泣
1 反応なし	3 屈曲	2 痛みに呻き
	2 伸展	1 反応なし
	1 反応なし	

(James HE et al. 1985 より引用)

する。

　気胸や出血を合併した多発外傷は，すでに呼吸循環動態に変化をきたしている場合が多いので，頭部外傷にとらわれず，気道確保やショックの治療(輸液，輸血療法)を最優先する。外傷部位が頭部に限局している場合は，外観(appearance)の異常のみを呈する場合が多いので，呼吸循環動態の変化はないのも特徴である。

　受傷機転の詳細な問診は，目撃者や救急隊からの情報と統合し，より詳細な記述が求められる。図2には頭部外傷時の必須問診項目を列挙した。

　次いで小児用 Glasgow coma scale(GCS)(表2)を用いた意識障害の評価を徹底する。運動機能に関して，四肢の痛み刺激に対する反応の違いは神経巣症状と判断する。胸骨や眼部上部の圧迫による痛みに対する局在認識反応を試みる。外傷性損傷の頻度の高い脳神経は，外転神経(Ⅵ)，顔面神経(Ⅶ)，前庭蝸牛神経(Ⅷ)である。特に側頭骨骨折に合併して発症する。

　眼に関する診察では，瞳孔サイズ，対光反射，外眼筋の動きをみる。視神経(Ⅱ)，動眼神経(Ⅲ)と交感神経の機能検査となる。児童虐待，なかでも揺さぶられ症候群(shaken baby syndrome：SBS)疑いの乳幼児は，眼底検査で網膜出血を特徴する。脳幹反応検査として，瞳孔反応(Ⅱ)(Ⅲ)，人形の眼徴候(Ⅲ)(Ⅵ)(Ⅷ)，角膜反射(Ⅴ)(Ⅶ)，さらに嚥下反射(Ⅸ)(Ⅹ)の確認が必要である。

　図3には，頭部外傷患者へのアプローチ，特にトリアージ後の頭部CTの適応(絶対的適応，相対的適応)，軽症頭部打撲への対応は受傷後の意識消失(loss of consciousness：LOC)の有無により分類し，その帰宅基準を示した。

　2歳以下の患者や目撃情報がない場合，また信頼性の低い情報しかない場合には，アンダートリアージ傾向になりがちであることを認識する。さらに帰宅が可能かどうかの判断では，保護者が再来支持項目を十分理解できたかを最後に確認する必要がある。図4には，当院で利用している頭部打撲後の家庭での観察項目を列挙した。

頸椎・脊髄外傷の診療の要点

　小児の頭部外傷患者には全例，頸椎・脊髄外傷も考慮した初期評価が必要である。図5にはトリアージと検査の実施手順を示した。まず問診と目撃情報より高エネルギー外傷であるかどうかを正確に判断する。高エネルギーと判断されない場合にも，来院時GCSと他の神経学的所見での異常，頸部の自発痛および正中棘突起の圧痛所見は，頸部X線側面像の絶対的適応となる。

　図6には頸部X線側面像による初期評価のポイントを示した。神経学的異常があれば，頸部X線側面像で異常がなくても再評価を繰り返し，斜位像もしくは頸部CTの追加が必須となる。帰宅基準を満たせば外来フォローとできる。頸部X線側面像

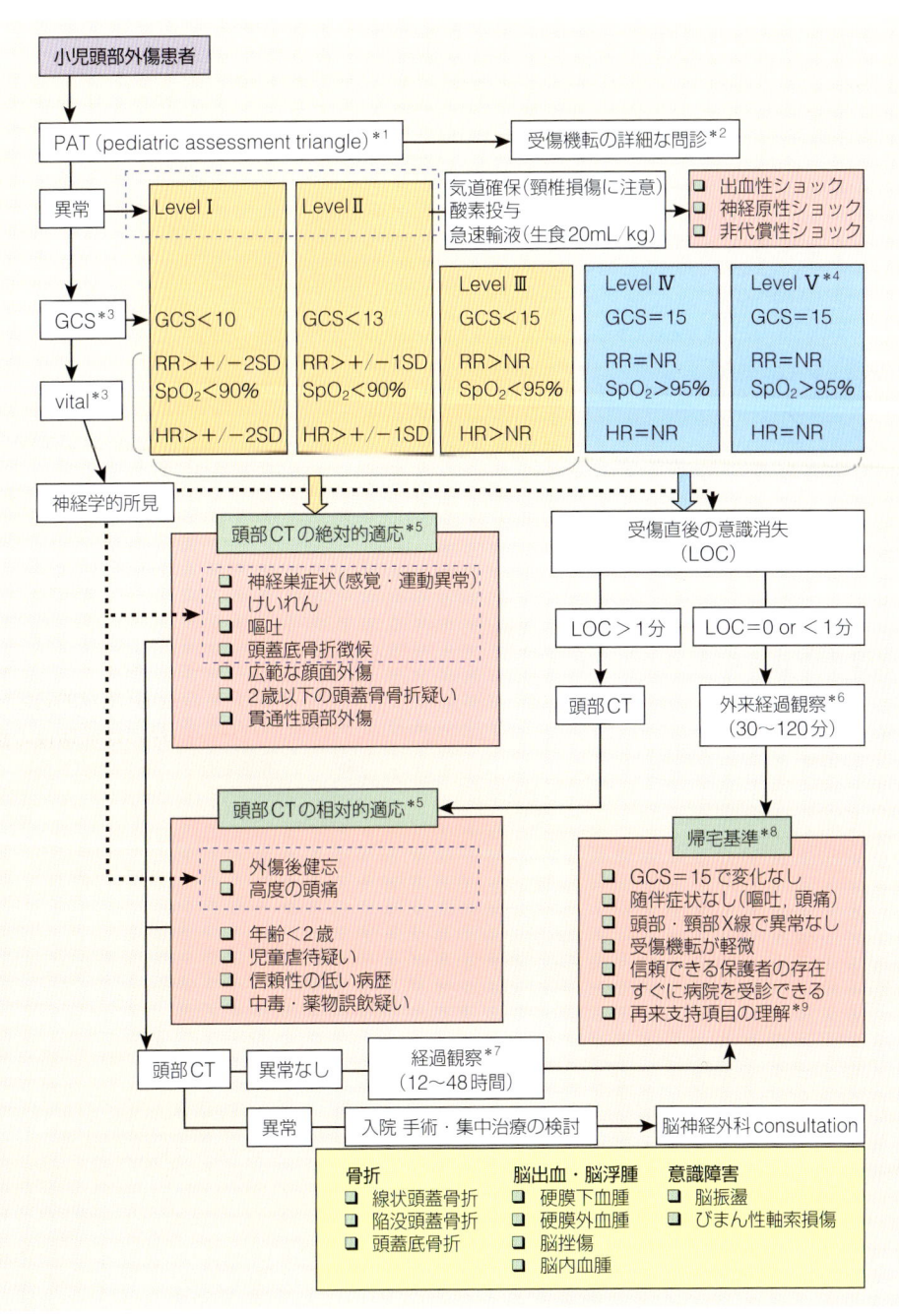

図3 小児頭部外傷の診断フローチャート

*[1] pediatric assessment triangle : appearance, work of breathing, circulation to skin を示す初期評価方法。具体的な異常所見は，トリアージ表（図1, 表1）参照
*[2] 具体的な必須となる問診項目：図2参照
*[3] GCS：小児用 Glasgow coma scale（表2）参照。triage level, vital sign に関して，Canadian Pediatric E. D. Triage and Acuity Scale の月年齢別の正常値＋/－SD（表1）参照
*[4] Level V：頭部外傷（打撲）で来院した患者は Level V には分類されない
*[5] 頭部 CT の適応：Kosair Children's Hospital Pediatric Trauma manual より改変
*[6] 外来経過観察（30～120分）：静脈路確保し生理食塩水を 10 mL/kg/時間で開始し観察する
*[7] 経過観察（12～48時間）：ベッド上安静を保ち，生理食塩水で輸液開始（低張輸液製剤は禁忌）
*[8] 帰宅基準：AAP the management of minor head injury in children. Pediatrics, 1999 より改変
*[9] 再来支持項目の理解：「頭部打撲後の家庭での観察項目――こんなときは再来院してください」（図4）参照

17章　事故，外傷

> - ✓ 本日の診察および治療・検査は，これで終了いたします。
> - ✓ 小児の頭部打撲では，受傷直後に症状が出にくい場合も多く，頭部打撲後6～12時間は自宅での安静と十分な保護者の観察が必要です。
> - ✓ 診察後の帰宅途中および自宅で，以下の項目の症状がみられた場合には，**ただちに来院**をお願いします。
>   - □ いつもと異なる症状（「なんとなく変だ」「元気がない」）
>   - □ 名前と場所に関する物忘れ
>   - □ よく寝る，眠気が強い
>   - □ 起きない
>   - □ だんだんひどくなる頭痛
>   - □ けいれん（目つきが変，身体をふるわせる，顔色が悪くなる）
>   - □ 不安定な歩行（まっすぐ歩けない）
>   - □ 耳や鼻から薄い血液が出ている
>   - □ 2回以上の嘔吐
>   - □ 眼がみえづらい（視力障害），物が二重にみえる（複視）
>   - □ 顔や手足の脱力（力が入らない）やしびれ
>   - □ 38.5℃以上の発熱
>   - □ 首を動かすと痛い（上，横，下に動かすと痛い）

図4　頭部打撲後の家庭での観察項目――こんなときは再来院してください

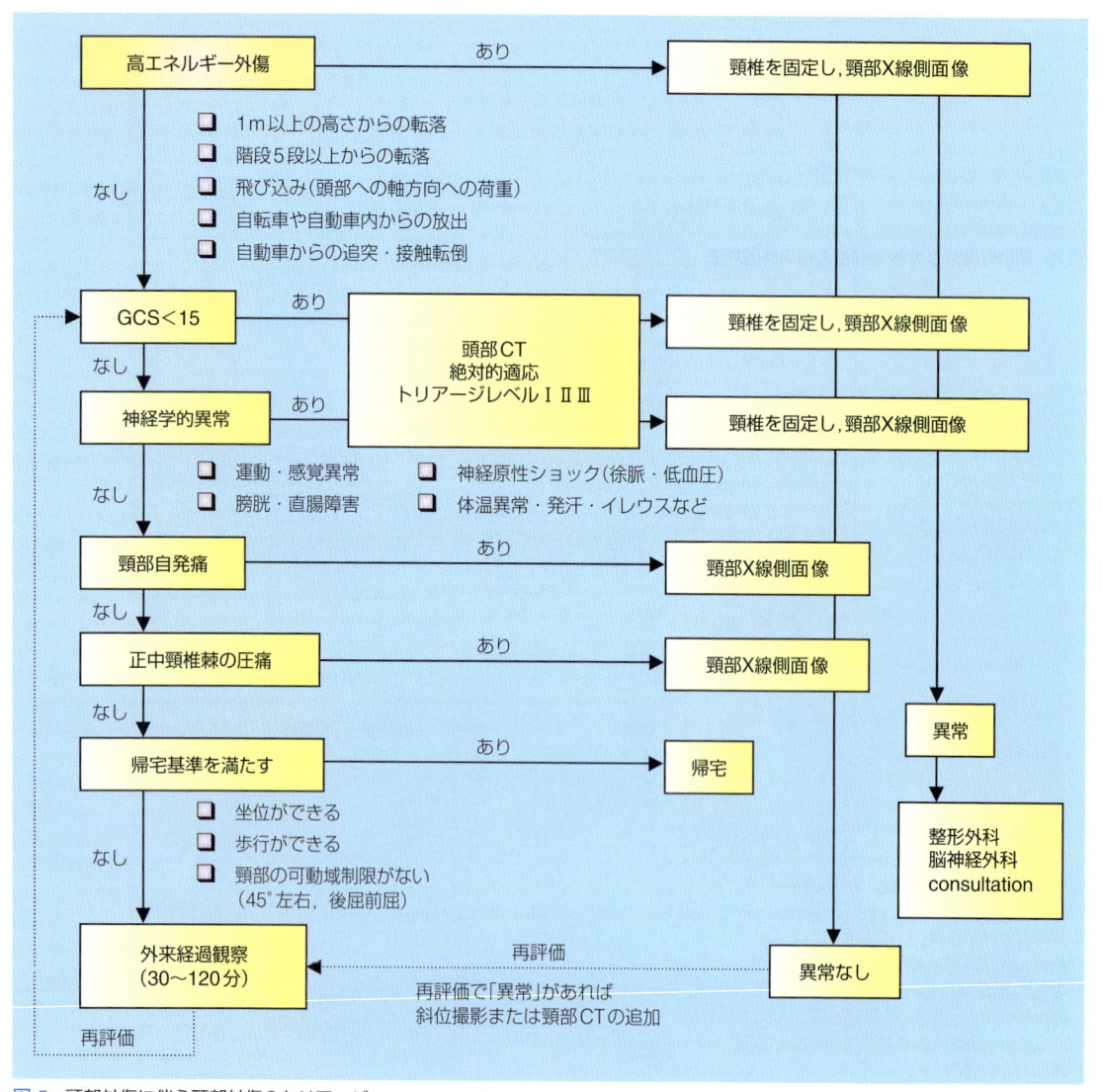

図5　頭部外傷に伴う頸部外傷のトリアージ

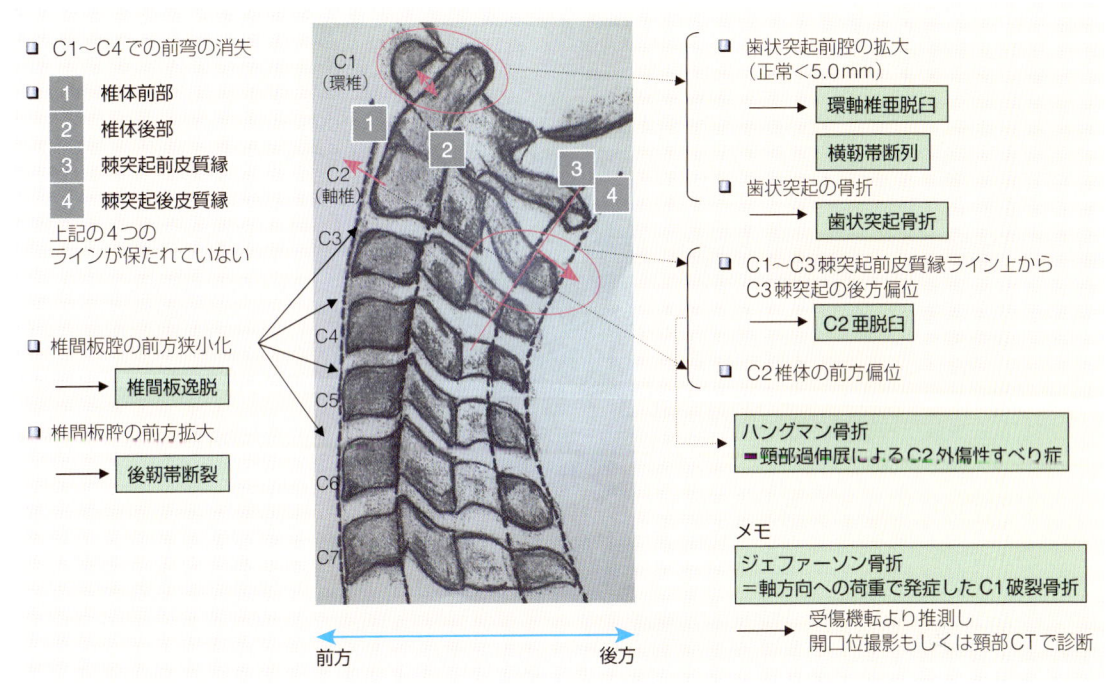

図6 頸椎外傷時のX線側面像の初期評価方法

で異常の場合には，不必要かつ負担の大きい追加検査は避け，整形外科・脳神経外科医と連携し，診療方針を決定する必要がある．

見逃されやすい頸椎損傷として，筋性斜頸と鑑別を要する外傷性回転亜脱臼がある．通常，顎が向く方向の胸鎖乳突筋の筋攣縮を伴う．X線では診断が困難な場合もあり，CTでの評価が必要となる．

主に8歳未満の明らかな画像所見での異常を認めない外傷性脊髄損傷（spinal cord injury without radiographic abnormality：SCIWORA）も注意を要する．一見回復したかのようにみえ，再度神経症状が出現する疾患群で，注意深い再評価と観察が欠かせない．頸部外傷時においても，前述した家庭での観察項目を十分理解してもらう必要がある．

おわりに

小児の頭・頸部外傷の初期救急診療では，特に必要なエビデンスをみずから整理したうえで，それに基づいて患者・保護者に安心できる医療を提供することが要求される．局所所見にとらわれず，「診断」を急ぐのではなく，患児の「病態」把握に努めることも重要となる．

特に頭部CTや頸部X線の適応と帰宅基準など，本稿の内容がエビデンスの整理の一助となれば幸いである．

17章 事故，外傷

3 溺水

[著] 市川 光太郎

原因

日本の溺水(near-drowning)は，0～1歳ではその8～9割が浴槽での家庭内事故であり，発見が遅れることが多く，事故死因の大半を占めている。救命の連鎖からも事故予防活動の啓発が重要であるが，第一発見者となる母親や祖母などのbystanderにおける一次救命処置(basic life support：BLS)技術の普及が求められ，小児医療関係者の役割として期待されている。

臨床症状

溺水の発生機序・病態による分類では，
1）乾性溺水
2）湿性溺水，5℃以下の冷水で起こる
3）浸漬症候群(immersion syndrome)，20℃以下で起こる
4）diving reflex
5）二次性溺水
がある(図1)。

しかし，実験モデルでの湿性溺水の成立には，肺への注入量が海水で22 mL/kg，淡水で11 mL/kg以上といわれ，現実的に実際の症例では湿性溺水を経験することはなく，乾性溺水がほとんどである。

溺水の病態は海水・淡水と分けるべきだが，いずれにせよ，肺水腫～肺内シャントの増大～肺血流換気不全となり，低酸素血症・アシドーシスが進行する。さらに血液性状や血清電解質の変化が起こる(図2)。

海水溺水でのNa, Cl, Ca, Mgの高値は海水中の電解質が血中に入るためと考えられるが，一般的には浸水時間や発生機序に影響を受け，海水・淡水での著明な差異はあまり経験されない。

一方，低温溺水の病態(図1)は迷走神経反射を介して心室細動・心停止に陥るが，中枢温が32℃以下で意識障害の出現，28℃以下で心室細動の出現，22℃以下で心停止する。

低体温では，血圧・心拍や脳幹反応を含めた生体反応が抑制され生死判定が困難なため，低温溺水では32℃まで復温後に死亡判定を行う。また，脳代

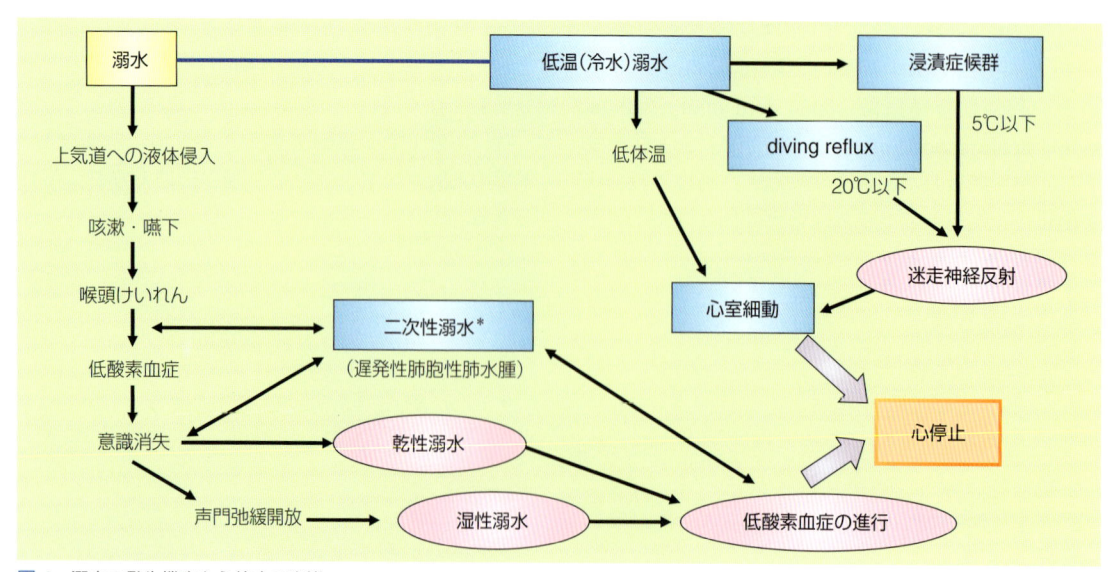

図1 溺水の発生機序と心停止の病態
*二次性溺水：軽症やいったん回復した患者が遅発性(数分～24時間)に発熱，炎症反応陽性，呼吸困難，意識障害などを呈してくるもので，汚染水の誤嚥による，炎症性の肺胞性肺水腫と考えられている

淡水溺水（低張性）

肺胞／毛細血管　淡水の毛細血管への移行

→ 肺サーファクタントに不活化（肺胞虚脱）

循環血液量の増加
・血液希釈・Htの低下
・溶血の出現
・高K血症
・低Na・Cl血症
・低Ca血症
・心室細動の出現

肺毛細血管障害（間質性肺水腫）

肺内シャント増大　換気血流不全

低酸素血症　アシドーシス

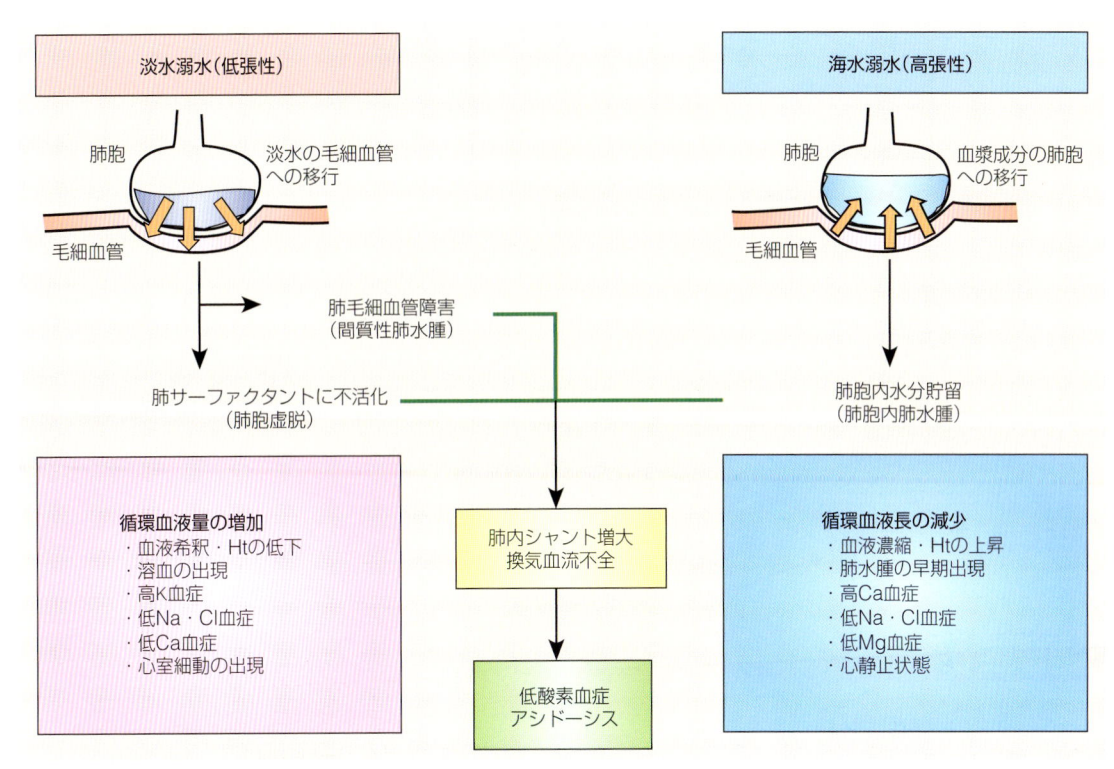

海水溺水（高張性）

肺胞／毛細血管　血漿成分の肺胞への移行

→ 肺胞内水分貯留（肺胞内肺水腫）

循環血液長の減少
・血液濃縮・Htの上昇
・肺水腫の早期出現
・高Ca血症
・低Na・Cl血症
・低Mg血症
・心静止状態

図2　溺水の病態（淡水と海水との相違点）

謝・酸素消費量の抑制が起こるため，神経学的回復が期待できる症例もみられるが，高度低体温ではわずかな刺激でも心室細動が生じるため，慎重に蘇生治療を行う必要がある．

診断の進め方

溺水では心肺機能停止症例としての搬入例が問題となる．来院時に心肺機能が再開している症例では，神経学的に徐皮質硬直肢位や徐脳硬直肢位を認めても脳低温療法などの集中治療により，intact survival をすることが多い．検査所見では低酸素状態による著明なアシドーシス，多臓器障害，電解質異常，高血糖などを呈し，これらの程度が強いほど重症度が高いといえ，浸水時間や搬入時体温，血糖値なども重症度の参考にされている．

予後予知因子は，救急室での心肺蘇生法（cardiopulmonary resuscitation：CPR）の実施，救急室での昏睡／無呼吸（coma/apnea）の存在，搬入時のpH<7.0の存在，の3因子で，予後不良の予知率が93%との報告がある．しかし，予知しえぬ完全回復者もいることから，脳低温療法を含めた脳蘇生集中治療を試みるべきである．

治療／救急処置

重症例の治療は，①意識障害例では24時間集中治療の可能な高次救急病院へのスムーズな転送にはじまり，②呼吸状態（低酸素血症・高炭酸ガス血症の正確な評価）の改善と循環動態（不整脈の有無など）の維持，③心肺停止例での早期の心拍再開と循環動態の維持，それに引き続く，強力な脳蘇生の継続が最大の目標である．

搬入時点での初期対応

情報収集

現場情報（温水/冷水，浸水時間など）に加え，搬送時間，搬入時深部体温，搬入時心肺機能，搬入時中枢神経機能などを正確に把握する．

人工呼吸・心マッサージ・静脈路確保

実際に挿管～人工呼吸，心マッサージを即座に開始するが，経鼻胃管は早期に挿入し，腹部膨満の軽減による肺拡張を助け，換気率を上げる．

薬物療法

心停止の状態では人工換気・心マッサージおよび心モニタリングを行いながら，エピネフリンの投与

17章　事故，外傷

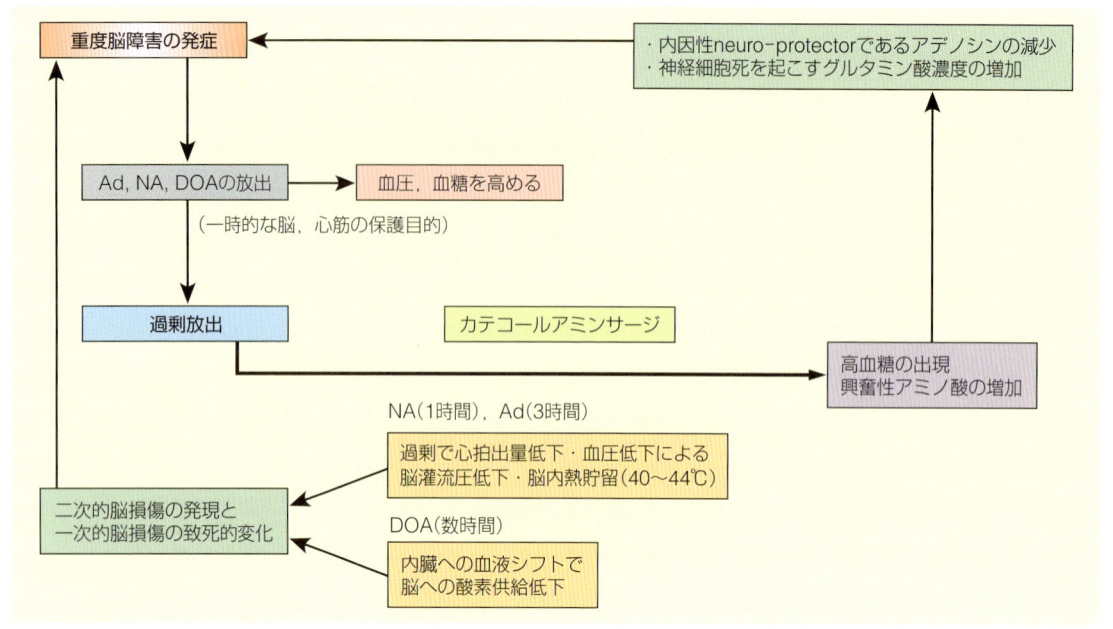

```
重度脳障害の発症 ←──────────────── ・内因性neuro-protectorであるアデノシンの減少
      ↓                              ・神経細胞死を起こすグルタミン酸濃度の増加
Ad, NA, DOAの放出 → 血圧，血糖を高める
      （一時的な脳，心筋の保護目的）
      ↓
   過剰放出        カテコールアミンサージ        高血糖の出現
                                              興奮性アミノ酸の増加
         NA（1時間），Ad（3時間）
         過剰で心拍出量低下・血圧低下による
         脳灌流圧低下・脳内熱貯留（40～44℃）
二次的脳損傷の発現と  ←
一次的脳損傷の致死的変化   DOA（数時間）
                      内臓への血液シフトで
                      脳への酸素供給低下
```

図3 脳障害と高血糖との相互関係

をただちに行う．心拍再開後の徐脈には，十分な換気による酸素投与下に硫酸アトロピンの投与を行う．

搬入後の集中治療

脳蘇生の実際

脳障害時はカテコールアミンサージがその病態に大きな役割を担い，高血糖は神経細胞死を誘導する興奮性アミノ酸（グルタミン酸）の増加と，内因性神経細胞防御因子（アデノシン）の減少を起こし，さらに脳障害を強める（図3）．

一方，カテコールアミンの過剰分泌は，心拍出力低下・血圧低下や内臓への血流増加に伴う脳血流低下で脳灌流圧低下による脳内熱貯留を起こし，さらに脳障害を悪化させ，新たな脳細胞障害を起こす（図3）．この高血糖と脳内熱貯留を防止・治療する薬剤はなく，脳低温療法のみである．

補助療法

脳圧降下薬（マニトール®）の投与に加え，アルブミンや凍結血漿など高膠質浸透圧液の持続的投与や脳血管内皮細胞や脳実質細胞膜のイオンチャネルに作用して，浮腫の抑制や脈絡叢上皮での脳脊髄液産生抑制をするループ利尿薬を投与する．

また，低酸素性脳障害に基づく末梢循環不全にてサイトカインストームも起こるため，ステロイドパルス療法も行うことが多い．

予後

多くの予後予知因子が報告されるが，救急室での心拍再開時，昏睡状態でも徐皮質硬直肢位，徐脳硬直肢位を有しているかぎり，後遺症なしに社会復帰できる．flaccid（弛緩）の状態ではその予後は厳しいが，最低でも48時間の脳蘇生療法を集中的に行うべきである．

参考文献

1 市川光太郎編著：小児救急イニシャルマネージメント，中外医学社，2003
2 市川光太郎：第21章 中毒，救急疾患，事故．小児科学・新生児学テキスト 全面改訂第5版，飯沼一宇，有阪治ほか編，p659-679，診断と治療社，2007

4 急性中毒

[著] 藤本 保・石原 高信・木下 博子

原因

小児の急性中毒(acute poisoning)は，大部分が誤飲事故によるものである。原因物質はタバコが最も多く，次いで家庭用品，医薬品の順となっている。家庭用品，医薬品はその種類が多岐にわたっている。年少児ではタバコと家庭用品が，年齢が長ずるにつれ医薬品が主となる。

大分こども病院における最近 7 年間の事故統計では，全事故 10,126 例中の 13％が誤飲および中毒であった。誤飲物質に占める割合は，タバコが 43％，家庭用品が 38％，医薬品が 17％であった。これらのうちで中毒および中毒の危険性が高く，処置や治療を必要としたものは 28％で，その内訳はタバコ 70％，次いで医薬品 24％，家庭用品 4.7％であった。中毒の原因となった医薬品は，家族が服薬している精神神経用薬，催眠鎮静薬，血圧降下薬，解熱鎮痛薬，抗ヒスタミン薬，および小児用シロップ剤などである。

臨床症状

タバコによる急性中毒は，含有ニコチンによる自律神経作用によるものであり，摂取量に比例し，摂取後 30 分～4 時間までに発現する(胃での吸収は遅く，遅れて出現することあり)。

経口摂取すると口腔灼熱感，唾液分泌増加，嘔気・嘔吐，腹痛，下痢，顔面蒼白，発汗，頻脈，呼吸促迫，血圧上昇に続き，縮瞳，混乱，倦怠，脱力などが出現し，重症例では，けいれん，意識障害，不整脈，血圧低下，徐脈，散瞳，呼吸困難，チアノーゼ，全身の筋緊張低下などの症状を呈する。致死量は成人で 40～60 mg，小児で 10～20 mg(0.5～1 mg/kg)といわれ，紙巻タバコ 1 本に含まれるニコチンは 7～24 mg である。

医薬品および家庭用品による中毒の症状，初期治療を表1，表2に示す。乳幼児の誤飲事故によるものは，大量摂取は少なく，意識障害や呼吸障害で救急搬送されてくることはほとんどない。しかし，まれに事件・犯罪に巻き込まれ，あるいは事故の発見が遅れ，行動異常やけいれん，原因不明の意識障害で搬入されてくることもあり，薬物中毒ならびにアルコール飲料や銀杏など，食品を含む自然毒中毒についても常に念頭に入れておかねばならない。

病歴聴取

中毒起因物質は通常特定できるので，何を，どれぐらい(量)，いつ(時間)，どのような状況で摂取したかを詳細に聴取する。不明あるいは疑わしい場合は，口周囲に付着していたもの，それは口腔内に残存していたか，特異なにおいが口腔内や呼気にあるか，周囲に散乱しているものとその量は，嘔吐の有無，嘔吐したのなら吐物に含まれていた物は，どのような状況で発見したのか，原因物質の危険度を判断する材料となるものはあるか(起因物質がある，商品名がわかる，成分表示がある)，などを可能なかぎり詳しく聴き取る。

身体診察

まず，口周囲と口腔内に起因物質残存の有無を確認し，顔色，瞳孔の大きさ，発汗の有無，呼吸状態，意識状態，脈拍，血圧，体温などバイタルサインを評価する。次いで，神経学的診察所見，SpO_2モニター，心電図・呼吸モニターなどにより重症度を判断する。

診断の進め方

原因物質を特定し，解毒薬や拮抗薬があるか調べ，初期対応として催吐処置を行うべきか判断する。血中濃度が測れるものは緊急検査で濃度を測定する。また，尿中への排泄を評価するために経時的に採尿をする。原因物質が特定できない場合は，症状からある程度推定し，緊急スクリーニング検査を行う。

緊急血液検査項目として，血液ガス，全血球計算(CBC)，電解質，血糖，ビリルビン，血液尿素窒素(BUN)，クレアチニン(Cr)，アンモニア，肝酵素(アラニンアミノトランスフェラーゼ〈ALT〉，アスパラ

17章 事故, 外傷

表1 医薬品および家庭用品による中毒の症状と初期治療

薬品名 / 主な商品名	中毒学的薬理作用	症状	治療	備考
ベンゾジアゼピン ●ジアゼパム：セルシン, ホリゾン ●トリアゾラム：ハルシオン ●アルプラゾラム：ソラナックス	ベンゾジアゼピンは, GABA$_A$受容体にあるベンゾジアゼピン受容体に結合してGABAの神経細胞興奮抑制作用を高める。この結果, 中枢神経抑制が生じる。作用部位は, 視床下部, 大脳辺縁系および中脳網様体。抗不安作用, 催眠鎮静作用, 抗けいれん作用, 筋弛緩作用	●中枢神経系：興奮, 迷妄, 錯乱, 嗜眠, 昏睡 ●循環器系：血圧低下, 頻脈 ●呼吸器系：呼吸不全（呼吸数の減少, 一回換気量低下, 舌根沈下など, 呼吸停止） ●消化器症状：悪心, 嘔吐 ●その他：運動失調, 反射機能低下, 筋力低下, 眼振, 複視 ●軽症〜中等症：傾眠, 失見当識, 記銘力低下, 運動失調, 言語不明瞭 ●重症：昏睡, 呼吸抑制, 呼吸停止, 低血圧, 低体温 ＊小児では, 治療量によって運動失調, 傾眠, 不明瞭言語などの症状を示すことがある	①催吐, トコンシロップ, 胃洗浄, 活性炭, 下剤 ②蛋白結合率が大きいので強制利尿, 血液透析は無効。血液灌流は有効な可能性があるが, 対症療法のみで予後良好であるので必要ない ③呼吸循環管理。呼吸抑制には酸素吸入 ④対症療法。低血圧：ドパミン, ノルエピネフリンの投与。興奮症状に対してバルビツール酸誘導体の投与は禁忌（中枢神経系の抑制をもたらす） ⑤拮抗薬：フルマゼニル（アネキセート）投与	●ベンゾジアゼピン単独か, 多剤との複合中毒かを確認 ●単独の場合は, 全身管理が適切であれば, ほとんどの場合予後良好 ●大量服用でも比較的安全性が高い ●無症状でも6〜8時間は観察 ●拮抗薬：フルマゼニル（アネキセート）は, けいれん発作の既往のある患者, 三環系抗うつ薬などのけいれんをきたす可能性のある薬剤との複合中毒患者には使用しない。また, 半減期が短く効果が長続きしない, けいれんを誘発することがあるなどの理由で, あまり使われなくなっている
イブプロフェン ●医療用：ブルフェン（顆粒20%, 100mg錠, 200mg錠） ●一般用：イブ, イブA（ともに75mg）	アラキドン酸-プロスタグランジン生合成系におけるシクロオキシゲナーゼ活性の阻害により抗炎症・鎮痛作用を示すが, 急性中毒時は, 過度にプロスタグランジンを抑制するため, 消化管の統合性や腎血流量などに影響を与える。また中枢神経抑制作用を示す	●中枢神経系：頭痛, ふらつき, 倦怠感, 不眠, 錯乱, 昏睡 ●循環器系：血圧低下, 心悸亢進 ●呼吸器系：小児で無呼吸の報告あり ●消化器系：吐き気, 嘔吐, 上腹部痛, 消化管出血・潰瘍 ●肝障害：GOT, GPT, ALPの上昇, 黄疸 ●血液障害：顆粒球減少, 血小板減少, ヘモグロビン減少, ヘマトクリット減少（用量依存） ●その他：代謝性アシドーシス, 眼振, 低プロトロンビン血症	①催吐, トコンシロップ, 胃洗浄, 活性炭, 下剤 ②尿のアルカリ化：炭酸水素ナトリウム注のようなアルカリ剤を投与し, 尿中排泄を促進 ③対症療法。血圧低下：ドパミン投与。アシドーシス対策	
アセトアミノフェン ●医療用：アンヒバ坐薬, 小児用カロナール ●一般用：セデス, ナロン, エキセドリン, パブロンなど市販感冒薬のほとんどに含有	肝障害作用：過量に摂取されると正常な代謝経路の許容を超え, 肝のシトクロムP-450を介して代謝される。このとき肝内にあるグルタチオンを消費し, 中間毒性体であるN-アセチル-p-キノネミンが生成される。これが少量であればグルタチオン抱合を受けて無毒化されるが, 大量になると細胞内の蛋白や核酸と結合し, 壊死を起こす	●中枢神経系：嗜眠, 昏睡（死因となる） ●循環器系：心筋壊死（心内膜下出血） ●呼吸器系：呼吸不全, 肺水腫 ●消化器系：悪心, 嘔吐（第一相数時間以内） ●肝障害：黄疸, AST, ALT, ビリルビン, プロトロンビン時間延長（第二相 2〜4日後肝壊死） ●腎障害：急性腎不全（近位尿細管壊死） ●その他：代謝性アシドーシス（4時間後の血中濃度 800μg/mL以上の重篤例で報告）, 出血傾向, 体温低下, 低血糖, 脳障害（第三相 3〜5日後）	①催吐, トコンシロップ, 胃洗浄, 活性炭, 下剤 ②血液透析, 血液灌流, 腹膜透析によって除去できるが, 排泄が早いので腎不全などがなければ, 必要はない。AST, ALT, プロトロンビン時間の測定を24時間ごと96時間まで行う ③対症療法。メトヘモグロビン血症：メチレンブルー投与, 体液, 電解質バランスの維持, 低血糖補正など ④解毒薬：アセチルシステイン（投与は摂取後8時間以内, 遅くとも24時間以内に投与）。これは活性炭で吸着されるため併用禁忌	●初期症状が軽いため処置が遅れることがある。初期に無症状でも遅延性の肝障害に注意し, 経過観察 ●血中濃度から予後判定。摂取後4時間後の血中濃度測定。120μg/mL以下で肝障害危険なし。300μg/mL以上で重篤な肝障害

表1 つづき

薬品名 主な商品名	中毒学的薬理作用	症状	治療	備考
抗ヒスタミン薬	第一世代抗ヒスタミン薬は，構造がヒスタミンに類似しているため，ヒスタミンH₁受容体に拮抗的に作用するが，側鎖の構造がカテコールアミン，アセチルコリン，セロトニンとも似ているため，中枢抑制作用，抗コリン作用，抗アドレナリン作用などを示す	●中枢神経系：めまい，傾眠，抑うつ，昏睡，興奮，けいれん，幻覚，せん妄 ●循環器系：血圧上昇，心悸亢進，心原性ショック，心室性不整脈，心停止 ●血液：溶血性貧血，血小板減少，顆粒球減少 ●呼吸器系：呼吸不全 ●消化器系：口渇，嘔気，嘔吐，下痢，イレウス ●その他：散瞳，耳鳴り，顔面紅潮，霧視，尿閉，発熱	①催吐，トコンシロップ，胃洗浄，活性炭，下剤。大量摂取時には，抗コリン作用により消化管のぜん動運動が抑制され，胃内容物排泄時間が延長しているため，多少時間が遅れても胃洗浄を行う価値がある ②蛋白結合率が高いため，血液灌流，血液透析の有効性は確立されていない ③対症療法。心室頻拍：プロプラノロール投与。心室性不整脈：リドカイン静注。けいれん：ジアゼパム ④呼吸管理：酸素吸入，人工呼吸など ⑤ジフェンヒドラミン中毒では，心電図をモニターし，QRS間隔が0.12秒以上延長していれば，炭酸水素ナトリウム投与し，血液をアルカリ化する	●5歳以下の小児では中毒が起こりやすい。中毒症状は，幼児では，興奮が先行し，次いで抑制状態になる（成人は中枢神経抑制） ●エタノールアミン誘導体（塩酸ジフェンヒドラミンなど）は中枢抑制作用，抗コリン作用が強く現れる ●アルキルアミン誘導体（マレイン酸クロルフェニラミン）は，中枢刺激作用が強く現れやすい ●フェノチアジン誘導体（メキタジン）は，抗コリン作用が強く現れやすい
ナファゾリン ●点鼻薬，きず薬に含有	ナファゾリンは，末梢のαアドレナリン受容体刺激作用により，エピネフリンの1/5〜1/3の昇圧作用を有するが，α₂アドレナリン受容体刺激による中枢神経系への抑制作用のため，交感神経系血管運動中枢を抑制し，徐脈や低血圧が出現する。中枢性，末梢性作用どちらが優位かにより血圧上昇，あるいは低下	●中枢神経系：傾眠，昏睡 ●循環器系：顔面蒼白，血圧低下または上昇，徐脈，不整脈，チアノーゼ ●呼吸器系：呼吸抑制 ●消化器系：悪心，嘔吐 ●肝症状：肝機能障害 ●その他：発汗，低体温，四肢冷感，脱力感，代謝性アシドーシス	①催吐：けいれんを引き起こす可能性があるので行わない。胃洗浄：意識レベルやけいれんに注意して行う。活性炭，下剤 ②呼吸循環管理（酸素吸入，人工呼吸など）。血圧低下：ドパミン投与。徐脈：硫酸アトロピン投与	●小児は，全身の中毒症状が現れやすい。症状がなくても6時間程度経過観察

ギン酸アミノトランスフェラーゼ〈AST〉，乳酸デヒドロゲナーゼ〈LDH〉，アルカリホスファターゼ〈ALP〉，コリンエステラーゼ〈ChE〉，クレアチンホスホキナーゼ〈CPK〉などの測定値を至急報告させる。

治療／救急処置

まず行うことは，バイタルサインを正常化するための対処療法であるが，けいれんなど重篤な症状がないときの基本は，毒物の除去と吸収阻止である。

意識障害がなく禁忌に該当しない場合は，以下の4項目がポイントとなる。

1）毒物を胃内から排除する：催吐，トコンシロップの投与，胃洗浄。
2）毒物の吸収を遅らせる：水，牛乳などを飲ませる，活性炭の投与。
3）毒物の中和または解毒：中和剤，解毒薬の投与。
4）毒物の排泄促進：下剤，輸液，利尿薬，血液浄化療法，活性炭の反復投与。

乳幼児に通常最も多いタバコの誤飲は，中毒症状

17章　事故，外傷

表2　家庭用品による中毒

___：きわめて危険，___：大量で危険，___：危険性少ない

1. ゴキブリ（ホウ酸）団子
    1) 中毒物質：ホウ酸（市販品で5〜70％，手作りで50％以上含有）
    2) 危険性：致死量は乳児2〜3g，幼児5〜6g。食べやすいため大量誤飲あり，誤飲数時間後より消化器症状から中枢神経，腎障害へと進む
    3) 症状：嘔吐，下痢，下血，腹痛，皮膚発疹，不穏，けいれん，昏睡，乏尿など
    4) 初期治療：催吐，胃洗浄後活性炭，入院にて経過観察
2. 合成洗剤（衣類，食器，住居用），柔軟仕上げ剤，シャンプー，ヘアリンス，石鹸，ボディシャンプー
    1) 中毒物質：界面活性剤
    2) 危険性：粘膜刺激作用が主，小児の誤飲程度では重篤な中毒にはならない
    3) 症状：口腔・咽頭の炎症，悪心，嘔吐，下痢，気道誤嚥で呼吸困難
    4) 初期治療：少量の場合は牛乳（15 mL/kg），卵白を飲ませる。水を飲ませて吐かせると泡ブクとなり誤嚥の危険が高まる
3. 漂白剤（塩素系酸化漂白剤），トイレ・パイプ洗浄剤，カビ取り剤
    1) 中毒物質：次亜塩素酸ナトリウム（強アルカリ），水酸化ナトリウム，塩酸
    2) 危険性：皮膚・粘膜の腐食作用。幼児の致死量は5％液で15〜30 mL（市販のものは1〜6％液で10倍以上希釈していれば大丈夫）
    3) 症状：口腔，咽・喉頭の疼痛と浮腫による呼吸困難
    4) 初期治療：牛乳（15 mL/kg），卵白を与えて（蛋白で不活化）高次病院へ。催吐・中和は禁忌，胃洗浄は大量誤飲時1時間以内に（消化管穿孔に注意）
    ＊酸素系漂白剤は，粘膜刺激作用と酸素ガスの大量発生で胃膨満となるので，胃管を挿入
4. ヘアトニック，ヘアリキッド，ヘアムース，香水，オーデコロン，化粧水，液体芳香剤，洗口剤，チュウハイなどのアルコール飲料
    1) 中毒物質：エタノール
    2) 危険性：小児は致死的中毒になるほど飲めないが，低血糖を起こすことがある
    3) 症状：酩酊，意識障害，けいれん
    4) 初期治療：酔いがさめるまでブドウ糖輸液
5. 灯油
    1) 中毒物質：灯油。幼児が石油ストーブの簡易ポンプをくわえて誤飲するケースが多い
    2) 危険性：数mLでも誤嚥すれば重篤な肺炎で24時間以内に死亡。経口での致死量は100 mL程度だが，誤飲ではそんなに飲めない。また消化管からは吸収されない。嘔吐による誤嚥が危険
    3) 症状：吸入で頭痛，めまい。誤嚥で数時間後より化学性肺炎による呼吸困難，誤飲で悪心，嘔吐，下痢
    4) 初期治療：誤嚥の危険があるため，催吐，胃洗浄は禁忌（大量ならば気管挿管下に胃洗浄）。半日後〜翌日に胸部X線撮影をし異常所見なく，無症状なら大丈夫
6. マニキュア除光液
    1) 中毒物質：アセトン
    2) 危険性：誤嚥による化学性肺炎。経口の場合は重篤な中毒の危険は少ない
    3) 症状：咽頭痛，悪心，嘔吐，頭痛，興奮
    4) 初期治療：誤嚥の危険があるため催吐は禁忌，活性炭投与
7. 防虫剤（ナフタリン，樟脳，パラジクロルベンゼン，ピレスロイド）
    1) 中毒物質：ナフタリンと樟脳は毒性が強いが販売量は少ない。現在はパラジクロルベンゼンが多い，碁石型。ピレスロイドは防虫シート型で無臭
    2) 危険性：致死量（ナフタリンは小児で100 mg/kg，神経毒性，溶血あり。樟脳は小児で70 mg/kg，神経毒性が強い）。パラジクロルベンゼンとピレスロイドは大量でないかぎり重篤化しない
    3) 症状：悪心，嘔吐，下痢，腹痛，頭痛，めまい，けいれん。ナフタリンは摂取1〜2日後より症状出現，5日間は要注意。樟脳は90分以内に興奮，けいれん，8時間以上無症状なら大丈夫
    4) 初期治療：なめた程度は経過観察。樟脳以外は，水を飲ませて催吐，胃洗浄，牛乳は禁忌。樟脳は胃洗浄（催吐はけいれんの可能性があるので禁忌），牛乳は禁忌
8. 乾燥剤（生石灰，塩化カルシウム，シリカゲル）
    1) 中毒物質：生石灰，塩化カルシウム，シリカゲル
    2) 危険性：生石灰は水と反応し，発熱，皮膚・粘膜の腐食作用。塩化カルシウムは局所刺激作用があり，苦くて大量には食べられない。シリカゲルは無毒
    3) 症状：口腔，咽頭の疼痛，悪心，嘔吐
    4) 初期治療：生石灰は牛乳（15 mL/kg），卵白を与えて（蛋白で不活化）高次病院へ。催吐・中和は禁忌，塩化カルシウムは水を飲ませる
9. 銀杏
    1) 中毒物質：4-メトキシピリドキシン（熱に安定性があり，煮ても焼いても毒性がある）
    2) 危険性：小児で7粒以上で反復性けいれん（「子どもには銀杏は年の数以上食べさせるな」という諺あり）
    3) 症状：けいれんは摂取数時間後より反復して起こり1〜3日続く。元気な子どもが原因不明のけいれんを数時間以内に繰り返すときは疑う
    4) 治療：ジアゼパム静注，ピリドキサール8 mg/kg静注

●少量（かじった，なめた程度）では心配ないもの
ピレスロイド系殺虫剤（蚊取り線香，電気蚊取りマット，噴霧剤，液体蚊取り），マッチの頭，クレヨン，クレパス，インク，絵の具，糊，口紅，マニキュア，乳液，クリーム類，ファンデーション，アイシャドウ，体温計の水銀，冷却シート，脱酸素剤，鮮度保持剤，植物活力剤

表3 トコンシロップ使用が禁忌，または推奨されない医薬品

【使用禁忌】
塩酸クロニジン，Ca拮抗薬（ニフェジピン，ジルチアゼムなど），β遮断薬（プロプラノロールなど），ジゴキシン，ストリキニーネ，ヨウ素，コカイン，コデイン，アンフェタミン

【推奨されない医薬品】
ピラゾロン系，ピラゾリジン系（スルピリン，アンチピリン，イソプロピルアンチピリン，フェニルブタゾンなど），カルバマゼピン，バルプロ酸ナトリウム，アンジオテンシン変換酵素（ACE）阻害薬（カプトリルなど），三環系抗うつ薬（アミトリプチリン，イミプラミンなど），抗精神病薬（ブチロフェノン系，その他：ハロペリドール，クロザピン，リスペリドン），ブロムワレリル尿素，ワルファリンカリウム，シグマロール，シメチジン，ラニチジン，消毒用アルコール，SSRI（パロキセチン，フルオキセチン），アヘン類，LSD，亜硝酸塩（亜硝酸アミル，ニトログリセリン）

表4 活性炭に吸着されにくい物質

アルコール類	アルカリ	フッ化物
鉄	ヨード	無機酸
青酸化合物	カリウム	リチウム
エチレングリコール		

活性炭の適応：中毒をきたしうる量の物質（活性炭に吸着する物）を服用後1時間以内の場合

表5 医薬品中毒の主な解毒薬，拮抗薬

中毒	解毒薬，拮抗薬
アセトアミノフェン	N-アセチルシステイン，メチオニン
ワルファリンカリウム	ビタミンK
イソニアジド	塩酸ピリドキシン
ベンゾジアゼピン系	フルマゼニル
麻薬	ナロキソン

発現前に来院することが多く，誤飲した量が不明あるいは紙巻タバコ2cm以上であれば，トコンシロップを投与することが望ましい。いくつかの中毒関連図書にはトコンシロップの使用を禁止し，活性炭の投与をすすめているが，活性炭を飲ませることは非常に困難で現実的な処置とはいえない。

実際，確実に活性炭を投与しようとすれば，経鼻胃管により注入せねばならず，子どもには負担と苦痛が多すぎるので，胃洗浄時に終了直前に注入する場合にかぎられる。

薬物中毒におけるトコンシロップの適応に関しては異論はあろうが，小児の誤飲事故にかぎれば，誤飲1時間以内で中毒症状発現前であれば，有用性が危険性・有害性を上回るといえるので，極力胃洗浄は避け，まず行うべき処置である。

トコンシロップ使用が禁忌，または推奨されない医薬品を表3に，活性炭に吸着されにくい物質を表4に，医薬品中毒の主な解毒薬，拮抗薬を表5に示す。

参考文献

1 相馬一亥監修，上條吉人：イラスト&チャートでみる急性中毒診療ハンドブック，医学書院，2005
2 大垣市民病院薬剤部編：急性中毒情報ファイル 第3版，廣川書店，1996
3 西勝英監修：薬・毒物中毒救急マニュアル 改訂6版，医薬ジャーナル社，1999
4 鵜飼卓監修，日本中毒情報センター編：急性中毒処置の手引 必須272種の化学薬品と自然毒情報 第三版，薬業時報社，1999
5 山口徹，北原光夫ほか総編集：今日の治療指針 2007年版，医学書院，2007

17章 事故，外傷

5 熱傷

[著] 宮市 功典

小児熱傷の特徴

　小児の熱傷（やけど）（burn）は，日常みられる外傷のなかでも非常に一般的なものである．小児は成人に比べ皮膚の厚さが薄く真皮成分が少ないため，通常の成人の熱傷とは異なり，同じ熱源にさらされたとしても成人より重症となりがちである．
　しかも経時的に熱傷の深度が深くなることがあり，このため瘢痕ケロイドや拘縮・醜形が出現することが多い．特に関節部分や顔面などの露出部分に生じると，高度の機能障害を将来にわたり残すことになるため，治療開始時から長期的治療戦略を立て治療していくことが重要である．

診療の要点

初期治療

熱傷面積の算定
　小児は成人に比べて頭部が大きく，胴長で四肢が短いという体型であるため，小児熱傷の面積算定は成人とは大きく異なる．小児では体型を考慮した「年齢別9の法則」や「Lund and Browderの法則」を用いて，熱傷面積を算定することが重要である（図1）．
　また熱傷深度と面積・特殊部位などから，Artzの基準にあわせて重症度を判断している（表1）．

輸液療法
　小児は細胞外液量，すなわち組織間液が成人に比べて多いため，熱傷受傷後の血管透過性亢進による循環血漿の組織間液への移動量が大きくなり，

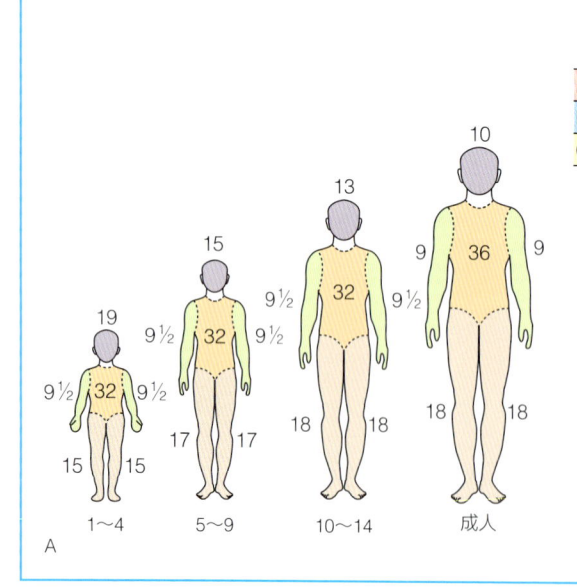

	年齢					
	0歳	1歳	5歳	10歳	15歳	成人
A：頭部の1/2	9 1/2	8 1/2	6 1/2	5 1/2	4 1/2	3 1/2
B：大腿部の1/2	2 3/4	3 1/4	4	4 1/4	4 1/4	4 3/4
C：下腿部の1/2	2 1/2	2 1/2	2 3/4	3	3 1/4	3 1/2

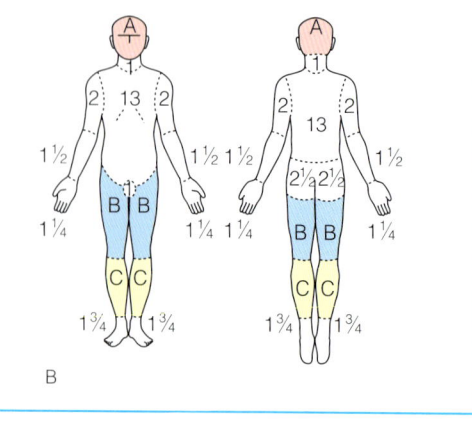

図1　熱傷面積の算定
A：年齢別9の法則
B：Lund and Browderの法則
（文献1を改変）

ショックに陥りやすいと考えられている。
　したがってこれを補うため，輸液量も多くなり，成人に用いる Baxter の公式により算定された輸液量に1日水分維持量を加えるか，Shriner などの小児用の輸液量の公式を用いる（表2）。
　しかしながら小児における輸液の指標として最も重要なものは，時間尿量の確保であり，一般的に 1.5〜2.5 mL/kg の時間尿量を得られるように輸液量を調節するということが重要である。小児熱傷の特徴として，熱傷が深ければ予想以上に輸液量が必要になるということは，成人より容易に起こりやすい。

局所処置

● 消毒・洗浄

　小児の場合，消毒液の選択は，殺菌能力はもちろんのこと，熱傷創面への刺激性についても十分考慮しなければならない。また消毒の間隔は，受傷初期では適宜経過を観察する必要があるため，1日1回を基本とする必要があるが，滲出液が少なくなった時点では2〜3日に1回程度の間隔に変更しても十分である。

　また壊死組織を除去する目的や消毒液自体の創面に対する刺激性が上皮化を遷延する可能性を考え，消毒液自体使用せず，生理食塩水や水道水による洗浄を中心に行うこともある。

　皮薄な真皮しか持たない小児では，ひとたび感染が起こると熱傷深度は深くなり，治癒を遅らせるのみならず，瘢痕ケロイドや拘縮の発生を引き起こすため，感染予防を十分に考慮することが重要である。

● 水疱膜の処置

　熱傷部分に水疱が認められる場合は，受傷初期は可能なかぎり温存し，水疱膜の上から外用療法や創傷被覆剤の貼付などを行う。これは水疱膜には創面保護・疼痛緩和・創傷治癒促進の効果があり，水疱液により創面は湿潤環境に保たれ，各種サイトカインにより創治癒が促進されるからである。

　また，水疱内容液が充満している場合は，水疱膜が汚く自壊することがあるので，太めの注射器やメ

表1　小児用重症度判定基準

【重症熱傷】熱傷専門病院にて入院加療必要
1）Ⅱ度 20％以上
2）顔面・手・足・陰部熱傷
3）気道熱傷
4）電撃傷・化学熱傷
5）骨折・軟骨組織損傷を伴う

【中等度熱傷】総合病院にて入院加療必要
1）Ⅱ度 15〜20％

【軽度熱傷】外来通院
1）Ⅱ度 10％未満

表2　小児熱傷の輸液公式

輸液公式	最初の24時間	次の24時間	投与速度
Baxter (Parkland) 成人・小児	乳酸リンゲル 4 mL×％ BSA×体重（kg） 小児は＋1日水分維持量	コロイド 0.3〜0.5 mL×％ BSA×体重（kg） ＋ 5％グルコースで血清 Na135〜145 mEq を目標に	時間尿量 50〜100 mL 初日は全量の1/2を8時間，残り1/2を次の16時間で
Revised Brooke （変法） 成人・小児	乳酸リンゲル 2〜3 mL×％ BSA で投与し，循環動態に応じて投与量を増減する	コロイド 0.3〜0.5 mL×％ BSA×体重（kg） ＋ 適正尿量を得るのに必要な5％グルコース	時間尿量 30〜50 mL 循環の安定
Shriner (Galveston) 小児	5％デキストロース加乳酸リンゲルに 12.5 g/dL のアルブミンを加えた液 5,000 mL×（熱傷面積〈m²〉） ＋ 2,000 mL×（体表面積〈m²〉）	コロイド 3,750 mL×（熱傷面積〈m²〉） ＋ 5％グルコース 1,500 mL×（体表面積〈m²〉）	初日は全量の1/2を8時間，残り1/2を次の16時間で

BSA：body surface area（体表面積）

スを用いて水疱膜に小さな穴をあけ，水疱液を除去し，水疱膜が創面に密着するようにし，biological dressing として使用し，疼痛緩和に役立てるのがよいと考えられる。

早期に水疱を除去したあとの激しい疼痛を考慮すると，特に小児では感染兆候が認められないかぎり，7日間ぐらい水疱膜は温存した方がよいと考えられる。ただし，深達性Ⅱ度熱傷以上の深い熱傷や感染兆候が認められる症例では，早期に水疱膜の除去を行い，感染兆候の悪化を防ぐことが肝要である。

● 創面の保護

小児は特に創傷処置には過敏に反応するため，局所の疼痛を極力軽減する方法をとることが重要である。特に熱傷受傷初期は，激しい疼痛を伴うことが多く，創傷処置後も局所の冷却を継続するとよい。

創傷の保護方法としては，塗布した軟膏の上に直接ガーゼをあてると，次回の創傷処置の際に創面に固着し激しい痛みを伴ったり，水疱膜を一緒に除去してしまったりすることがある。このため創面に固着しにくいシリコンガーゼなどを使用し，創傷処置時の疼痛を軽減したりする工夫が必要となる。

● 先進医療

小児における保険適応はまだ認められていないが，熱傷治癒の上皮化促進および質の向上をはかる目的で，今後 bFGF の使用を行える可能性がある。特に関節部位近傍では成長とともに関節拘縮などの高度な後遺症を引き起こす可能性があり，bFGF の使用により拘縮の軽減をはかれる可能性が示唆されている。

植皮

深達性Ⅱ度熱傷およびⅢ度熱傷に対する治療法は成人も小児も基本的に同様と考えてよい。保存的治療に固執するあまり機能予後が悪くなったり，感染が重篤化しないように注意が必要である。

20%を超える深達性Ⅱ度熱傷がみられる場合には早期の手術療法を選択し，それ以外の場合は基本的に保存的治療と考えてよい。

参考文献

1 菅又章：小児熱傷の初期治療．救急医学 31：838-839，2007

6 咬傷

[著] 小濱 守安

小児咬傷の特徴

　近年のペットブームにより子どもたちが動物と接する機会が増加している。なかでもイヌは屋外だけでなく，室内でも家族の一員として飼われることが増えている。しかしイヌにとって，かむ行為は自然な行動であり，その結果ヒトを傷つけることがある。

　犬咬傷は動物咬傷の約80％を占め，その70％が飼いイヌによるものである。ほとんどは軽傷であるが，まれに致命的な報告もある。また咬傷（bite mark）は，日常生活のなかで子ども同士のけんかなどでもよく見受けられる。

診療の要点

犬咬傷

　イヌは物をかんだりするときに，犬歯を使ってかもうとする。イヌにかまれた場合，外傷は軽くみえても，犬のかむ力は50〜100 kg/cm^{3}あり，挫滅創や組織欠損，骨まで損傷が及ぶことがある。子どもだと指が細いので，犬歯と奥の小臼歯でかみ切られることもある。

　年齢が小さいほど頭頸部の損傷が多く，年長児では四肢の損傷が多い。衣服で覆われた部位もかまれていることがあるので，必ず服を脱がせ，全身を観察する（図1）。

　犬は雑食性で口や唾液中に多数の細菌が存在する。かまれたケガは小さいものでも後日化膿することがあり，常に感染の可能性を考慮しながら治療にあたる。創は原則として開放にする。

　抗生剤と破傷風トキソイドの投与を行う。重症例では，テタノブリン®（乾燥抗破傷風人免疫グロブリン）も使用する。日本では狂犬病の発生はないが，海外でイヌにかまれ，帰国後に狂犬病を発症した成人例の報告がある。

猫咬傷

　ネコの歯は細く鋭いので，傷は針で刺したように小さく，傷口は容易に閉じてしまう。しかし傷は深く，深部で化膿することがある。ネコは用心深く，かむよりも爪で引っかいて逃走することが多く，ネコによる咬傷はペットで飼われているわりに多いものではない。

　治療は犬咬傷に準ずる。

鼠咬傷

　ネズミにかまれた2〜3週間後に傷が腫れ，高熱が出ることがある（図2）。かまれた部位を流水下で洗浄し，病院を受診する。治療は犬咬傷に準じる。

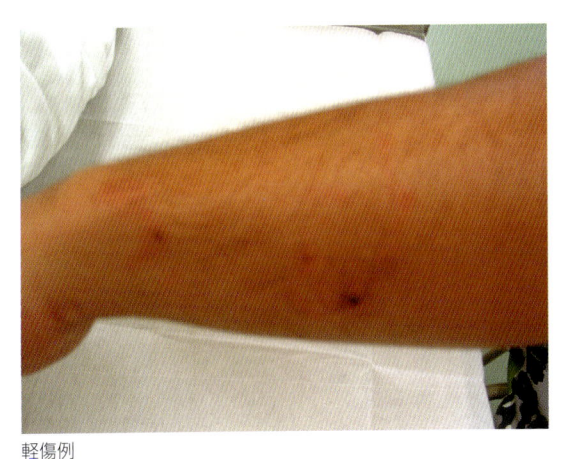

軽傷例

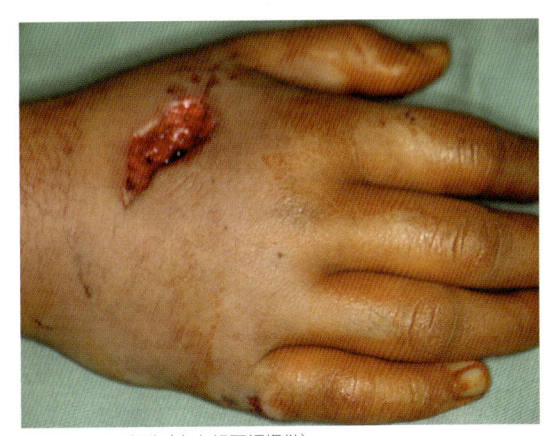

重傷例．穿通損傷（今泉督医師提供）

図1　犬咬傷

17章　事故，外傷

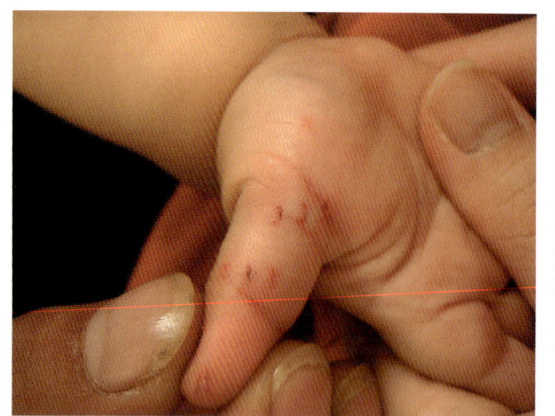

図2　鼠咬傷
指しゃぶりをしていた指を就寝中に受傷

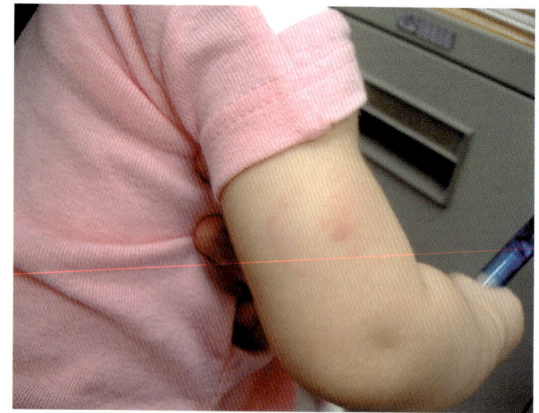

図3　ヒトによる咬傷
子ども同士のけんかで受傷

ペットとして飼っているハムスターにかまれ，アナフィラキシーを呈した報告がある。

ヒトによる咬傷

ヒトによる咬傷などの穿痛傷は，高い確率で感染を起こす。感染だけでなく，創傷が深部に及ぶと腱や関節まで損傷している危険性がある。子ども同士のけんかなどでは怒りなどの感情をかみつくことで表現することが多く，咬傷はよく見受けられる。

約3/4は擦り傷程度の軽傷であるが，残りは裂傷や穿通傷など重傷受傷であることが多い。かまれた部位が発赤・腫脹している場合，または創傷部位から分泌物を認めたり，疼痛が続く場合は早めに医療機関を受診する（図3）。

参考文献

1　宮城良充，真栄城優夫：刺傷・咬傷．綜合臨床 142：1442-1450，1993
2　MMWR：Nonfatal dog bite-related injury treated in hospital emergency departments-United states. 2001. MMWR 52：605-610，2003
3　Talan DA. Citron DN et al：Bacteriologic analysis of infected dog and cat bites. N Engl J Med 340：85-92，1999
4　藤井千穂，木村文彦ほか：咬刺傷の初期治療．小児外科 11：1125-1131，1999

7 異物誤飲

[著] 森本 高広

小児異物誤飲の特徴

　乳幼児は，手にしたものをなんでも口に持っていく特徴がある。親は，飲み込んでいる様子やテーブルの上などにあったものがないことに気づくと慌てて救急受診する。誤飲する異物は多種類にわたり，その性状や存在部位により，適切に診断し処置しなければならない。

　当施設において，約2年間の誤飲症例475例を検討した結果，一番多かったのが他施設の報告と同様，タバコで183例(38％)であった。次に，同居者の薬・ホウ酸団子・駆虫薬などの医薬・医薬部外品70例(15％)，コイン・磁石・電池などの金属製品35例(7.4％)，おもちゃの部品・ボトルのフタなどのプラスチック製品26例(5％)であった。少数例では，紙，ビニール，おはじきやビー玉などのガラス製品，焼酎やワインなどのアルコール飲料，灯油，花火，お香，香水，鉱石，昆虫，園芸用肥料などがあった。

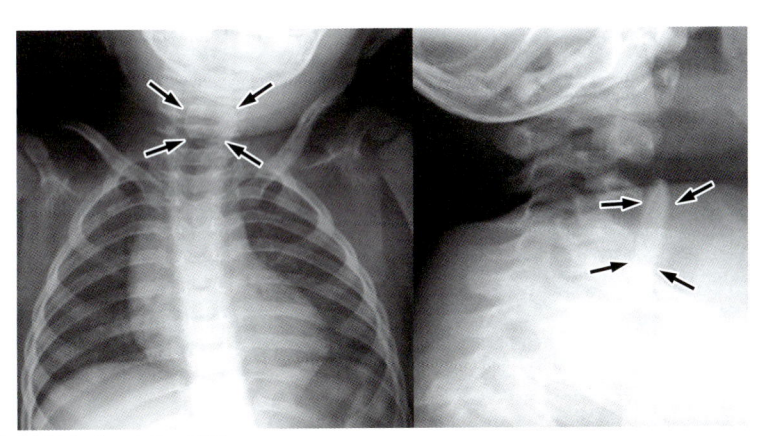

図1　1円硬貨誤飲(X線像)(1歳7カ月，男児)

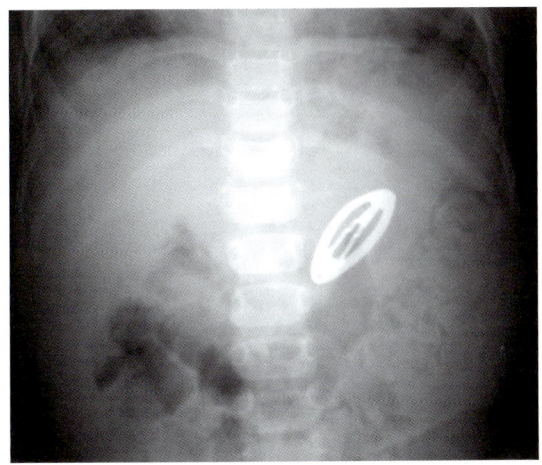

図2　ヘアピン誤飲(X線像)(1歳1カ月，女児)

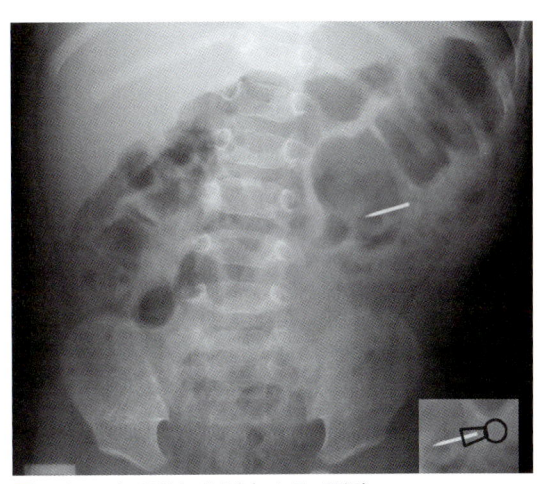

図3　押しピン誤飲(X線像)(8カ月，男児)
入院のうえ経過観察し，2日後に押しピンの排出を確認した

17章　事故，外傷

診療の要点

異物の種類

　タバコ・医薬品類などの可溶性異物と金属製品・プラスチックなどの固形異物に大きく分けられ，それぞれに対処法が異なる。可溶性物質ではバイタルサインが安定しており，禁忌物質でなければ催吐がまず試みられる処置である。当施設では，催吐薬としてトコンシロップを使用しており，特にタバコ誤飲に関してはよい適応であると思われる。

タバコ誤飲

　タバコの量が約2cm以下の少量例・すでに嘔吐した例では経過観察とするが中毒症状で再診となる例はあまりない。それ以外の例では，従来は胃洗浄を行っていたが，現在はトコンシロップによる催吐を行うことがほとんどである。この方法は胃洗浄に比べて，胃内容物を十二指腸に押しやることが少ないと考えられ，さらに患児への身体的負担も少ないといった利点がある。われわれの施設では，いままでほとんどの症例で効果が得られ，重大な副作用は

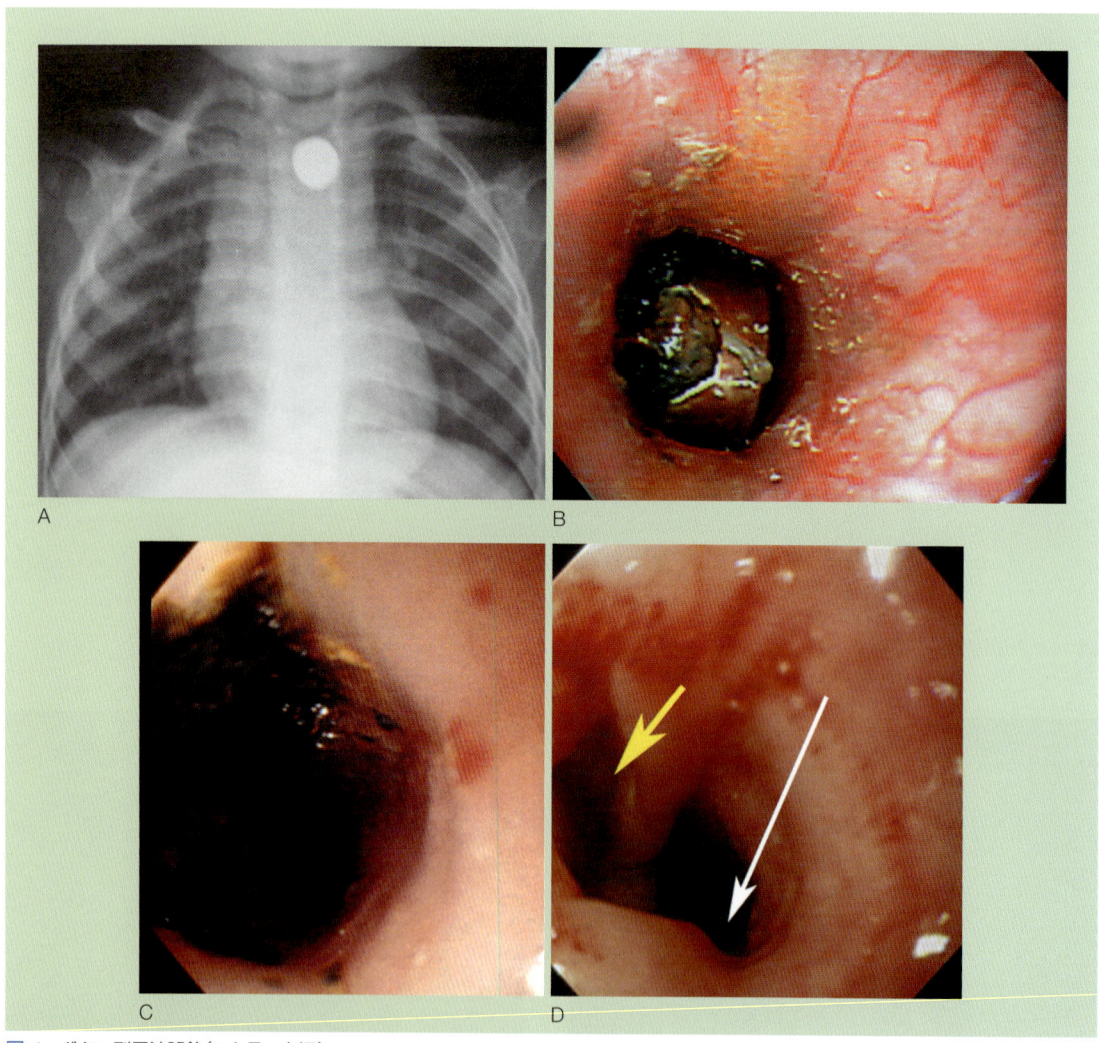

図4　ボタン型電池誤飲（9カ月，女児）
電卓の電池が1個見当たらないことに母親が気づき，救急外来を受診
A：X線撮影で食道異物を認めた
B：誤飲約2時間後の内視鏡所見は，ボタン電池の接触部を中心に食道上皮が黄色く変色していた
C：摘出後，接触部の上皮は黒く焼けただれていた
D：1週間後の経過観察では，接触部は深い潰瘍（⇨）となり，周囲は引きつれ狭窄し，奥まで（⇨）内視鏡を挿入することはできなかった。幸い1カ月後の再検では食道潰瘍は改善し，瘢痕狭窄は残さなかった

なかったが，嘔吐が遷延し1泊の入院を必要とした例や，1時間以上経っても嘔吐が認められず胃洗浄を行った例がそれぞれ1例あった。当然ながら，使用に際しては副作用などについて家族に十分な説明を行い，理解を得る必要があると思われる。

固形異物誤飲
食道内・胃内・腸管内といった存在部位や異物の種類によって治療方針は異なる。診断はX線撮影によるが，プラスチックや，おはじきやビー玉などのガラス製品の一部などはX線透過性で診断できないので，ここではX線非透過性物質である金属誤飲について述べる。ただし1円硬貨は，ある程度のX線透過性があるので，見落とさないよう注意を要する(図1)。

食道異物
食道上皮を圧迫して穿孔を起こす恐れや気管を圧迫し気道症状をきたす危険性があるため，原則として早期に全例摘出する必要がある。摘出方法はバルーンカテーテルや内視鏡を使用するが，食道を損傷している可能性が高い場合は内視鏡により摘出し，同時に損傷部位を評価する必要がある。

胃内異物
ボタン型電池や先端が鋭利な異物，複数個の磁石，大きな異物(図2)は内視鏡やマグネットチューブによる摘出の対象である。一方，コインなどの胃内異物は，ほとんどが1〜2週間以内に排出するといわれており，自宅での経過観察でよいと考えられ，排出が確認できなければ外来でX線撮影を行う。

腸管内異物
すでに腸管内に移動した異物のほとんどは自然に排出されるが，針などの先端が鋭利な異物や複数個の磁石では，まれに消化管合併症を起こしうるので，慎重な経過観察が望ましい(図3)。

ボタン型電池
最近のリチウム・アルカリのボタン型電池は電力が強く，容易に放電して消化管組織を損傷する。特にリチウム電池は，アルカリ電池のように胃液による金属被膜の腐食によって電池の内容(アルカリ性物質)が流出するのではなく，消化管中で放電することにより電池の外側にアルカリ性液を生成する。従って胃内にかぎらず，食道でもアルカリ性液により非常に短時間で組織損傷が起こる可能性があるので，早期の摘出が必要となる(図4)。

参考資料
1 トコンシロップ「ツムラ」®の使用にあたって(適正使用マニュアル)

17章　事故，外傷

8 被虐待児症候群

[著] 泉 裕之

原因

被虐待児症候群(battered child syndrome)は，子どもが虐待を受けた結果，様々な心身の健康障害を生じた状態を指す。その原因となる児童虐待は親または親に代わる保護者により加えられた虐待行為であり，非偶発的で長期にわたる反復的，継続的行為である。身体的虐待，ネグレクト，心理的虐待，性的虐待に分類されている。児童虐待防止法でも同様に分類されている(表1)。

日本の統計では，身体的虐待が最も多く，ネグレクトが次いで多くみられる。医療現場においては乳幼児の身体的虐待およびネグレクトが多く，重症例が少なからずみられる。診療にあたった医師は虐待であることを見逃さずに，子どもを危険から守ることが責務である。

近年，児童虐待は増加傾向にあり，児童相談所における児童虐待処理件数は平成7年度には2,722件であったが，平成16年度には33,408件であり，10倍以上に増加している。児童虐待に対する一般社会における認識の高まりによって通告が増加したとする見方もあるが，医療現場の状況からみて明らかに増加している。

臨床症状

身体的虐待は継続的に行われるので，骨折などの外傷が頭部および四肢骨，躯幹に同時にみられるなど多発性であることや，新旧の骨折や痣などが混在することが特徴的である(図1)。顔面や頭部外傷が多く，熱湯に手足を浸されたためにできる手袋状，靴下状熱傷や，器具による外傷や熱傷がみられることもある。注意深く全身を観察すると，痣やタバコによる熱傷などがみられることがある

外傷の既往を伝えずに，意識障害や呼吸障害を主訴として受診することもある。体表には外傷がみられないのに，頭部CT写真で硬膜下血腫を認めるようなこともある(図2)。

身体的症状だけでなく，無表情，不機嫌，反抗的，

表1　児童虐待防止法による児童虐待の定義

第二条　この法律において，「児童虐待」とは，保護者(親権を行う者，未成年後見人その他の者で，児童を現に監護するものをいう。以下同じ。)がその監護する児童(十八歳に満たない者をいう。以下同じ。)について行う次に掲げる行為をいう。
- 一　児童の身体に外傷が生じ，又は生じるおそれのある暴行を加えること。
- 二　児童にわいせつな行為をすること又は児童をしてわいせつな行為をさせること。
- 三　児童の心身の正常な発達を妨げるような著しい減食又は長時間の放置，保護者以外の同居人による前二号又は次号に掲げる行為と同様の行為の放置その他の保護者としての監護を著しく怠ること。
- 四　児童に対する著しい暴言又は著しく拒絶的な対応，児童が同居する家庭における配偶者に対する暴力(配偶者(婚姻の届出をしていないが，事実上婚姻関係と同様の事情にある者を含む。)の身体に対する不法な攻撃であって生命又は身体に危害を及ぼすもの及びこれに準ずる心身に有害な影響を及ぼす言動をいう。)その他の児童に著しい心理的外傷を与える言動を行うこと。

怒りっぽいなど，行動上の所見にも注意を向ける必要がある。

ネグレクトでは，栄養障害または呼吸障害を主訴として来院することが多く，栄養障害，体重増加不良，低身長，発達障害，不潔な外見などの症状がみられる。極端に偏った食事を与えられた結果，肥満をきたしているが，ビタミンB_1欠乏の結果，衝心脚気をきたし，心不全を認めた報告もある。ネフローゼ症候群，心疾患などで医療が必要であるにもかかわらず，医療機関に受診しない医療ネグレクトのために，基礎疾患の症状が悪化していることもある。

診断の進め方

被虐待児の診断においては，診察の際に虐待を疑うかどうかが重要である。

外傷など不自然な症状・所見や不潔な外見などをみた場合には，児童虐待を疑う。外傷は全身にみられるが，特に頭部外傷が多くみられる。生後3カ月以降にみられる硬膜下血腫の約半数が身体的虐待に

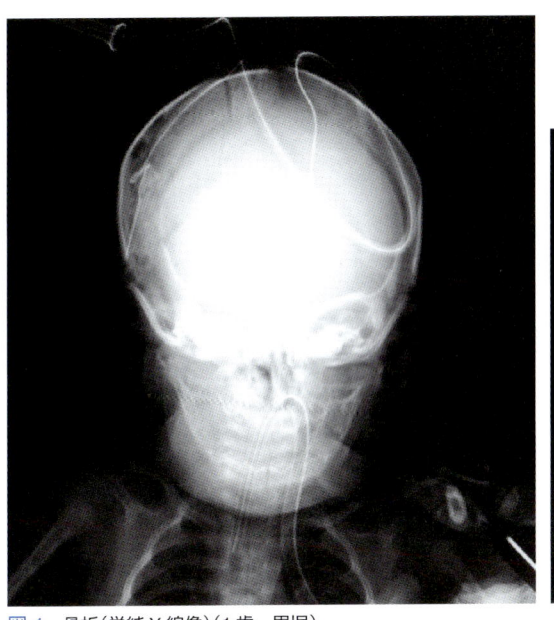

図1 骨折（単純X線像）（1歳，男児）
頭部に複数箇所の骨折および両側大腿骨骨折を認める

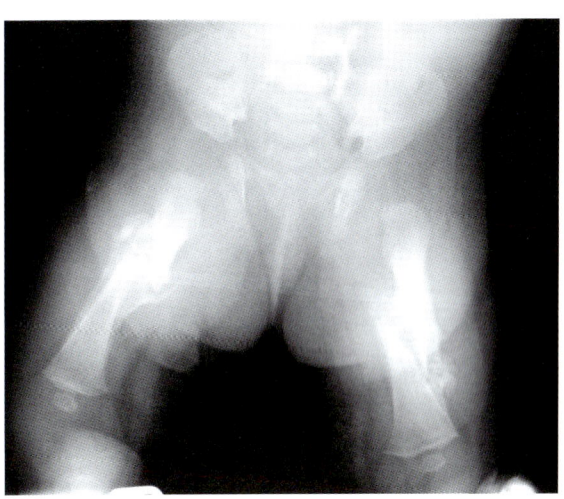

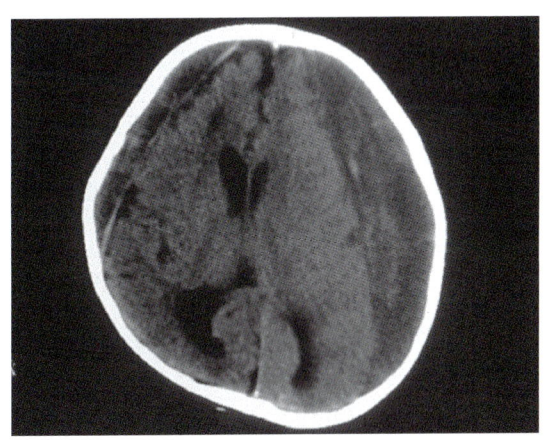

図2 硬膜下血腫（頭部CT像）（1歳，女児）
広範囲にわたり，慢性および急性硬膜下血腫を認める

よるものであるといわれているので，硬膜下血腫をみたら身体的虐待を疑うべきである。また，全身を注意深く観察し，タバコによる熱傷や痣など，特徴的な症状の有無を確認する必要がある。無表情である，発育不全がみられる，皮膚が不潔であるなどについても注意を向ける必要がある。

保護者からみた診断のきっかけは，保護者の訴えから症状・所見が説明しづらいことがあげられる。自分で転倒したと訴えたにもかかわらず，強い外力によると考えられる若木骨折がみられるような場合や，軽く押しただけと訴え，脳挫傷を認めるようなこともある。ネグレクトでは，保護者の話から哺乳量は十分であるはずなのに，体重増加不良が認められることもある。このほかに，保護者の子どもに対する態度が冷たい，心配した様子がみられない，症状・経過をあまり話さないなどがある（表2）。

骨折は全身どこにでも起こりうるので，頭部，胸腹部，全身骨の単純X線写真，頭部CT写真を撮影する必要がある。さらに心電図，腹部エコー，血液・生化学・尿一般検査，血液ガス，血糖，眼底検査，脳波，聴性脳幹反応などの検査を必要に応じて施行する。状態が安定したら，成長ホルモンなどの内分泌検査，心理検査，知能検査，定期的な身体測定などを行う。

被虐待児症候群を疑うことは難しくないが，確定診断は虐待の事実を証明することである。特に保護者の同意によらない保護が必要な場合や警察が事件として扱う場合には，客観的で具体的な事実が重要である。

このためには可能なかぎり，いつ，どこで，誰が，なにをしたかを病歴に記載することが大切である。また，病歴の記録として，外傷，不潔な外見などの写真撮影を行っておくとよい（図3～図6）。写真はできるだけ鮮明に撮影し，外傷の大きさがわかるように定規などを加え，説明を加えるとよい。保護者の承諾が得られずに，撮影ができない場合には説明

17章 事故，外傷

表2 診断のきっかけ

【保護者からみた診断のきっかけ】
1) 問診と所見の不一致
2) 症状・経過をあまり話さない
3) 子どもに対する態度が冷たい，不自然
4) 心配した様子がみられない
5) 来院の遅れ
6) 精神病・情緒障害
7) 家庭内ストレス
8) 入院の拒否

【子どもからみた診断のきっかけ】
1) 症状・所見より
　硬膜下血腫などの頭部外傷。打撲・痣，性器・会陰部の外傷。内臓損傷など
2) 不潔な外見
3) 栄養不良
4) 精神・運動発達の遅延
5) 無表情・無感動
6) 基礎疾患の存在
7) 低年齢であること

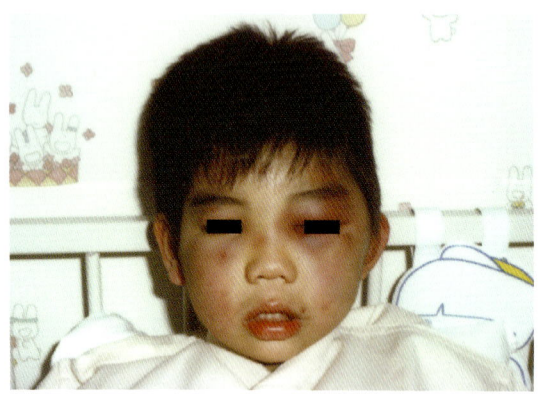

図3　4歳，男児
顔面は発赤・腫脹し，左眼は開眼できない

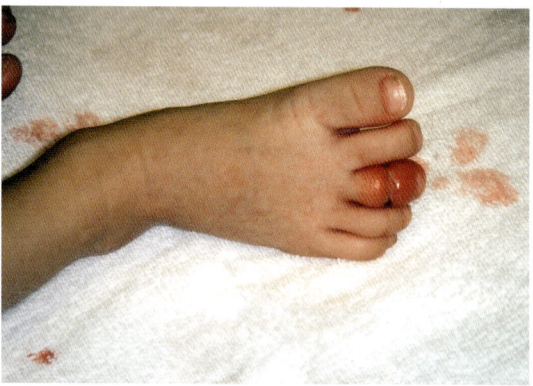

図5　6カ月，女児
右第三趾に毛髪が巻かれており，末梢に発赤および腫脹を認める

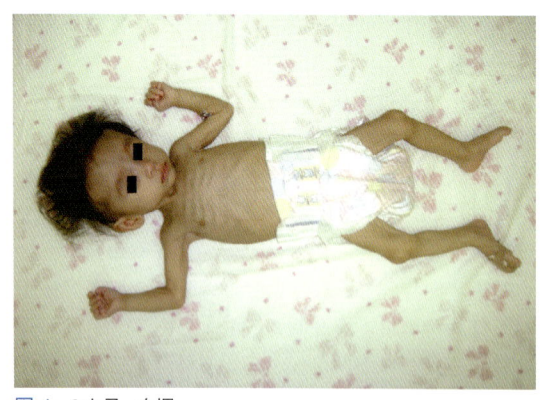

図4　6カ月，女児
6カ月であるにもかかわらず，体重は3,395 gであり，明らかなるいそうおよび無表情な様子を認める

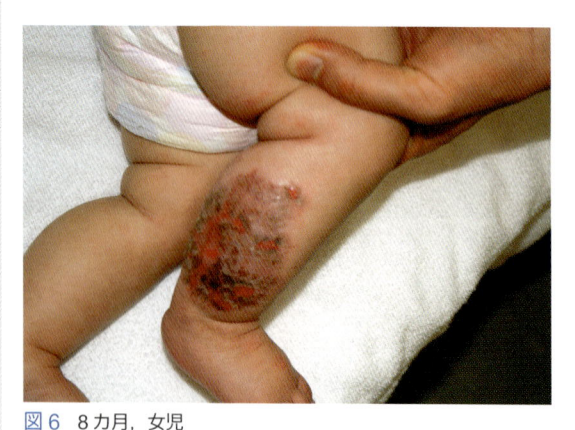

図6　8カ月，女児
アトピー性皮膚炎であるが，治療を受けず，皮膚の状態はきわめて悪い

を加えたスケッチを残しておく．

治療／救急処置

　来院時には重症であることが多いので，まず障害の程度に応じて，緊急処置により症状を改善することが必要である．障害の程度や部位に応じて，脳外科や整形外科の医師との連携が重要である．状態がある程度安定してから，身体状況や検査所見などから児童虐待であるかどうかの判断をする．児童虐待を疑った場合には，看護師，医療ソーシャルワーカー

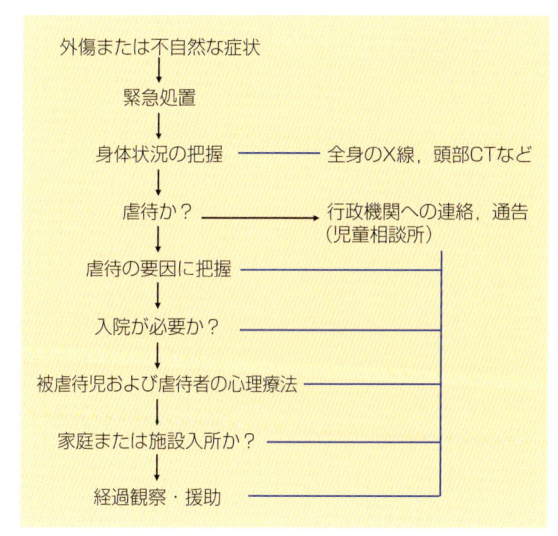

```
外傷または不自然な症状
    ↓
  緊急処置
    ↓
 身体状況の把握 ──── 全身のX線，頭部CTなど
    ↓
  虐待か？ ──────── 行政機関への連絡，通告
    ↓                    （児童相談所）
 虐待の要因に把握
    ↓
  入院が必要か？
    ↓
 被虐待児および虐待者の心理療法
    ↓
 家庭または施設入所か？
    ↓
  経過観察・援助
```

図7 児童虐待の対応

など，院内他職種および児童相談所などとの連携が重要である．児童相談所など行政機関との連携はできるだけ早期から行うことが診断の助けにもなる（図7）．

　児童虐待を疑った場合には，児童福祉法第25条により児童相談所などへの通告の義務があり，また守秘義務に優先されることが，児童虐待防止法第6条に詠われている．通告機関は従来，児童相談所および福祉事務所であったが，これに市町村が加わった．東京都においては子ども家庭支援センターがこれにあたる．医療機関に受診する被虐待児は重症であることが多く，早急に危険から保護する必要がある．これができるのは児童相談所であるので，医療機関からの通告先としては児童相談所が適切である．児童虐待であることの確信が持てずに躊躇した場合には，子ども家庭支援センターなど市町村の機関に相談するのも1つの方法である．

　医療機関を受診する被虐待児は重症例が多く，生命の危険がある場合が多い．来院時に軽症であるために帰宅させたが，その後の虐待行為により症状が悪化し，時には死亡してから再来院するというケースもある．このため，被虐待児であると疑った場合には入院により，子どもを危険から保護することが原則である．保護者が入院を拒否する症例が少なくないが，行政機関との連携により，保護者が入院に同意することもある．

　入院する場合は，保護の目的や，親子分離での症状の改善をみるために，付き添いなしの方がよい．身体症状の治療とともに，心理的な治療が必要になる．急性期を過ぎて，子どもが心理的に落ちついており，虐待者が事実を認め後悔している時期に，面会を開始するのが望ましい．

　子どもがおかれた状況から判断して，退院後に生命の危険が予想される場合など適切な養育が期待できないときには，乳児院などの施設に収容し，親子分離を検討するが，親子分離は本来緊急避難的な一時的な処置であり，その後も親子が再結合できるようにすることが前提である．

　治療の目標は，保護者が虐待を認め，要因を理解し，態度を変容しており，虐待を引き起こした要因が改善され，親子が再結合されることである．

　虐待には再発が多くみられるので，医療機関から直接退院する場合や，外来で経過をみる場合でも，児童相談所，子ども家庭支援センターなどと連携し，十分な援助体制，監視体制のもと，再発を防止することが重要である．これは，長期にわたる必要がある．

参考文献

1　市川光太郎編著：児童虐待へのアプローチ，中外医学社，2007
2　小児科臨床 60 特集 どう関わるか子ども虐待，2007
3　泉裕之：児童虐待．救急医学 29：1780-1783，2007

17章　事故，外傷

9 小児のスポーツ外傷

[著] 上原 健志

救急室での診断の要点とpitfall

1) 発育期のスポーツ外傷の特徴を理解する。
- 発育期は靱帯の強度が骨軟骨より大きい。このため，関節周辺では捻挫より骨折（筋・腱付着部の裂離骨折）の方が起こりやすい（10歳代前半までは肉離れやアキレス腱断裂はほとんど起こらない）。
  → X線のチェックが必要なことが多い。
- 成長期では，骨端軟骨（骨端線）損傷や関節軟骨損傷を生じやすい。

2) 骨・筋の解剖を頭にいれて，理学所見を十分にチェックする。
- 特に理学所見で損傷が疑われる部位では，X線を入念にチェックする。

3) 小児のX線の特徴とpitfallを理解する。
- 若木骨折のようなわかりにくい骨折がある。
- 初期には骨折線が判明しないことがある。
  → 1〜3週間後に現れることがある。
- 骨端軟骨が骨折とまぎらわしいことがある。
  → 同部に圧痛や腫脹があるかを確認する。
  → 両側のX線を撮影して，比較する。

4) X線チェック時の注意点。
- ルーチンの2方向，および必要に応じて斜位や軸写を含めた撮影法でチェックする。
- 骨のX線でも，軟部組織の腫脹やfat pad signなどの軟部組織損傷の所見に注意する。

救急室での治療の要点とpitfall

1) やってはいけない処置や避けた方がよい処置を理解する。
- 膝蓋骨折（横骨折）で軸射の撮影。
  → 転位を増悪させる。
- 指の脱臼の疑いなどで，診断が確定する前に整復操作を行うこと。
  → 骨折を悪化させる。
- 脊椎の脱臼・骨折で診断がつく前に安静・固定を解除すること。
  → 麻痺を生じたり，悪化させたりする可能性があ

る。

2) 開放骨折では，緊急の処置が必要となる。
- また，待機手術が可能な閉鎖骨折でも，皮膚の挫滅や創傷のため，手術までに長期間かかる場合も緊急手術となる可能性がある。

3) 帰宅時に家族も含めて説明を十分に行う。
- 痛みの増悪，血行障害，しびれや麻痺の出現の可能性や，その際の救急室や外来受診について説明する。
  → 特に上肢の骨折で，手指の自動伸展および他動的伸展が不可能なときはcriticalな状態であることが多い。

4) 関節の疼痛，腫脹，血腫，運動時痛が著明な場合は，X線で所見が明らかでなくても，外固定が必要になることが多い。

肩甲帯-肩関節周辺の外傷

- 鎖骨骨折は図1のように転位が小さいときや，若

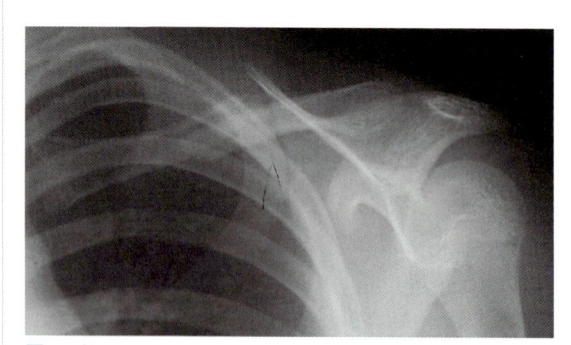

図1　鎖骨骨折

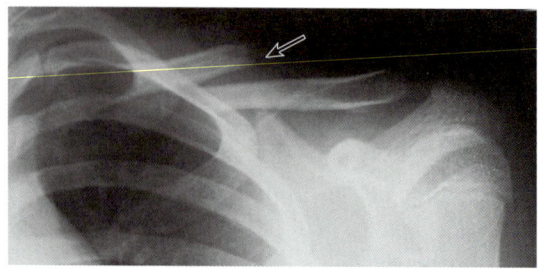

図2　鎖骨骨折（軸写像）

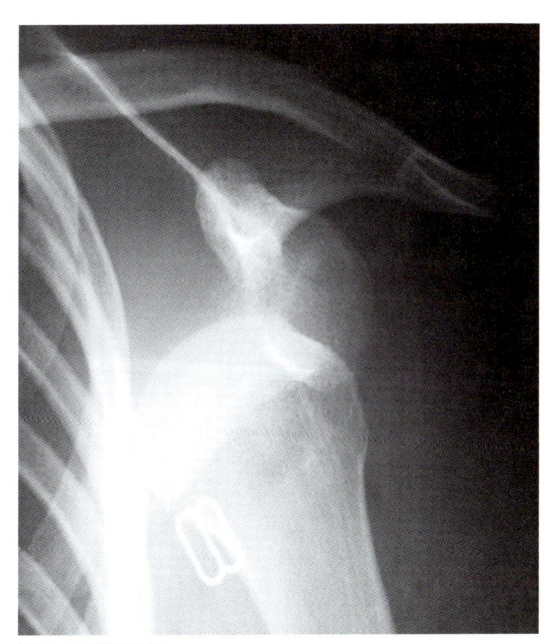

図3 肩関節脱臼

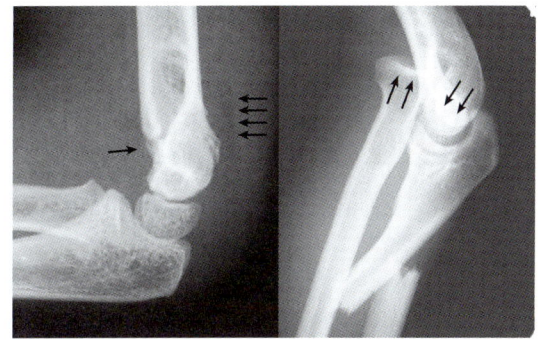

図4 上腕骨顆上骨折　図5 モンテギア脱臼骨折

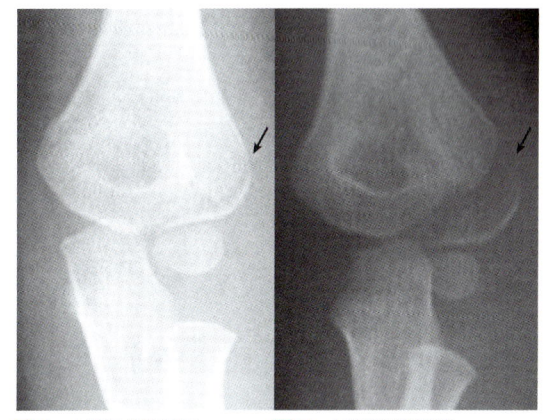

図6 上腕骨外顆骨折　図7 上腕骨外顆骨折

木骨折では診断が難しいこともある。軸射方向の像(図2)を追加することで，診断が容易となることがある。

- 小児では，ほとんどの鎖骨骨折が鎖骨用のバンド固定などの保存治療が選択される。
- 肩関節脱臼(図3)では，肩関節外転位での軸射の撮影は困難である。Y字撮影が有用である。
- 腋窩神経損傷が合併すると，肩外側の腋窩神経領域の知覚障害と肩の外転障害をきたす。
- できるだけ早期の整復が必要である。
- 整復後に整復位の確認と，合併する骨折の有無についてX線で確認する。
- 整復後のX線撮影でも軸射の撮影は再脱臼を生じる可能性があり禁忌である。
- 反復性脱臼に移行しやすいことを説明し，専門外来受診を指示する。
- 肩鎖関節脱臼や鎖骨外側端骨折では，鎖骨外側端が上方に転位してpiano key signを呈することで診断が可能である。確定診断にはX線撮影が必要である。
- 三角巾などで安静を指示する。スポーツ選手では，手術が選択されることもある。

肘関節周囲の外傷

上腕骨の顆部骨折は，鉄棒から肘関節伸展位で転落した場合などに受傷することが多い。

上腕骨顆上骨折(図4)のX線では，fat pad signも診断に有用である。

- 転位がなければ，シーネ固定して帰宅可能である。
- 転位が大で，腫脹が著明な場合は，手術が必要な場合もある。
  → 無謀なギプス固定でVolkmannの阻血性拘縮をきたすことがある。

モンテギア脱臼骨折(図5)では，尺骨の骨折に目を奪われていると，橈骨頭の脱臼を見逃す恐れがある。橈骨頭は上腕骨小頭と正対していることを念頭におくことが大切である。早急な整復・固定を要する。

肘関節脱臼でも可及的早期の整復が必要である。整復後は，シーネ固定を施行する。

肘関節内側側副靱帯損傷や肘関節脱臼では，スポーツ選手に対しては，靱帯損傷に対して手術療法が選択されることがある。

上腕骨外顆骨折(図6，図7)では，受傷直後は転位が小さくても，外顆部に付着する回外・伸展筋の牽

引作用により転位を生じやすい。このため，シーネやギプス固定をしても，転位が増悪し，手術が必要になる可能性があることを説明しておくことが重要である。

手関節-手指の外傷

橈骨遠位端骨折では，転位が小さく，合併損傷がなければ，シーネまたはギプス固定で帰宅は可能である。

また，舟状骨骨折では，2方向のX線撮影では骨折が見逃される可能性があり，舟状骨撮影や，両斜位撮影を追加する必要がある。初期には骨折線が不明で，2～3週間後に判明することもあり，解剖学的嗅ぎタバコ入れ（anatomical snuff box）に圧痛があるときには，シーネ固定かギプス固定が必要である。

小児の橈骨遠位端骨折（図8）では若木骨折となることがあり，診断が困難なことがある。圧痛や腫脹の部位や有無をみて，慎重にX線を読影する。

母指のMP関節脱臼（図9）は整復不能で，観血整復を要することがある。

脱臼が認められなくても，母指のMP関節捻挫（靱帯損傷）では，ストレスX線撮影で不安定性が強い場合には，手術が必要になる可能性もある。

槌指損傷（mallet finger）では，図10のように骨折を伴わない損傷と骨折を伴う場合がある。圧痛，腫脹の部位とDIP関節の伸展障害で診断は可能である。X線上も，DIP関節の伸展障害（屈曲位）とPIP関節の過伸展が認められる。救急室では，DIP関節伸展位でのアルフェンスシーネで対応可能である。

骨片が大きく，亜脱臼位を呈するものは，手術の適応となる。

膝関節損傷

脛骨外側高原骨折（図11）の場合，単純X線では骨折が判明せず，CT検査で診断されることがある。

前十字靱帯損傷や側副靱帯は，X線では所見が認められず，受傷直後は不安定性の所見がはっきりしないことも多い。専門外来でのストレスX線撮影やMRI検査を要する。

膝蓋骨脱臼（図12）では，脱臼が自然整復されると，X線上は所見が認められないこともある。

足関節，足部の外傷

足関節の捻挫（外側靱帯損傷）は，単純X線では両側を比べると，正面像で患側の外果部周辺部の軟部組織腫脹が認められることがある。外来でのストレスX線撮影（図13）で靱帯損傷が明らかになることがある。

X線上，明らかな所見が認められなくても，圧痛，

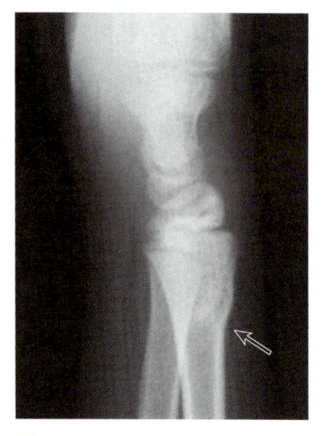

図8　橈骨遠位端骨折

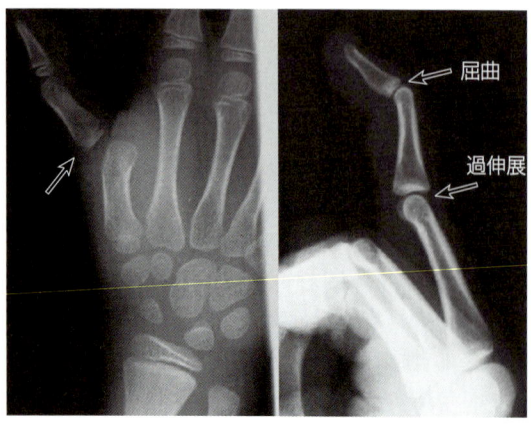

図9　母指のMP関節脱臼　　図10　槌指損傷（骨折を伴わない損傷）

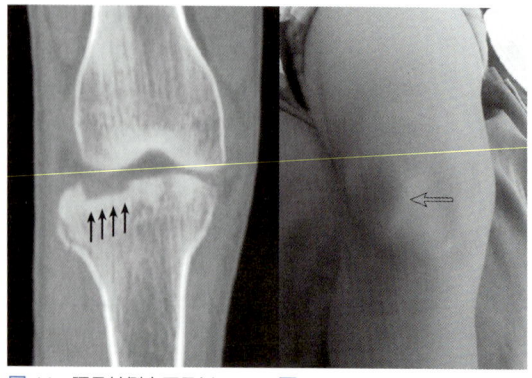

図11　脛骨外側高原骨折　　図12　膝蓋骨脱臼

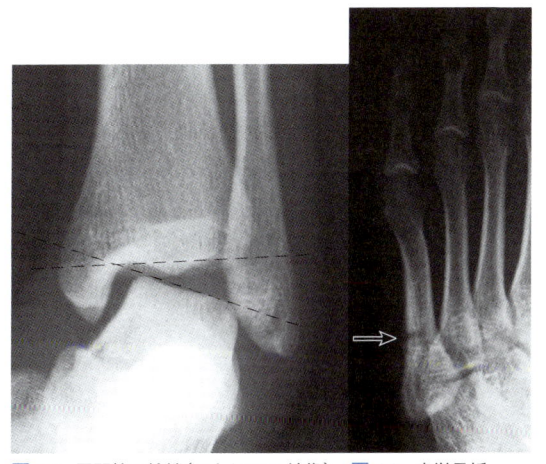

図13　足関節の捻挫（ストレスX線像）　図14　疲労骨折

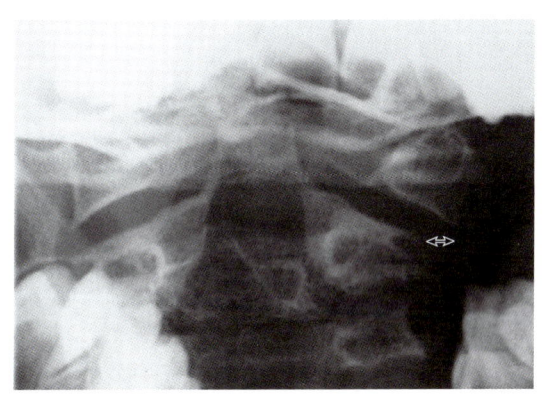

図15　環軸椎回旋位固定（開口位正面像）

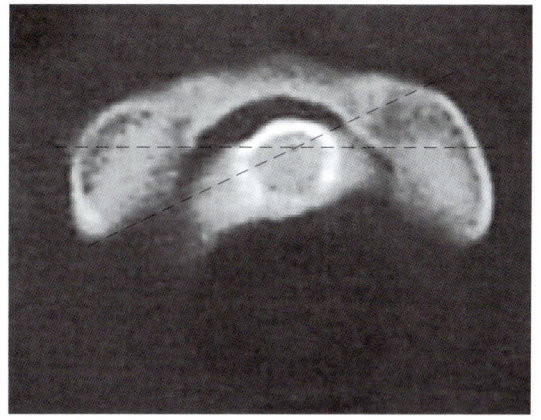

図16　環軸椎回旋位固定（CT像）

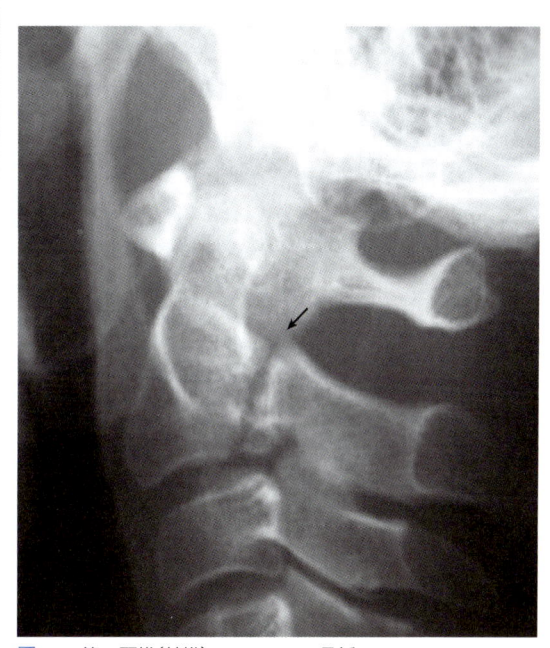

図17　第2頸椎（軸椎）のhangman骨折

腫脹，疼痛が著明な場合は，外固定する。
　第5中足骨近位部の疲労骨折（図14）は，明らかな外傷のエピソードがなく，ジャンプの着地などでの急な痛みを訴えて来院することがある。

頸椎・頸部損傷

　水泳の飛び込み，鉄棒からの転落，コンタクトスポーツ，モータースポーツなどで受傷が起こりうる。
　意識障害のある患者では，頸椎X線（特に頸椎側面像が有用）で否定されるまでは，頸椎損傷があるものとして，頸部の安静・固定が必要である。
　頸髄側面像でC7頸椎まで写っていないときには，CT撮影が必要になることがある。
　頸部損傷では，知覚障害，筋力低下，反射の異常などの神経学的異常の有無をチェックしなければならない。麻痺の進行があれば，緊急手術の適応となる。
　環軸椎回旋位固定は原因が不明だが，小外傷のあとに発症することもある。開口位正面像（図15）では環椎外側塊の側方転位 lateral offset がみられ，CT検査（図16）で軸椎が環椎に対して回旋位にある。頸部は回旋位で固定され，対側に側屈する。軽傷の場合は頸椎カラーでの固定と，NSAIDの投与で改善することもある。症状が強い場合には，入院，牽引療法が必要なこともある。
　第1頸椎（環椎）のJefferson骨折では，開口位正面像，CT像で両側の環椎外側塊の側方転位 lateral offset が認められる。
　図17は第2頸椎（軸椎）のhangman骨折である。注意して読影しないと見逃す恐れがある。

17章　事故，外傷

図18では，第6頸椎の骨折と第3，4頸椎棘突起の骨折が認められる。頸椎の骨折や脱臼では，頸椎側面像でのアラインメント（alignment）のチェック（椎体前面・後面および棘突起前面・後面のライン）が有用である。頸椎前面の軟部組織の腫脹のチェックも重要である。棘突起の骨折が見逃されることが多く，特に第6，7頸椎の棘突起は肩に隠れてみえないことがある。単純X線側面像でC7頸椎まで写っていないときには，追加のCT検査が必要となることがある。

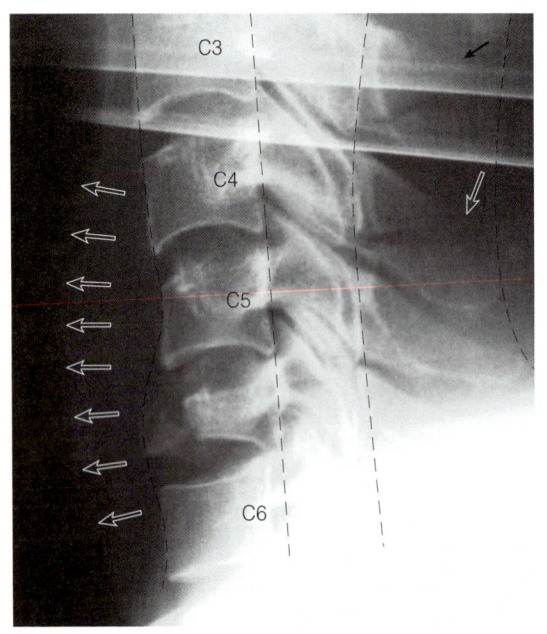

図18　第6頸椎の骨折と第3，4頸椎棘突起の骨折

10 歯の外傷

[著] 高木 律男

原因／臨床症状

　小児における歯の外傷の好発年齢には、1〜3歳および7〜9歳頃の2つのピークがみられる。

　最初のピークは、1歳を過ぎてつかまり立ちによる歩行がはじまり、1人での行動範囲が増える頃で、転倒などにより受傷する機会が増加する。従って、発生頻度における男女差は他の年齢での外傷に比較して明白ではないが、それでも男児に多いとされる。部位としては上顎乳前歯部に多いが、歯自体の長さが永久歯と比較して短く、歯槽骨には弾力があるため、加わった外力により歯が破折することは比較的少なく、脱臼または陥入というかたちをとりやすい。また、乳歯における歯の外傷では、外力の方向や大きさにより、傷害を受けた乳歯のみでなく、同部位の歯槽骨内で形成されつつある永久歯に対してもなんらかの影響を与える可能性がある。その結果、永久歯の萌出遅延または埋伏などの萌出時期の異常、転位歯、捻転、傾斜などの萌出位置・萌出方向の異常、歯冠形成不全、歯根湾曲などの色、形の異常などの後遺症が、永久歯への交換期になって明確になるため、後遺症の有無については、長期の経過観察を要する。

　一方、7〜9歳頃のもう1つのピークは、小学校入学後の社会生活の活発化、自転車の使用、サークル活動による団体競技などのために生じることが多く、運動中や遊んでいて他人の頭に歯をぶつけたり、バットなどの運動器具で受傷したりすることが増えてくる。したがって、男女差はより明瞭となり、男児に発生することが多い。また、この時期の歯は、歯冠、歯根ともに乳歯と比較して長い永久歯になっているため、歯の破折の割合が増し、歯槽骨骨折を伴うことも多い。永久歯の外傷に対する治療では、いかにして外傷歯を保存するかを考える必要がある。本稿では受傷直後の応急処置を中心に、検診時などに必要な知識として、外傷の予防策および予後因子について触れる。

応急処置

　付き添いの人および本人は気が動転しているので、まず口腔内を清拭しながら、出血部位をしっかり押さえて、止血し落ち着かせる。また、頭部を中心に口腔以外の部位での外傷の有無を確認する(17章11〈図1〉参照)。

診断の進め方／治療／救急処置

　歯に加わった外力により生じる病態には、①陥入(図1)、②脱臼(不完全脱臼、完全脱臼〈図2〜図5〉)、③歯の破折(歯冠破折〈図6〉、歯根破折〈図7〉)に大別される。

　①②は歯の形態は保たれており、歯槽骨との間に

図1　陥入(13歳, 男児)
中切歯の陥入#と側切歯の歯冠破折*

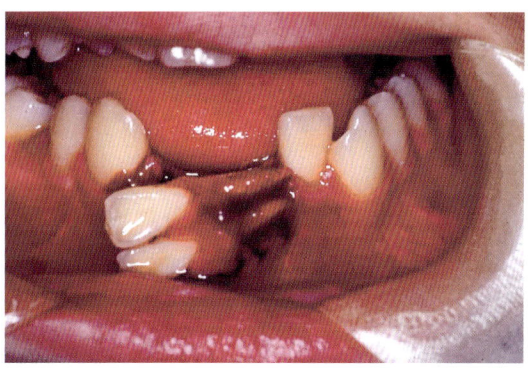

図2　完全脱臼(11歳, 男児)
下顎前歯部。初診時

17章　事故，外傷

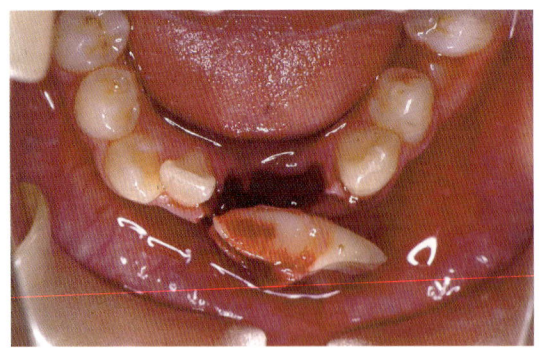

図3　完全脱臼（11歳，男児）
下顎前歯部。初診時

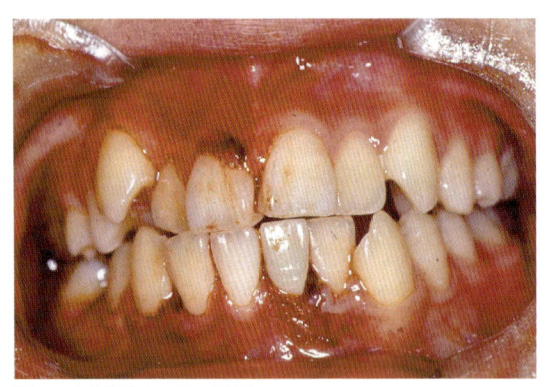

図4　完全脱臼（11歳，男児）
下顎前歯部。整復時

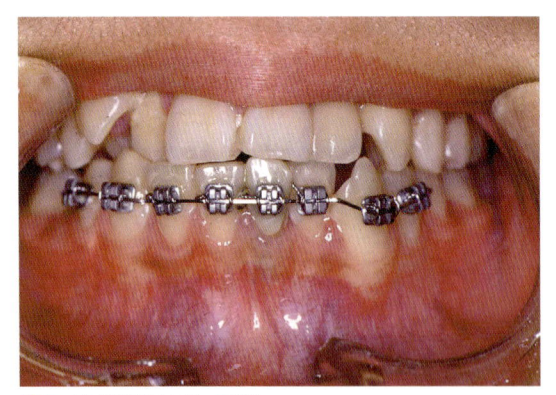

図5　完全脱臼（11歳，男児）
下顎前歯部。固定時

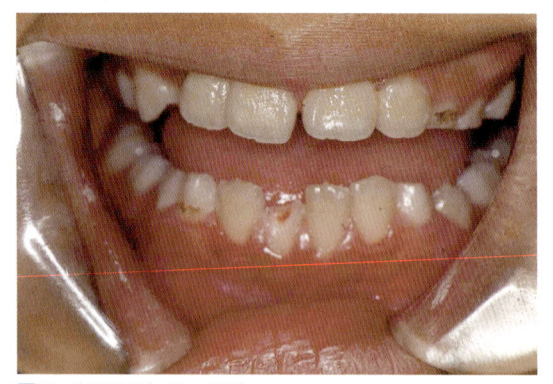

図6　歯冠破折（8歳，男児）
赤い部分は露髄（神経が露出）している

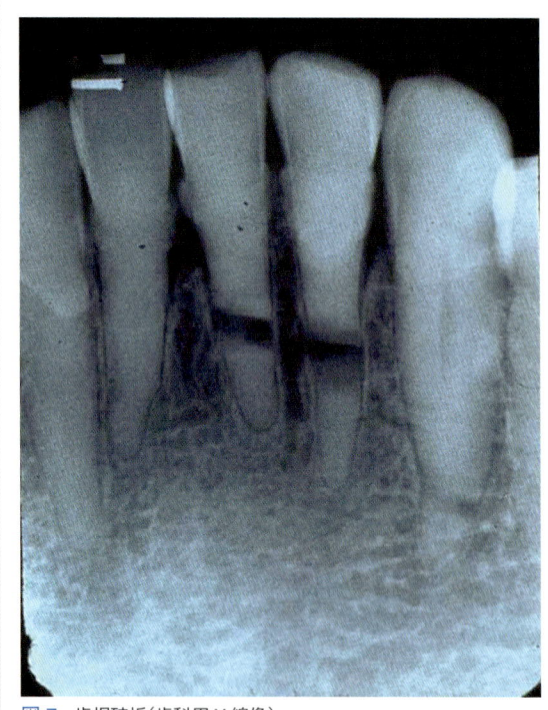

図7　歯根破折（歯科用X線像）

障害があるため，交換期の乳歯以外では，復位させて固定することで，再使用できることを目指す。③は破折部位の違いによる。歯根に破折が生じた場合には，抜歯の適応になることが多いが，歯冠部のみであれば，修復処置や歯髄処置をすることにより，歯を保存することが可能である。

なお，受傷直後に①～③の病態がみられなくとも，歯髄（歯の神経）部の壊死により，長期的に歯の変色が生じることもある。診断には歯科用のX線写真（図7）が有用であるので，歯科への紹介を優先する。

処置の実際

歯の外傷の予後は，直後の対応に依存しているといっても過言ではない。歯の外傷での応急処置は，大別して歯が口腔内に残っている場合と完全脱臼して脱落した場合がある。

歯が口腔内に残っている場合は，応急的な止血処

置のみで歯科医を紹介して歯の処置を依頼する．

完全脱臼している場合には，脱臼した歯をできるだけよい状態で早急に再植（図4）・固定（図5）することにより，半永久的に非外傷歯と同様に使用できる可能性がある．

脱臼した歯の再植までの保存方法については，1995年の脱臼歯治療のガイドライン[1]では，Hankの緩衝食塩水，牛乳，生理食塩水，唾液（頰部の口腔前庭）などの方法が推奨されている．これに対し，水道水や消毒液での洗浄または保存は，歯根膜の細胞を障害するため，予後が悪くなるとされる．あとは，できるだけ早目に小児歯科または口腔外科医を標榜している歯科医院を受診させて，止血処置と同時に歯の再植，固定を依頼する．

固定液の違いによる予後については，1996年の報告[2]が1つの目安となる．脱臼後30分〜1時間以内であれば比較的良好な予後が得られるので，迅速な対応が必要である．では，なぜ牛乳は有効とされるかについては，①浸透圧（250 mOsm/kg）とpH（6.5〜6.8）が生理的である，②歯根膜細胞への栄養供給源となる（ラクトース，カゼイン，アルブミン含有），③歯根吸収阻害因子を含有している可能性がある．④手に入りやすい，⑤殺菌されている，などの理由による．

予防処置

マウスガードなどが用いられることが多いが，小児での使用はまだまだ少ない．団体競技のなかでコンタクトスポーツと呼ばれるものでは，予防策として学校で対応していることもある．報告的にはそれなりの効果があるが，日常生活での使用にはいたっていない．

参考文献

1　Treatment of the Avulsed Permanent Tooth. Recommended Guidelines of the American Association of Endodontists. Dent Clin North Am 39：221-225, 1995
2　Huang SC, Remeikis NA et al：Effects of Long-Term Exposure of Human Periodontal Ligament Cells to Milk and Other Solutions. J Endod 22：30-33, 1996

17章 事故，外傷

11 歯肉の外傷

[著] 飯田 明彦

小児口腔外傷の特徴

小児は成人に比べて身体全体に対する頭部の割合が大きく不安定で，運動機能も未発達であるため，転倒しやすく，またその際に手をつけず，顎顔面部を直接強打しやすい。

さらに危険に対する認識が乏しく，箸，歯ブラシなど様々なものを口にくわえたまま転倒し，刺創を生じることもある。

診療の要点

顎顔面部を強打した場合，頭部や他の重要臓器の損傷を伴っている可能性がある。また頭部，顔面部は血行が豊富であることから，出血，腫脹が生じやすく，その結果，出血性ショックや気道閉塞を起こすこともある。従って，まず救急救命処置ならびに重要臓器損傷の有無の確認と処置が行われるべきである（図1）。

これらの処置のあとに軟組織に対する処置を開始する。その際，骨や歯の損傷の有無をよく確認する。基本的に硬組織に対する処置は，軟組織に対する処置のあとでよい。

軟組織の処置

口腔領域はきわめて血行がよく，感染に強く創傷治癒は早い。従って，デブリードマンは必要最小限とし，創の洗浄，異物の除去を行ったあと，縫合処置を行う。口腔浅部の損傷であれば1～2％リドカイン（1/8万～1/20万のエピネフリン含有）による局所麻酔を行ったうえで抑制下での処置も可能であるが，口腔深部の損傷や体動が激しいときには局所麻酔下での十分な観察，処置は困難で，かつ危険も伴うため，全身麻酔での処置を考慮する。

なお，局所麻酔による処置を行った場合には，患児が口唇や舌など局所麻酔奏功部位を気にして誤咬する恐れがあることを保護者に説明し，十分な観察を行うよう指導する。

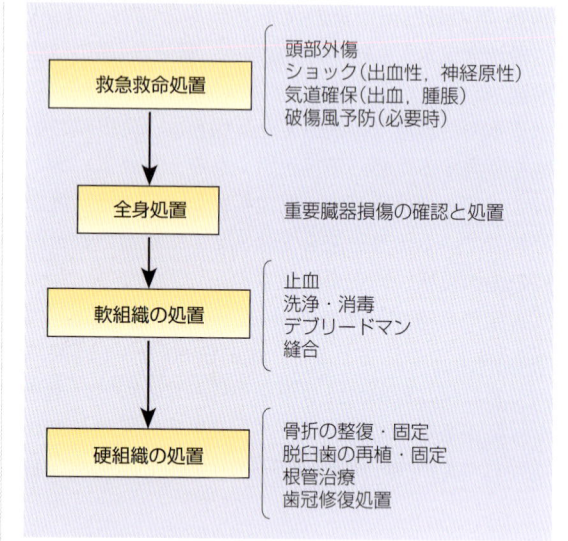

図1 口腔領域外傷の治療の原則

裂創

歯肉は，かたい骨によって裏打ちされている薄い軟組織であることから，打撲などによって容易に裂創が生じる（図2A）。その際，誤咬が生じ，他の部位に咬傷を伴っていることもあるので，注意深い観察が必要である（図2B）。咬傷は感染しやすいので，十分な洗浄（必要に応じ消毒）を行う。縫合は5-0程度の絹糸やナイロン糸で行う（図2C，D）。抜糸が困難と考えられる場合には吸収糸を用いることもあるが，非吸収糸を使用し，縫合糸の自然脱落を待っても問題になることは少ない。縫合時は，唾液腺の開口部を閉鎖しないよう注意する。

歯の不完全脱臼の症例では，歯頸部から出血をきたすことがある（図3A）が，歯肉が広く剥離されていなければ一般的に縫合処置は不要である。しかし，歯の脱臼に伴い歯髄（歯の神経）の壊死が生じることがあり，歯冠の変色，歯肉腫脹などの症状が現れる（図3B）。このような状態になると，歯の根管処置が必要になるので歯科を受診させる。また顎骨の骨折に伴い歯肉に裂創が生じることもあるが，骨片の可動性，咬合の異常や開閉口障害などの症状を

11 歯肉の外傷

A

B

C

D

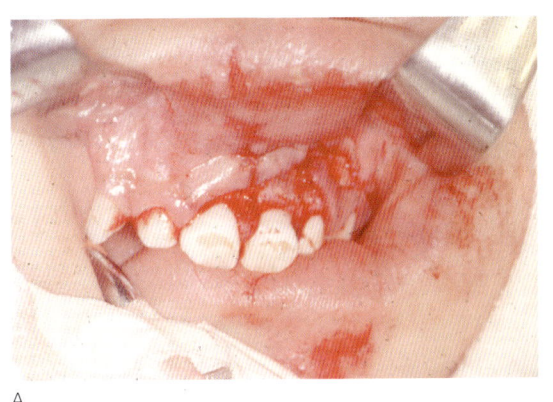

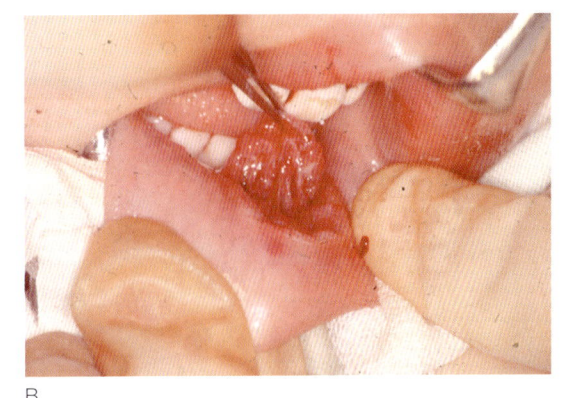

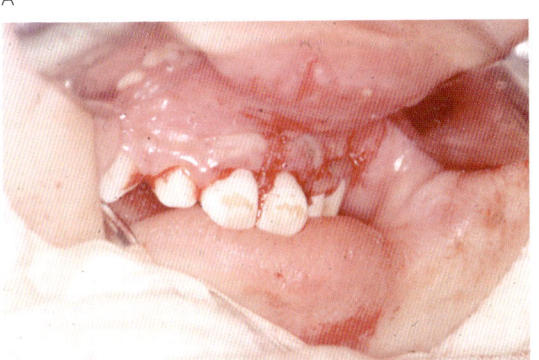

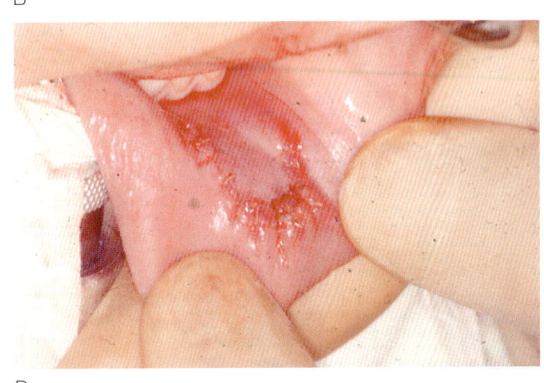

図2 裂創
上顎の歯による下唇の咬傷も合併している(B)

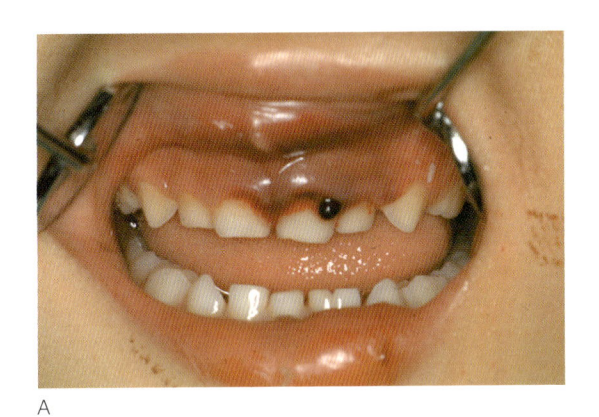

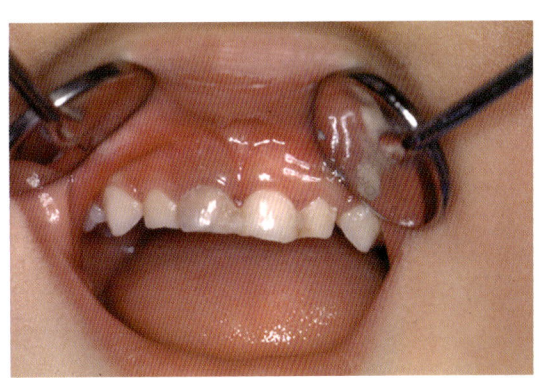

A

B

図3 不完全脱臼
A：歯肉からの出血を伴う．この程度であれば縫合処置は不要である
B：上顎右側乳中切歯の歯髄壊死に伴い，歯冠の変色，歯肉の腫脹がみられる

伴うことが多いので，そのような場合は応急処置を行い，口腔外科などを受診させる．

刺創

前述したように，なにかをくわえたまま転倒した際に生じうる．頭蓋底への損傷や異物の残存が疑われる場合にはCTなど，画像による確認を怠ってはならない．

口蓋部の損傷の場合，開口状態の保持，手術の操作性などの観点から，全身麻酔での処置を考慮する．異物がないことを十分に確認し，縫合処置を行う．抜糸は通常困難と考えておいた方がよい(図4A, B)．歯ブラシによる損傷では，食渣，口腔内常在菌

383

17章　事故，外傷

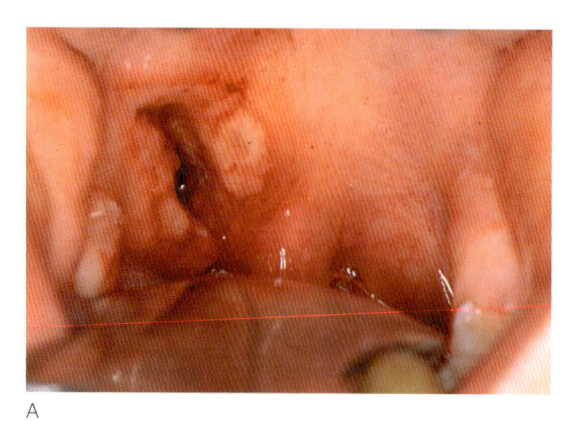

A　　　　　　　　　　　　　　B

図4　刺創
箸による口蓋部の損傷

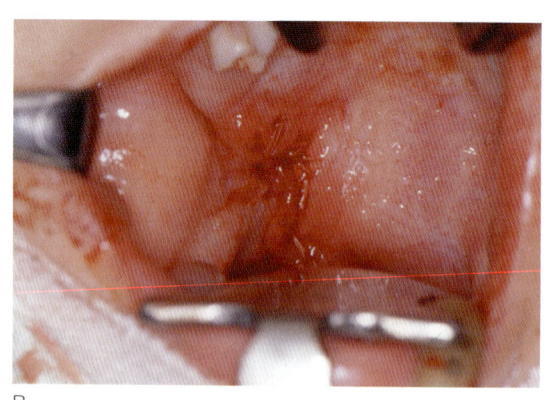

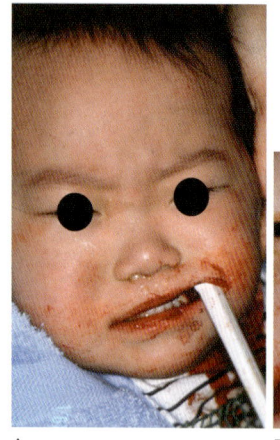

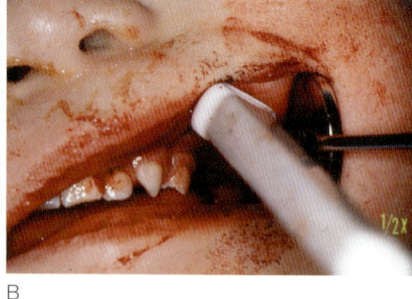

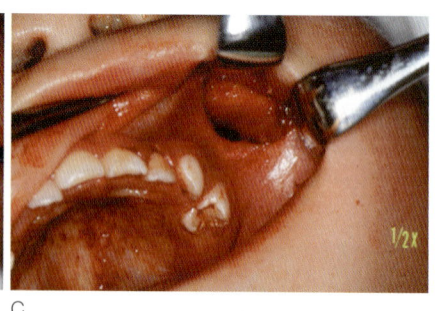

A　　　　　　　B　　　　　　　　　　　C

図5　刺創
歯ブラシによる頬部の損傷

や歯磨剤などが創の深部に残存していることを想定し，十分な創の洗浄，必要に応じて消毒を行ったあとに縫合を行う（図5A〜C）。

　創の汚染が著しく，異物残存の可能性が高い場合には開放創として処理することもある。

術後管理

　口腔内の創は湿潤環境にあり治癒しやすいが，食事摂取が困難になる，食事などにより安静がはかりにくい，常在菌による汚染などの問題があるため，栄養管理，口腔衛生状態の維持，抗生剤の投与などが必要である。

トピックス

1 北米の「小児救命救急」と日本のいわゆる"小児救急" 386
2 小児救急に関する診療ガイドライン 390

トピックス

1 北米の「小児救命救急」と日本のいわゆる"小児救急"

[著] 清水 直樹

「アドボカシー」

　あるドイツ学派の小児科の大家は，子どもをみるポイントを，慣れ（Gewohnt），辛抱強さ（Geduldig），器用さ（Geschickt），親切さ（Gewogenheit），としている。子どもと両親への対応に「慣れ」，「辛抱強く」子どもの協力を仰ぎ，「器用に」子どもの診察に取りかかる。最終的には病気を治すだけではなくて，「親切に」将来の健康への指針を与えるのである[1]。

　ことに最後の項目の「親切さ」は，個々の診療現場におけるものだけでなく，子どもを取り巻く医療全般，社会全般へ向けられた health advocator としての医師の役割をも含めた概念であるとも考えられる。小児医療に携わる医療従事者には，子どもを守るという気持ちが根底にあるべきである。家族への配慮も重要であることはいうまでもない。しかし，主体はあくまでも，患者である子どもであることを忘れてはならない[2]。

　昨今，急速に問題化してきている児童虐待への小児医療上の対応の不十分さも，こうした観点の欠如に起因している部分がある。また，病気を治すという一面的な観点だけではなく，育児指導や栄養状態への配慮，成人病への移行防止など，子どもの将来にわたる健康問題に対する多面的な取り組みも求められる[2]。

　こうした小児医療の"principle"としての「アドボカシー」は，北米の小児医療に関与していると，ことに強く感じとれるものである[3]。

北米の「小児救命救急」
―トロント小児病院での経験から

　北米の小児救命救急の現場において，日本と決定的に異なるのは，外傷に対する意識と実践である。「不慮の事故」は，未来ある子どもたちにとって最大の"killer"である。日本においても，1歳以上の子どもの死亡原因第1位であり，最大の脅威である。こうした現実の一方で，日本の小児医療は，交通事故をはじめとする子どもの外傷を取り巻く諸問題に関して，これまで黙して語らなかった歴史的経緯がある。この残念な事実は，国内のいわゆる"小児救急"のいまの在り方にも影を落としており，ひいては日本の小児集中治療医学の未熟性とも無縁ではない[4]。

　小児外傷の専門家は，日本にはまだ不在であるといっても過言ではないであろう。これは新しい学問領域である。今後は小児外科医のなかからも，小児外傷専門医となる人材が輩出されてくることが必要である。これを始造する気概が第一に小児医療に生きる医師たちに求められ，かつその必要性の理解と連携が一般救急医に期待される[5]。

　海外では，小児外傷患者を小児救命救急部門と小児集中治療施設に集約させる，いわゆる pediatric trauma center（小児外傷センター）を確立することによって，その成績を向上させることができたという報告が多く得られている[6,7]。また，小児外傷における開腹手術施行率は成人に比較すると明らかに低く，その率は小児外傷の経験が豊富であるほど低くなるという実績も報告されている[8,9]。

　こうした事実背景に支えられ，トロントはじめ北米の小児病院では，小児外傷患者を軽重にかかわらず積極的に初療から受け入れ，豊富な診療経験に基づく良好な成績を上げている。小児病院を含め，直近施設の救急部門で安定化した小児外傷患者は，トロントがあるオンタリオ州全域から，小児外傷センターでもあるトロント小児病院へ陸路・空路でひっきりなしに搬入されてくる（図1）[10]。

　小児外傷チームが救急部門で扱う症例数は年間約500例にのぼり，小児外科医と小児救命救急医が trauma team leader（TTL）として養成されるには十分な症例数がある（図2）。また，小児集中治療部門では，重症頭部外傷を中心とした小児外傷の診療経験の蓄積も多く，その学問領域における主要な課題の1つとなっている[10]。

　海外の小児病院が外傷診療に取り組んできた歴史的背景は，小児外科という学問領域に，外傷というもう1つの大きな柱をもたらした。また日本の小児病院ではマイナーな整形外科部門も，海外の小児

1 北米の「小児救命救急」と日本のいわゆる"小児救急"

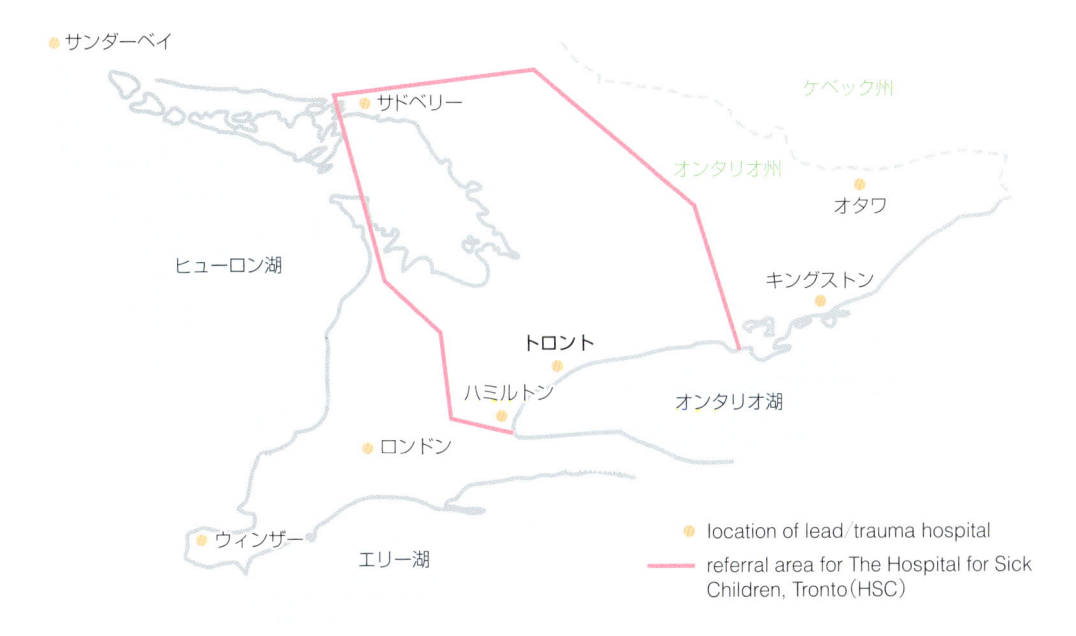

図1 トロント小児病院への小児外傷患者搬入図

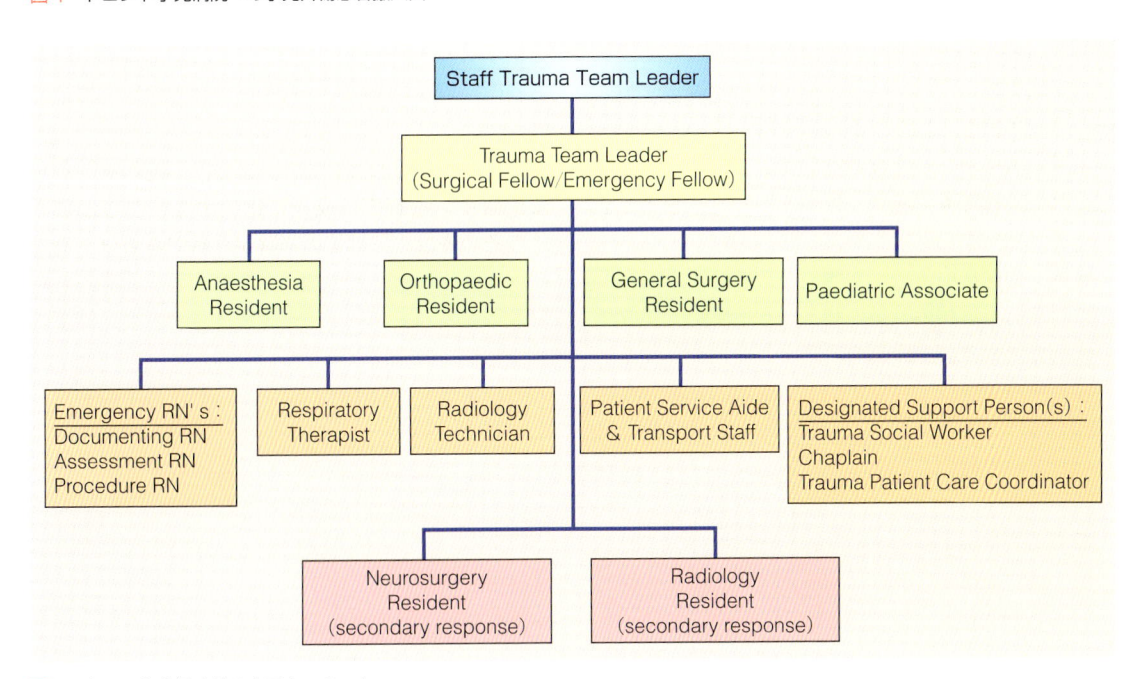

図2 トロント小児病院のトラウマチーム
(Trauma Programme, The Hospital for Sick Children, Toronto：Trauma Patient Treatment Manual,11th ed, University of Toronto, 2001を改変)

病院では巨大な部門の1つであり，無数の軽傷外傷にも対応するための診療のバックボーンが存在している[11]。

海外の小児病院が積極的に外傷診療に取り組んできたメリットは，こうした急性期診療だけでなく，リハビリテーションを含めた慢性管理や社会的啓蒙にも活かされている。小児の事故防止のためのデータレジストリは海外では当然に存在しており，社会的啓蒙に有効に活かされている[12]。

日本では，その複雑さから敬遠されがちな，虐待への対応も完璧である。トロント小児病院では，suspected child abuse and neglect（SCAN）チームが

387

トピックス

存在している．担当医が虐待を疑った場合は，このSCANチームに連絡し，このチームがchildren's aid society（CAS）（日本でいうところの児童相談所）や警察へ連絡する．虐待と診断するための各種検査の取りそろえ，患者家族への対応や裁判での証言を含め，以後の対応はSCANチームが一切受け持つことになるのである[13]．

最後に，なによりも小児病院が外傷をみるという日本には存在しなかった姿が海外にはあり，それがもたらしているものは，小児医療従事者の小児外傷に対する根源的な意識づけであり，「アドボカシー」の有形無形の背景になっている[3]．

「アドボカシー」の観点から批判的にみた，日本のいわゆる"小児救急"

いわゆる"小児救急"をめぐる議論は腐るほどある．それは押し寄せる初期救急患者に対応せざるをえない現場の苦悩，小児医療の保険点数の問題や小児科医の過労死の問題，育児環境の激変と戦後日本人の良識の衰退に基づく救急現場でのverbal violenceの問題，など深遠な社会問題であることは間違いない．しかしそこでは，たったいま死に瀕している子どもにどう手を差し伸べるかという議論は十分にされてきたであろうか．

日本の小児集中治療が黎明期から発展期に入り，小児救急医療体制の最後の砦という狼煙が上げられて久しい．はたして，その言葉のとおりになってきたであろうか．日本各地の小児病院に小児集中治療部門が続々と開設され，救急対応しうる新たな展開がはじまっていることは心強い．しかし一方で，いまだに術後集中治療の域を出ない施設が多いのも事実である．

国立成育医療センターは，小児専門医療施設としてはこれまでの伝統を壊し，2002年から救急医療に参画し，かろうじて救急疾患を受け入れうる小児集中治療部門を持つ施設として機能してはいる[14]．しかし残念ながら，小児の死因に対して正面から対峙するだけの十分な使命を果たしているとはいいがたい．その最大の理由は，当院がいまだ東京都の救急医療体制ネットワークに有機的に取り込まれていないことにある．

小児救命疾患の最たるものである小児外傷は，現状において，いったいどこに搬送されているのか．救命救急センターか，二次病院の外科系担当各科である．アンダートリアージされていれば二次病院で死亡する可能性もあるし，幸い救命救急センターに搬送されても，小児集中治療の恩恵には預かれない．

また小児院外心肺停止は，いったいどこに搬送されているのか．大半が救命救急センターである．たしかに総合病院小児科に搬送依頼が来ることもあろう．しかし，原則は救命救急センターであり，小児医療の枠組みでの動きとは離れた，救急医療の枠組みのなかでの動きなのである．

日本には，1960年代から脈々と受け継がれ，育まれてきた救急医療体制が確立しており，日本独自の救急医学の発展の歴史がある[15]．小児救命救急事業の議論や変革も，常にこの救急全体の枠組みを通して行われることが国家的な流れである．

われわれ小児救命救急医はこうした歴史を踏まえ，小児医療の枠組みと救急医学の枠組みを有機的に融合させ，より現実的な解決方策を提言することが肝要である．しかし"小児救急"の議論にせよ，小児集中治療の議論にせよ，こうした日本の救急医療体制の枠組みに沿うかたちで，これまで十分に議論されたことがあっただろうか．

海外の小児病院が小児救急医学の軸の1つとして積極的に外傷診療に取り組んできたメリットは，急性期診療だけでなく，リハビリテーション・事故防止・虐待対応などを含めた慢性管理や社会的啓蒙にも活かされており，小児医療従事者の小児外傷に対する根源的な意識づけを形成し，「アドボカシー」の有形無形の背景になっていることはすでに指摘した．

われわれは前述したような日本の救急医学の歴史を理解し，海外の小児病院における生きた「アドボカシー」を感じとり，日本の"小児救急"をめぐる不十分な現実を直視し，小児救命救急医学を始造し，小児救命集中治療として発展させるための努力をさらに続けていかなければならない．いまこそ認めようではないか，われわれ小児医療従事者は小児救命救急事業にはなんら本質的に関与してこなかったということを．これは自己否定ではなく，将来の躍動のための自己認識なのである．裸の王様のままでは，やがて沈みゆく泥船に乗っているのと同じである．

これまでのいわゆる"小児救急"をめぐる過去の議論によって塗りたくられた，「小児救急」に与えられ続けた既成のイメージをつくり変える運動にこそ，

想像力の真の発揮が試される．新しい魅力を始造する，その開墾精神がなければ，22世紀にいたっても解決の糸口をつかむことはできないし，「小児救急」という学問はいわんや，小児科学の将来すら危うい．

下記は，2002年に筆者が日本医師会雑誌に寄稿した拙文である．いまだに自戒の言葉として生きている．

> 異国でなにを学んできたかを一言で表現するならば，"advocacy"という言葉を使いたいと思う．そこで働く小児医療に携わる者はみな，やまいと歩む子どもたちのための毅然とした代弁者であった．小児救急医療を支える哲学や医療の実践も，すべてが例外なく，この明確な立場から出発していた．
>
> 小児科医は小児内科医ではなかった．かれらは小児医療を総合的に実践するリーダーであった．各種外科的疾患や精神科的疾患の初療も行っていたし，蘇生のみならず多発外傷チームの取りまとめも引き受けていた．病む者が子どもであるかぎりは，どうであろうと小児科医が迎え入れ，それが当然であるという気概が昼夜を問わずみなぎっていた．重症度による恣意的な差別化がないのはいうまでもなく，内科・外科による分け隔てもなかった．
>
> カナダにおける小児救急医療は，こうした総合的な小児医療の主体である小児病院の玄関であった．その場所に小児病院が存在するかぎり，いつでも誰でも訪れることができた．最初に小児救急医が迎え入れ，すべての専門各科の英知を集約し，各レベルの中央診療部と重畳して最高の医療を提供していた．それは，病む子どもたちを代弁せんとする意識が明確であったからであろう．
>
> かれらは理論的であったし，またヒューマンであった．理屈に通らないことはかたくなに受け入れなかったが，明快な議論が成立していた．激しい議論の末であっても治療方法の公約数をつくり，診療レベルも自然と均一化されていた．議論の本題は明確であり，かれらのベクトルは，常に代弁すべき病む子どもたちに向けられていた．
>
> 予防にも関心があった．小児科医といえども当然のように外傷をみていたこともあり，予防医学の重要性をよく認識していた．幼い命が，予防できたはずの事故で失われることの無念さを，誰よりもよく知っていた．虐待例も多く経験し，社会的アプローチやチーム医療の重要性をよく理解し，1人の医師の限界もよく了解していた．かれらは医学的存在であると同時に，社会的存在であることを無意識のうちに認識していた．
>
> 病む子どもがいる，だからみる．事故がある，だから防ぎたい．カナダの小児病院で出会った小児科医たちはこうした子どもたちの代弁者として誇り高く生きていた．かれらは目の澄んだ，とても魅力的な存在であったことをいまでもはっきりと想い出す．こうなりたい，と強く思った．
>
> 小児救急医療の危機を乗り越える？ 危機に瀕しているのは，むしろ小児科医自身のアイデンティティーではないか．新しい魅力を始造する，その開墾精神がなければ解決の糸口をつかむことはできない．小児救急医療に与えられ続けた既成のイメージをつくり変える運動にこそ，想像力の真の発揮が試される．意識改革の鎖国をしてはならないのである．

参考文献

1. 永山徳郎：ベッドサイドの小児の診かた，南山堂，1969
2. 清水直樹，宮坂勝之：小児・新生児の所見のとり方．ダイナミック・メディシン1，下条文武，齋藤康監修，p2-91〜2-94，西村書店，2003
3. 清水直樹：カナダにおける小児救急医療．日本医師会雑誌 128：723，2002
4. 清水直樹：新しい小児救急のシステム．日経メディカル 464：155-158，2006
5. 清水直樹，阪井裕一ほか：小児の交通事故．救急医学 845-851，2003
6. Tepas JJ, Faillace WJ：Pediatric Trauma. Trauma, 4th ed, Feliciano DV ed, p1075-1095, McGraw-Hill, 2000
7. Morrison W, Wright JL et al：Pediatric trauma systems. Crit Care Med 30：S448-S456, 2002
8. Potoka DA, Schall LC et al：Impact of pediatric trauma centers on mortality in a statewide system. J Trauma 49：237-245, 2000
9. Green SM, Rothrock SG：Is pediatric trauma really a surgical disease? Ann Emerg Med 39：537-540, 2002
10. Trauma Programme, The Hospital for Sick Children, Toronto：Trauma Patient Treatment Manual, 11th ed, 2001
11. Rang M, Pring ME et al：Rang's Children's Fractures. Lippincott Williams & Wilkins, 2001
12. Gittelman MA, McAneney CM：Injury Prevention. Pediatric Primary Care；Well Child Care, Baker RC ed, p74-84, Lippincott Williams & Wilkins, 2001
13. Trocmé NM, Tourigny M et al：Major findings from the Canadian incidence study of reported child abuse and neglect. Child Abuse Negl 27：1427-1439, 2003
14. 宮坂勝之，阪井裕一ほか：国立成育医療センターでの小児救急医療．プレホスピタルケア 15：2-8，2002
15. O'Malley RN, O'Malley GF：Emergency medicine in Japan. Ann Emerg Med 38：441-446, 2001
16. 清水直樹：海外の小児外傷診療システム．実践 小児外傷初療学 初期対応と緊急処置，益子邦洋編，永井書店，2008

トピックス

2 小児救急に関する診療ガイドライン

[著] 内山 聖

わが国の新しい救急蘇生ガイドライン（骨子）
日本救急医療財団
- http://www.qqzaidan.jp/qqsosei/index.htm

乳幼児突然死症候群（SIDS）に関するガイドライン
厚生労働省 SIDS 研究班
- http://www.mhlw.go.jp/houdou/2005/04/h0418-1.html

インフルエンザ脳症ガイドライン
厚生労働省インフルエンザ脳症研究班
- 小児科臨床 59：339-364，2006
- http://idsc.nih.go.jp/disease/influenza/051121Guide.pdf

単純ヘルペス脳炎診療ガイドライン
日本神経感染症学会
- Neuroinfection 10：78-87，2005
- http://www.neuroinfection.jp/guideline001.html

細菌性髄膜炎の診療ガイドライン
日本神経感染症学会
- 医学書院，2007
- http://www.neuroinfection.jp/pdf/guideline101.pdf

熱性痙攣の指導ガイドライン
熱性痙攣懇話会
- 小児科臨床 49：207-215，1996

小児てんかんの包括的治療ガイドライン
日本てんかん学会
- http://square.umin.ac.jp/jes/pdf/SHONI.pdf

慢性頭痛診療ガイドライン
厚生労働省慢性頭痛の診療ガイドライン作成に関する研究班
- http://www.jhsnet.org/GUIDELINE/top.htm

循環器病の診断と治療に関するガイドライン
日本循環器学会
- http://www.j-circ.or.jp/guideline/index.htm

感染性心内膜炎の予防と治療に関するガイドライン
日本循環器学会，日本心臓病学会，日本胸部外科学会，日本小児循環器学会
- Circulation Journal 67（Suppl Ⅳ）：1039-1082，2003
- http://plaza.umin.ac.jp/%7Ecirc/guideline/JCS2003_miyatake_h.pdf

小児不整脈治療のガイドライン
日本小児循環器学会
- 日本小児循環器学会雑誌 16：967-972，2000

川崎病急性期治療のガイドライン
日本小児循環器学会
- 日本小児科学会雑誌 107：1713-1715，2003
- http://www.kawasaki-disease.org./tebiki/pdf/guide.pdf

高血圧治療ガイドライン 2009
日本高血圧学会
- ライフサイエンス出版，2009

小児呼吸器感染症診療ガイドライン 2007
日本小児呼吸器疾患学会，日本小児感染症学会
- 協和企画，2007

小児急性中耳炎診療ガイドライン 2009 年版
日本耳科学会，日本小児耳鼻咽喉科学会，日本耳鼻咽喉科感染症研究会
- 金原出版，2009

小児特発性ネフローゼ症候群薬物治療ガイドライン 1.0 版
日本小児腎臓病学会
- http://www.jspn.jp/0505guideline.pdf

腸管出血性大腸菌感染に伴う溶血性尿毒症症候群（HUS）の診断・治療のガイドライン
日本小児腎臓病学会
- http://www.jspn.jp/cho-kan-gakujyutsu.html

小児気管支喘息治療・管理ガイドライン 2008
日本小児アレルギー学会
- 協和企画，2008

食物アレルギーの診療の手引き 2008
「食物アレルギーの診療の手引き 2008」検討委員会
- http://www.jaanet.org/guideline/05_syoku/data/allergy_sinryo_tebiki2008.pdf

小児特発性血小板減少性紫斑病—診断・治療・管理ガイドライン
日本小児血液学会
- 日本小児血液学会雑誌 18：210-218，2004

急性中毒の標準治療
日本中毒学会
- http://jsct.umin.jp/page037.html

索　引

和文索引

あ

亜急性硬化性全脳炎（SSPE）　111
アシクロビル　118, 120
アスピリン　55
アスペルギルス症　200
アセトアミノフェン　133
圧痕性浮腫　91
アデノウイルス　134, 182, 189
アデノウイルス感染症　137
アデノシン　216
アトピー性皮膚炎　119, 125, 145
アドボカシー　386
アナフィラキシー　30, 152, 160, 252
アフタ　57
アルギニンバソプレシン（AVP）　308
アルポート症候群　268
アレルギー性鼻炎　54

い

意識障害　39
意識消失（LOC）　350
維持輸液　2
異常行動・言動　129
胃洗浄　23
苺舌　136, 179
苺ゼリー状の粘血便　255
一次救命処置（BLS）　8
胃腸炎　248
遺伝性球状赤血球症　64
犬咬傷　365
異物誤飲　367
異物刺入　98
イレウス　255
インスリン　324
インターロイキン6（IL-6）　170

咽頭結膜熱（PCF）　98, 134
咽頭痛　98
咽頭扁桃炎　136
院内肺炎　194
インフルエンザ　129
インフルエンザウイルス　129, 190
インフルエンザ菌b型（Hib）　34, 82, 303
インフルンザ脳症　129

う

ウイルス性胃腸炎　248
ウイルス性肺炎　189
ウイルス性扁桃炎　137
ウォルフ-パーキンソン-ホワイト（WPW）症候群　69, 216
運動誘発性高血圧　96

え

エンテロウイルス71（EV-71）　123

お

黄疸　63, 85
嘔吐　80
オスグッド-シュラッター病　50
オスラー病　55
オセルタミビル　133
おたふく風邪　127
おむつ皮膚炎　165

か

外傷性気胸　211
外傷性脊髄損傷（SCIWORA）　353
海水溺水　355

咳嗽　184, 186, 206
外鼠径ヘルニア　330
潰瘍性大腸炎　257
解離性障害　326
カウプ指数　60
拡張型心筋症　230
角膜炎　336, 338
カチリ　117
学校検尿　322
褐色細胞腫　320
活性化部分トロンボプラスチン時間（APTT）　55
滑脱ヘルニア　330
カテコールアミン　320
カテコールアミンサージ　356
カテーテル導尿　25
化膿性リンパ節炎　102
化膿レンサ球菌　144
下半身チアノーゼ　71
痂皮性膿痂疹　144
カポジ水痘様発疹症　125
カリニ肺炎　198
カルディオバージョン　216
川崎病　102, 178
眼窩蜂巣炎　334
眼瞼炎　334, 338
眼瞼下垂　299
眼瞼結膜　63
還元ヘモグロビン　71
カンジダ症　200
間接型高ビリルビン血症　85
関節腫脹　52
関節痛　52
感染症サーベイランス　57
感染性心内膜炎（IE）　235
浣腸　27
眼痛　93
冠動脈瘤　178
嵌頓包茎　332
陥没呼吸　225

顔面神経麻痺　286

き

気管支炎　186
気管支喘息　29, 148
気管挿管　9
気管偏移　211
気胸　211
キーゼルバッハ部位　54
偽てんかん発作　326
気道確保　8
亀頭包皮炎　332
虐待　370
吸気性喘鳴　74
球結膜　93
吸収阻止　359
丘疹　57
急性咽頭炎　98
急性陰嚢　104
急性気管支炎　186
急性下痢症　248
急性呼吸窮迫症候群（ARDS）　203
急性糸球体腎炎　92, 273
急性腎盂腎炎　280
急性腎機能障害　275
急性腎不全（ARF）　271, 277
急性蕁麻疹　157
急性膵炎　259
急性頭痛　47
急性胆嚢炎　259
急性中耳炎（AOM）　139
急性虫垂炎　81, 262
急性中毒　357
急性脳炎　21
急性脳症　21, 129
急性肺損傷（ALI）　203
急性副睾丸炎　104
急性腹症　83, 282
急性副腎不全　317
急性扁桃炎　98, 182
急速輸液療法　37
吸入ステロイド薬（ICS）　30
吸入療法　29
仰臥位　27
胸腔穿刺　17
胸腔ドレナージ　17
胸骨圧迫　8
胸痛　66
局所性浮腫　91
巨舌症　206
ギラン-バレー症候群　50, 250, 301

起立試験　45
起立性調節障害（OD）　44
起立直後性低血圧（INOH）　44
緊急輸血　64
筋性防御　262
緊張性気胸　17
緊張性頭痛　47

く

クインケ浮腫　91, 176
駆血帯　15
区分診断法　223
グラスゴー昏睡尺度（GCS）　39
クリーゼ　299
クループ〔症候群〕　29, 184
クレチン症　313
クロスマッチ（交差適合試験）　6
クロム親和性細胞　320

け

経皮的膀胱穿刺　26
頸部腫瘤　101
けいれん　41, 289, 291, 315
下血　78
血液浄化療法　278, 302
血液透析（HD）　279
血液培養　236
血管作動薬　37
血漿製剤（FFP）　4
血小板減少性紫斑病　113
血小板製剤（PC）　4
血清抗体　126
結石　282
血尿　88, 282
血便　255, 257
結膜炎　335, 338
ケトアシドーシス　322
解熱剤　35
下痢　80, 248, 257
顕微鏡的血尿　88

こ

誤飲　23, 367
高Ca尿症　88
高K血症　278
硬化陰影　194
睾丸炎　104
睾丸垂捻転　104
抗菌薬　197
抗菌薬点眼薬　135

口腔外傷　382
高血圧　95, 278
高血圧緊急症　90
高血糖　356
抗コリンエステラーゼ薬　300
高サイトカイン血症　178
交差適合試験（クロスマッチ）　6
咬傷　365
甲状腺機能亢進症　310
甲状腺機能低下症　313
甲状腺クリーゼ　310
甲状腺中毒症　310
好中球増多　194
高張性脱水　3
後天性甲状腺機能低下症　313
後天性免疫不全症候群（AIDS）　198
喉頭蓋炎　184
喉頭気管気管支炎　184
喉頭痛　98
高度房室ブロック　234
紅斑　56, 115, 153, 162, 179
抗ヒスタミン薬　157
高ビリルビン血症　85
高頻度振動換気法（HFO）　205
硬膜下液貯留　304
硬膜下血腫　371
呼気性喘鳴　74
呼吸管理　8
呼吸窮迫　75
呼吸困難　29, 75, 194, 206
呼吸障害　74
呼吸不全　203
コクサッキーウイルスA16（CV-A16）　123
骨髄炎　53
骨折　340, 371, 374
骨端線損傷　340
子ども家庭支援センター　373
コプリック斑　110

さ

臍炎　265
細菌性胃腸炎　248
細菌性食中毒　251
細菌性髄膜炎　303
細菌性肺炎　194
採血　11
臍帯ヘルニア　264
臍肉芽腫　265
採尿バッグ　25
臍ヘルニア　264

索 引

臍ヘルニア嵌頓　264
叉腔位　210
嗄声　206
左側臥位　27
ザナミビル　133

し

ジアゼパム　292
志賀毒素　275
色素沈着　317
糸球体性血尿　89
四肢の外傷　340
自然気胸　211
持続的血液透析濾過（CHDF）　279
持続的血液濾過（CHF）　279
失神　44
児童虐待　373
児童相談所　373
歯肉の外傷　382
歯肉の刺創　383
歯肉の裂創　382
紫斑　57，176
若年性特発性関節炎　170
充血　93
重症筋無力症（MG）　299
樹枝状角膜炎　337
受傷機転　52
出血傾向　54
出血性膀胱炎　88
手（足）部水疱性膿皮症　145
春季カタル　336
小顎症　206
消化性潰瘍　78
猩紅熱　136
小児救命救急　386
小児市中肺炎　189，191，194
小児用 Glasgow coma scale（GCS）
　39，350
小児用 Japan coma scale（JCS）　39
消費性凝固障害　244
静脈路確保　15
初期抗菌薬　197
食中毒　251
食道閉鎖　253
食物アレルギー　152
食物依存性運動誘発アナフィラキシー
　（FEIAn）　163
ショック　36
徐脈　214
徐脈性不整脈　68
腎炎　176
腎外症候性急性糸球体腎炎　273

心筋炎　232
心筋症　230
真菌肺炎　200
真空採血管　13
神経線維腫症　298
神経調節性失神（NMS）　44
人工呼吸　8
人工呼吸関連肺障害（VALI）　204
進行性風疹全脳炎　114
人工弁　237
腎後性 ARF　277
心雑音　236
心室頻拍（VT）　216
腎性 ARF　277
腎生検　270
新生児クラミジア結膜炎　335
腎性尿崩症（NDI）　308
浸漬症候群　354
腎前性 ARF　277
深層充血　93
身体的虐待　370
心停止　8，354
針滴下法　12
腎動脈カテーテル　95
心肺蘇生〔法〕（CPR）　8，355
心肺蘇生の ABC　40
心肥大　273
心不全　219，225，235
腎不全　277
蕁麻疹　156
診療ガイドライン　390

す

髄液所見　21
膵炎　259
水痘　117，119
水痘・帯状疱疹ウイルス（VZV）
　117，119
水痘ワクチン　118
水疱　57，117
水疱性膿痂疹　144
髄膜炎　21，303
頭痛　47
ステロイド点眼薬　135
スペーサー　29
スポーツ外傷　374
スリガラス様陰影　198

せ

性器ヘルペス　125
精巣腫脹　104

精巣痛　104
精巣捻転　104
成長曲線　61
声門下血管腫　208
清涼飲料水ケトーシス　322
赤血球製剤（RCC）　4
接触皮膚炎　165
鮮血便　78
潜在性 WPW 症候群　216
全身性エリテマトーデス（SLE）
　172
全身性接触皮膚炎　165
浅層充血　93
喘息発作　148
先天性甲状腺機能低下症　313
先天性心疾患（CHD）　218，235
先天性喘鳴　206
先天性風疹症候群（CRS）　114
喘鳴　74，206

そ

造影剤注腸法　256
側腹部痛　282
鼠径ヘルニア　330
蘇生法　8
蹲踞　227

た

体重増加不良　60
代償性ショック　36
帯状疱疹　119
大腸菌 O157　248
大動脈縮窄　96
多飲　308
多臓器不全　244
脱臼　374
脱水　2，82，322
脱水補正　3
多尿　308
タバコ　357
タバコ誤飲　23，368
タミフル®　133
タール便　78
単純ヘルペス感染症（HSV）　125
淡水湖水　355
胆道閉鎖症　85
胆嚢炎　259

ち

チアノーゼ　71，218

和文索引

中耳炎　139
肘静脈　13
虫垂炎　82, 262
中枢性尿崩症（CDI）　308
中毒　357
中毒性表皮壊死症（TEN）　161
肘内障　342
中葉症候群　209
腸回転異常症　78
腸管出血性大腸菌（EHEC）　248
蝶形紅斑　115, 172
腸重積〔症〕　27, 80, 255
直接型高ビリルビン血症　85

て

手足口病　98, 123
低Ca血症　315
低血圧性ショック　36
低酸素発作　227
低張性脱水　3
低補体血症　173
低容量換気法　205
溺水　354
テタニー　315
てんかん　291
転換性障害　45, 326
点状出血　242
テンシロンテスト　299
伝染性紅斑　115
伝染性単核球症　142
伝染性軟属腫　124
伝染性膿痂疹　136, 144

と

動悸　68
到着時けいれん　42
等張性脱水　3
導尿　25
糖尿病　322
糖尿病性ケトアシドーシス（DKA）　322
頭部外傷　348
洞不全症候群（SSS）　214
動脈採血　14
特発性血小板減少性紫斑病（ITP）　242
毒物の除去　359
吐血　78
トコンシロップ　23, 361, 368
トッド麻痺　289, 298
突発性発疹　121

飛び火　145
トリアージ　348
トルサード・ド・ポアンツ　216

な

永山斑　121
泣き入りひきつけ　296
夏かぜ　123
ナッツクラッカー現象　88
難治性浮腫　271

に

肉眼的血尿　88
二次救命処置（ALS）　8
二次性高血圧　95
二峰性発熱　110
日本昏睡尺度（JCS）　39
ニューモシスチス肺炎　198
尿インデックス　278
尿道カテーテル　25
尿崩症　308
尿膜管遺残　265
尿路感染症　280
尿路結石　282
妊娠中毒症　71

ね

ネグレクト　60, 370
猫咬傷　365
鼠咬傷　365
熱傷　362
熱性けいれん（FC）　41, 289
ネブライザー　29
ネフローゼ症候群　92, 268
ネラトンカテーテル　253, 256

の

膿痂疹　144
脳障害　356
脳塞栓　238
脳低温療法　355
脳膿瘍　235
膿疱　57
ノロウイルス　80, 248

は

肺炎　189, 191, 194, 198, 200
肺炎球菌　140

敗血症　53, 235
排泄性膀胱尿道造影像（VCUG）　281
肺塞栓　235
バイタルサイン　39
はしか　110
播種性血管内凝固（DIC）　244
バセドウ病　310
ばち状指　221
パッチテスト　165
発熱　34
鼻出血　54
歯の外傷　379
歯の陥入　379
歯の脱臼　379
歯の破折　379
パラインフルエンザウイルス　189
ハリソン溝　225
バルプロ酸ナトリウム　295
板状無気肺　209
反復性頭痛　47

ひ

鼻咽腔培養　141
皮下気腫　211
皮下小結節　168
非観血的整復法　256
被虐待児症候群　370
肥厚性幽門狭窄症　80
脾腫　64
微小変化型ネフローゼ症候群（MCNS）　268
ヒスタミン　156
ヒステリー　41, 326
肥大型心筋症　230
ヒトヘルペスウイルス6（HHV-6）　121
ヒトメタニューモウイルス　189
肥満度　60
ビリルビン　85
貧血　63
頻脈　214
頻脈性不整脈　68, 214

ふ

ファロー四徴症（TF）　227
ファンコニー貧血　64
風疹　113
フェノール・亜鉛華リニメント　117
不応性ショック　38

395

索 引

不規則抗体　5
腹腔穿刺　19
副睾丸炎　104
副甲状腺機能低下症　315
副腎クリーゼ　317
腹痛　83, 262
腹部腫瘤　106
腹膜透析（PD）　278
浮腫　91
不整脈　68, 214
プラスミノゲンアクチベータ
　インヒビター1（PAI-1）　244
プール熱　98, 134
プロトロンビン時間（PT）　55
憤怒けいれん　296

へ

ヘノッホ・シェーンライン紫斑病
　（HSP）　79, 176
ヘリコバクター・ピロリ　78
ペルテス病　50
ヘルニア脱出　331
ヘルパンギーナ　98, 123
ヘルペス　125
ヘルペス眼炎　337
ベル麻痺　286
片頭痛　47
扁桃炎　98, 137, 182
扁桃周囲膿瘍　98, 183
便秘症　84

ほ

包茎　332
膀胱結石　283
膀胱尿管逆流現象（VUR）　281
房室結節リエントリー性頻拍
　（AVNRT）　69, 215
房室リエントリー性頻拍（AVRT）
　69, 215
膨疹　57
歩行障害　50
ボタン型電池誤飲　368
発疹　56, 58, 110, 113, 115, 117,
　121, 179
哺乳困難　206
本態性（原発性）高血圧　95

ま

マイコプラズマ肺炎　191
膜性増殖性糸球体腎炎（MPGN）
　268
マクロライド耐性　191
麻疹　110
麻疹肺炎　189
麻疹・風疹混合（MR）ワクチン
　112, 114
末梢循環不全　71, 225
末梢静脈路確保　15
慢性甲状腺炎　313
慢性頭痛　47

み

水いぼ　124
水疱瘡　117
ミダゾラム　292

む

無気肺　209
無呼吸発作　75
ムンプス　127
ムンプスウイルス　127

め

メタネフリン　320
メチルプレドニン・パルス療法
　133
免疫グロブリン大量静注　302
免疫不全　198

も

毛細管採血　12
網状チアノーゼ　220
網脈絡膜炎　337
毛様充血　94
もやもや病　297

や

薬剤性過敏症症候群（DIHS）　161
薬物アレルギー　160
やけど　362
やせ　60

ゆ

輸液療法　2
輸血療法　4
揺さぶられ症候群（SBS）　350

よ

溶血性尿毒症症候群（HUS）　275
溶血性貧血　275
羊水過多　253
腰椎穿刺　20
溶連菌感染後急性糸球体腎炎
　（PSAGN）　273
溶連菌感染症　136

ら

ライ症候群　118
ラムゼー・ハント症候群　119

り

リウマチ熱　168
リウマトイド疹　171
流行性耳下腺炎　127
留置針　15
リレンザ®　133
淋菌性結膜炎　335
りんご病　115
輪状紅斑　168
リンパ節腫脹　101, 113

る

ループス腎炎　172, 270

ろ

ロタウイルス　80, 248

欧文索引

A

abdominal pain 83
abdominal tumor 106
abdominocentesis 19
ABO 血液型 5
acute adrenal insufficiency 317
acute appendicitis 262
acute bronchitis 186
acute diarrhea 248
acute glomerulonephritis 273
acute lung injury(ALI) 203
acute otitis media(AOM) 139
acute poisoning 357
acute renal failure(ARF) 277
acute respiratory distress syndrome (ARDS) 203
adenovirus 134
advanced life support(ALS) 8
AIDS 198
AIUEO TIPS 39
ALI(acute lung injury) 203
ALI/ARDS の診断基準 203
Alport 症候群 268
ALS(advanced life support) 8
anaphylaxis 160
anemia 63
AOM(acute otitis media) 139
aphtha 57
apnea 74
APTT 55
ARDS(acute respiratory distress syndrome) 203
ARF(acute renal failure) 277
arrhythmia 214
arthralgia 52
aspergillosis 200
atelectasis 209
atrioventricular nodal reentrant tachycardia(AVNRT) 215
atrioventricular reentrant tachycardia (AVRT) 215
AVNRT(atrioventricular nodal reentrant tachycardia) 215
AVP 308
AVRT(atrioventricular reentrant tachycardia) 215

B

A 群 β 溶血性レンサ球菌 136, 182, 273

β₂ 刺激薬 149
bacterial meningitis 303
bacterial pneumonia 194
balanoposthitis 332
Basedow 病 310
basic life support(BLS) 8
battered child syndrome 370
Bell 麻痺 286
bite mark 365
blepharitis 334
blistering distal dactylitis 146
blood withdrawal 11
BLS(basic life support) 8
BMI(body mass index) 60
body mass index(BMI) 60
bradycardia 214
bronchial asthma 148
bulla 57
burn 362

C

candidiasis 200
cardiomyopathy 230
cardiopulmonary resuscitation(CPR) 8, 355
CDI(central diabetes insipidus) 308
central diabetes insipidus(CDI) 308
CHD(congenital heart disease) 218
CHDF 279
chest pain 66
CHF 279
cholecystitis 259
coil-up 像 253
congenital heart disease(CHD) 218
congenital rubella syndrome(CRS) 114
congenital stridor 206
conjunctivitis 335
consciousness disturbance 39

contact dermatitis 165
conversion disorder 45, 326
convulsion 291
coxsackievirus A16(CV-A16) 123
CPR(cardiopulmonary resuscitation) 8, 355
crisis 299
croup 184
CRP 34
CRS(congenital rubella syndrome) 114
CV-A16(coxsackievirus A16) 123
cyanosis 71
C 反応性蛋白(CRP) 34

D

DCM(dilated cardiomyopathy) 230
deep sulcus sign 212
diabetes insipidus 308
diabetic ketoacidosis(DKA) 322
diarrhea 80
DIC(disseminated intravascular coagulation) 244
differential cyanosis 71, 219
DIHS(drug-induced hypersensitivity syndrome) 161
dilated cardiomyopathy(DCM) 230
disseminated intravascular coagulation(DIC) 244
diving reflex 354
DKA(diabetic ketoacidosis) 322
DPT ワクチン 76
drug allergy 160
drug-induced hypersensitivity syndrome(DIHS) 161
dyspnea 74

E

EB ウイルス 142
EB ウイルス感染症 101, 137
edema 91
EHEC(enterohemorrhagic *Escherichia coli*) 248

397

索引

emaciation 60
enema 27
enterohemorrhagic *Escherichia coli*（EHEC） 248
enterovirus 71（EV-71） 123
epidemic parotiditis 127
Epstein-Barr（EB）ウイルス 142
eruption 56
erythema 56
esophageal atresia 253
essential hypertension 95
EV-71（enterovirus 71） 123
eye pain 93

F

facial paralysis 286
FAST（Focused Assessment with Sonography for Trauma） 19
FC（febrile convulsion） 41, 289
febrile convulsion（FC） 41, 289
FEIAn（food-dependent exercise-induced anaphylaxis） 163
FFP 4
fluid replacement therapy 2
Focused Assessment with Sonography for Trauma（FAST） 19
food allergy 152
food-dependent exercise-induced anaphylaxis（FEIAn） 163
food poisoning 251

G

γグロブリン療法 234
gait disturbance 50
gastric lavage 23
GCS（Glasgow coma scale） 39
Glasgow coma scale（GCS） 39
Grossの分類 253
Guillain-Barré 症候群 50, 250, 301

H

H₁拮抗薬 156
Haemophilus influenzae type b（Hib） 34, 82, 303
hand-foot-and-mouth disease 123
Harrison 溝 225
HCM（hypertrophic cardiomyopathy） 230

HD 279
headache 47
health advocator 386
heart failure 225
Helicobacter pylori 78
hematemesis 78
hematochezia 78
hematuria 88
hemolytic uremic syndrome（HUS） 275
Henoch-Schönlein 紫斑病（HSP） 79, 176
herpangina 123
herpes simplex virus（HSV） 125
herpes zoster 119
HFO（high-frequency oscillation） 205
HHV-6（human herpesvirus 6） 121
Hib（*Haemophilus influenzae* type b） 34, 82, 303
Hib ワクチン 303
high-frequency oscillation（HFO） 205
histamine 156
HSP（Henoch-Schönlein purpura） 79, 176
HSV（herpes simplex virus） 125
human herpesvirus 6（HHV-6） 121
HUS（hemolytic uremic syndrome） 275
hyperemia 93
hypertension 95
hyperthyroidism 310
hypertrophic cardiomyopathy（HCM） 230
hypoparathyroidism 315
hypothyroidism 313
hysteria 326

I

ICS 30
idiopathic thrombocytopenic purpura（ITP） 242
IE（infective endocarditis） 235
IgE 抗体 156
IL-6 170
ileus 255
immersion syndrome 354
impetigo contagiosa 144
infectious mononucleosis 142

infective endocarditis（IE） 235
influenza 129
inguinal hernia 330
inhalation therapy 29
INOH（instantaneous orthostatic hypotension） 44
instantaneous orthostatic hypotension（INOH） 44
intussusception 255
ITP（idiopathic thrombocytopenic purpura） 242

J

Japan coma scale（JCS） 39
JATEC™ 18
jaundice 85
JCS（Japan coma scale） 39
juvenile idiopathic arthritis 170

K

Kawasaki disease 178
keratitis 336
Kiesselbach 部位 54
Koplik 斑 110

L

laryngalgia 100
LED ライト 13
LOC（loss of consciousness） 350
lordotic view 210
loss of consciousness（LOC） 350
lumbar puncture 20

M

MCNS（minimal change nephrotic syndrome） 268
measles 110
melena 78
membranoproliferative glomerulo-nephritis（MPGN） 268
MG（myasthenia gravis） 299
minimal change nephrotic syndrome（MCNS） 268
moyamoya disease 297
MPGN（membranoproliferative glomerulonephritis） 268
MR ワクチン 112, 114
mumps 127
myasthenia gravis（MG） 299

mycoplasma pneumonia 191
myocarditis 232

N

NDI(nephrogenic diabetes insipidus) 308
near-drowning 354
neck tumor 101
nephrogenic diabetes insipidus(NDI) 308
nephrotic syndrome 268
neurally-mediated syncope(NMS) 44
NMS(neurally-mediated syncope) 44
nose bleed 54
nutcracker 現象 88
N メチルテトラゾールチオール基を持つ抗生剤 55

O

O157 248
OD(orthostatic dysregulation) 44
omphalitis 265
orthostatic dysregulation(OD) 44
Osgood-Schlatter 病 50
Osler 病 55

P

PAI-1 244
palpitation 68
pancreatitis 259
papula 57
PC 4
PCF(pharyngoconjunctival fever) 134
PD(peritoneal dialysis) 278
peritoneal dialysis(PD) 278
Perthes 病 50
pharyngoconjunctival fever(PCF) 134
pharyngodynia 98
pheochromocytoma 320
Pneumocytis pneumonia 198
pneumothorax 211
poststreptococcal acute glomerulonephritis(PSAGN) 273
PSAGN(poststreptococcal acute glomerulonephritis) 273
PT 55

purpura 57
pustule 57
pyrexia 34

Q

Quincke 浮腫 91, 176

R

Ramsay Hunt 症候群 119
RCC 4
respiratory distress 74
respiratory failure 203
Reye 症候群 118
rheumatic fever 168
RS ウイルス 189
rubella 113

S

SBS(shaken baby syndrome) 350
SCIWORA(spinal cord injury without radiographic abnormality) 353
secondary hypertension 95
seizure 41
shaken baby syndrome(SBS) 350
Shiga toxin 275
shock 36
sick sinus syndrome(SSS) 214
slapped cheek disease 115
SLE(systemic lupus erythematosus) 172
small tidal volume ventilation 205
spinal cord injury without radiographic abnormality(SCIWORA) 353
squatting 227
SSPE(subacute sclerosing panencephalitis) 111
SSS(sick sinus syndrome) 214
Streptococcal infection 136
Streptococcus 136
stridor 74
subacute sclerosing panencephalitis(SSPE) 111
syncope 44
systemic lupus erythematosus(SLE) 172

T

tachyarrhythmia 214

tachycardia 214
TEN(toxic epidermal necrolysis) 161
tetany 315
tetralogy of Fallot(TF) 227
TF(tetralogy of Fallot) 227
thoracentesis 17
thyrotoxic storm or crisis 310
thyrotoxicosis 310
Todd 麻痺 289, 298
tonsillitis 182
torsades de pointes 216
toxic epidermal necrolysis(TEN) 161

U

ulcerative colitis 257
umbilical granuloma 265
urinary calculus 282
urinary tract infection 280
urticaria 156

V

VALI(ventilator-associated lung injury) 204
varicella 117
varicella-zoster virus(VZV) 117, 119
VCUG(voiding cystourethrogram) 281
ventilator-associated lung injury(VALI) 204
ventricular tachycardia(VT) 216
vesicoureteral reflux(VUR) 281
viral pneumonia 189
voiding cystourethrogram(VCUG) 281
vomiting 80
VT(ventricular tachycardia) 216
VUR(vesicoureteral reflux) 281
VZV(varicella-zoster virus) 117, 119

W

wheal 57
wheezing 74
wine bottle shape 184
WPW 症候群 69, 216

カラー版
現場で役立つ 小児救急アトラス
2009年4月22日　初版第1刷発行

編集者	内山　聖
	安次嶺　馨
発行人	西村正徳
発行所	西村書店

東京出版編集部
　　〒102-0071 東京都千代田区富士見2-4-6
　　Tel.03-3239-7671　Fax.03-3239-7622
www.nishimurashoten.co.jp

印　刷　三報社印刷株式会社
製　本　株式会社難波製本

Ⓒ 2009 西村書店
本書の内容を無断で複写・複製・転載すると，著作権および出版権の侵害となることがありますので，ご注意下さい。 ISBN978-4-89013-377-2